实用医学影像技术与应用

主编◎ 屈春晖　赵相涛　邢海南
王江宁　栗广平　岳金娟

上海科学技术文献出版社

图书在版编目(CIP)数据

实用医学影像技术与应用 / 屈春晖等主编. -- 上海：上海科学技术文献出版社，2023

ISBN 978-7-5439-8907-8

Ⅰ. ①实… Ⅱ. ①屈… Ⅲ. ①影像诊断 Ⅳ. ①R445

中国国家版本馆CIP数据核字(2023)第152300号

责任编辑：王　珺

实用医学影像技术与应用

SHIYONG YIXUE YINGXIANG JISHU YU YINGYONG

屈春晖　赵相涛　邢海南　王江宁　栗广平　岳金娟　编

出版发行：上海科学技术文献出版社

地　　址：上海市长乐路746号

邮政编码：200040

经　　销：全国新华书店

印　　刷：河北环京美印刷有限公司

开　　本：787*1092　1/16

印　　张：24.5

字　　数：57.7万字

版　　次：2023年9月第1版　2023年9月第1次印刷

书　　号：ISBN 978-7-5439-8907-8

定　　价：149.00元

http：//www.sstlp.com

《实用医学影像技术与应用》编委会

主　编

屈春晖　临沂市人民医院
赵相涛　汶上县人民医院
邢海南　宁津县中医院
王江宁　镇江市中西医结合医院
栗广平　枣庄市台儿庄中医院
岳金娟　青岛市黄岛区中心医院

副主编

段慧勇　平顺县人民医院
曹　东　东营市东营区中心医院
李秦鹏　宿迁市第一人民医院（江苏省人民医院宿迁分院）
曹　凯　荆门市第一人民医院
彭泽钱　云南省昭通市第一人民医院
杜静娴　聊城江北水城旅游度假区于集镇卫生院

前　言

影像学的不断发展使得影像学检查已渗透到了临床各个科室各种疾病的诊断工作中，在知识爆炸的今天，科技水平取得了突飞猛进的发展，特别是在医学方面的进展更是日新月异，医学影像在现代临床诊断、治疗中发挥着举足轻重的作用。日益成为重要的微创性治疗手段。因此，让广大医务工作者更好地了解现代医学影像学，合理利用好各种影像诊疗手段，更好地为患者服务，是医学教育中不可忽视的重要任务。作为医学影像学的主要从业者和学科发展的继承者与开拓者，广大影像科医师是实现这一任务的中坚力量。有鉴于此，我们特编写本书。

本书首先简要介绍了影像诊断学相关的基础知识和原理，包括 X 线、CT、MRI 等成像基础理论等内容，然后分别介绍了：呼吸系统、心血管系统、消化系统、泌尿与生殖系统、骨与关节系统、中枢神经系统等多个系统的影像学知识，介绍相应检查方法的同时，重点突出各系统常见疾病的临床影像学表现及鉴别诊断等内容，包括基本病变征象与基本诊断应用，希望可以为读者带去些许参考价值。

由于编写时间仓促，经验有限，本书中可能存在某些粗疏、重复或偏颇之处。在此我们恳请广大读者对本书内容提出宝贵的意见和建议，以便更正和改进。

编　者

目　　录

第一篇　医学影像技术基础

第二篇　X 线临床诊断

第三篇　CT 临床诊断

第四篇　MRI 临床诊断

第五篇　超声临床诊断

第一篇　医学影像技术基础

第一章　X线成像

第一节　X线成像的基本原理与设备

一、X线的产生特性

(一)X线的产生

1895年,德国科学家伦琴发现了具有很高能量,肉眼看不见,但能穿透不同物质,能使荧光物质发光的射线。因为当时对这个射线的性质还不了解,因此称之为X射线。为纪念发现者,后来也称为伦琴射线,现简称X线(X－ray)。

一般说,高速行进的电子流被物质阻挡即可产生X线。具体说,X线是在真空管内高速行进成束的电子流撞击钨(或钼)靶时而产生的。因此,X线发生装置,主要包括X线管、变压器和操作台。

X线管为一高真空的二极管,杯状的阴极内装着灯丝;阳极由呈斜面的钨靶和附属散热装置组成。

变压器为提供X线管灯丝电源和高电压而设置。一般前者仅需12V以下,为一降压变压器;后者需40～150kV(常用为45～90kV)为一升压变压器。

操作台主要为调节电压、电流和曝光时间而设置,包括电压表、电流表、时计、调节旋钮和开关等。

在X线管、变压器和操作台之间以电缆相连。

X线的发生程序是接通电源,经过降压变压器,供X线管灯丝加热,产生自由电子并云集在阴极附近。当升压变压器向X线管两极提供高压电时,阴极与阳极间的电势差陡增,处于活跃状态的自由电子,受强有力的吸引,使成束的电子,以高速由阴极向阳极行进,撞击阳极钨靶原子结构。此时发生了能量转换,其中约1%以下的能量形成了X线,其余99%以上则转换为热能。前者主要由X线管窗口发射,后者由散热设施散发。

(二)X线的特性

X线是一种波长很短的电磁波。波长范围为0.0006～50nm。目前X线诊断常用的X线波长范围为0.008～0.031nm(相当于40～150kV时)。在电磁辐射谱中,居γ射线与紫外线之间,比可见光的波长要短得多,肉眼看不见。

除上述一般物理性质外,X线还具有以下几方面与X线成像相关的特性:

1.穿透性

X线波长很短,具有很强的穿透力,能穿透一般可见光不能穿透的各种不同密度的物质,并在穿透过程中受到一定程度的吸收即衰减。X线的穿透力与X线管电压密切相关,电压愈高,所产生的X线的波长愈短,穿透力也愈强;反之,电压低,所产生的X线的波长愈长,其穿透力也弱。另一方面,X 线的穿透力还与被照体的密度和厚度相关。X 线穿透性是 X 线成像的基础。

2.荧光效应

X 线能激发荧光物质(如硫化锌镉及钨酸钙等),使产生肉眼可见的荧光。即 X 线作用于荧光物质,使波长短的 X 线转换成波长长的荧光,这种转换叫作荧光效应。这个特性是进行透视检查的基础。

3.摄影效应

涂有溴化银的胶片,经 X 线照射后,可以感光,产生潜影,经显、定影处理,感光的溴化银中的银离子(Ag^{+})被还原成金属银(Ag),并沉淀于胶片的胶膜内。此金属银的微粒,在胶片上呈色。而未感光的溴化银,在定影及冲洗过程中,从 X 线胶片上被洗掉,因而显出胶片片基的透明本色。依金属银沉淀的多少,便产生了黑和白的影像。所以,摄影效应是 X 线成像的基础。

4.电离效应

X 线通过任何物质都可产生电离效应。空气的电离程度与空气所吸收 X 线的量成正比,因而通过测量空气电离的程度可计算出 X 线的量。X 线进入人体,也产生电离作用,使人体产生生物学方面的改变,即生物效应。它是放射防护学和放射治疗学的基础。

二、X 线成像的基本原理

X 线之所以能使人体在荧屏上或胶片上形成影像,一方面是基于 X 线的特性,即其穿透性、荧光效应和摄影效应;另一方面是基于人体组织有密度和厚度的差别。由于存在这种差别,当 X 线透过人体各种不同组织结构时,它被吸收的程度不同,所以到达荧屏或胶片上的 X 线量即有差异。这样,在荧屏或 X 线上就形成黑白对比不同的影像。

因此,X 线影像的形成,应具备以下三个基本条件:首先,X 线应具有一定的穿透力,这样才能穿透照射的组织结构;第二,被穿透的组织结构,必需存在着密度和厚度的差异,这样,在穿透过程中被吸收后剩余下来的 X 线量,才会是有差别的;第三,这个有差别的剩余 X 线,仍是不可见的,还必需经过显像这一过程,例如经 X 线片、荧屏或电视屏显示才能获得具有黑白对比、层次差异的 X 线影像。

人体组织结构,是由不同元素所组成,依各种组织单位体积内各元素量总和的大小而有不同的密度。人体组织结构的密度可归纳为三类:属于高密度的有骨组织和钙化灶等;中等密度的有软骨、肌肉、神经、实质器官、结缔组织以及体内液体等;低密度的有脂肪组织以及存在于呼吸道、胃肠道、鼻窦和乳突内的气体等。

当强度均匀的 X 线穿透厚度相等的不同密度组织结构时,由于吸收程度不同,在 X 线片上或荧屏上显出具有白(或明暗)对比、层次差异的 X 线影像。

在人体结构中,胸部的肋骨密度高,对 X 线吸收多,照片上呈白影;肺部含气体密度低,X 线吸收少,照片上呈现黑影。

X 线穿透低密度组织时,被吸收少,剩余 X 线多,使 X 线胶片感光多,经光化学反应还原的金属银也多,故 X 线胶片呈黑影;使荧光屏所生荧光多,故荧光屏上也就明亮。高密度组织则恰恰相反。

病理变化也可使人体组织密度发生改变。例如,肺结核病变可在原属低密度的肺组织内产生中等密度的纤维性改变和高密度的钙化灶。在胸片上,于肺影的背景上出现代表病变的白影。因此,不同组织密度的病理变化可产生相应的病理X线影像。

人体组织结构和器官形态不同,厚度也不一致。其厚与薄的部分,或分界明确,或逐渐移行。厚的部分,吸收X线多,透过的X线少,薄的部分则相反。在X线片和荧屏上显示出的黑白对比和明暗差别以及由黑到白和由明到暗,其界线呈比较分明或渐次移行,都是与它们厚度间的差异相关的。

由此可见,密度和厚度的差别是产生影像对比的基础,是X线成像的基本条件。应当指出,密度与厚度在成像中所起的作用要看哪一个占优势。例如,在胸部,肋骨密度高但厚度小,而心脏大血管密度虽低,但厚度大,因而心脏大血管的影像反而比肋骨影像白。同样,胸腔大量积液的密度为中等,但因厚度大,所以其影像也比肋骨影像为白。需要指出,人体组织结构的密度与X线片上的影像密度是两个不同的概念。前者是指人体组织中单位体积内物质的质量,而后者则指X线片,上所示影像的黑白。但是物质密度与其本身的比重成正比,物质的密度高,比重大,吸收的X线量多,影像在照片上呈白影。反之,物质的密度低,比重小,吸收的X线量少,影像在照片上呈黑影。因此,照片上的白影与黑影,虽然也与物体的厚度有关,但却可反映物质密度的高低。在术语中,通常用密度的高与低表达影像的白与黑。例如用高密度、中等密度和低密度分别表达白影、灰影和黑影,并表示物质密度。人体组织密度发生改变时,则用密度增高或密度减低来表达影像的白影与黑影。

三、X线成像设备

X线机包括X线管及支架、变压器、操作台以及检查床等基本部件。60年代以来,影像增强和电视系统技术的应用,使它们逐渐成为新型X线机的主要部件之一。为了保证X线摄影质量,新型X线机在摄影技术参数的选择、摄影位置的校正方面,都更加计算机化、数字化、自动化。为适应影像诊断学专业的发展,近30多年来,除通用型X线机以外,又开发了适用于心血管、胃肠道、泌尿系统、乳腺及介入放射、儿科、手术室等专用的X线机。

第二节 X线图像特点

X线图像是X线束穿透某一部位的不同密度和厚度组织结构后的投影总和,是该穿透路径上各层投影相互叠加在一起的影像。正位X线投影中,它既包括有前部,又有中部和后部的组织结构。重叠的结果,能使体内某些组织结构的投影因累积增益而得到很好的显示,也可使体内另一些组织结构的投影因减弱抵消而较难或不能显示。

由于X线束是从X线管向人体作锥形投射,因此,将使X线影像有一定程度放大并产生伴影。伴影使X线影像的清晰度减低。

锥形投射还可能对X线影像产生影响。处于中心射线部位的X线影像,虽有放大,但仍保持被照体原来的形状,并无图像歪曲或失真;而边缘射线部位的X线影像,由于倾斜投射,对被照体则既有放大,又有歪曲。

第三节　X线检查技术

X线图像是由从黑到白不同灰度的影像所组成的。这些不同灰度的影像反映了人体组织结构的解剖及病理状态。这就是赖以进行X线检查的自然对比。对于缺乏自然对比的组织或器官,可人为地引入一定量的在密度上高于或低于它的物质,以便产生人工对比。因此,自然对比和人工对比是X线检查的基础。

一、普通检查

包括荧光透视和摄影。

(一)荧光透视

简称透视。为常用X线检查方法。由于荧光亮度较低,因此透视一般须在暗室内进行。透视前须对视力行暗适应。采用影像增强电视系统,影像亮度明显增强,效果更好。透视的主要优点是可转动患者体位,改变方向进行观察;了解器官的动态变化,如心、大血管搏动、膈运动及胃肠蠕动等;透视的设备简单,操作方便,费用较低,可立即得出结论等。主要缺点是荧屏亮度较低,影像对比度及清晰度较差,难于观察密度与厚度差别较少的器官以及密度与厚度较大的部位。例如头颅、腹部、脊柱、骨盆等部位均不适宜透视。另外,缺乏客观记录也是一个重大缺点。

(二)X线摄影

所得照片常称"平片"。这是应用最广泛的检查方法。优点是成像清晰,对比度及清晰度均较好;不难使密度、厚度较大或密度、厚度差异较小部位的病变显影;可作为客观记录,便于复查时对照和会诊。缺点是每一照片仅是一个方位和一瞬间的X线影像,为建立立体概念,常需作互相垂直的两个方位摄影,例如正位及侧位;对功能方面的观察,不及透视方便和直接;费用比透视稍高。

这两种方法各具优缺点,互相配合,取长补短,可提高诊断的正确性。

二、特殊检查

体层摄影:普通X线片是X线投照路径.上所有影像重叠在一起的总和投影。一部分影像因与其前、后影像重叠,而不能显示。体层摄影则可通过特殊的装置和操作获得某一选定层面上组织结构的影像,而不属于选定层面的结构则在投影过程中被模糊掉。体层摄影常用以明确平片难于显示、重叠较多和处于较深部位的病变。多用于了解病变内部结构有无破坏、空洞或钙化,边缘是否锐利以及病变的确切部位和范围;显示气管、支气管腔有无狭窄、堵塞或扩张;配合造影检查以观察选定层面的结构与病变。

软线摄影:采用能发射软X线的钼靶管球,用以检查软组织,特别是乳腺的检查。

其他:特殊检查方法尚有:①放大摄影,采用微焦点和增大人体与照片距离以显示较细微的病变；②荧光摄影，荧光成像基础上进行缩微摄片，主要用于集体体检；③记波摄影，采用特殊装置以波形的方式记录心大血管搏动，膈运动和胃肠蠕动等。

三、造影检查

人体组织结构中，有相当一部分，只依靠它们本身的密度与厚度差不能在普通检查中显示。此时，可以将高于或低于该组织结构的物质引入器官内或周围间隙，使之产生对比以显影，此即造影检查。引入的物质称为造影剂。造影检查的应用，显著扩大了X线检查的范围。

(一)造影剂

按密度高低分为高密度造影和低密度造影剂两类。

1.高密度造影剂

为原子序数高、比重大的物质。常用的有钡剂和碘剂。

钡剂为医用硫酸钡粉末，加水和胶配成。根据检查部位及目的，按粉末微粒大小、均匀性以及用水和胶的量配成不同类型的钡混悬液，通常以重量/体积比来表示浓度。硫酸钡混悬液主要用于食管及胃肠造影，并可采用钡气双重对比检查，以提高诊断质量。

碘剂种类繁多，应用很广，分有机碘和无机碘制剂两类。

有机碘水剂类造影剂注，入血管内以显示器官和大血管，已有数十年历史，且成为常规方法。它主要经肝或肾从胆道或泌尿道排出，因而广泛用于胆管及胆囊、肾盂及尿路、动脉及静脉的造影以及作CT增强检查等。70年代以前均采用离子型造影剂。这类高渗性离子型造影剂，可引起血管内液体增多和血管扩张，肺静脉压升高，血管内皮损伤及神经毒性较大等缺点，使用中可出现毒副反应。70年代开发出非离子型造影剂，它具有相对低渗性、低黏度、低毒性等优点，大大降低了毒副反应，适用于血管、神经系统及造影增强CT扫描。可惜费用较高，目前尚难以普遍使用。

上述水溶性碘造影剂有以下类型：①离子型，以泛影葡胺为代表；②非离子型以碘海醇、碘普罗胺、碘帕醇为代表；③非离子型二聚体，以碘曲仑为代表。

无机制碘剂当中，布什化油含碘40%，常用于支气管、瘘管子宫输入卵管造影等。碘化油造影后吸收极慢，故造影完毕应尽可能吸出。

脂肪酸碘化物的碘苯酯，可注入椎管内作脊髓造影，但近来已用非离子型二聚体碘水剂。

2.低密度造影剂

为原子序数低、比重小的物质。目前应用于临床的有二氧化碳、氧气、空气等。在人体内二氧化碳吸收最快，空气吸收最慢。空气与氧气均不能注入正在出血的器官，以免发生气栓。可用于蛛网膜下腔、关节囊、腹腔、胸腔及软组织间隙的造影。

(二)造影方式

1.直接引入

包括以下几种方式：①口服法：食管及胃肠钡餐检查；②灌注法：钡剂灌肠，支气管造影，逆行胆道造影，逆行泌尿道造影，瘘管、脓腔造影及子宫输卵管造影等；③穿刺注入法：可直接或经导管注入器官或组织内，如心血管造影，关节造影和脊髓造影等。

2.间接引入

造影剂先被引入某一特定组织或器官内，后经吸收并聚集于欲造影的某一器官内，从而使之显影。包括吸收性与排泄性两类。吸收性如淋巴管造影。排泄性如静脉胆道造影或静脉肾盂造影和口服法胆囊造影等。前二者是经静脉注入造影剂后，造影剂聚集于肝、肾，再排泄入胆管或泌尿道内。后者是口服造影剂后，造影剂经肠道吸收进入血循环，再到肝胆并排入胆囊内，即在蓄积过程中摄影，现已少用。

(三)检查前准备造影反应的处理

各种造影检查都有相应的检查前准备和注意事项。必需严格执行，认真准备，以保证检查效果和患者的安全。应备好抢救药品和器械，以备急需。

在造影剂中，钡剂较安全，气体造影时应防止气栓的发生。静脉内气栓发生后应立即将患者置于左侧卧位，以免气体进入肺动脉。造影反应中，以碘造影剂过敏较常见并较严重。在选用碘造影剂行造影时，以下几点值得注意：

(1)了解患者有无造影的禁忌证，如严重心、肾疾病和过敏体质等。

(2)做好解释工作，争取患者合作。

(3)造影剂过敏试验，一般用 1ml30％的造影剂静脉注射，观察 15 分钟，如出现胸闷、咳嗽、气促、恶心、呕吐和荨麻疹等，则为阳性，不宜造影检查。

但应指出，尽管无上述症状，造影中也可发生反应。因此，关键在于应有抢救过敏反应的准备与能力。

(4)做好抢救准备，严重反应包括周围循环衰竭和心脏停搏、惊厥、喉水肿、肺水肿和哮喘发作等。遇此情况，应立即终止造影并进行抗休克、抗过敏和对症治疗。呼吸困难应给氧，周围循环衰竭应给去甲肾上腺素，心脏停搏则需立即进行心脏按压。

四、X 线检查方法的选择原则

X 线检查方法的选择，应该在了解各种 X 线检查方法的适应证、禁忌证和优缺点的基础上，根据临床初步诊断，提出一一个 X 线检查方案。一般应当选择安全、准确、简便而又经济的方法。因此，原则上应首先考虑透视或拍平片，必要时才考虑造影检查。但也不是绝对的，例如不易为 X 线穿透的部位，如颅骨就不宜选择透视，而应摄平片。有时两三种检查方法都是必需的，例如对于某些先天性心脏病，准备手术治疗的患者，不仅需要胸部透视与平片，还必需作心管造影。对于可能产生一定反应和有一定危险的检查方法，选择时更应严格掌握适应证，不可视作常规检查加以滥用，以免给患者带痛苦和损失。

第四节　X 线分析与诊断

X 线诊断是重要的临床诊断方法之一。诊断以 X 线影像为基础，因此需要对 X 线影像进行认真、细致的观察，分辨正常与异常，了解 X 线影像所反映的正常与病理的解剖特点。综合 X 线各种病理表现，联系临床资料，包括病史、症状、体征及其他临床检查资料进行分析推理，才可能提出比较正确的 X 线诊断。因此，X 线诊断的准确性，在相当程度上，取决于对 X 线影像的特点及其解剖、病理基础的认识和诊断思维方法的正确与否。为了作出正确的 X 线诊断,在分析和诊断中应遵循一定的原则和步骤。

观察分析X线片时,首先应注意投照技术条件。例如,摄影位置是否准确,摄影条件是否恰当,即照片质量是否满足X线诊断需要。

为了不至于遗漏重要X线征象,应按一定顺序,全面而系统地进行观察。例如,分析胸片时,应注意胸廓、肺、纵隔、膈及胸膜,并应结合临床,着重对其中某一方面的观察。在分析肺片时,应从肺尖到肺底,从肺门到肺周依次进行观察。在分析骨关节片时,应依次观察骨骼、关节及软组织。在分析骨骼时,则应注意骨皮质、骨松质及骨髓腔等。否则很易被引人注目的部分所吸引,忘记或忽略观察其他部分,而这部分恰好是更重要而必需阅读的部分。

在观察分析过程中,应注意区分正常与异常。为此,应熟悉正常解剖和变异情况以及它们的X线表现。这是判断病变X线表现的基础。

观察异常X线表现,应注意观察它的部位和分布、数目、形状、大小、边缘、密度及其均匀性与器官本身的功能变化和病变的邻近器官组织的改变。因为分析这些X线表现,才可能推断该异常影像的病理基础。在分析判断时,还需找出一个或一些有关键意义的X线表现,以便提出一个或几个疾病来解释这些表现。也就是提出初步的X线诊断。

前述初步考虑的X线诊断是否正确,还必需用其他临床资料和影像诊断检查结果加以验证。临床资料中的年龄、性别、职业史、接触史、生活史、体征及重要检查发现和治疗经过等,对确定X线诊断都具有重要意义。如初步考虑的X线诊断与其他临床资料是吻合的,则诊断的准确性就比较大:如不吻合,则需复核对照片的观察与分析是否准确,推理是否符合逻辑,初步X线诊断是否妥当,临床资料是否齐全与准确。

应当指出,X线诊断是有价值的,但也有一定限制。一些疾病的早期或病变很小,则可以没有异常X线表现,以致不能作出诊断。

X线诊断结果基本上有三种情况:①肯定性诊断,即经过X线检查,可以确诊。②否定性诊断,即经过X线检查,排除了某些疾病。但应注意它有一定限制,因病变从发生到出现X线表现需要一定时间,在该时间内X线检查可以呈阴性;病变与其所在器官组织间的自然对比好坏也会影响X线征象的显示。因此,要正确评价否定性诊断的意义。③可能性诊断,即经过X线检查,发现了某些X线征象,但不能确定病变性质,因而列出几个可能性。

第五节　X线诊断的临床应用

对于缺乏自然对比的结构或器官,可将高于或低于该结构或器官的物质引入器官内或其周围间隙,使之产生对比以显影,此即造影检查。引入的物质称为对比剂。对比剂的引入方式分为两种:①直接引入法:其中包括口服法,如食管、胃、肠的造影法;灌注法,如直肠、结肠灌注造影、逆行泌尿道造影、窦道造影等。②间接引入法:对比剂引入体内,经吸收或聚集,使脏器显影。如静脉肾盂造影,排泄性胆道造影等。目前以上所述造影检查方法仍然在有关脏器的影像学检查中占有主导地位。

X线诊断用于临床已有百年历史。尽管其他一些先进的影像检查技术，例如CT和MRI等对一部分疾病的诊断，展现出了很大的优越性，但它们并不能取代X线检查。一些部位的检查，例如胃肠道，骨关节及心血管，仍主要使用X线检查。X线还具有成像清晰、经济、简便等特点，因此，目前，X诊断仍然是影像诊断中使用最广泛和最基本的方法。

第六节　X线检查中的防护

X线检查应用很广，接触X线的人也越来越多。因此，应该重视X线检查中的防护问题。应了解放射防护的意义、方法和措施。

一、防护意义

一定剂量的X线照射人体后，能产生不同程度的影响，但近代X线机及机房的设计已考虑到防护措施，能保证安全使用，使接受放射量在允许范围内，不会造成身体损害。因此，对于放射线的损伤应有正确的认识，即战略上应藐视它，消除不必要的顾虑和恐惧，而在战术上应重视它，对于放射线接触者应采取防护措施。

从X线管阳极靶发出的X线称为原发X线，原发X线遇到物体，如空气、检查床及患者身体后，会产生另一种向各方向散射的射线，称为散射X线，亦称散射线。散射线能量低，穿透性较原发X线弱，但接触人体时被体表组织吸收，过量能造成放射损伤。对于患者来说，所接受的射线主要是原发X线；而对放射线工作人员来说，原发X线已被各种防护措施阻挡，对身体危害的主要是散射线。近代X线机配备影像增强器，患者在工作人员接受X线辐射量仅为普通透视的十分之一。此外，还有隔室透视设备，因此，工作人员和患者接受剂量很少。

二、防护措施

(一)机房及机器的防护要求

(1)机房宜较大，并有通风设备，尽量减少放射线对身体的影响，就200Ma X线机而论，机房面积不得小于36m^2。另外，机房墙壁应有一定厚度的砖、水泥或铅皮构成，以达到防护目的。

(2)X线球管置于足够厚度的金属套(球管套)内，球管套的窗口应有隔光器作适当的缩小，尽量减少原发射线的照射。X线通过人体投照于荧光屏上，荧光屏的前方应有铅玻璃将原发X线阻挡，近代X线检查床改为密封式，床周以金属板完全封闭，可减少散射线。

(二)工作人员的防护

(1)工作人员不得将身体任何部位暴露在原发X线之中，尽可能避免直接用手在透视下操作，例如骨折复位，异物定位及胃肠检查等。

(2)透视时须使用各种防护器材，如铅橡皮手套、铅围裙及铅玻璃眼镜等。利用隔光器使透视野尽量缩小，毫安尽量降低，曝光时间尽量缩短。透视前应该有充分的暗适应用，以便用最短时间，得到良好的透视影像。

(3)照片时也要避免接触散射线，一般以铅屏风遮挡。如照片工作量大，宜在照片室内另设一个防护较好的控制室(用铅皮,水泥或厚砖砌成)。

(三)患者的防护

(1)患者与X线球管须保持一定的距离,一般不少于35cm。这是因为患者距X线球管愈近,接受放射量愈大。球管窗口下须加一定厚度的铝片,减少穿刺力弱的长波X线,因这些X线被患者完全吸收,而对荧光屏或胶片都无作用。

(2)患者应避免短期内反复多次检查及不必要的复查。对性成熟及发育期的妇女作腹部照射,应尽量控制次数及部位,避免伤害生殖器官。怀孕早期第一个月内,胎儿对X线特别敏感,易造成流产或畸胎,故对早孕妇女避免放射线照射骨盆部。对男患者,在不影响检查的情况下,宜用铅橡皮保护阴囊,防止睾丸受到照射。

第二章　计算机体层成像

计算断层摄影，简称 CT，是电子计算机和 X 线相结合，应用到医学领域的重大突破，它使传统的 X 线诊断技术进入了计算机处理、电视图像显示的新时代。因此 CT 发明者 Hounsfield 荣获诺贝尔医学奖。Hounsfield1969 年设计成功，1972 年公之于世的。CT 不同于 X 线成像，它是用 X 线束对人体层面进行扫描，取得信息，经计算机处理而获得的重建图像。所显示的是断面解剖图像，其密度分辨力明显优于 X 线图像。从而显著扩大了人体的检查范围，提高了病变的检出率和诊断的准确率。CT 也大大促进了医学影像学的发展。

第一节　CT 的成像基本原理与设备

一、CT 的成像基本原理

CT 是用 X 线束对人体某部一定厚度的层面进行扫描，由探测器接收透过该层面的 X 线，转变为可见光后，由光电转换变为电信号，再经模拟/数字转换器转为数字，输入计算机处理。图像形成的处理有如对选定层面分成若干个体积相同的长方体，称之为体素。扫描所得信息经计算而获得每个体素的 X 线衰减系数或吸收系数，再排列成矩阵，即数字矩阵。数字矩阵可存贮于磁盘或光盘中。经数字/模拟转换器把数字矩阵中的每个数字转为由黑到白不等灰度的小方块，即像素，并按矩阵排列，即构成 CT 图像。所以，CT 图像是重建图像。每个体素的 X 线吸收系数可以通过不同的数学方法算出。

二、CT 设备

CT 设备主要有以下三部分：①扫描部分由 X 线管、探测器和扫描架组成；②计算机系统，将扫描收集到的信息数据进行贮存运算；③图像显示和存储系统，将经计算机处理、重建的图像显示在电视屏上或用多幅照相机或激光照相机将图像摄下。

扫描部分分几种不同扫描方式。探测器从原始的 1 个发展到现在的多达 4800 个。扫描方式也从平移/旋转、旋转/旋转、旋转/固定，发展到新近开发的螺旋 CT 扫描。计算机容量大、运算快，可达到立即重建图像。由于扫描时间短，可避免运动，例如，呼吸运动的干扰，可提高图像质量；层面是连续的，所以不至于漏掉病变，而且可行三维重建，注射造影剂作血管造影可得 CT 血管造影。超高速 CT 扫描所用扫描方式与前者完全不同。扫描时间可短到 40ms 以下，每秒可获得多帧图像。由于扫描时间很短，可摄得电影图像，能避免运动所造成的伪影，因此，适用于心血管造影检查以及小儿和急性创伤等不能很好地合作的患者检查。

第二节　CT 图像特点

CT 图像是由一定数目由黑到白不同灰度的像素按矩阵排列所构成。这些像素反映的是相应体素的 X 线吸收系数。不同 CT 装置所得图像的像素大小及数目不同。大小可以是 1.0×1.0mm,0.5×0.5mm 不等;数目可以是 256×256,即 65536 个,或 512×512,即 262144 个不等。显然,像素越小,数目越多,构成图像越细致,即空间分辨力高。CT 图像的空间分辨力不如 X 线图像高。

CT 图像是以不同的灰度来表示,反映器官和组织对 X 线的吸收程度。因此,与 X 线图像所示的黑白影像一样,黑影表示低吸收区,即低密度区,如肺部;白影表示高吸收区,即高密度区,如骨骼。但是 CT 与 X 线图像相比,CT 的密度分辨力高,即有高的密度分辨力。因此,人体软组织的密度差别虽小,吸收系数虽多接近于水,也能形成对比而成像。这是 CT 的突出优点。所以,CT 可以更好地显示由软组织构成的器官,如脑、脊髓、纵隔、肺、肝、胆、胰以及盆部器官等,并在良好的解剖图像背景上显示出病变的影像。

X 线图像可反映正常与病变组织的密度,如高密度和低密度,但没有量的概念。CT 图像不仅以不同灰度显示其密度的高低,还可用组织对 X 线的吸收系数说明其密度高低的程度,具有一个量的概念。实际工作中,不用吸收系数,而换算成 CT 值,用 CT 值说明密度。单位为 Hu。

水的吸收系数为 10,CT 值定为 0Hu,人体中密度最高的骨皮质吸收系数最高,CT 值定为+1000Hu,而空气密度最低,定为-1000Hu。人体中密度不同和各种组织的 CT 值则居于-1000Hu 到+1000Hu 的 2000 个分度之间。

人体软组织的 CT 值多与水相近,但由于 CT 有高的密度分辨力,所以密度差别虽小,也可形成对比而显影。

CT 值的使用,使在描述某一组织影像的密度时,不仅可用高密度或低密度形容,且可用它们的 CT 值平说明密度高低的程度。

CT 图像是层面图像,常用的是横断面。为了显示整个器官,需要多个连续的层面图像。通过 CT 设备上图像的重建程序的使用,还可重建冠状面和矢状面的层面图像。

第三节　CT 检查技术

患者卧于检查床上,摆好位置,选好层面厚度与扫描范围,并使扫描部位伸入扫描架的孔内,即可进行扫描。大都用横断面扫描,层厚用 5 或 10mm,特殊需要可选用薄层,如 2mm。患者要不动,胸、腹部扫描要停止呼吸。因为轻微的移动或活动可造成伪影,影响图像质量。

CT 检查分平扫、造影增强扫描和造影扫描。

一、平扫

是指不用造影增强或造影的普通扫描。一般都是先作平扫。

二、造影增强扫描

是经静脉注入水溶性有机碘剂,如注入60%~76%泛影葡胺60ml后再行扫描的方法。血内碘浓度增高后,器官与病变内碘的浓度可产生差别,形成密度差,可能使病变显影更为清楚。方法分团注法、静滴法和静注与静滴法几种。

三、造影扫描

是先作器官或结构的造影,然后再行扫描的方法。例如向脑池内注入碘曲仑8~10ml或注入空气4~6ml行脑池造影再行扫描,称之为脑池造影CT扫描,可清楚显示脑池及其中的小肿瘤。

第四节 CT分析与诊断

在观察分析时,应先了解扫描的技术条件,是平扫还是增强扫描,再对每帧CT图像进行观察。结合一系列多帧图像的观察,可立体地了解器官大小、形状和器官间的解剖关系。病变在良好的解剖背景上显影是CT的特点,也是诊断的主要根据,大凡病变够大并同邻近组织有足够的密度差,即可显影。根据病变密度高于、低于或等于所在器官的密度而分为高密度、低密度或等密度病变。如果密度不均,有高有低,则为混杂密度病变。发现病变要分析病变的位置、大小、形状、数目和边缘,还可测定CT值以了解其密度的高低。如行造影增强扫描,则应分析病变有无密度上的变化,即有无强化。如病变密度不增高,则为不强化;密度增高,则为强化。强化程度不同,形式亦异,可以是均匀强化或不均匀强化或不均匀强化或只病变周边强化,即环状强化。对强化区行CT值测量,并与平扫的CT值比较,可了解强化的程度。此外,还要观察邻近器官和组织的受压、移位和浸润、破坏等。

综合分析器官大小、形状的变化,病变的表现以及邻近器官受累情况,就有可能对病变的位置、大小与数目、范围以及病理性质作出判断。和其他成像技术一样,还需要与临床资料结合,并同其他影像诊断综合分析。

CT在发现病变、确定病变位置及大小与数目方面是较敏感而可靠的,但对病理性质的诊断,也有一定的限制。

第五节 CT诊断的临床应用

CT诊断由于它的特殊诊断价值,已广泛应用于临床。但CT设备比较昂贵,检查费用偏高,某些部位的检查,诊断价值,尤其是定性诊断,还有一定限度,所以不宜将CT检查视为常规诊断手段，应在了解其优势的基础上，合理地选择应用。

CT 诊断应用于各系统疾病有以下特点及优势：

CT 检查对中枢神经系统疾病的诊断价值较高，应用普遍。对颅内肿瘤、脓肿与肉芽肿、寄生虫病、外伤性血肿与脑损伤、脑梗死与脑出血以及椎管内肿瘤与椎间盘脱出等病诊断效果好，诊断较为可靠。因此，脑的 X 线造影除脑血管造影仍用以诊断颅内动脉瘤、血管发育异常和脑血管闭塞以及了解脑瘤的供血动脉以外，其他如气脑、脑室造影等均已少用。螺旋 CT 扫描，可以获得比较精细和清晰的血管重建图像，即 CTA，而且可以做到三维实时显示，有希望取代常规的脑血管造影。

CT 对头颈部疾病的诊断也很有价值。例如，对眶内占位病变、鼻窦早期癌、中耳小胆脂瘤、听骨破坏与脱位、内耳骨迷路的轻微破坏、耳先天发育异常以及鼻咽癌的早期发现等。但明显病变，X 线平片已可确诊者则无须 CT 检查。

对胸部疾病的诊断，CT 检查随着高分辨力 CT 的应用，日益显示出它的优越性。通常采用造影增强扫描以明确纵隔和肺门有无肿块或淋巴结增大、支气管有无狭窄或阻塞，对原发和转移性纵隔肿瘤、淋巴结结核、中心型肺癌等的诊断，均很有帮助。肺内间质、实质性病变也可以得到较好的显示。CT 对平片检查较难显示的部分，例如同心、大血管重叠病变的显影，更具有优越性。对胸膜、膈、胸壁病变，也可清楚显示。

心及大血管的 CT 检查，尤其是后者，具有重要意义。心脏方面主要是心包病变的诊断。心腔及心壁的显示。由于扫描时间一般长于心动周期，影响图像的清晰度，诊断价值有限。但冠状动脉和心瓣膜的钙化、大血管壁的钙化及动脉瘤改变等，CT 检查可以很好地显示。

腹部及盆部疾病的 CT 检查，应用日益广泛，主要用于肝、胆、胰、脾，腹膜腔及腹膜后间隙以及泌尿和生殖系统的疾病诊断。尤其是占位性病变、炎症性和外伤性病变等。胃肠病变向腔外侵犯以及邻近和远处转移等，CT 检查也有很大价值。当然，胃肠管腔内病变情况主要仍依赖于钡剂造影和内镜检查及病理活检。

骨关节疾病，多数情况可通过简便、经济的常规 X 线检查确诊，因此使用 CT 检查相对较少。

第三章　数字减影血管造影

骨管造影，因血管与骨骼及软组织影重叠，血管显影不清。过去采用光学减影技术可消除骨骼和软组织影，使血管显影清晰。DSA 则是利用计算机处理数字化的影像信息，以消除骨骼和软组织影的减影技术，是新一代血管造影的成像技术。Nudelman 于 1977 年获得第一张 DSA 的图像。目前，在血管造影中这种技术应用已很普遍。

第一节　DSA 的成像基本原理与设备

DSA 是数字 X 线成像（DR）的一个组成部分。DR 是先使人体某部在影像增强器（IITV）影屏上成像，用高分辨力摄像管对 IITV 上的图像行序列扫描，把所有的连续视频信号转为间断各自独立的信息，有如把 IITV 上的图像分成一定数量的水方块，即像素。复经模拟/数字转换器转成数字，并按序排成字矩阵。这样，图像就被像素化和数字化了。

数字矩阵可为 256×256、512×512、或 1024×1024。像素越小、越多，则图像越清晰。如将数字矩阵的数字经数字/模拟转换器转换成模拟图像，并于影屏上显示，则这个图像就是经过数字化处理的图像。

DR 设备包括 IITV、高分辨力摄像管、计算机、磁盘、阴极线管和操作台等部分。

数字减影血管造影的方法有几种，目前常用的是时间减影法，介绍如下。

经导管内快速注入有机碘水造影剂。在造影剂到达欲查血管之前，血管内造影剂浓度处于高峰和造影剂被廓清的这段时间内，使检查部位连续成像，比如每秒成像一帧，共得图像 10 帧。在这系列图像中，取一帧血管内不含造影剂的图像和含造影剂最多的图像，用这同一部位的两帧图像的数字矩阵，经计算机行数字减影处理，使两个数字矩阵中代表骨骼及软组织的数字被抵消，而代表血管的数字不被抵消。这样，这个经计算机减影处理的数字矩阵经数字/模拟转换器转换为图像，则没有骨骼和软组织影像，只有血管影像，达到减影目的。这两帧图像称为减影对，因系在不同时间所得，故称为时间减影法。时间减影法的各帧图像是在造影过程中所得，易因运动而不尽一致造成减影对的不能精确重合，即配准不良，致使血管影像模糊。

第二节　DSA 检查技术

根据将对比剂注入动脉或静脉而分为动脉 DSA（IADSA）和静脉 DSA（IVDSA）。由于 IADSA 血管成像清楚，对比剂用量少，所以现在都用 IADSA。

IADSA 的操作是将导管插入动脉后，向导管内注入肝素以防止导管凝血。将导管尖插入感兴趣动脉开口，导管尾端接压力注射器，团注对比剂。注入对比剂前将影屏对准检查部位。于造影前及整个造影过程中，根据需要以每秒 1 帧或更多的帧频，摄照 710 秒。经操作台处理即可得 IADSA 图像。

第三节　DSA 的临床应用

目前，IDASA 对动脉的显示已达到或超过常规选择性动脉造影的水平，应用选择性或超选择性插管，对直径 200μ 以下的小血管及小病变，IADSA 也能很好显示。而观察较大动脉，已可不作选择性插管。所用造影剂浓度低，剂量少。还可实时观察血流的动态图像，作为功能检查手段。DSA 可行数字化信息储存。

IVDSA 经周围静脉注入造影剂，即可获得动脉造影，操作方便，但检查区的大血管同时显影，互相重叠，造影剂用量较多，故临床应用少，不过在动脉插管困难或不适于作 IADSA 时可以采用。

DSA 有助于心、大血管的检查。对主动脉夹层、主动脉瘤、主动脉缩窄或主动脉发育异常和检查肺动脉可用 IVDSA，DSA 对显示冠状动脉亦较好。

IADSA 对显示颈段和颅内动脉均较清楚，可用于诊断颈段动脉狭窄或闭塞、颅内动脉瘤、血管发育异常和动脉闭塞以及颅内及颅内肿瘤的供血动脉和肿瘤染色等。

对腹主动脉及其大分支以及肢体大血管的检查，DSA 也很有帮助。

DSA 技术发展很快，现已达到三维立体实时成像，更有利于病变的显示。

第四章　磁共振成像

第一节　MRI 基本设备

磁共振成像系统包含四大主件:第一主件是能产生强而适合应用于人体的磁场(主磁场、外磁场、静磁场 B_0),主磁铁用于诱导(被检查患者体内的)质子磁矩极化。第二主件是射频(RF)系统,用于产生 Larmor 频率(亦称进动频率),ω_0 的射频,可以使质子产生变化磁场(B_1),该磁场产生的弱核磁信号可被探测进而处理成像。第三主件是梯度磁场,附加在主磁场上用来产生并控制磁场中的梯度,以实现核磁信号的空间编码。第二、第三主件通常集中放置在主磁体孔内。第四主件则是由多计算机组成的系统,用来提供使用界面,检测射频及梯度磁场的数字信号,进行数字运算(傅里叶转换、过滤等),利用数字信号重建图像。

第二节　MRI 成像基本原理

(1)MRI 研究的对象是质子。我们知道,原子包括一个核与一个壳,壳由电子组成,核内有带正电荷的质子,质子像地球一样不停地围绕一个轴做自旋运动,产生磁场,称为核磁。正常情况下,人体内质子产生的磁场方向杂乱无章。

(2)将患者置于磁体通道后,体内质子的磁场方向发生定向排列,稍过半数的质子的磁场方向顺着主磁场方向排列,稍不足半数的质子的磁场方向逆着主磁场方向排列,最终形成净的纵向磁化矢量。

(3)发射特定频率的射频脉冲,导致部分质子的磁场方向发生变化,形成净的横向磁化矢量。

(4)关闭射频脉冲后,被激发的氢原子核把所吸收的能逐步释放出来,其相位和能级都恢复到激发前的状态,这一恢复过程称为弛豫。犹如拉紧的弹簧在外力撤除后会迅速恢复到原来的平衡状态。弛豫的过程即为释放能量和产生 MRI 信号的过程。

弛豫包括两个同时发生而又相互独立的过程:纵向弛豫和横向弛豫。

纵向弛豫:关闭射频脉冲后,在主磁场的作用下,质子释放能量,从高能状态恢复到低能状态,纵向磁化矢量逐渐增大并恢复到激发前的状态即平衡状态,这一过程称为纵向弛豫。纵向磁化由零恢复到原来数值的 63%时所需的时间称为纵向弛豫时间,简称 T_1。

横向弛豫:关闭射频脉冲后,质子不再处于同步、同相位状态,指向同一方向的质子散开,导致横向磁化矢量从最大衰减到零,此过程称为横向弛豫。横向磁化由最大衰减到原来值的

37%所需的时间称为横向弛豫时间，简称 T_2。

T_1和 T_2反映的是物质的特征，而不是绝对值，常用 T_1值来描述组织纵向弛豫的快慢。不同组织弛豫速度存在差别，导致 T_1值不同：各种组织的不同 T_1值是 MRI 能够区分不同组织的基础。影响 T_1的主要因素是组织成分、结构和磁环境，并与外磁场场强有关。常用 T_2值来描述组织横向弛豫的快慢，正因为不同组织有着不同的弛豫速度，导致各种组织 T_2值不同，并可区分正常组织和病变组织。影响 T_2的主要因素是外磁场和组织内磁场的均匀性。

(5)通过计算机 A/D(模/数)转换器→D/A(数，模)转换器→图像。

第三节　MRI 成像的优势与限度

一、磁共振成像的优势

(一)多参数成像

包括 CT 在内的 X 线成像，只有密度 1 个参数，而 MRI 则是多参数成像，其成像参数主要有 T_1、T_2和质子密度等。T_1加权像(T_1WI)主要反映组织间 T_1的差别；T_2加权像(T_2WI)主要反映组织间 T_2的差别；质子密度加权像(PDWI)主要反映组织间质子密度的差别。MRI 在同一层面可分别获得 T_1WI、

T_2WI 和 PDWI，不仅可提供解剖、病理的诊断信息，还可提供生理、生化的诊断信息，有助于提高对病灶的检出率和诊断的准确率。

MRI 图像呈黑白对比分明的清晰影像，高信号呈白色影像，中等信号呈灰色，低信号呈黑色。在 T_1WI 脂肪组织信号高为短 T_1，呈白色影像；脑与肌肉信号中等为等 T_1，呈灰色；脑脊液信号低为长 T_1，呈黑色；骨与空气信号弱也为长 T_1，呈黑色。在 T_2WI 因组织成分不同而表现各异，如脑脊液信号高为长 T_1，呈白色影像。病理组织因其所含成分不同，在 MRI 图像上亦呈高低不等信号。

(二)多方位成像

MRI 不需要后处理重组技术即可获得人体横断面、冠状面、矢状面及任意方位的断面图像，为其较突出的优势之一，有利于解剖结构和病变的显示及空间立体定位。

(三)流空现象

血管内快速流动的血液，在磁共振成像过程中虽受到射频脉冲激励，但在采集磁共振信号时已经流出成像层面，因此接收不到该部分的血液信号，呈无信号的黑色影像，称为流空现象。在不使用对比剂的情况下，可观察心脏和血管腔内结构、测定血流流速和分布及进行心脏电影等。但需注意的是，流动血液并不总是表现为无信号，其信号因流动方向、流动速度、层流及湍流等因素影响而表现不同，有时可为明显的高信号表现。MRI 因具有流空现象，使其在心脏和大血管成像方面具有独特的优势，其显示效果常可与 DSA 媲美。

(四)软组织分辨力高

与 CT 相比，MRI 具有更高的软组织分辨力，能清晰显示其他影像检查难以显示的肌腱、

韧带、筋膜、关节软骨等结构,大大拓展了影像检查的范围。

(五)质子弛豫增强效应与对比增强

部分顺磁性物质可缩短周围质子弛豫时间,此效应称为质子弛豫增强效应。此效应是MRI进行对比剂增强检查的基础。如钆作对比剂行增强扫描效果好,副反应少。

(六)无骨伪影干扰

自旋同波序列扫描时,骨皮质和钙不发射信号,避免造成某些部位如小脑、脑干和椎管内组织检查的误诊和漏诊。

(七)对人体安全,无任何电离辐射

增强扫描所用的钆对比剂较 CT 所用的含碘对比剂的安全性大大提高,同时检查前不需要对患者进行特殊的准备。因此,MRI 是一种安全、无创性的检查方法。

二、磁共振成像的限度

(一)禁忌证较多

(1)装有心脏起搏器、药物泵、电子耳蜗和神经刺激器的患者:因电子仪器受到磁场和射频的干扰可能会出现运行障碍。

(2)铁磁性金属夹用于动脉瘤夹闭术后的患者:由于磁场可能引起夹子移位导致大出血。

(3)心脏安装人工金属瓣膜的患者。

(4)体内有铁磁性金属(假牙、假肢、人工关节、避孕环、枪炮弹片、眼球内金属异物)置入者,均可干扰成像产生伪影,发生置入物移动和产热。

(5)妊娠 3 个月以内的孕妇。

(6)病情特别危重的监护患者:因监护和急救设备不能进入 MRI 室。

随着 MRI 设备和技术的更新及软件的不断升级、医疗新材料(如钛合金)的出现,使 MRI的应用范围大大拓宽,以往的部分禁忌证已不复存在。

(二)听觉噪声

可引起受检者不适,对听觉具有潜在的暂时性听力丧失。特别是高场强的机械振动噪声有“不堪入耳”之感,检查时需佩戴耳机以减轻噪声、保护听力。

(三)幽闭恐惧症

是一种在封闭空间内感到明显而持久的过度恐惧的状态。发生率为 3%～10%,甚至不能完成 MRI 检查。可通过宣教、有人陪伴及播放音乐等来降低其发生率。

(四)扫描速度较慢

不适合急症、不合作患者的检查,对运动器官的检查也有一定限度。但新型 MRI 设备在此方面已有明显改善。

(五)易产生伪影

伪影是指扫描物体中并不存在而出现在 MRI 扫描图像上的各种假性阴影。要正确认识和分析不同伪影及其产生的原因,以免造成误诊或漏诊。

1.设备相关伪影

因 MRI 设备结构比 CT 更加复杂,故更易产生伪影。

(1)截断伪影:又称为环状伪影,两个对比度高的组织界面处(如颅骨与脑实质、脂肪与肌肉)出现多个同中心低信号强度弧形线。可采用较大的采集矩阵或降低 FOV 来消除。

(2)化学位移伪影:在含水组织和脂肪组织界面处(如视神经、肾脏和膀胱、椎间盘和椎骨)出现黑色和白色条状或月牙状影。多在器官的一.侧出现明显高信号带,另一侧则出现低信号带。可通过增加体素尺寸和采用脂肪抑制技术来消除伪影。

(3)折叠伪影:表现为图像折叠,因成像视野 FOV 以外的解剖结构翻转过来,与 FOV 内的结构重叠在一起。可通过选用表面线圈、增加 FOV 和预饱和技术来消除伪影。

(4)黑边界伪影:是一种勾画出组织区域的轮廓线。在梯度回波序列反相位图像上最常见于腹部脏器周围、肌肉间隙等部位。它一方面可以清楚区分两种相邻的组织结构有利于诊断,另一方面因黑边界轮廓线可掩盖相应的组织结构不利于诊断。

(5)中心线状伪影:既可是图像中心线上的一条射频线,又可是锯齿状黑白交换强度线。前者因射频泄露而产生,可通过将射频激发相位转换 180°并重复采集来消除,后者与激励回波有关,可通过合理选择扰动梯度场来消除。

(6)数据伪影:多因硬件故障数据出错而产生,单个或多个数据点出错分别出现条纹状和“人”字形伪影。最常见的数据出错的原因为在北方干燥的冬季受检者着装易产生静电,可通过增加扫描室的湿度来解决。

(7)拉链伪影:其产生原因是自由感应衰减还没有完全衰减之前,180°脉冲的侧峰与它产生重叠,或者邻近层面不精确的射频脉冲造成一个未经相位编码就激励的回波。沿频率编码轴(0 相位)交替的亮点与黑点组成中心条带(或噪声带)。根据产生原因的不同可分为射频噪声拉链伪影和 Zoom 线圈拉链伪影。前者起因于不需要的外界无线电频率的噪声,可通过关紧扫描间的门,去除监护装置来解决。后者是由于前置饱和脉冲激发了 Zoom 线圈以外的组织,被卷褶进了扫描区,可通过在 Zoom 线圈模式时根据扫描范围选择相应的线圈及采用 whole 模式解决。

2.运动伪影

在进行胸、腹部 MRI 扫描时,心跳、呼吸、肠蠕动及吞咽等均可形成运动伪影。

3.金属伪影

体内铁磁性金属(假牙、假肢、人工关节、避孕环等)置入物均可干扰磁场和射频形成伪影,表现为金属周围较大范围的无信号区,其边缘见高信号环带,邻近组织常明显失真变形。

4.磁敏感性伪影

将任何一个物质放入磁场后,这个物质都会部分磁化。但不同的物质磁化程度不同,即不同物质具有不同的磁敏感性。在不同磁敏感性组织的交界面(如空气和软组织、骨骼和软组织、液体和软组织)出现磁共振信号较低或缺失的情况,即所谓的磁敏感性伪影。伪影常出现在垂体、鼻窦、颅骨、鞍区、肺、胃肠道、骨骼等部位。选择合适的脉冲序列和参数有助于减少和消除这方面伪影。

5.鬼影

回波中心偏移、持续相位编码偏移,或同波幅度不稳定,往往可由于系统不稳定或患者运动所致,可通过患者制动及请工程师检修来解决。

6.部分容积伪影

由于体素体积过大，导致像素内信号平均，使一个体素内混合多种组织对比，分辨率降低，可通过降低层厚、增加矩阵来解决。

由于新型磁共振设备和医疗材料的广泛应用，使磁共振伪影已经大大减少。

(六)对钙化显示不敏感

因钙化灶在 T_1WI 和 T_2WI 均表现为低信号，特征性不强，尤其对于斑点状钙化更不易显示，这给含有特征性钙化表现的病灶诊断带来难度。

第四节　正常组织和病变组织的磁共振信号表现

一、正常组织的磁共振信号表现

(一)水

水含氢质子密度极高，MRI 对组织含水量的轻微变化非常敏感。脑脊液、胆汁、胃肠液及尿液等水样成分 T_1WI 呈低信号，T_2WI 呈高信号。人体组织中的水分为自由水和结合水。自由水是指分子游离的水，其 T_1 值很长；结合水是指分子与其他组织分子相结合的水，其 T_1 值缩短。当组织中自由水的成分增加，如脑水肿 T_1WI 信号强度降低；当结合水的成分增加，如含黏液成分的囊肿、脓肿中黏稠的脓液等 T_1WI 信号强度增加，甚至可为高信号。脓肿或部分肿瘤囊变中，除自由水外还有结合水，所以在 T_1WI 其信号强度不同程度地高于主要由自由水构成的脑脊液。梗阻性脑积水时，脑脊液渗漏进脑室周围的脑白质后变为结合水，T_1WI 其信号强度明显高于脑脊液，T_2WI 又低于脑脊液信号。

(二)骨骼组织

1.骨

(1)因骨皮质内所含质子密度很低，故在 MRI 所有序列中骨皮质均呈低信号，即长 T_1、短 T_2 信号。

(2)成人黄骨髓因含较多的脂肪组织，其信号与脂肪相似，T_1WI 和 T_2WI 均呈高信号(黄骨髓含脂肪和水分别约为 40%和 10%，红骨髓含脂肪和水均约为 4%)。

(3)新生儿红骨髓 T_1WI 信号强度等于或低于肌肉，儿童和成人的红骨髓高于肌肉低于脂肪(5 岁以后，长骨骨干内的红骨髓被脂肪组织代替，呈黄色称黄骨髓，失去造血功能，但在慢性失血过多或重度贫血时，黄骨髓可转化为红骨髓，恢复造血功能)。T_2WI 红骨髓信号强度增高，类似皮下脂肪表现。

2.关节

(1)关节软骨：透明软骨如膝关节在 T_1WI 和 T_2WI 呈等或稍高信号，信号均匀，表面光滑；纤维软骨在 T_1WI 和 T_2WI 呈低信号。

(2)关节软骨下的骨性关节面：T_1WI 和 T_2WI 均呈一薄层清晰锐利的低信号。

(3)骨性关节面下的骨髓腔：T_1WI 和 T_2WI 均呈高信号。

(4)关节内肌腱、韧带和关节囊的纤维层：T_1WI 和 T_2WI 均呈低信号。

(5)正常关节腔内少量滑液：T_1WI 呈薄层低信号，T_2WI 呈高信号。

3.脊柱

(1)椎间盘：T_1WI 无法辨别髓核和内、外纤维环，均呈低信号；T_2WI 髓核和内纤维环呈高信号，外纤维环呈低信号。随年龄增长，椎间盘因变性和脱水呈低信号。

(2)椎体：骨皮质 T_1WI 和 T_2WI 均呈低信号，骨髓 T_1WI 呈高信号，T_2WI 呈等或稍高信号。

(3)椎管内脑脊液：T_1WI 呈低信号，T_2WI 呈高信号。

(4)椎体前韧带、后韧带、黄韧带、椎间盘外纤维环及椎体骨皮质 T_1WI 和 T_2WI 均呈低信号，区别困难。

(三)肌肉和神经组织

肌肉所含质子密度明显高于骨骼，T_1WI 呈等或稍低信号，T_2WI 呈低信号。神经 T_1WI 和 T_2WI 均呈等信号。

(四)韧带、肌腱及纤维组织

所含质子密度低于肌肉组织，T_1WI 和 T_2WI 均呈低信号，在 T_2WI 上为明显低信号。

(五)脂肪组织

具有较高的质子密度，信号强度大，T_1WI 和 T_2WI 均呈高信号，尤以 T_1WI 上信号最高。

(六)流动血液

(1)其信号强度取决于血流流速、血流形式、血流方向、脉冲序列及成像参数等。血管内流速快的血液，在 T_1WI 和 T_2WI 均表现为流空现象，多呈无信号或极低信号，也可呈 T_1WI 高信号、T_2WI 极低信号。

(2)静脉内血流非常缓慢，在 T_2WI 可表现为高信号，如在椎旁静脉丛或盆腔静脉丛等处。

(3)有时血管内血液可因层流和湍流(涡流)出现信号强度改变。

(七)气体

因氢质子密度最低，信号很微弱，MRI 上呈极低信号。

(八)颅脑

1.脑实质

(1)脑白质(髓质)较脑灰质(皮质)含脂量多而含水量少，在 T_1WI 信号高于脑灰质，T_2WI 则低于脑灰质。PDWI 两者信号近乎一致。

(2)苍白球红核、黑质及齿状核等核团，因铁质沉积较多，在高场 T_2WI 呈低信号，在低场 PDWI 和 T_2WI 信号强度常与灰质一致，但红核除外。

2.脑脊液

呈典型长 T_1、长 T_2信号。

3.脑神经

在 T_1WI 上显示较佳，呈等信号。

二、病变组织的磁共振信号表现

(一)水肿

水肿分为血管源性(脑肿瘤、出血、创伤和炎症等)、细胞毒性(超急性期的缺血性脑血管病)和间质性(脑积水时脑脊液透过室管膜进入脑室周围的白质),均引起局部含水量增多,故 T_1WI 水肿区呈低信号、T_2WI 呈高信号,其信号强度取决于水肿的程度。

(二)变性

变性组织 MRI 表现由其含水量多少而决定。如含水量增加的多发性硬化病灶,T_1WI 信号强度增高呈高信号;含水量减少的变性椎间盘,信号明显降低。

(三)坏死

其信号强度因组织类型、内容物及坏死程度不同而异。液化性坏死由于坏死组织内含水量多增加,另外形成的肉芽组织含大量新生血管和纤维结缔组织,故 T_1WI 多呈低信号,T_2WI 呈高信号。局部肉芽组织修复呈慢性过程,纤维组织增多,T_1WI 和 T_2WI 均呈低信号。

(四)囊变

(1)信号强度因囊变内容物不同而异,通常主要由液性成分组成,故 T_1WI 呈低信号,T_2WI 呈高信号。

(2)囊变组织 T_1WI 和 T_2WI 的信号强度,可根据其蛋白含量的增多而增加,甚至均呈高信号,但蛋白含量极高时,T_1WI 呈低信号。

(3)出血液化形成的囊变,其信号强度因出血的不同期相而表现各异,多呈高信号。

(4)良性囊变边缘常光滑,信号强度均匀,边缘与中心一致。

(5)恶性肿瘤囊变多伴有壁结节,边缘不光滑。

(五)出血

MRI 在诊断出血方面有其独特的优势,MRI 信号可准确反映含氧血红蛋白一脱氧血红蛋白一正铁血红蛋白一含铁血黄素的演变规律。

(六)梗死

1.超急性期(<6h)

DWI 呈高信号,MRI 灌注呈低灌注状态。

2.急性期(7~72h)

梗死区因水肿 T_1WI 呈低信号,T_2WI 和 FLAIR 呈高信号。DWI 呈高信号,PWI 表现同前,呈低灌注状态。

3.亚急性期(3~10d)

T_1WI、T_2WI 和 FLAIR 表现同急性期,DWI 呈高或等信号,PWI 呈低灌注。

4.慢性期

T_1WI 呈低信号,T_2WI 呈高信号,FLAIR 在慢性早期呈高信号,在慢性晚期呈低信号,周边胶质增生呈高信号,DWI 呈等或低信号。

5.出血性脑梗死

在梗死的异常信号基础上,出现不同期相出血的信号。

(七)钙化

(1)钙化因质子密度非常低,在 T_1WI 和 T_2WI 均呈低信号。

(2)因钙化在 T_1WI 上的信号强度与钙化颗粒的大小、钙与蛋白结合与否有关,有时钙化在 T_1WI 呈高信号,在 T_1WI 呈等或低信号。

(八)脂类物质

脂肪瘤和畸胎瘤等富含脂类物质,其脂肪成分在各序列上均与皮下脂肪信号一致。

(九)铁质沉积

高场强磁共振设备对铁含量的变化非常敏感。

1.生理性

脑神经核团各部在不同年龄阶段开始出现铁沉积。新生儿无明显铁沉积,苍白球铁沉积始于6个月的婴儿,小脑齿状核处始于3～7岁,壳核铁含量在人至70岁才与苍白球接近。发生铁沉积的神经核团在T2WI呈明显的低信号。

2.病理性

(1)部分脑部变性、脱髓鞘及血管性病变,如老年性痴呆表现为大脑皮质铁沉积增多,帕金森病表现为壳核和苍白球铁沉积增多,慢性血肿周围表现为含铁血黄素沉积。

(2)肝血红蛋白沉着症(肝铁质沉着症):肝脏信号下降,特别是 T_2WI 信号强度明显下降。

(十)骨质改变

1.骨质疏松

指单位体积内骨组织的含量减少。骨微细结构变脆弱,骨折危险性增加。可分为局限性骨质疏松和全身性骨质疏松。局限性骨质疏松多见于感染、外伤、肿瘤及血管神经功能障碍等,全身性骨质疏松多见于甲状旁腺功能亢进、老年、绝经后、酒精中毒、糖尿病等。

(1)老年性骨质疏松:松质骨:因骨小梁变细、减少及黄骨髓增多,T_1WI 和 T_2WI 信号均增高。骨皮质:因哈氏管扩张和黄骨髓侵入,骨皮质变薄,其内可见较高信号区。

(2)病理性骨质疏松:感染、肿瘤和骨折等周围的骨质疏松区,因局部充血、水肿,呈长 T_1、长 T_2信号。MRI很少用于诊断骨质软化。

2.骨质破坏

指局部骨质被病理组织所取代而造成的骨组织缺失。多见于感染肉芽组织、肿瘤和肿瘤样病变及神经营养性障碍等。

(1)骨皮质:正常骨皮质 T_1WI 和 T_2WI 均呈低信号,骨皮质破坏时 T_1WI 和 T_2WI 上信号均增高,可表现为骨皮质变薄、连续性中断或破坏。

(2)骨松质:表现为高信号的骨髓被较低或混杂信号所取代。

3.骨质增生硬化

指单位体积内骨质数量增多、变致密。全身性多见于代谢性骨病(肾性骨硬化)、金属中毒(铅、氟中毒)、遗传性骨发育障碍(石骨症)及老年退行性改变,局限性多见于慢性感染、外伤后修复及成骨性肿瘤等。

骨质增生硬化 T_1WI 和 T_2WI 均呈低信号,因其骨小梁间骨髓组织相对较少,所以较正常骨松质呈较低信号。

4.骨膜增生

指病理情况下的骨膜性成骨，又称骨膜反应。多见于感染、外伤及肿瘤等。表现为骨膜增厚，T_1WI 呈等信号，T_2WI 呈高信号。矿物质沉积明显时，T_1WI 和 T_2WI 均呈低信号。

5.骨质坏死

指骨组织的局限性代谢停止、细胞成分死亡。坏死的骨质称为死骨。多见于感染、外伤、梗死、减压病、药物及放射性损伤等。

(1)T_1WI 病灶呈形态不规则、均匀或不均匀低信号，T:WI 呈等至高信号。

(2)坏死区周边的骨质硬化带 T_1WI 和 T_2WI 均呈低信号。

(3)病变最外侧可见 T_2WI 呈高信号的肉芽组织和软骨化生组织的修复带。

(4)病变晚期出现纤维化和骨质增生硬化，T_1WI 和 T_2WI 均呈低信号。

(十一)肿瘤

因所含质子密度较正常组织高，故 T_1WI 呈等或稍低信号，T_2WI 呈高信号。由于不同肿瘤所含成分各异，所以信号变化多样。

第五节　MRI 检查技术及其应用

一、MRI 脉冲序列

MRI 成像技术主要是依靠所选择的某种特定的脉冲序列来完成。把射频脉冲、梯度场和信号采集时刻等相关各参数的设置及其在时序上的排列称为 MRI 的脉冲序列。MRI 脉冲序列有多种，常用的序列有：①自由感应衰减(FID)类序列：所采集的信号为 FID 信号，如饱和恢复序列、反转恢复(IR)脉冲序列等。②自旋回波(SE)类序列：为最基本、最常用的脉冲序列，所采集到的信号是利用 180°聚焦脉冲产生的自旋回波，包括 SE 序列、快速自旋回波(FSE)序列。③梯度回波

(GRE)类序列：所采集的信号是利用读出梯度场切换产生的梯度回波，包括常规 GRE 序列扰相 GRE 序列、稳态进动成像序列等。④平面回波成像(EPI)：通过梯度的不断反转产生回波信号，包括 SE－EPI 和 GRE－EPI。⑤杂合序列：所采集到的信号有两种以上的回波，通常为 SE 和 GRE，包括快速自旋梯度回波序列和平面回波序列等。上述序列的基本结构与其相应临床应用详见以后说明。

二、MRI 脉冲序列相关的概念

(一)时间相关的概念

主要包括重复时间、回波时间、有效回波时间、回波链长度、回波间隙、反转时间、激励次数及采集时间等。

1.重复时间(TR)

是指脉冲序列相邻的两次执行的时间间隔。在 SE 序列中 TR 即指相邻两个 90°脉冲中点之间的时间；在梯度回波序列中 TR 是指相邻两个小角度脉冲中点之间的时间；在单次激发

序列(包括单次激发快速自旋回波和单次激发 EPI)中,由于只有一个 90°脉冲激发,TR 则等于无穷大。

2.回波时间(TE)

是指产生宏观横向磁化矢量的脉冲中点到回波中点的时间。在 SE 序列中 TE 指 90°脉冲中点到测量回波中点的时间。在梯度回波序列中指小角度脉冲中点到测量回波中点的时间。

3.有效回波时间(TE)

是指在快速自旋回波(FSE)序列或平面回波成像(EPI)序列中,射频脉冲中点到填充 K 空间中央的那个回波中点的时间。K 空间是指傅立叶变换的频率空间,作为原始数据填写空间。在数据采集时,依次将原始数据写入 K 空间,对 K 空间数据进行一次傅立叶变换就得到所需的图像数据。

4.回波链长度(ETL)

回波链长度的概念出现在 FSE 序列或 EPI 序列中。ETL 是指一次 90°脉冲激发后所产生和采集的回波数目,也称为快速系数。

5.回波间隙(ES)

是指回波链中相邻两个回波中点之间的时间间隔。

6.反转时间

在反转恢复序列或与反转恢复序列联合应用的序列中,180°反转脉冲中点到 90°脉冲中点之间的时间称为反转时间(TI)。

7.激励次数(NEX)

又称信号平均次数(NSA)或采集次数(NA),是指每次相位编码时收集信号的次数。NEX 增加,扫描时间将延长,但可提高图像信噪比(SNR)。

8.采集时间(TA)

是指整个脉冲序列完成信号采集所需的时间。二维 MRI 的采集时间 TA=TR×n×NEX,式中 TR 为重复时间,n 为相位编码数,NEX 为激励次数。FSE 序列的 TA=TR×n×NEX/ETL。三维 MRI 采集时间 TA=TR×n×NEX×S,式中 S 为容积范围的分层数,其他参数同二维采集。

(二)空间分辨力相关的概念

任何脉冲序列在应用中都会涉及空间分辨力的问题。空间分辨力是指图像像素所代表体素的实际大小,体素越小空间分辨力越高。空间分辨力受层厚、层间距、扫描矩阵、视野等因素影响。

1.层厚

被激发层面的厚度称为层厚,它是由层面选择梯度场强和射频脉冲的带宽来决定的。

2.层间距

是指相邻两个层面之间的距离。实际应用中,二维成像时常常要有一定的层间距以尽可能减少层间干扰或层间污染。

3.视野(FOV)

是指 MRI 成像的实际范围,即图像区域在频率编码方向和相位编码方向的实际尺寸,如

35cm×35cm，是个面积概念。在矩阵不变的情况下，FOV越大，成像体素越大，图像层面内的空间分辨率越低。

4.矩阵

是指MR图像层面内行和列的数目，其大小是由频率编码数和相位编码数决定的，即矩阵＝频率编码数X相位编码数。像素是构成图像的基本单位。像素面积取决于FOV的大小和矩阵的大小，即像素面积＝FOV/矩阵，而体素容积＝像素面积X层厚。图像中具体像素的亮度代表着体素容积的信号强度。改变体素大小的参数，都将影响信噪比（SNR）的增与减。SNR与FOV及层厚呈正比，而与矩阵的大小成反比，但是层厚增加所致的部分容积效应可使图像的空间分辨力下降，因而图像质量下降。

（三）偏转角度

在射频脉冲的激励下，宏观磁化矢量将偏离静磁场即B_0方向，其偏离的角度称为偏转角度，又称激发角度或反转角。宏观磁化矢量偏转的角度取决于射频脉冲的能量，能量越大偏转角度越大，而射频脉冲的能量取决于脉冲的强度和持续时间，增加能量可通过增加脉冲的强度和/或持续时间来实现。

三、常用MRI脉冲序列及其应用

（一）饱和恢复（SR）序列

1.SR序列结构

由多个以一定时间间隔（TR）的90°脉冲构成，在每个90°脉冲后采集FID信号。

2.临床应用

主要用于早期低场MR机器上，进行颅脑T1WI，对颅内亚急性期出血的检查较为敏感。目前高场MR机器一般已不再使用该序列。

（二）采集FID信号的IR序列

IR序列结构：首先给1个180°脉冲，然后以与组织T1相似的间隔再给1个90°脉冲；180°射频脉冲把组织的宏观纵向磁化矢量偏转180°，即反转到与主磁场相反的方向上；180°脉冲激励后纵向磁化矢量以组织T_1弛豫速度向主磁场方向增长；在组织发生纵向弛豫的过程中施加90°脉冲，来记录不同组织间纵向弛豫的差别。90°脉冲后可以采集FID信号，为早期MR机器，上多采用的序列，目前机器上一般采集的是自旋回波信号。

（三）自旋回波（SE）序列

是MRI使用最为普遍的经典序列。

1.SE序列结构

由1个90°射频脉冲后随1个180°聚焦脉冲组成。90°脉冲产生一个最大的宏观横向磁化矢量，间隔Ti后利用180°聚焦脉冲产生一个自旋回波，TE＝2Ti。

2.临床应用

通过选择不同的TR与TE可以获得突出反映组织T_1特性的T_1WI、反映组织T_2特性的T_2WI以及反映组织质子密度的PDWI。SE序列T_1WI选用短TE和短TR，TE一般为8～20ms，TR一般为300～600ms；SE序列T_2WI选用长TE和长TR，0.5T以下低场机器TR一般为1500～2000ms，1.0～1.5T高场机器TR一般为2000～2500ms，TE一般为70～150ms；

SE 序列 PDWI 选用短 TE 和长 TR，TE 一般为 15～25ms，TR 一般为 1500～2500ms。SET_1WI 序列成像具有图像分辨率高、成像速度较快等优点，广泛用于颅脑、四肢骨骼软组织及脊柱等部位的常规平扫和增强扫描。

(四)快速自旋回波序列及其衍生序列

1.弛豫增强快速采集(RARE)技术

(1)RARE 技术结构：如果在一次 90°脉冲激发后，利用多个 180°聚焦脉冲采集多个自旋回波，就可以填充 K 空间的多条相位编码线，那么序列所需要重复执行的次数也即 TR 需要重复的次数将明显减少，从而加快成像速度。这种技术称为 RARE，在临床上也被称为快速自旋回波(GE 公司，FSE；西门子或飞利浦，TSE)。

(2)临床应用：本序列具有以下特点：①快速成像；②回波链中每个回波信号的 TE 不同；③FSE 图像模糊效应；④脂肪组织信号强度高；⑤对磁场不均匀、不敏感；⑥能量沉积增加，即特殊吸收率(SAR)明显提高，高场强 MRI 仪器中表现更加突出。FSE 序列是目前临床上应用最广泛的序列之一，主要用于颅脑、躯干四肢骨骼软组织、腹部的 T_2WI 成像。

2.FSE 衍生序列

随着软硬件技术的进步，快速自旋回波序列有了很大的改进，衍生出许多新的序列，并在临床上得到了广泛应用。具体序列有：①快速弛豫快速自旋回波 FRFSE(TSE－Restore 或 TSE－DRIVE)序列；②单次激发 RARE 序列；③半傅里叶采集单次激发 RARE 序列或称为半傅里叶采集单次激发快速自旋回波 HASTE 序列。

(五)反转恢复序列及快速反转恢复序列

1.反转恢复(IR)序列

(1)IR 序列结构：该序列是一个 T_1WI 序列，实际上是在 SE 序列前施加一个 180°反转脉冲。IR 序列中，180°反转脉冲中点到 90°脉冲中点之间的时间定义为反转时间(TI)，90°脉冲中点到回波中点之间的时间定义为 TE，相邻的两个 180°反转预脉冲中点的时间间隔定义为 TR。IR 序列中 T_1对比和权重不是由 TR 决定，而是由 TI 决定。

(2)临床应用：本序列具有以下特点：①T_1对比明显高于 SET_1WI；②扫描时间很长，TA 相当于 SET_2WI。临床主要用于增加脑灰白质 T_1对比，对儿童髓鞘发育研究有较高价值。

2.快速反转恢复(FIR)序列

FIR 序列也称 TIR 序列或反转恢复快速自旋回波序列(IR－FSE 或 IR－TSE 序列)。

(1)FIR 序列结构：由 1 个 180°反转预脉冲后随 1 个 FSE 序列构成。

(2)临床应用：本序列具有以下特点：①与 IR 相比，成像速度加快；②ETL 的存在使 T_1对比受 T_2污染而降低；③由于 ETL 的存在，可出现与 FSE 序列相同的模糊效应；④与 FSET_1WI 相比，FIRT_1WI 序列的 T_1对比有提高；⑤选择不同的 TI 可选择性抑制不同 T_1值的组织的信号(一般以组织 T_1值 70%计算)。

临床主要用于：①短反转时间反转恢复(STIR)序列主要用于 T_2WI 的脂肪抑制，广泛用于诊断腹膜后肿块(原发性肿瘤、转移性淋巴结肿大等)、诊断含成熟脂肪组织的肿瘤(脂肪瘤、畸胎瘤等)、诊断富含脂肪背景区域(骨髓质、躯干四肢皮下软组织等区域)的肿瘤、诊断新鲜骨折以及与椎体陈旧性楔形改变鉴别等方面；②液体衰减反转恢复(FLAIR)即黑水序列，可以有效地抑制脑脊液等自由水的信号，主要用于颅脑疾病的诊断，如观察脑肿瘤周边的水肿与腔隙性梗死周边胶质增生、皮质下梗死与血管周围间隙（VR 间隙）鉴别、脑室内肿瘤的显示、较早期蛛网膜下隙出血诊断、显示脑膜病变的增强后扫描等；③FIRT_1WI 实际上是短 ETL 的 FSET_1WI 序列的每个 90°脉冲前加一个 180°反转脉冲，以增强图像的 T_1 对比，主要用于脑实质的 T_1WI，灰白质的 T_1 对比优于 SET_1WI 序列或 FSET_1WI 序列，但是不及 IRT_1WI 序列。

3.单次激发快速反转恢复序列

利用 180°反转预脉冲与单次激发 FSE 相结合可得到反转恢复单次激发 FSE（IR－SS－FSE）序列。其应用主要有：①采用 STIR 技术进行脂肪抑制；②采用 FLAIR 技术抑制脑脊液；③选用合适的 TI 并选用最短的 TE（最早的回波填充到 K 空间的中心）可获得 SS－FSE 超快速 T_1WI。主要用于检查配合欠佳的患者。

4.多反转预脉冲序列

每执行一次使用 2 个或 3 个 180°反转预脉冲，被称为双反转或三反转脉冲技术，可以利用 T_1 值的不同选择性抑制 2～3 种组织信号。常用的有：①利用双反转快速自旋回波显示脑灰质，对反转时间（TI）进行调整，可以选择性抑制脑脊液和脑白质信号而突出脑灰质信号；②多反转快速自旋回波序列在心血管黑血技术中的应用，是心血管 MRI 检查非常重要的技术之一。

（六）基于螺旋桨技术或刀锋技术的 FSE 及 FIR 序列

GE 公司推出的螺旋桨技术和 SIEMENS 公司的刀锋技术均是 K 空间放射状填充技术与 FSE 或 FIR 序列相结合的产物。

1.序列结构

Propeller 是 FSE（TSE）或 FIR（TIR）与 K 空间放射状填充相结合的技术，具有回波链（ETL），即在一个 TR 间期采集一个回波链（ETL）。回波链中的每个回波需要进行频率编码和相位编码，在某角度上平行地填充于 K 空间，这组填充信息被称为 Propeller（螺旋桨）的叶片或刀锋；下一个 TR 间期回波链填充时旋转一个角度，如此反复填充。

2.临床应用

本序列成像具有以下优点：①图像信噪比高；②可为数据校正提供更多的机会；③运动伪影沿着放射状的方向被抛射到 FOV 以外，从而明显减轻运动伪影；④不易产生磁敏感伪影。Propeller 技术的临床应用主要包括以下几个方面：①PropellerFSE（Blade TSE）T_2WI 可以明显减轻运动伪影，主要用于不能控制自主运动的患者，多用于头颅和腹部检查；②Propeller（Blade）T_2－FLAIR 用于头颅以减少运动伪影；③BladeT_1－FLAIR，目前西门子公司还把 Blade 技术运用于 TSE T_1WI 及 TIR（T_1－FLAIR）序列，可不同程度减少运动伪影；④PropellerFSE DWI，水分子扩散加权成像（DWI）通常采用 SE－EPI 序列，但此序列对磁场不均匀非常敏感，在颅底区有严重的磁敏感伪影；Propeller 技术采用 FSE 序列，因此可以明显地降低磁敏感伪影及减轻金属伪影。

（七）梯度回波（GRE）序列

是目前临床，上常用的一组 MRI 脉冲序列。GRE 序列具有扫描快、较高的空间分辨力与信噪比等优点。临床应用主要包括扰相 GRE 序列、稳态自由进动序列（SSFP）、磁化准备快速梯度回波序列(MP－FGRE)以及包括采集刺激回波 GRE 序列在内的其他 GRE 序列等。以下分类介绍其序列组成、特点及其临床应用。

1.GRE 序列基本结构与扰相 GRE 序列

GRE 序列基本结构:①一般采用小于 90°的小角度脉冲进行激发;②采用 1 个强度一样、时间相同、方向相反的读出梯度场(频率编码梯度场)进行切换来代替 180°脉冲,使得分散的相位回归而产生回波。

在 GRE 序列基本结构的基础上,如在下一次小角度激发之前在层面选择梯度上施加一扰相技术(梯度扰相或射频扰相)来消除残留的横向磁化矢量,即可获得扰相 GRE 序列。GE 公司所称的 SPGR、SIEMENS 的快速小角度激发(FLASH)序列及 PHILIPS 的 T_1－FFE 均是此类序列。三维容积内插快速扰相 GRE T_1WI 序列亦属于扰相 GRE 序列,近年来广泛用于体部快速动态扫描。西门子设备称之为"容积内插体部检查"(VIBE),飞利浦称为"高分辨力各向同性容积激发"(THRIVE),而 GE 公司初期称为"多时相增强快速采集梯度回波"(FAME)。通过对 FAME 序列的改良,2004 年又推出了"肝脏容积加速采集"(LAVA)。后者的优势在于比 FAME 序列的速度、覆盖范围及空间分辨力均增大了 25%,并且脂肪抑制效果更好。

根据 GRE 序列的基本特点而广泛应用于临床:①GRE 采用小角度激发,加快成像速度,二维扰相 GRE 腹部屏气 T1WI 广泛用于中上腹脏器(肝脏、胰腺、肾脏等)占位性病变的常规平扫和对比增强后屏气多期动态扫描、心脏单层单时相的亮血成像、单层多时相的心脏大血管电影等。②GRE 反映的是 T_2弛豫信息而非 T_2弛豫信息,可获得颅脑、体部脏器的准 T_2WI、准 N(H)WI 和准 T_1WI,目前二维扰相 GRE T_2WI 主要用于大关节脊柱病变的检查,另外利用 GRE 对主磁场的不均匀性敏感的特点而用于能够造成局部磁场不均匀的病变的检查,如脑微灶性出血、血色病等检查;三维扰相 GRE T_2WI 序列用于磁敏感加权成像(SWI),可用此技术显示小静脉及一些顺磁性物质的沉积。③GRE 中血流信号常呈现高信号,应用其有利于对正常血管的识别、判断肿瘤邻近血管与肿瘤瘤体关系等。④二维扰相 GRE T_1WI 双回波序列用于化学位移成像,利用梯度场切换两次,获得不同的 TE 的两个回波信号,可以进行化学位移成像,也称同/反相位成像,可用于病灶内少量脂肪的检出。⑤利用扰相 GRE T_1WI 序列进行流动相关的 MR 血管成像,无论是时间飞跃(TOF)MRA,还是相位对比(PC)MRA,也无论二维或三维 MRA 均采用 GRE T_1WI 序列。⑥三维快速扰相 GRE T_1WI 用于对比剂增强 MRA(CE－MRA),广泛用于头颈部、体部及四肢较大血管造影及其病变的诊断。⑦扰相 GRE T_2WI 用于关节软骨成像,此脂肪抑制序列可以很好地显示关节软骨。在该序列图像上,透明软骨呈高信号,关节液呈更高信号,而纤维软骨、韧带、肌腱、骨及骨髓均呈现低信号,形成良好的对比。⑧三维扰相 GRE T_1WI 序列广泛用于腹部脏器占位性病变的屏气动态增强扫描。⑨三维容积内插快速扰相 GRE T_1WI 序列用于无须屏气的体部软组织动态增强扫描,主要用于没有明显宏观生理运动且对动态增强扫描时间分辨力不高的部位,如乳腺、体部或四肢软组织等,TR 会设置得稍长一些(1.5T 通常为 5～30ms),所用的快速采集技术也会少一些,扫描时间会有所延长,每个时相通常需要 20～60s,但图像的信噪比、对比度及空间分辨力都会有所增加,利用其多时相动态增强,可以获得增强曲线,有助于病变的定性诊断;通过减影技术可更清楚地显示病变特征。三维容积内插快速扰相 GRE T_1WI 序列用于体部脏器屏气动态增强扫描，主要用于对时间分辨力要求较高的脏器（如胸部的肺和纵隔及腹部的肝脏、胰腺、肾脏等）的动态增强扫描。以肝脏增强为例，每个时相三维容积采集时间可以缩短到3～10s，一次屏气可进行双动脉期或动脉期扫描。

2.磁化准备快速梯度回波（MP－FGRE）序列

MP－FGRE 序列结构：在扰相梯度回波序列中，为了加快采集速度，提高时间分辨力，常需要缩短 TR 及 TE，但会造成图像的 SNR 明显降低。如果在快速梯度回波采集之前先施加一个磁化准备脉冲，则不但可以保证图像采集速度，还可以提高图像的对比度，称之为 MP－FGRE。MP－FGRE 序列主要由两个部分组成，第一部分是磁化准备脉冲，第二部分为超快速小角度激发来采集梯度回波，不同的 MP－FGRE 的差别仅仅在于第一部分。

在 GE 公司的设备上，根据准备脉冲及加权类型的不同，分别有 2DFastGREwithIR－PREP 序列（亦称为 FIRM 序列）进行 2D 超快速 T_1WI、3DFast GRE with IR－PREP 序列进行 3D 超快速 T_1WI 和 Fast GRE with DE－PREP 序列进行超快速 T_2WI。西门子公司设备上称该序列为超快速 FLASH，其中 3DTurbo FLASH T_1WI 序列也被称为 MPRAGE。飞利浦公司的设备上的 MP－FGRE 序列被称为超快速场回波（TFE）序列。

MP－FGRE 序列临床应用：

（1）反转恢复快速梯度回波（IR－FGRE）T_1WI 序列：准备脉冲为 180°反转脉冲，后随超快速梯度技术采集信号，因此为 T_1WI 序列，其组织对比取决于有效反转时间（有效 TI）；180°反转脉冲激发使各种组织的纵向宏观磁化矢量反转到平衡状态的反方向，关闭后磁化矢量从负100%开始，先是负值逐渐减小，过零点后为正值加大。利用这一特点，改变 T_1 可以选择性地抑制某一特定 T_1 值组织的信号，也可以制造出不同的组织对比。单次激发 IR－FGRE 序列的 T_1 一般设置在 200～500ms。临床应用主要包括以下几方面：①心脏首过灌注及延时扫描评价心肌活性；②腹部超快速 T_1WI，主要用于不能很好屏气的患者；③腹部脏器灌注成像如肝脏、肾脏等；④颅脑高分辨 3D 成像，进行脑表面重建，用于功能磁共振成像的立体定位，其灰白质对比优于三维扰相梯度回波 T_1WI 序列。

（2）饱和恢复快速梯度回波（SR－FGRE）T_1WI 序列：该序列的脉冲多为 90°脉冲（也可为 100°～150°脉冲），90°脉冲关闭后，经过一段延时时间（TD），各种组织中已经恢复的宏观磁化矢量大小出现了差异，因此存在 T_1 对比，这时利用超快速梯度技术采集梯度回波信号来记录这种 T_1 对比，所获得的也是 T_1WI，其组织对比取决于有效 TD。其临床应用主要是：①心脏对比剂首过灌注成像是目前首过法心肌灌注最常用的序列；②腹部脏器的灌注成像。

（3）T_2 准备的快速梯度回波（T_2－FGRE）T_2－WI 序列：该序列准备脉冲多为 90°～180°－负 90°的组合脉冲，第一个 90°脉冲把组织的宏观纵向磁化矢量转变成横向磁化矢量，90°脉冲关闭后在适当的时刻（1/2TE）施加 180°聚焦脉冲，横向磁化矢量发生重聚，各种组织残留横向磁化矢量存在差别，即 T_2 对比，然后再利用负 90°脉冲把横向磁化矢量打回纵向磁化矢量，则各组织中的纵向磁化矢量的差别实际上也是 T_2 对比，这时候利用超快速梯度回波技术采集梯度回波信号来记录这种 T_2 对比，所获得的是 T_2WI，其组织对比取决于准备脉冲的 TE。临床上主要用于高场 MRI 上进行 3D 无创性冠状动脉 MRA，与平衡式稳态进动快速梯度回波序列相比，磁敏感伪影明显减轻，尤其适用于3.0T的冠脉MRA。

(4)其他磁化准备快速梯度回波序列：把双反转黑血预脉冲应用于FGRE序列，进行梯度回波的黑血成像。在Balance－SSFP序列前面施加T_2准备脉冲，可以增加图像的T_2对比，有助于冠脉成像。

3.普通稳态自由进动序列(SSFP)

普通SSFP序列结构：普通SSFP序列是临床常用的GRE序列之一。它是在SSFP－FID过程中利用读出梯度场的切换采集一个回波，但是不去除SSFP－Refocused，让这种残留的Mxy对以后的回波信号作出贡献，对其产生的条带状伪影，可以在相位编码方向上施加一个重绕相位编码梯度场加以消除。GE公司称此序列为GRE序列，西门子公司称其为稳态进动快速成像(FISP)序列，飞利浦公司称之为conventionalFFE。

普通SSFP序列的组织对比特点及其临床应用。临床应用主要包括以下几个方面：①长TR二维普通SSFPT_2WI序列用于大关节疾病的检查，尤其是纤维软骨如膝关节半月板病变的检查。②三维普通SSFP序列用于大关节疾病的检查，可以增加透明软骨的信号，但关节液信号高于透明软骨。另外，可以运用MPR进行任意断面的图像重建。③利用三维普通SSFP序列进行常规流入增强MRA即三维时间飞跃法(TOF)MRA，一般TR为15～30ms，TE选择最短，激发角15°～25°，以避免其他液体高信号掩盖，但目前TOF法MRA多采用扰相GRE序列。④采用超短TR、TE和小偏转角的三维普通SSFP序列进行对比增强MRA(CE－MRA)。TR小于10ms，TE小于3ms，软组织及液体均为低信号，注射对比剂后血液T_1值缩短呈高信号，但目前更多采用扰相GRE序列。⑤二维或三维的普通SSFP序列可用于心脏的结构及心功能分析。

4.平衡式稳态自由进动序列(Balance SSFP)

Balance SSFP序列的结构：Balance SSFP序列是在层面选择、相位编码和读出梯度场方向上，在回波采集后均施加一个与相应空间编码梯度场大小相同、方向相反的梯度场，则因空间编码梯度场造成的SSFP－Refocused相位干扰将被完全抵消，SSFP－Refocused将得到最大程度地保留，并达到真正的稳态或真正的平衡。西门子公司称该序列为真稳态进动快速成像(True FISP)，GE公司称之为稳态采集快速成像(FIESTA)，飞利浦公司则称之为平衡式快速场回波(B－FFE)。

临床应用：常应用于制造液体和软组织之间的对比，而不适用于实质性脏器内部实质性病变的检查。其临床应用主要包括以下几个方面：①配用心电门控或心电触发技术进行心脏结构成像，可清晰地显示心脏结构，并可进行心功能分析；②配用心电触发技术进行冠状动脉成像，可以不用对比剂即可较为清楚地显示冠状动脉；③大血管病变如动脉瘤、主动脉夹层等的检查；④快速冠状面有助于显示胆道梗阻病变及其与门静脉的关系；⑤用于尿路占位病变的检查，尤其是冠状面或矢状面扫描有利于直接显示梗阻病变与.上段积水关系；⑥可用于胃肠占位性病变的检查，特别是肠梗阻的梗阻病因的筛查以冠状面大FOV扫描较为有效，有利于定位定性诊断；⑦可用于食管肿瘤的吞水食管腔造影检查；⑧可进行化学位移成像(即同反相位成像)；⑨腹腔巨大占位病变的定位诊断，大FOV多方位扫描可清晰显示肿块与毗邻结构的关系。

5.双激发 Balance－SSFP 序列

双激发 Balance－SSFP 序列是 Balance－SSFP 的改进序列，它是利用 Balance－SSFP 序列两次射频脉冲激发来采集两组回波，且两次激发时 Mxy 处于不同的相位(如相差 180°)，把两组图像融合成一组就可以消除因磁场不均匀而产生的条纹样伪影。西门子公司称之为 CISS，GE 公司称之为 FIESTA－C。主要采用 3D 模式用于小 FOV 高分辨力的细微解剖结构的显示，如内耳水成像、脑神经及脊神经根的显示等。

6.其他梯度回波序列

采集刺激回波的 GRE 序列：如果不去采集 SSFP－FID 的回波，而是在 SSFP－Refocused 过程中采集一个刺激回波，其采集方向正好与 FISP 序列相反，西门子公司的设备上称该序列为 PSIF，而飞利浦公司的设备称之为 T_1－FFE；GE 公司以前的设备称为对比增强稳态梯度回返采集 CE－GRASS(CE－GRASS)，目前该公司新型的 MRI 仪已不再使用此序列。

PSIF 序列中水样信号，如脑脊液信号很高，而软组织呈现相对低信号，两者形成较好的对比。目前主要用于大关节的三维 T_2WI。

同时采集两种回波的 GRE 序列：该序列是指在一个 TR 间期内，分别在 SSFP－FID 和 SSFP－Refocused 过程中各采集一个回波信号，然后把两者融合在一起进行图像重建。西门子公司的设备上使用该序列，其序列名称为 DESS。其同时采集了 F－ISP 和 PSIF 信号，可获得 SNR 较高且 T_2权重较重的图像。目前多用于大关节 3D 成像，与 3DFISP 序列成像时间类似，但 T_2权重更重，关节液为很高信号，关节透明软骨呈中等信号，形成较好的对比。多回波合并的 GRE 序列：多数梯度回波在一次小角度激发后，仅利用一次梯度场切换，填充 K 空间一条编码线，使得图像的 SNR 较低，特别是进行 T_2WI 时，SNR 更低。为了保证图像的 SNR，往往要采用较窄的采集带宽，这样又会使采集速度减慢，由于 T_2衰减将引起图像的畸变，引起图像空间分辨力的损失。多回波合并序列的梯度回波序列能够解决上述问题。

该序列西门子公司的设备上被称为多回波合并成像(MEDIC)序列，而 GE 公司的设备，上该序列的 2D 采集模式被称为 MERGE 序列，3D 采集模式被称为 COSMIC 序列。

MEDIC 序列在一次小角度射频脉冲激发后，利用读出梯度场的多次切换，采集多个梯度回波(通常为 3～6 个)，这些梯度回波采用同一个相位编码，最后这些回波合并起来填充于 K 空间的一条编码线上，相当于采集单个回波的梯度回波序列进行多次重复，可获得更高的 SNR，因此可以增加采集带宽、加快采集速度和提高空间分辨力并减少磁敏感伪影。其有效 TE 为各个回波的 TE 平均值。

利用 MEDIC 序列 2D 或 3D 的 T_2WI，主要用于：①脊髓灰白质结构显示；②膝关节关节软骨成像，关节软骨呈略高信号，用于评价关节软骨损伤程度；③3DMEDIC T_2WI 用于脊神经根和脑神经的显示。

(八)平面回波成像(EPI)序列

1.一般 EPI 序列

EPI 序列结构：EPI 是在梯度回波的基础，上发展而来的，采集到的 MR 信号属于梯度回波。它是在一次射频脉冲激发后，利用读出梯度场连续正反向切换，每次切换产生一个梯度回波，因而产生梯度回波链。按激发次数可分为多次激发 EPI(MS－EPI)及单次激发 EPI(SS－

EPI)，而按 EPI 准备脉冲可分为梯度回波 EPI 序列(GRE－EPI)、自旋回波 EPI 序列及反转恢复 EPI(IR－EPI)序列。

临床应用：

(1)单次激发 GRE－EPI T_2WI 序列：多在 1.0T 以上的扫描机上使用，TR 无穷大。在 1.5T扫描机上，TE 一般为 30～50ms，单层 TA 仅需要数十毫秒，1s 可完成数十幅图像的采集。主要用于：对比剂首次通过的灌注加权成像；基于血氧水平依赖(BOLD)效应的脑功能成像。

(2)多次激发 SE－EPI T_2WI 序列：在临床应用较少，激发次数常为 4～16 次，一般用于腹部屏气 T_1WI。

(3)单次激发 SE－EPI T_2WI 序列：在临床应用较多，TR 无穷大，TE 一般为 50～120ms，单层图像 TA 在数十到 100ms。临床上主要用于：①脑部超快速 T_2WI，该序列图像质量不及 FSE T_2WI，用于不能配合检查的患者；②屏气腹部 T_1WI，成像速度快，即使不屏气也没有明显的呼吸运动伪影，图像 T_2对比较好，缺点是磁敏感伪影较明显；③在该序列的基础上施加扩散敏感梯度场即可进行水分子扩散加权成像(DWI)和扩散张量成像(DTI)。

(4)多次激发 IR－EPI T_1WI 序列：该序列在临床应用也较少，ETL 一般为 4～10，相位编码步级一般为 128，因此要进行 16～32 次激发。GE 公司称之为 FGRE－ET 序列，一般用于心肌灌注加权成像。也可用于腹部脏器的灌注加权成像。

(5)单次激发反转恢复 SE－EPI 序列：临床应用不多，可作为脑部超快速 FLAIR 扫描，在此序列上施加扩散敏感梯度场也可进行 DWI。

2.基于 EPI 的衍生序列

PRESTO 序列：PRESTO 和 GRASE 实际上基本属于 EPI 序列，但与一般 EPI 序列有所不同。主要是利用回波转移技术成像，其优点，①与单次激发 GRE－EPI 序列相比，EPI 回波链明显缩短，提高了回波信号的强度，改善了图像的质量；②该序列具有较长的 TE，保证图像有足够的 T_2权重；③该序列 TR 短于 TE，保证了成像速度。

临床应用：①对比剂首过脑 PWI；②基于 BOLD 效应的 fMRI；③用于 DWI。另外，回波移位技术也可用于 GRE 序列，进行 TE 大于 TR 的快速 T_2WI，可以用于磁敏感加权成像(SWI)。

GRASE 序列：该序列是自旋回波与梯度回波的结合，而实际上是快速自旋回波(FSE)与 EPI 的结合。在两个相邻的 180°脉冲之间，即每个自旋回波信号产生前后，利用读出梯度线圈的连续切换(EPI 技术)，伴随一一个自旋回波会有两个甚至更多的梯度回波，从而实现两者之间的结合。一般把自旋回波信号填充于 K 空间中心，决定图像对比，而把梯度回波信号(或 EPI 回波链)填充在 K 空间周边区域，决定图像的解剖细节。其优点：①与 FSE 相比，GRASE 序列单位时间内可采集更多的回波，从而可提高时间分辨力；②由于采用 EPI 模式采集了梯度回波，所需的 180°高能聚焦脉冲明显减小，从而明显降低了 SAR 值，这一点对于 3.0T 设备尤为重要；③180°聚焦脉冲的减少也降低了脂肪组织的信号；④与 EPI 相比，由于采用了 180°聚焦脉冲，从而减轻了单纯 EPI 常见的磁敏感伪影和图像变形。当然 FSE 和 EPI 的一些缺陷也被带入了 GRASE 序列。

GRASE序列的对比与FSE序列近似，而且对出血性病变等比FSE序列敏感，但目前临床应用并不广泛，可用于颅脑的T2WI，由于SAR值低，可能在3.0T的设备上有一定的优势。

四、脂肪抑制技术

(一)常用的脂肪抑制技术

1.频率选择饱和法

也称为化学位移选择饱和(CHESS)技术。脂肪分子中氢质子的进动频率比水分子要慢3.5ppm(1ppm＝10^{-6})，即脂肪与水的化学位移效应。利用该效应，在成像序列的激发脉冲施加前，先连续施加一个或数个带宽较窄的脂肪饱和预脉冲，其频率与脂肪中的质子进动频率一致，使得脂肪组织发生饱和现象，产生的Mxy可利用梯度技术予以消除；然后再施加真正的成像射频脉冲，脂肪组织因为饱和不再接受能量产生信号，从而达到脂肪抑制的目的。频率选择饱和法为最常用的脂肪抑制技术之一。

该技术的优点有：①高选择性或特异性；②可用于多种序列；③由于脂肪与水的化学位移的程度与主磁场强度成正比，故在1.0T以上的设备中可以取得很好的脂肪抑制效果。

缺点有：①场强依赖性较大(用于0.5T以下场强设备效果较差)；②对磁场均匀度要求很高；③进行大FOV扫描时，由于视野周边区域磁场均匀度降低，故脂肪抑制效果较差；④增加了人体吸收射频的能量；⑤脂肪饱和预脉冲占据TR间期的一一个时段，因此要获得相同的采集层数则需要延长TR，从而扫描时间将延长，还有可能影响图像的质量。

2.短反转时间反转恢复(STIR)技术

STIR技术是基于脂肪组织短T_1特性的脂肪抑制技术，也是最常用的脂肪抑制技术之一，可用IR或FIR序列来完成，目前多采用FIR序列。由于人体组织中的脂肪的T_1值最短，因此180°脉冲后其纵向磁化矢量从反向最大到零点所需要的时间很短，因此选择短的T_1则可有效地抑制脂肪组织的信号，T_1值取脂肪组织T_1值的69%。不同场强的设备，脂肪组织的T_1值不同，所选择的T_1值也不同。

STIR技术的优点有：①场强依赖性低，无论是高场还是低场设备，都可获得满意的脂肪抑制效果；②对磁场的均匀度要求较低；③大FOV扫描也可获得满意的脂肪抑制效果。

缺点有：①信号抑制的选择性较低，与脂肪组织T_1值接近的组织如胆汁、血肿等也能达到信号抑制，故脂肪组织判定的特异性较低；②扫描时间较长；③因被增强的组织的T_1值缩短与脂肪组织接近而被抑制，故一般不用于增强扫描。

3.化学位移成像与Dixon技术

化学位移成像也称同相位/反相位成像。如在某一像素中同时有脂肪和水，射频脉冲激发后，脂肪和水的横向磁化矢量处于同相位，经过数毫秒后，水分子中的质子的相位将超过脂肪中质子半圈，两者的相位差为180°，其宏观磁化矢量(Mxy)将相互抵消，此时采集到的MR信号相当于这两种成分的信号相减的差值，把这种图像称为反相位图像。过了这一时刻后，水分子又将赶上脂肪中的质子，两种相位差又开始缩小，并将超过脂肪中质子一整圈，这时候两种质子的Mxy相互叠加，其MR信号为这两种成分信号相加的和，称之为同相位图像。

须注意：本序列反相位图像上信号抑制降低的是水与脂肪两种成分的混合区域，对于几乎只有水的组织(如肝实质、胰腺实质等)和几乎只有脂肪组织(如皮下脂肪、腹膜后脂肪等)的区域信号无明显降低，因此不要把本序列误认为是一般的脂肪抑制序列，因为在同层面上皮下脂肪、腹膜后脂肪等仍呈高信号。

临床主要用于：①肾上腺病变的鉴别诊断；②脂肪肝的诊断及鉴别诊断；③判断肝脏局灶性病灶内是否存在脂肪变性；④有助于肾脏或肝脏血管平滑肌脂肪瘤等含脂肪病变的诊断和鉴别诊断。

Dixon 技术系一种水脂分离成像技术，在 SE 或 FSE 序列中采用脉冲位移技术或在梯度回波序列中利用双回波技术来获得水脂同相位图像和水脂反相位的图像，再通过两组图像信息相加或相减可得到脂肪抑制的单纯水质子图像或水抑制的单纯脂肪质子图像。

(二)临床应用

适当选用脂肪抑制技术可减少病灶的漏诊和提高病变的定性诊断价值。临床主要应用有：①急性骨折骨挫伤，特别用于 X 线平片或 CT 检查阴性的骨小梁骨折骨髓水肿的诊断；②鉴别脊椎椎体陈旧性压缩性骨折或发育楔形异常与新鲜压缩性骨折；③提高纵隔、腹膜后间隙、肌间隙、骨髓质等区域的肿瘤或淋巴结肿大等的检出率，病灶周边的脂肪信号被抑制，使得病灶信号得到进一步提高，总的效果是“背景呈低信号而病灶呈高信号”，以便更好地显示和辨认病灶；④提高含脂病变的定性诊断价值，如脂肪瘤、脂肪肉瘤、畸胎瘤、血管平滑肌脂肪瘤等，此时病灶内脂肪组织信号得到了抑制，从而有助于病灶的定性诊断；⑤用于颈丛神经成像，直接显示神经损伤、肿瘤等病变的位置与范围；⑥用于对比增强扫描，为了了解肿瘤的血供情况在对比增强的 CE－T_1WI 扫描时，加用脂肪抑制技术，一方面有利于去除肿块内含脂组织高信号的干扰，另一方面病灶周边脂肪得到抑制以提高病灶的对比度。

五、MR 血管成像

MR 血管成像(MRA)多数情况下具有不需要对比剂、无创、简单、快速及可重复等优点，故临床普及应用非常迅速而广泛。现介绍常见的 MR 血管成像技术及其应用。

(一)时间飞跃(TOF)法

1.成像原理

一般采用快速扰相 GRE T_1WI 序列，使得成像容积或层面内的静止组织反复激发而处于饱和状态以达到背景组织的抑制；而成像容积之外的血液没有受到射频脉冲的饱和，未饱和的血液质子群流入成像容积或层面时可产生较高信号，与抑制的背景静止组织之间形成较好的对比；结合预饱和带置于成像容积或层面的任一侧可达到选择性地抑制动脉或静脉内的血流信号，从而获得静脉或动脉图像。采用最大强度投影(MIP)3D 重建获得 MRA 图像。TOF MRA 技术可以分为二维(2D)TOF MRA 和三维(3D)TOF MRA。TOF MRA 的优点主要有成像时间较短，但背景组织抑制较差，尤其是用于脑部检查时亚急性期出血高信号对图像有干扰。

2.临床应用

TOF MRA 技术目前在临床上应用最为广泛，主要用于：①颅脑血管成像：常采用 3D－TOFMRA 技术获得动脉系图像，用于诊断脑动脉狭窄、动脉瘤、动静脉畸形等疾病，采用2D－TOF MRA 技术获得静脉窦成像，用于诊断静脉窦血栓、静脉畸形等；②颈部大血管成像：采用 2D－TOF MRA 技术获得椎动脉和颈总动脉及其颈内颈外动脉分支图像，用于椎动脉狭窄及其发育异常、颈动脉粥样硬化等检查；③腹主动脉、下腔静脉、盆腔动静脉、四肢动静脉成像：常采用 2D－TOF MRA 技术来获得，广泛用于大隐静脉曲张术前检查、静脉血栓、真性动脉瘤的筛查、动静脉畸形等检查。分析 TOF MRA 图像时需要注意假阳性和假阴性出现，一般 MRA 显示某段血管腔光滑、没有狭窄，可以认为该段血管没有狭窄，但由于血管内血液湍流的影响，在血管转弯处和血管分叉处（如颈内动脉虹吸段、颈动脉分叉处）出现血管狭窄假象，夸大血管狭窄的程度，颅内动脉瘤漏诊，所以在分析图像时需要结合原始薄层图像和增强图像。

（二）相位对比 MRA（PC MRA）法

1.成像原理

利用流动所致的宏观横向磁化矢量（Mxy）的相位变化来抑制背景、突出血管信号的一种方法。在层面选择梯度与读出梯度之间施加两个大小和持续时间完全相同，但方向相反的梯度场即双极梯度场。对于静止的质子群，两个梯度场作用抵消，在 TE 时刻相位回归，并形成回波；而流动的质子群由于在两次施加梯度场时位置发生改变，在 TE 时刻相位离散，因此两种组织间形成相位差异，产生相位对比。PC MRA 技术可以分为二维（2D）PC MRA 和三维（3D）PC MRA。PC MRA 优点主要为背景组织抑制好，有助于对小血管的显示，其缺点为成像时间较长。

2.临床应用

PC MRA 应用较 TOF MRA 为少，主要用于静脉病变的检查。当有脑出血存在时为了消除出血的干扰可选用本技术成像。

（三）新鲜血液成像（FBI）

2000 年 Miyazaki 提出新鲜血液成像 FBI 的概念，即为心电触发短同波间隙的三维半傅里叶快速自旋回波序列，利用收缩期与舒张期的减影，消除背景组织与静脉信号，获得独立的动脉信号。2003 年 Miyazak 进一步提出改变相位编码方向，使读出梯度场方向平行于血液方向，并在读出梯度场方向上加上流动扰相梯度脉冲，即流动扰相新鲜血液成像（FS－FBI）。它利用血液的长 T_1 特性采用单次激发快速自旋回波（FASE）序列心电门控双期采集，心脏舒张期动静脉血流速慢，均表现为“亮血”，而心脏收缩期动脉血流速增快为“黑血”，静脉血流速变化不大仍表现为“亮血”，对收缩期与舒张期进行减影，可获得独立动脉图像。流动扰相脉冲实现动静脉流速差别最大化冠状面采集，扫描时间大大缩短，更有利于高分辨率采集采用减影技术，有效实现动静脉分离和背景抑制，从而有利于外周肢端流速差别小的血管显示。

（四）对比增强 MRA（CE－MRA）

1.成像原理

利用对比剂使血管内血液的 T_1 值明显缩短，短于扫描区的其他组织，在超快速 T_1 WI 上血液呈显著的高信号，而血管外其他组织则呈相对明显低信号，二者产生了信号强度的显著差异，因此达到衬托血管的造影效果：一般采用对比剂（常用 Gd－DTPA）经肘前静脉团注法来实现，对于下肢静脉、髂静脉或下腔静脉，检查时最好采用足背部浅静脉为入路。常选择减影技术来抑制背景脂肪组织信号，提高造影血管中的血液信号。对采集的原始图像，常采用 MIP 来重建出 CE－MRA 图像。

2.临床应用

CE－MRA 应用较为广泛，主要用于：①确定常规 MRA 难以确定的动静脉管腔狭窄，如脑动脉狭窄、静脉窦血栓等，尤其是在血管走行曲度过大而易产生假阳性段的血管；②对于蛛网膜下隙出血患者，当常规 MRA 阴性时，加做 CE－MRA 可弥补常规 MRA 对少部分动脉瘤漏诊之不足；③主动脉夹层术前破裂口的寻找；④肺动脉栓塞的肺动脉成像；⑤腹主动脉瘤及肾动脉狭窄、肠系膜血管畸形等的造影检查；⑥门静脉高压及其侧支循环的检查；⑦四肢血管病变如动脉炎、假性动脉瘤、动静脉畸形、深静脉血栓等的检查。

六、MR 水成像

（一）成像原理

人体的一些管道结构内充盈着水样成分（如胆道内胆汁、尿道内尿液、内耳内淋巴液、椎管内脑脊液等），水具有长 T_1 特性，其 T_2 值远远大于其他组织。如果采用 T_2 权重很重的 T_2WI 序列，即选用很长的 TE（500ms 以上），其他组织的横向磁化矢量几乎完全衰减，而水由于 T_2 值很长仍然保持较大的横向磁化矢量，其图像信号主要来自水样成分，从而获得充盈水的管道结构的图像。常采用 FSE/TSE 或单次激发 FSE/TSE T_2WI 序列以及 Balance SSFP 类序列。利用二维或三维采集水成像原始图像后，常通过 MIP 进行后处理重建图像。

（二）临床应用

实际临床应用中，单纯依靠人体内某结构的 MR 水成像多数情况下是不能作出完整的诊断的，一定要结合原始单层图像与常规 MRI 来分析以减少漏诊或误诊。

1.MR 胰胆管成像（MRCP）

MRCP 是最常用的 MR 水成像之一，主要用于：①确定有无胆道或胰管梗阻以及梗阻的程度；②确定胆道或胰管梗阻的详细部位，如肝内或肝外胆管梗阻、胰管的胰腺头部或体部梗阻等；③作出肯定的或可能的梗阻病因学诊断，如结石、良性或恶性肿瘤、炎症等。

2.MR 尿路水成像（MRU）

主要用于：①确定有无尿路积水以及积水的程度；②确定尿路梗阻的详细部位，如输尿管上、中或下段梗阻等；③作出肯定的或可能的梗阻病因学诊断，如结石、良性或恶性肿瘤、炎症狭窄、肾盂输尿管发育异常（双肾盂双输尿管畸形、UPJO 等）、先天性巨输尿管症等。

3.MR 内耳水成像

主要用于耳显微外科疾病的诊断，可直观而清晰地显示内耳膜迷路与内听道的精细结构和解剖位置关系，可在术前为内耳显微外科手术提供可靠的解剖信息，但不适合耳蜗移植术后的复查。

4.MR 椎管水成像（MRM）

主要用于显示椎管和神经根梢内的脑脊液形态，对诊断椎管梗阻的部位、范围、硬膜囊受压的程度和脊髓膨出有一定的价值。

七、功能磁共振成像

广义的功能磁共振成像（fMRI）包括扩散加权成像（DWI）、扩散张量成像（DTI）、灌注加权成像（PWI）、磁敏感加权成像（SWI）、磁共振波谱分析（MRS）及血氧水平依赖成像（BOLD）。狭义的 fMRI 仅指 BOLD。现简要分述如下：

(一)DWI

1.基本原理

人体组织内水分子随机的热运动,即布朗运动,又称为水分子扩散。当施加扩散敏感梯度场时水分子扩散将引起横向磁化矢量的失相位,导致 MR 信号减低。衰减的程度依赖于水分子的表观扩散系数(ADC)ADC(mm^2/s)和 b 值(s/mm^2)的大小。水分子扩散的敏感度取决于扩散敏感系数(b 值),b 值越高则对水分子扩散越敏感,组织信号衰减越明显,但 DWI 信噪比(SNR)降低。DWI 信号强度与 ADC 图信号强度相反。

2.临床应用

DWI 最常用于颅脑疾病的检查。主要用于:①诊断超急性期或急性期脑梗死,该期病灶 DWI 上呈明显高信号;②从常规 MRI 显示的多发性脑梗死中区别出急性病灶,DWI 上急性病灶呈明显高信号而陈旧性病灶则表现为较低信号;③提高脑脓肿准确诊断的信心,脓肿的脓液在 DWI 上呈明显高信号,而肿瘤性病变内部液化区常呈低信号;④与 PWI 联合应用评价脑梗死的梗死核心区与半暗带的范围,为临床治疗方案的选择提供依据;⑤为体部脏器脓肿的诊断提供依据,如肝脓肿、软组织深部脓肿等,脓液在 DWI 上呈明显高信号,有别于肿瘤的液化坏死区呈低信号;⑥全身 DWI(WB-DWI)也称为类 PET 技术,主要用于血液系统肿瘤的评价及恶性肿瘤的全身评价。

(二)DTI

1.基本原理

是一种用于描述水分子扩散方向特征的 MRI 技术。其主要的成像参数为本征向量 γ 和本征值 λ。每个本征向量对应一一个本征值,如果一个方向上的本征值大于其他 2 个方向的本征值,则该向量为主要扩散方向。通常使用的矢量具有 3 个成分,而张量则具有 9 个成分,因此张量可以被排列成一个矩阵。张量可以对水分子的扩散运动进行更加精确的描述,要采集张量的数据就需要对人体进行张量成像(DTI)。扩散张量成像,是指在 DWI 的基础上施加 6～55 个非线性方向的梯度场获取扩散张量成像。与 ADC 不同的是,DTI 需要在 6 个非线性、非同一平面内变换方向,而且 b 值为非零。DTI 可用于观察白质纤维束各向异性的扩散,但难以显示白质纤维束各向异性的扩散方向和空间关系。采用特殊设计的方法,如彩色编码的 FA 图和白质纤维束成像术,即可观察白质纤维束的走行方向和空间关系。

2.临床应用

主要用于脑白质纤维束示踪成像技术,应用 DTI 数据选择专用的软件可以建立扩散示踪图,来描述白质纤维束的走行形态。临床用于:①脑梗死区白质纤维受损程度的评价;②脑肿瘤对白质纤维束侵犯的手术前或放化疗后的评价。

(三)PWI

1.基本原理

灌注过程是指血流从动脉向毛细血管网灌注然后汇入静脉的过程。PWI 常用 Gd-DTPA 对比剂作为示踪剂。用对磁化率效应敏感的梯度回波成像序列进行检测时不难发现组织内 Gd-DTPA 的分布和浓聚情况。可获得时间-浓度变化线性相关的曲线。定量观察到脑血容量(CBV)、脑血流量(CBF)、平均通过时间(MTT)和相对局部血容量(rrCBV)。

2.临床应用

①脑梗死后的推测、脑梗死的溶栓治疗效果等，如当DWI<PWI时(范围比较)，因为DWI所显示异常区域可能代表梗死核心，而PWI所显示者可能包括了梗死核心和半影区，提示积极治疗可能减少最终梗死的范围；当DWI>PWI时，常见于已出现再灌注的患者，不需要溶栓治疗。②脑肿瘤的定性诊断和胶质瘤级别的评估。③用于评价癫痫、Alzheimer病(AD)等疾病，研究认为发作间期颞叶癫痫患者其内侧颞叶低灌注、AD患者的淀粉样斑块影响血流调节等。

(四)SWI

1.基本原理

SWI是通过三维采集、完全流动补偿的高分辨力的薄层重建的梯度回波序列来完成的，运用分别采集强度数据和相位数据的方式，并在此基础上进行数据的后处理，可将处理后的相位信息叠加到强度信息上，更加强调组织间的磁敏感性差异，形成最终的SWI图像。

2.临床应用

SWI充分显示组织之间内在的磁敏感特性的差别，如显示静脉血、出血(红细胞不同时期降解成分)、铁离子等的沉积等。目前主要应用于中枢神经系统。具体应用有：①脑创伤的弥漫性轴索损伤(DAI)诊断，显示DAI伴发出血；②脑微灶性出血诊断；③小血管畸形诊断，如毛细血管扩张症、静脉瘤、海绵状血管瘤及脑三叉神经血管瘤病(斯特奇－韦伯综合征)等病变的检出明显优于常规MRI；④可更好地显示脑梗死伴发出血及梗死区域小静脉的情况；⑤一些退行性神经变性疾病在病理上表现为某些神经核团中铁的沉积增加，如亨廷顿病、帕金森病、多系统萎缩、阿尔茨海默病、多发性硬化、肌萎缩侧索硬化及某些血液系统疾病等均能造成脑内铁质异常沉积；⑥观察脑肿瘤的静脉引流、肿瘤内微血管形成和合并微出血的情况，从而有助于肿瘤的分期。

(五)MRS

1.基本原理

加在原子核上的强磁场对所测原子核周围的电子及相邻原子中的电子都会产生影响，所以外加磁场对电子的作用会引起原子核位置的微小变化，即所谓的“化学位移”，以^{1}H或^{31}P为对象行频谱检查，将得出^{1}H或^{31}P的频谱。MRS是由一组窄峰组成的波谱，谱线的横轴代表化学位移，即频率，所能探测到的化合物表现为在一个或几个特定频率上的峰，它代表一个频率的微小改变与整个实验的共振频率之间的比例，用“百万分之一”(ppm)表示；纵轴是化合物的信号强度，各窄峰面积的大小与所测定原子核的数量成正比，也可理解为峰高度和峰下面积与该化合物的浓度成正比。目前用于临床的MRS主要是^{1}H和^{31}P的波谱，以^{1}H质子MRS应用于颅脑的较广泛。颅脑^{1}H MRS可监测的最常研究的代谢物有：①N－乙酰天门冬氨酸(NAA)：脑组织神经元标志，波峰2.0ppm(1ppm＝10^{-6})；②乳酸(Lac)：无氧酵解启动的标志，波峰1.3ppm，正常见不到；③胆碱(Cho)：主要含有磷酸甘油胆碱和磷酸胆碱，两者都参与细胞膜的合成和降解，波峰3.2ppm；④肌酸(Cr)：存在于神经元及胶质细胞中，参与细胞的能量代谢，反映细胞的能量利用和储存，为能量代谢标志物，其浓度在各种状态包括病理状态下量化相对恒定，常被作为参照物。

2.临床应用

以用于颅脑的[1]H MRS检查最为常见，主要用于：①癫痫研究：如颞叶海马硬化时，NAA下降，Cho升高。②脑胶质瘤级别评价：肿瘤级别越高，Cho/NAA值越大。③脑内脑外肿瘤鉴别：脑外肿瘤，NAA缺乏，如脑膜瘤等；而脑内肿瘤，NAA可检测到，如胶质瘤等。④肿瘤复发、放射性坏死及胶质增生的鉴别：肿瘤复发Cho明显增高、NAA明显下降等，多数会出现Lac峰；胶质增生Cho有所升高，NAA下降；放射性脑坏死Cho、NAA、Cr、Lac均明显下降或消失。⑤Alzheimer's病研究：早期诊断困难，而早期AD的海马和顶枕区NAA下降。⑥急性期脑梗死研究：超急性期(0～6h)在脑缺血后数分钟即可显示Lac升高，此时无明显NAA变化；1～2W稳定期，多数病例NAA下降；＞2W进入慢性期NAA将逐渐平稳或上升。⑦缺血缺氧性脑病：正常新生儿看不到Lac峰，而缺血缺氧性脑病病变区出现Lac峰。CO中毒脑缺氧病变区出现Lac峰，NAA下降，动态鉴别NAA和Lac峰对临床疗效的判定有一定价值。

(六)BOLD

1.成像原理

任务态fMRI是给予不同的活动刺激后，如手动、声音、光、色、针灸穴位等，相应的脑皮质局部血流量会明显增加，氧合血红蛋白水平升高而去氧血红蛋白的水平降低。去氧血红蛋白是种顺磁性物质，在用于对T_2敏感的MRI成像序列时，因成像体素内失相位的原因，可造成局部信号降低，因此，总的结果出现相应的脑皮质局部信号升高，从而获得BOLD图像。这种活动刺激是通过fMRI实验设计来完成，包括组块设计、事件相关设计及混合设计三大类。近年来，静息态fMRI(rfMRI)研究因为具有检测操作简单的优势，故正在迅猛发展，有着良好的临床应用前景。rfMRI是基于种子点的相关分析，分析的内容很多，其中最基本的也是最常用的是功能连接分析，研究功能上相互关系的脑区表现为时间序列信号具有较高的相关度，具体方法是选择一个或多个感兴趣区作为种子点，提取该区域的时间序列信号作为刺激函数，分析其与其他脑区的相关性。

2.临床应用

目前BOLD用于以正常人为研究对象进行研究的较多，用于疾病研究的较少。主要用于：①可能涉及脑功能区的手术前，BOLD技术可预先了解脑功能区受损情况及采取何种手术入路以尽可能减少手术损伤相应的功能区的机会；②针灸穴位的优化选择；③临床戒毒效果的评价；④记忆的研究等。

八、磁共振弹性成像

(一)成像原理

从工程学角度，触诊实际上是评价人体组织对抗变形的物理特性，这种特性称为弹性模量。正常组织与病理组织相比，两者的弹性存在较大差异。近年来，一些研究者开始致力于探索组织的弹性成像，即采用影像方法显示或测量组织的弹性模量。磁共振弹性成像(MRE)作为一种新的能直观显示和量化组织弹性的非侵入性成像方法显示出了良好的研究和应用前景，使"影像触诊"成为可能，弥补了临床医生触诊的局限性。

MRE的脉冲序列以梯度回波序列为基础，在X、Y/或Z轴上施加运动敏感梯度(MSG)。MSG是一系列极性振荡梯度，其频率可以调节，并与激发器产生的剪切波频率一致，且两者保持同步。通常 MSG 的方向与质点运动的方向平行，而与波传播的方向垂直。当 MSG 存在时剪切波传播所致质子自旋的周期性移动可使接收信号中产生周期性相位位移。从测得的相位位移就能计算出每个体素的移位值，直接显示介质内机械波的传播。每个像素的信号代表运动速度的矢量。通过在多个周期内重复采集，可获得累积相位位移，因此对周期性的微小位移非常敏感。

(二)临床应用

目前处于初步临床研究阶段，主要应用于乳腺、脑、前列腺、肌肉等。在乳腺方面的应用相对较成熟，在乳腺癌患者病变部位显示了局灶性剪切模量增高区域，其平均值比周围乳腺组织的平均值高 4.18 倍。MRE 也为研究脑组织的生物力学特性提供了新的方法，脑白质的平均剪切模量是 14.6kPa，而脑灰质为 6.43kPa，两者差异有统计学意义，而剪切模量与年龄间未见相关性。MRE 对脑外伤和脑肿瘤也具有潜在的应用价值。

第六节　MRI 检查适应证

一、中枢神经

MRI 在中枢神经系统中应用最为广泛，颅脑和脊柱扫描约占全部磁共振扫描的 70%，且效果最佳。多方位成像有利于解剖结构和病变的显示及空间立体定位；血管流空现象在不使用对比剂的情况下，可观察病变与血管的关系及血管性病变；对脑干、幕下区、枕大孔区、脊髓和椎间盘病变的显示明显优于 CT 检查。

(一)颅内肿瘤

由于 MRI 具有多参数和多方位成像、图像对比清晰和组织分辨率高的优点，对肿瘤的定位和定性诊断更加准确。在显示肿瘤，尤其是垂体瘤、听神经瘤、脑膜瘤和多发小转移瘤方面优于 CT 检查；MRI 因无骨伪影干扰，在检查后颅窝、颅底和头顶部时明显优于 CT；应用扩散、灌注和 MRS 在判断肿瘤的良恶性、瘤周浸润等方面价值较高。

(二)脑血管病变

1.脑梗死

发现病灶较 CT 更早、更准确，尤其应用扩散、灌注及 FLAIR 序列，大大提高了诊断的敏感性和特异性，可在发病 30min 后发现病灶。

2.脑出血

对急性期脑实质蛛网膜下隙及硬膜下腔出血 MRI 均不如 CT，但在显示亚急性期和慢性期出血方面优于 CT。

3.脑动脉瘤、血管畸形

对脑动脉瘤、动静脉畸形、海绵状血管瘤、烟雾病、颈动脉海绵窦瘘、静脉畸形和静脉窦及脑静脉闭塞诊断价值较高。

(三)颅脑外伤

MRI 对颅骨骨折显示不如 CT,但对脑挫伤的诊断较 CT 更为敏感。

(四)颅内感染和炎性病变

MRI 在这方面的显示优于 CT,尤其是病变累及脑膜时。

(五)先天性颅脑畸形、脑白质病及变性疾病、脑蜕变和理化损伤

MRI 显示均十分满意,明显优于 CT。

(六)椎管内病变

对肿瘤、脊髓空洞症、感染、脊髓先天性畸形及动静脉畸形诊断价值远高于 CT。

二、五官与颈部

(1)五官和颈部结构复杂,由于 MRI 具有多方位成像、组织分辨率高和无骨伪影的特点,在病变的定位和定性方面明显优于 CT。

(2)MRI 具有的流空效应在区别血管断面和淋巴结方面价值较高。

(3)MRI 适合眼部占位病变、炎症、外伤和视网膜病变的检查,对视网膜脱离、黑色素瘤具有特征性表现,并可清晰显示视神经全貌。

(4)水成像技术可清晰显示内耳前庭、耳蜗及半规管,对先天性发育异常诊断价值较高,还可用于内听道肿瘤的诊断。

(5)对鼻窦病变可作出定性诊断,对鼻咽癌、上颌窦癌的早期诊断、累及范围及鉴别鼻咽癌放疗后肿瘤复发和纤维瘢痕有重要作用。

(6)对喉部和颞颌关节病变诊断价值较高。

(7)MRI 在区别甲状腺实性肿瘤和囊肿、胶样囊肿和出血囊肿方面,以及显示较小的甲状旁腺肿瘤方面较为敏感。

三、胸部

(1)肺部病变

1)磁共振对肺癌病灶本身的显示不如 CT,但在肺癌分期方面具有优势,因为 MRI 显示纵隔和肺门淋巴结及肺癌胸膜胸壁侵犯效果较佳。

2)MRI 能清楚地区分肿瘤与不张肺组织的分界以及放疗后纤维化与局部复发。

3)血管流空效应对鉴别血管性和非血管性病变方面具有优势,尤其对肺动静脉瘘、肺隔离症诊断价值高。

4)肺部为含气器官,MRI 上呈无信号,故应用受限。对肺气肿、肺大疱、气胸和支气管扩张无诊断价值,对肺部感染、肺内小病灶、钙化灶及弥漫性病变的显示不如 CT。

(2)纵隔病变:MRI 在显示纵隔病变及其定位、定性诊断,在鉴别肿瘤的侵袭性与非侵袭性方面优于 CT。对恶性淋巴瘤放疗后疗效评价帮助较大。

(3)胸膜病变:MRI 对显示胸膜占位、区分胸腔积液性质优于 CT,但对胸膜肥厚、粘连和钙化的显示不如 CT。

(4)由于 MRI 具有多方位成像,在鉴别肺内外、纵隔内外及隔上下病变方面具有优势,对确定病变的起源大有帮助。

四、心血管系统

MRI在心血管系统检查中的优势主要为无创性、无放射性辐射损伤及无须注射含碘对比剂，安全性高，不仅多方位成像，同时又具有血管流空效应，可提供心脏和大血管的解剖和病理解剖细节；在显示复杂的结构异常时较二维超声心动图和心血管造影更具优势；结合心脏电影对心功能进行全面而准确的评估；通过血流定量技术可测得血流速度和血流量；采用心肌灌注和延迟强化在评价存活和无活性的心肌方面具有优越性。

(一)大血管病变

MRI对动脉瘤、主动脉夹层、大血管狭窄和闭塞性病变诊断价值较高。

(二)先天性心脏病

MRI对房、室间隔缺损，主动脉、肺动静脉异常，动脉导管未闭和法洛四联症等均可清楚显示，并可直接显示心腔大小和心壁厚度的改变；心脏电影在评价血流的异常分流和反流方面价值较高。

(三)冠心病

MRI不仅对冠心病诊断帮助较大，而且对粥样硬化斑块的成分及其稳定性的评价更具临床意义，并对心肌梗死、室壁瘤和心腔内血栓诊断价值较高，另可评价心功能、心肌血流灌注和心肌缺血及心肌活力等。

(四)心肌病变

对原发性心肌病诊断价值高，可鉴别肥厚性心肌病和扩张性心肌病，MRI可直接显示心肌纤维、测量心腔大小和室壁厚度等；因继发性心肌病的原发病变不同，故心肌信号的变化亦各有所异。

(五)心脏瓣膜病

不仅可清楚地显示风湿性心脏病瓣膜改变，而且可显示前负荷增加所引起的继发性改变。通过MRI电影技术和相关软件并可对血流方向、血流速度及血流量等进行测定。

(六)心脏肿瘤

在心脏原发性和继发性肿瘤诊断方面价值较高，优于CT检查，并对肿瘤侵犯心包、心肌，累及大血管显示较优越。

(七)心包病变

对心包先天性变异，心包增厚、积液及肿瘤有较高的诊断价值。

五、腹部

MRI对腹部大多数病变组织的定性优于CT，对肝内外、胆管内病变的显示明显优于CT，对脂肪肝诊断的敏感性优于CT；在急腹症中，CT检查作为首选，但考虑为胆管结石或胆源性胰腺炎时应首先行MRI检查；对腹部外伤多行CT检查。

(一)肝脏病变

MRI因具有很高的软组织分辨力，并能多角度、多序列成像，在肝脏病变的定位和定性诊断方面，特别对肝癌和肝海绵状血管瘤的鉴别诊断帮助很大。

(二)胆系病变

MRI对胆系结石和炎症、肿瘤及瘤样病变诊断价值较高，尤其是磁共振胰胆管成像

(MRCP),不仅无创、无放射性和不使用对比剂,而且可三维成像多角度观察胆管和胰管,又可显示胆管周围的组织信息,因此目前 MRCP 是胆系,尤其是梗阻性黄疸患者最有诊断价值的检查方法。

(三)胰腺病变

无创性 MRCP 检查对胰管的显示价值较高,优势十分明显,在诊断上可完全取代有创的 ERCP 检查。

MRI 对胰腺疾病的诊断具有较高的敏感性和特异性,尤其在显示肿瘤、判断肿瘤外侵范围和血管受累、周围淋巴结转移方面优于 CT;其动态增强扫描有助于小胰腺癌和胰岛细胞瘤的检出;MRI 的多方位成像结合 MRCP 对慢性胰腺炎和胰腺癌的鉴别诊断价值较高;但 MRI 对有胰石、钙化的慢性胰腺炎检查的敏感性不如 CT。

(四)脾脏病变

虽然 T_2WI 对脾脏病变显示敏感性较高,但由于在 T_2WI 上脾本身为稍高信号,而脾肿瘤多表现为高信号,此时应多加注意。单纯性的脾肿大 MRI 信号强度和均匀度均无改变。

(五)胃肠道和腹膜腔病变

由于 MRI 图像空间分辨率较低,故对胃肠道病变的显示和诊断多不如 CT,对胃肠道黏膜、小肿瘤和溃疡难以显示,但对直肠癌术后复发诊断价值较高。

(六)腹膜后病变

主要用于腹膜后肿瘤和常见的大血管病变的诊断,对确定部分肿瘤性质方面优于 CT,因其对病变的组织成分特征的敏感性较高,但对腹膜后间隙的筋膜显示不如 CT。

(七)肾上腺病变

由于 MRI 图像组织分辨力高,对组织成分敏感性高,所以在肿瘤的定性诊断方面价值较高,但是在显示肿瘤和肾上腺增生方面不如 CT。

六、泌尿生殖系统

MRI 在泌尿系统的应用优于 CT,能清楚地显示肾、输尿管、膀胱、前列腺及子宫等组织结构,并对确定病变的组织成分和内部结构均有较高的价值;对泌尿系统肿瘤、畸形、炎症、梗阻及血管性疾病诊断价值较高,在肿瘤分期、肿瘤复发、监测肾移植后排斥反应等方面明显优于 CT。另外磁共振尿路水成像对尿路梗阻可明确诊断。但 MRI 对肾外伤和泌尿系结石不如 CT 敏感。

MRI 在生殖系统的应用也优于 CT,对前列腺增生和前列腺癌的鉴别诊断明显优于 CT 检查,特别对于位于被膜内病灶小的前列腺癌的诊断和肿瘤范围的评价,对子宫内膜癌、宫颈癌、子宫平滑肌瘤、子宫内膜异位及卵巢癌的诊断和分期明显优于 CT 检查;MRI 多方位、多参数和多序列的成像,也有助于病变的发现、起源和组织成分的确定,并对病变的定性有重要的参考价值。

七、骨骼与软组织

MRI 对组织分辨力高的优势在骨骼和软组织病变中表现最为明显。因为不同组织具有不同的弛豫参数和质子密度,使 MRI 图像具有良好的天然对比,能清楚显示骨、关节和软组织解剖结构并能显示 CT 无法显示或显示不佳的关节软骨、韧带、肌腱等组织结构和软组织水肿、变性及骨髓病变等病理变化。

MRI 是评价关节软骨损伤、剥脱性骨软骨炎、早期股骨头缺血性坏死、骨髓挫伤和浸润、血液病骨骼系统的累及和软组织肿瘤等病变的首选和最佳检查方法，明显优于 CT 检查。但对骨折、死骨、骨质疏松和增生等改变的显示不如 CT 敏感。

八、乳腺

由于 MRI 特制乳腺线圈的使用，能清楚地显示乳腺的微细结构。对乳房小、乳腺组织致密、病变部位深、明确病灶数目诊断价值较高，并在鉴别乳腺局限性结构紊乱和实质性肿块、良性和恶性肿瘤、恶性肿瘤和瘢痕组织及复发癌中有较大帮助，另外可检查植入假体附近的癌瘤。

第七节　MRI 对比剂的应用

一、使用磁共根对比剂的目的

虽然 MRI 具有较高的组织分辨力，又可通过多种不同的序列和技术参数以产生良好的对比度，但在某些情况下，仅行 MRI 平扫检查难以提供必要的诊断和鉴别诊断依据，此时需向静脉内快速注射对比剂采用增强扫描的方法来扫描。主要目的为：①提高组织之间、组织与病变之间的对比度和图像信噪比，有助于病变的检出；②根据病变的不同增强形式和类型，有利于病变的定性；③提高磁共振血管造影的图像质量；④应用组织和器官的特异性对比剂，使该对比剂进行选择性分布，可明显提高病变的检出率和定性诊断的准确率。

二、磁共振对比剂的作用原理

MRI 对比剂本身不产生信号，而是通过影响质子的弛豫时间，可选择性地增加或减低组织的信号强度，通过人工对比的方法达到提高组织对比度的目的。

三、磁共振对比剂的分类

可从不同角度进行分类：①按对 T_1、T_2 的作用：分为 T_1 加权对比剂和 T_2 加权对比剂。②按渗透压高低：分为离子型（高渗）对比剂和非离子型（等渗或高渗）对比剂。③按对信号强度的影响：分为阳性对比剂和阴性对比剂。一般 T_1 加权对比剂为阳性对比剂，而 T_2 加权对比剂为阴性对比剂。④按其在体内的生物分布特点：分为非特异性和特异性对比剂，前者为细胞外间隙对比剂，主要由肾脏排泄故又称肾性对比剂；后者选择性分布于某些器官和组织，不经过或仅部分经过肾脏清除，故称非肾性对比剂。⑤按对物质的磁化作用：分为顺磁性、超顺磁性、逆磁性（抗磁性）和铁磁性对比剂。⑥按分布和用途：分为血池、胃肠道、肝胆系统、网状内皮系统、肿瘤定向对比剂。目前大部分使用的是顺磁性和超顺磁性对比剂。

四、离子型非特异性细胞外液对比剂

目前最常用的 MRI 对比剂为离子型非特异性细胞外液对比剂，即钆喷替酸葡甲胺（Gd－DTPA）。其主要临床应用在：①脑和脊髓病变，Gd－DTPA 可通过受损的血脑屏障进入病变组织，如肿瘤、炎症、梗死等。病变是否增强，以及增强程度因血脑屏障破坏程度及病变血供的

多少而异,有助于发现病变和病变的鉴别诊断。②垂体腺瘤和微腺瘤的检查。③脑膜病变的诊断。④脑灌注加权成像主要用于急性脑缺血和肿瘤等病变。⑤心脏灌注加权成像主要用于心肌缺血和心肌活性的评价。⑥腹、盆腔脏器和乳腺的动态增强扫描。⑦对比增强 MRA(CE—MRA),提高磁共振血管造影的图像质量。⑧提高全身其他部位病变的检出率和定性诊断的准确率。

Gd—DTPA 安全有效且价格适中,其安全系数(半数致死量/有效剂量)高达 200(碘对比剂安全系数为 8～10),不良反应发生率很低,为 1.5%～2.5%。严重不良反应表现为呼吸困难、血压降低、支气管哮喘、肺水肿,甚至死亡,其发生率极低,为百万分之一至百万分之二。Gd—DTPA 不良反应的高危因素及其预防和处理均与碘对比剂相仿。

为了进一步提高 MRI 对比剂的安全性和效能,新型对比剂不断被研发和应用:①非离子型细胞外液对比剂:其渗透压低,更加安全。②单核－吞噬细胞系统特异性对比剂:对小肝癌的检出敏感性接近经肝动脉 CT 扫描(CTHA),特异性高于 CTHA;另在诊断肝硬化结节和局灶性结节增生并与肝癌鉴别等方面优势明显。③肝细胞特异性对比剂(靶向对比剂):对提高肝脏肿瘤的检出率、明确肿瘤是否肝细胞来源诊断价值较高,还可进行肝脏磁共振功能成像。④血池性对比剂:主要用于灌注加权成像和对比增强 MRA。

第八节　MRI 检查的安全性

进行 MR 检查或在 MR 环境下工作,不发生电离辐射损伤,同时也无明确长期损伤的相关报道。然而,在 MR 环境下工作以及进行检查的患者,依然存在潜在风险。应通过明文规定,对在该环境下的人员进行约束,MR 的工作人员更应熟知相关的安全条例。

下列情况为绝对禁忌证,不宜进行磁共振检查:①戴有心脏起搏器、神经刺激器、人工金属心脏瓣膜等的患者;②戴有动脉瘤夹者(非顺磁性如钛合金除外);③有眼内金属异物、内耳植入物、金属假体、金属假肢、金属关节、体内铁磁性异物者;④妊娠 3 个月内的早期妊娠者;⑤重度高热患者(一般 39℃)。

下列情况为相对禁忌证,经适当处置可进行磁共振检查:①体内有金属异物(金属植入物、义齿、避孕环)、胰岛素泵等患者如必需进行 MR 检查,应慎重或取出后行检查;②危重患者需要使用生命支持系统者;③癫痫患者(应在充分控制症状的前提下进行 MR 检查);④幽闭恐惧症患者,如必需进行 MR 检查,应在给予适量镇静剂后进行;⑤不合作患者如聋哑人、小儿,应在给予适量镇静剂后进行;⑥孕妇和婴儿应征得医生、患者及家属同意后再行检查。

第五章　超声成像

第一节　超声的概念

一、超声的定义

振动的传播称为波或波动。波分为电磁波和机械波两大类。

声波是声源产生的振动通过弹性介质传播的一种机械波。当声波传入人的耳内并引起鼓膜振动时，就能感觉到声音。声波的频率单位为赫兹（Hz），即每秒钟振动 1 次为 1Hz。声波频率的高低取决于声源的振动频率。人的听觉感受范围为 20～20000Hz。

超声波是频率大于 20000Hz，超过人耳听觉感受范围的高频率振动。诊断用超声频率为 1～20MHz（$1MHz = 10^6$ Hz），最常用 3～10MHz，目前经血管内导管式探头的频率已达 80MHz。

二、超声的物理参数

（一）波长、声速、频率、周期

在一个振动周期内波动传播的距离称为波长。传播超声波的媒介物质叫作介质；声速指声波在介质中单位时间内传播的距离，单位是米/秒（m/s）或毫米/微秒（mm/μs）。频率为质点在单位时间内振动的次数。周期是声波向传播方向移动一个波长所需的时间。波长（A）、声速（c）、频率（f）三者的关系如下式。

$\lambda = c/f$ 或 $c = f\lambda$

在同一个介质中声速是固定的，因此频率与波长成反比，频率越高，波长越短。

（二）声压、声强

超声波在介质中传播方向的垂直平面上，每单位面积所承受的压力称为声压（P）。

$P = \rho c V$

式中 ρ 为介质密度，c 为声速，V 为质点振动速度。

声强是单位时间内通过垂直于传播方向单位面积上的超声能量。声强（I）与声压（P）的平方成正比，与介质密度（P）和声速（c）成反比。

$I = P^2/pc$

声强的单位是瓦/平方厘米（W/cm^2）或微瓦/平方厘米（$\mu W/cm^2$）。声强的物理意义亦即单位时间内在介质中传递的超声能量与超声功率的定义不同。

（三）声特性阻抗

超声波在介质中传播时受到介质的密度与硬度的影响，物理学上称为声特性阻抗。相同频率的超声波在不同介质中传播，声速不同。不同的介质有不同的声特性阻抗，反映该介质的声学特性。其关系如下式。

$Z=\rho c$

式中 Z 为声特性阻抗，单位是瑞利；c 为声速，单位为厘米/秒(cm/s)；ρ 为介质密度，单位为克/立方厘米(g/cm^3)。

三、超声的传播特点

(一)反射、透射

超声在传播过程中，入射两种声特性阻抗不同的介质分界面时，传播方向发生改变，一部分能量返回第一界面，称为反射；另一部分能量穿过界面进入深层介质，称为透射。界面两侧的声特性阻抗差越大，反射的能量越大。大界面的反射服从光反射定律：①入射声束和反射回声束在同一平面上；②入射声束与反射声束在法线两侧；③入射角与反射角相等。

(二)折射

由于人体各种组织、脏器中的声速不同，声束在透过组织界面时，产生声束前进方向的改变，称为折射。折射效应可使测量及超声导向准确性两个方面产生误差。

(三)散射、绕射

超声波在传播过程中，遇到小于波长的微粒时，经相互作用后，大部分能量继续向前传播，小部分能量激发微粒振动，向各个空间方向分散辐射，称为散射。

超声的散射无方向性，回声能量甚低，但散射回声来自脏器内部的细小结构，是形成脏器内部图像的声学基础之一。各型多普勒血流仪也是利用血液中红细胞在声场内散射体运动的多普勒效应，获得人体血流的多普勒频移信号。

(四)声衰减

超声波在介质中传播时，入射的声能随着传播距离增加由强变弱的过程称为声衰减。衰减的形式可分为扩散衰减、散射衰减和吸收衰减。扩散衰减是指声束轴周围扩散而引起的声能减小；散射使入射超声能量中的一部分向各空间方向分散辐射；吸收衰减主要由介质的黏滞性在声场中的“内摩擦”、弹性迟滞，热传导和弛豫吸收等原因产生。

四、超声分辨率

分辨率高低为超声诊断中极为重要的技术指标。根据单一声束线上所测出的分辨两个细小目标的能力，为基本分辨率，分为三类。

(一)轴向分辨率

亦称纵向分辨率，是在声束传导的轴线上能够分辨两点之间最小纵深距离。轴向分辨率的优劣影响靶标在深浅方向的精细度。通常 3.0～3.5MHz 探头的轴向分辨率在 1mm 左右。

(二)侧向分辨率

指在与声束轴线垂直的平面上，在探头长轴方向的分辨率。声束越细，侧向分辨率越高。在声束聚焦区，3.0～3.5MHz 的侧向分辨率应在 1.5～2.0mm。

(三)横向分辨率

又称厚度分辨率，指在与声束轴线垂直的平面上，在探头短轴方向的分辨率。实际上是探头在厚度方向上的声束宽度，它与探头的曲面聚焦及距换能器的距离有关。横向分辨率越好，图像上反映组织的断面情况越真实。

五、超声的生物效应与安全剂量

超声波是一种机械能，达到一定剂量的超声波在生物体内传播时，经一定的相互作用，可引起生物体的功能或结构发生变化，这便是超声的生物效应。引起损伤的机制分为机械机制和热机制。在高强度超声（40mW/cm^2）下，经 5 分钟照射，生物体即可出现组织空化现象，造成组织损伤或改变生物组织的性质。超声检查的安全性是由超声剂量和照射时间决定的，在人体组织中对超声敏感的有中枢神经系统、视网膜、视神经、生殖腺、早孕期胚芽及 3 个月内早孕胎儿颅脑、胎心等。对这些脏器的超声检查，每一受检切面上其固定持续观察时间不应超过 1 分钟，并应鼓励超声切面往复扫查，使进入某区组织的平均声能量下降。可允许相隔 2～3 分钟后再至先前感兴趣的切面固定观察，其持续观察时间仍不应超过 1 分钟。对妊娠 6～8 周的孕妇超声照射总时间宜在 5 分钟以内。只要正确控制超声功率及照射时间，安全是可以保障的。

第二节　超声成像的原理

一、超声波的产生与接收

现代超声诊断技术中，超声波的产生主要利用某些晶体的特殊物理性质——压电效应。当这类晶体受到外界压力或拉力时，晶体的两个表面出现电位差，机械能转变为电能。反之，当受到交变电场的作用时，晶体将出现机械性的压缩和膨胀，电能转变为机械能。这种电能与机械能互相转变的物理现象，称为压电效应。具有压电效应的晶体称为压电晶体。

压电晶体是超声换能器（探头）的主要元件，将压电晶体装入各种形式的外壳，加上面材（阻抗匹配层）和背材（背衬阻尼层）引出电缆即为换能器。利用压电晶体的电能与机械能相互转变的性质，探头既可作为超声波的发生器，又可作为超声波的接收器。

二、超声诊断仪器类型

（一）A 型

A 型为振幅调制型。单条声束在传播途中遇到各个界面所产生的一系列散射和反射回声，在示波屏时间轴上以振幅高低表达。A 型仪采用单声束取样分析法，不能形成直观图型。另外，示波屏上所显波形振幅因受非线性放大及显示压缩等影响，不与真正的回声振幅成正比关系（相差甚大），现极少应用。

（二）B 型

B 型为辉度调制型。基本原理为将单条声束传播途径中遇到的各个界面所产生的一系列散射和反射回声，在示波屏时间轴上以光点的辉度表达。光点的亮度与回声反射的强度有关，即回声反射强度越大，光点越明亮，各条顺序声束线上的光点群依次分布构成二维超声断面图像。目前，常用的 B 型超声诊断仪均为实时扫查成像。

（三）M 型

M 型为活动显示型。其原理为单声束取样获得界面回声，以辉度调制，水平方向代表时间，垂直方向代表深度，反映体内各层组织的一维空间结构。以往用于诊断心脏病及胎动、胎心心律测定。自从扇形扫查出现并发展完善后，M 型已不再常用。

(四)脉冲多普勒

脉冲多普勒为临床广泛使用的超声诊断技术。脉冲多普勒血流仪发射和接收信号是由一块晶体完成的，仪器以一定频率间隔发射短脉冲超声波，每秒发射的短脉冲个数称脉冲重复频率(PRF)，一般在 5～10kHz。

脉冲多普勒技术所测流速值受到脉冲重复频率的限制。换能器在发出一组超声脉冲之后，要经过一定时间延迟后才能发出下一组超声脉冲。否则，将引起识别上的混乱。所以，每组发射的时间间隔必需足够长，亦即脉冲重复频率相应降低，这就限制了采样的最大深度。根据取样定理，脉冲重复频率必需大于多普勒频移(f_d)的 2 倍，才能显示频移的方向和大小，即：$f_d<1/2PRF$。

所允许接收的最大频移值，即脉冲重复频率的 1/2(PRF/2)，称为尼奎斯特极限，当多普勒频移超过这一极限时，就会出现大小和方向的伪差，称为频移失真。因而，在选择使用脉冲重复频率时，在考虑分辨率的同时，必需兼顾探测深度和血流速度。

(五)连续多普勒

连续多普勒是将发射和接收超声的压电晶体并列安装在探头内，其中一个晶体片连续不断地发射声束，并用另一个晶体片同时接收反射和散射的多普勒回波。由于发射和接收都是持续的，所以被接收的回声能量较脉冲波大、灵敏度高。同时，因为没有时间间隔，所以声束所穿过的部位血流运动情况均可被接收，可以实时地检出任何部位的高速血流。

但是，连续多普勒没有距离分辨能力，所接收的是整个声束通道.上多普勒回声的混合频谱，显示其中最高者，不能判断回声确切部位，在某种程度上限制了它的临床应用。

目前，大部分仪器都把连续多普勒与脉冲多普勒组合在一起，两种功能兼而有之。在测量高速血流出现混叠时，可方便地转换到连续多普勒，既可检测高速血流，又可对其来源准确定位。

(六)彩色多普勒血流显像

彩色多普勒血流显像(CDFI)是在多点选通式多普勒技术的基础上发展起来的一种新型多普勒超声技术。现代彩色多普勒血流显像仪不仅集所有超声诊断功能于一身，而且能够显示空间血流信息并进行实时分析，进一步拓宽了超声诊断在临床的应用范围。

1.原理

脉冲多普勘探测的只是一维声束上超声多普勒血流信息，它的频谱显示表示流经取样容积的血流速度变化。为了做到实时显示，必需保证足够的图像帧数，因此在彩色多普勒血流显像技术中采用了自相关技术，其主要优点是具有较高的数据处理速度，可在 2ms 的时间内，处理来自众多取样点的大量多普勒频移信号，迅速测出血流速度、血流方向和速度方差。这种高速的数据处理是实现彩色血流实时显像的必要条件。

2.显示方法

用自相关技术处理后获取的资料，输入彩色编码器转换成彩色，以速度和加速度模式显示。采用国际照明委员会规定的彩色图，以红、绿、蓝三色作为基色，其他颜色则由三基色混合而成,包含以下内容。

(1)血流方向。血流方向以颜色表示,朝向探头运动产生的正向多普勒频移常用红色,背离探头运动产生的负向多普勒频移常用蓝色。

(2)血流速度。血流速度与红、蓝两种颜色的亮度成正比,流速越高色彩越亮,流速越低色彩越暗。

(3)血流性质。为了区别正常血流与异常血流,当速度方差超过仪器所规定的阈值时,掺和绿色显示,表明有湍流存在。速度方差值越大,绿色的亮度越大;反之,速度方差值越小,绿色的亮度就越小。绿色的混合比例与湍流程度成正比,正向湍流的颜色越接近黄色(红+绿),反向湍流的颜色越接近青色(蓝+绿)。高速湍流时则显示彩色镶嵌图形。

(七)彩色多普勒能量显像(CDEI)

1.原理

CDEI 是以血流中红细胞的密度、散射强度为信息来源,以强度(振幅)的平方值表示其能量而得到能量曲线。根据相关技术计算,将多普勒能量频谱的总积分进行彩色编码,形成二维彩色血流图像叠加到二维灰阶图像上。其显示的参数与 CDFI 不同,不是速度和加速度,而是与流动红细胞数目多少相对应的能量信号,从另一角度描述了体内血流状态。

2.特点

在 CDEI 中,彩色信号的色彩和亮度代表多普勒信号能量的大小,此能量大小与红细胞的数目有关,与 CDFI 相比具有以下特点。

(1)相对不依赖 θ 角的变化,能量信号的显示不受探测角度因素的影响。

(2)无彩色混叠和频移倒错。

(3)显示的彩色血流不依赖于流速、方向。

(4)血流显示的灵敏度较 CDFI 高 3 倍以上。

但是 CDEI 不显示血流方向及速度信息,这些资料数据的获取,必需转换到频移图像上观测。而且由于对低速血流灵敏度高,心脏搏动和呼吸运动对 CDEI 可造成闪烁伪像,在靠近心脏和肺的部位常难以获得清晰的图像。

(八)三维超声成像

三维超声成像分为静态三维超声成像和动态三维超声成像,动态三维超声成像把时间的因素加进去,用整体显像法重建感兴趣区域准确实时活动的三维图像(又称四维)。体元模型法是目前最为理想的动态三维超声成像技术,可对结构的所有组织信息进行重建。在体元模型法中,三维物体被划分成依次排列的小立方体,一个小立方体就是一个体元。一定数目的体元按相应的空间位置排列即可构成三维立体图像。

(九)造影谐波成像

声波在人体传播时通常是由一组不同频谱成分的频率所组成。除基波(基频)外,还有频率为数倍于基波频率的谐波(谐频),诸如二次谐波、三次谐波。谐波中频率为基波 2 倍的振动波为二次谐波。二次谐波成像技术包括造影谐波成像和组织谐波成像。

造影谐波成像是向体内注入超声造影剂,造影剂中的微泡平均直径 2.5μm,可以通过肺循环进入人体组织。微泡在声场交替声压作用下,发生收缩和膨胀,产生机械性共振现象,呈现较强的超声非线性效应,使散射信号明显增强。这些信号中既有基波又有谐波,在谐波成像系统中,二次谐波被接受,基波被排斥,从而有效地抑制不含造影剂的组织回声,提高信噪比,改善图像质量。

第三节 超声图像伪差

图像伪差为超声断面图像与其相应的解剖断面图像之间存在的差异。表现为声像图中回声信息特殊的增添、减少或失真。主要有以下几种。

一、多次反射

多次反射产生的伪差又称“多重反射”“多重回声”。混响效应和振铃效应均属于多次反射。

(一)混响效应

当声束扫查体内平滑大界面时,部分反射回波不为探头所接受,而往返于探头表面与反射体之间。如此显示 2 次或 3 次逐渐减弱的图像,可在较大液暗区的前壁下方隐约显示大界面上方重复、移位的图形。胆囊、膀胱、大囊肿可因混响效应影响对前壁的检查,而被误认为壁增厚、分泌物或肿瘤。还可能使某些前壁病变如胆囊隆起性病变、膀胱癌漏诊。

(二)振铃效应

在软组织与含气组织(肺、胃肠道等)交界处,界面前后声特性阻抗相差悬殊,声波近于全部反射,不能透入第二介质。此时声波在此界面与探头发射面之间往返振荡,形成有一定间距的多次反射,或为杂乱的强反射。超声扫查金属异物、金属避孕环时其后方尾随一串由宽变窄似彗星尾状的光亮回声,称彗尾征,亦为振铃现象,也可见于胆囊壁上的胆固醇结晶。

(三)克服多次反射所产生的图像伪差的方法

(1)涂以充足的耦合剂,使探头与皮肤紧密接触。

(2)增加近区抑制,表浅部位可加用水囊或耦合块,尽量中区成像。

(3)适当加压并改变声束投射方向和角度。

二、侧壁失落效应

探测断面为环形物体时,因声束相对侧壁入射角过大,使反射声束偏离声源,反射回声不能接收而产生回声失落现象,致使两侧壁在声像图上不被显示。

三、旁瓣效应

旁瓣效应即第一旁瓣成像重叠效应。主瓣一般处于声源中心,主瓣周围具有对称分布的小瓣称旁瓣。旁瓣声轴与主瓣声轴间形成大小不同的角度,主瓣在扫查成像时,旁瓣亦可同时成像,与主瓣图像重叠形成复杂的图像伪差。

旁瓣伪差常在显示子宫、胆囊、横膈等处发生,声束遇到过高的反射体时可出现披纱征,如充盈膀胱暗区内或结石前缘狗耳状弧状线条,胆囊腔内结石披纱状回声等,适当降低增益可使伪差减少。

三、镜像效应

镜像效应只在大而光滑的界面上产生,与光学镜像产生的原理相似,见于横膈附近。当声束遇到横膈时,横膈把声波反射到与之接近的肿块,肿块的反射回声沿原路经过横膈再次反射回探头,由探头接收成为虚像,显示镜面两侧距离相等,形态相似的声像图。改变扫查部位和角度,变化声束投射方向即可识别。

五、声束厚度效应

声束厚度效应又称部分容积效应。超声断面所显示的图像是该断层容积中一定厚度范围内信息的叠加,其厚度等于探头声束的宽度,扫描声束越宽,断层容积中信息重叠现象越严重。

声束厚度效应可导致临床超声测量方面的误差,也可能将器官外反射物误认为器官内病理改变,易将弧形或圆形薄壁误认为异常回声。正常腹部大血管、肝外胆管、肾盂和肝、肾小囊肿,因部分容积效应常可显示内部有细小光点,出现类似血栓、胆管炎、肾盂肾炎以及囊内出血、感染的图像伪差。超声引导穿刺时,位于靶目标边缘的穿刺针可显示为已进入靶内的假象。上述情况在操作中应作纵横相互垂直断面,并侧动探头,改变声束方向,从不同角度观察对比,可以鉴别。

六、后壁增强效应

声束在传播过程中随深度的增加而不断衰减,图像显示由浅而深逐渐暗淡。为了使声像图深浅部位显示均匀,超声诊断仪均设有深度增益补偿(DGC)调节系统。在常规调节的DGC系统中,断面中透声性好的结构或病变声衰减甚小的区域,与周围组织相比则补偿过大,成为过补偿区,其后壁亦因补偿过高而回声增强,称为后壁增强效应,但其后方须有足够的散射体存在方可显示。后壁增强效应见于充满液体的膀胱、囊肿、脓肿等,是鉴别囊性、实性肿物的标志之一。

七、声影

声影是声束通过较大声衰减结构时,声能被大量吸收、回声急剧减弱所形成。表现在强回声后方平直条状衰减暗区。见于高反射、高吸收系数的物体,如气体、骨骼、结石、钙化、瘢痕的后方。

第四节 超声检查法

一、检查前患者准备

获得理想的断面图像是超声显像检查的关键。除严格按照操作规程合理调试仪器之外,检查前应预先告知患者有关要求和注意事项,才能达到满意的检查效果。

腹部检查宜空腹时进行,一般不需特殊准备。胃内病变需空腹饮水或口服胃造影剂充盈胃腔。胰腺扫查有时需要以充盈的胃作为声窗。胆囊检查前晚应进清淡饮食,当天禁早餐。易受消化道气体干扰的深部器官需作严格的肠道准备。经直肠检查应清洁灌肠。盆腔脏器或病变检查需适度充盈膀胱。

二、检查者准备

对检查者来说，检查操作前应详细了解有关病史，明确检查目的。使用适当检查手段（如采用体表或腔内探头等），必要时应与有关临床医生联系，结合进行检查。

三、探测方法

（一）腹部常用解剖标志

为了描述和记录病灶在体表的投影方位与距离，常以下列解剖标志为基准。

1.腹侧

腹部正中线、脐平面、髂嵴平面、剑突、肋缘、髂前上棘、耻骨联合。

2.背侧

脊柱棘突、肩胛角、第12肋下缘、髂嵴上缘。

通过上述参考点、参考线可以确定成像平面的方位与距离。

（二）常用扫查断面

1.矢状面扫查

纵断面的一种，扫查面由前向后，并与人体长轴平行。

2.横向扫查

横断面、水平断面，检查面与人体长轴垂直。

3.斜向扫查

斜断面，扫查面与人体的长轴成一定角度。

4.冠状面扫查

额状断面、纵断面的一种，扫查面与腹壁或背部平行，或与人体的额状面平行。

在各种断面扫查时，患者可根据不同要求取不同的体位，如仰卧位，俯卧位，左侧卧位、右侧卧位，半卧位和站立位等。

（三）扫查方法

超声显示的扫查方法有直接探测法和间接探测法两种。直接探测是指探头与受检者皮肤或黏膜等直接接触，是常规采用的探测方法。间接探测法主要用于表浅器官的探测，在探头与人体之间加一水囊等，使超声从发射到进入人体有时间上的延迟，使被检测部位落入声束的聚焦区，以提高分辨率；或使表面不平整的被检部位得到良好耦合，以及保护某些被检组织（如角膜）不受擦伤。在扫查中，应注意利用患者呼吸等生理特点，适当转换体位，通过不同断面的全面观察，获得完整的立体的结果。

（四）扫查技巧

1.连续滑行扫查

在选定的检查部位作纵向、横向或任意方向的连续平移扫查，初步确定被检查目标的轮廓形态和边界，明确其毗邻关系，以建立初步的立体概念。

2.立体扇形扫查

在固定的检查部位连续侧动探头，令声束平面作扇形扫查，可在一个主体的扇形范围内，观察脏器及病灶的整体情况。

3.十字交叉扫查

用于鉴别病灶形状或做中心定位。探头在相互垂直的两个方向上连续滑行扫查，通过2次扫查获得一系列图像，可以确定检查目标的整体空间定位。

4.加压扫查

对探头适当加压。一方面可以排开肠道气体干扰，同时可以控制探头与检查目标之间的距离和声束入射角度，使检查目标处于最佳聚焦区，改善图像质量。

四、图像分析内容与回声描述

腹部脏器的声像图表现包含了超声断面组织结构的回声信息，主要从以下几方面进行综合分析。

(一)外形

观察脏器外形是否增大或缩小；有无形态失常，如局部边缘的膨出或明显隆突。观察肿块的形状，如呈球形、椭圆球形、条索状、分叶状或不规则形等。

(二)边界和边缘回声

肿块有边界回声且显示光滑完整者为具有包膜的证据，无边界回声或模糊粗糙，形态不规则者多为无包膜的浸润性病变。

(三)内部结构特征

可有结构如常或正常结构消失，界面的增多或减少，界面散射点的大小与均匀度以及其他不同类型的异常回声等。

(1)回声强度：根据图像中灰阶不同，分为强回声、高回声、等回声、低回声和无回声。判断回声强弱或高低的标准一般以脏器正常回声强度比较确定。正常人体软组织器官回声由高到低排列如下：肾窦＞胎盘＞胰腺＞肝脏＞脾脏＞肾皮质＞皮下脂肪＞肾髓质＞脑＞静脉血＞胆汁和尿液。但由于年龄、脏器周围组织、检查条件等多种因素的影响，有时并不完全如此，需要综合比较判断。

(2)回声分布：按图像光点分布情况分为均匀或不均匀，密集或稀疏。腹腔内正常实性脏器内部回声分布均匀，当局部发生病理改变时，回声可不均匀。

(3)回声形态按其形态回声可分为以下几种。

1)点状回声。回声呈细小点状，直径小于3mm。

2)斑片状回声。通常指大于点状回声的不规则小片状回声，边界清楚。

3)团块状回声。占据空间位置较大的实性组织形成的回声，呈结节状、团状，直径大于1cm。

(4)某些特殊征象：某些病变声像图有形象化命名，如靶环征表示病灶中心为高回声区周围为圆环状低回声区，形似靶环，亦称牛眼征；平行管征表示肝管扩张后与门静脉平行，直径相近；假肾征显示的是胃肠道肿瘤的含气性包块；彗尾征表示宫内金属节育器回声后方狭长带状强回声。

(四)后壁及后方回声

由于人体各种正常组织和病变组织对声能的吸收衰减不同，则表现为后壁与后方回声的增强效应，或减弱以致形成后方声影。后方回声增强表示其前方的器官或肿块声衰减系数较低;后方出现声影则表示声衰减极大。

(五)毗邻关系与活动度

当发现脏器病变时,根据局部解剖关系判断其与毗邻脏器的连续性,有无受压、被推移等情况,鉴别肿块来源,有无粘连、浸润等。推动肿块实时观察其活动度对鉴别诊断亦有帮助。

(六)量化分析

包括测量病变位置、数量、范围、大小等,即包括测量径线、面积、体积(或容量)等基本量度。

(七)多普勒超声特征

在二维图像的基础上,引入彩色多普勒血流显像和彩色多普勒能量显像,对脏器及病变的血管分布及实时血流状态进行观察,并以脉冲多普勒进行频谱曲线参数测量。还可应用三维血流能量成像对脏器和肿块的血管空间分布情况进行观察。

五、彩色多普勒及频谱多普勒观测的内容及指标

根据彩色多普勒血流成像的特点,对判断血流方向、血流速度和血流性质等有重要意义。同时,对血管形态学的显示也有一定价值,包括血管的管径、走行、分布和血管的丰富程度等。高性能的彩色多普勒超声仪能显示直径为 2mm 以下的细小血管以及 2～3mm/s 低流速、低流量的血流,可用以评价脏器血流灌注和病灶血供特点。

对流速的定量研究或血流动力学的测定需依据频谱多普勒的检测,一般根据彩色多普勒所显示的某一部位的多普勒频谱曲线。通过此频谱曲线,在腹部及周围血管血流动力学的检测中常用下列指标:收缩期最大血流速度(SP),舒张末期速度(EDV),平均血流速度(MV),加速度(AV),加速时间(AT),阻力指数(RI),搏动指数(PI)等。

第五节　血流显像基础与伪差

一、多普勒效应

多普勒效应指当声源和接收器之间出现相对运动时,声波的发射频率和接收频率之间将出现差别,这种频率差别称为多普勒频移(f_d),当两者相互接近时频率增加,相互背离时频率减小。

多普勒频移(f_d)可用公式表达为:$f_d = f_r - f_0 = \pm 2V\cos\theta f_0/C$

这个公式即多普勒方程,公式中 f_0 为发射超声波频率,f_r 为接收到的超声波频率,f_d 为多普勒频移;V 为反射物体运动速度,C 为超声波在介质中传播速度,θ 为超声束与反射体运动方向之间的夹角。因而 f_d 与 V 成正比关系,即可用 f_d 反映反射体运动速度 V。

二、频谱多普勒成像原理

(一)物理基础

多普勒超声在血管检查时表现为血流相对于声源的运动。血管壁、血流都是运动的,当与超声波相遇时会产生多普勒效应。血液中含有大量的红细胞,能产生散射信号,在体外检测、

处理、计算并显示由体内反射、散射回来的多普勒信号，就可以达到非侵入性检测血流状态的目的。因此多普勒技术可检测人体血流的速度和方向。

由多普勒方程可知以下几点。

(1)多普勒效应必需满足 $f_0 \neq 0$ 和 $V \neq 0$ 两个条件，即声源与接收器之间必需有相对运动。

(2)在超声波入射角 θ 恒定时，f_d 取决于原始的发射频率 f_0 对于特定的 f_d，f_0 越小，可测量的血流速度就越大。因此欲测高速血流，就应选择较低的探头发射频率。

(3)当 f_0 一定时，血流速度 V 发生变化，f_d 也随之变化，多普勒频移与血流速度成正比。

(4)在 V、C、f_0 恒定的情况下，只有 $\cos\theta$ 能够影响多普勒频移，在 $0<60°$ 时才能够测量到准确的频移。

1)当 $0°<\theta<90°$ 时，$\cos\theta$ 为正值，频率增高，f_d 为正向频移，即血流方向迎着探头。

2)当 $90°<\theta<180°$ 时，$\cos\theta$ 为负值，频率减低，f_d 为负向频移，即血流方向背离探头。

3)当 $\theta=180°$ 或 $\theta=0°$ 时，$\cos\theta=\pm1$，f_d 最大，即血流方向与声束平行，在同一条直线上相向或背离运动。

4)当 $\theta=90°$ 时，$\cos\theta=0$，$f_d=0$，即血流方向与声束垂直，理论上检测不出多普勒频移。

(5)检测的速度值是相对值，而要得到真实的血流速度，还需进行换算。

(二)成像原理

目前，频谱多普勒为血流动力学定量诊断的首选方法，临床超声诊断常用脉冲多普勒(PW)和连续多普勒(CW)两种。

1.脉冲多普勒

可以通过选择性的时间延迟，接收来自人体不同深度的某一区域超声反射信号，对靶目标定位，这种定位探查的能力称为距离选通，对于血流的定位诊断具有十分重要的意义，但不可检测高速血流。

2.连续多普勒

理论上脉冲重复频率(PRF)为无限大，在进行频谱显示时，不受血流速度的限制，所以可检测高血流。同时，由于声束内所有回声信号均被记录下来，无法确定声束内回声信号的位置，无距离选通功能，因而不能用于定位诊断。

脉冲多普勒和连续多普勒技术互相补充，两者灵活结合，既可测量高速血流，又可对其定位。

(三)显示方式

频移信号经过转换后，可通过音频显示和频谱显示两种方式输出。

1.音频显示

多普勒频移的范围一般为 1～200kHz，在人耳的可听范围之内。因此，频移信号输入扬声器，成为音频信号。

2.频谱显示

频谱显示有多种方式，包括速度/频移时间显示频谱图、功率谱图显示和三维显示，最常采用的是速度/频移时间显示。频谱图上 X 轴(横坐标)代表时间，Y 轴(纵坐标)代表速度(频移)，Z 轴(灰阶)代表振幅。

(四)局限性

1.混叠

为了准确显示频移大小和方向,根据取样原理,PRF 必需大于 f_d 的 2 倍,即 f_d<1/2PRF,我们把 1/2PRF 称为 Nyquist 频率极限,如果多普勒频移超过这一极限,脉冲多普勒所测量的频率就会出现大小和方向的伪差,即频率混叠。

2.超声波声束与血流方向夹角的影响

由多普勒方程可知,如果 V、C、f_0 恒定,那么频移随声束的入射角 θ 的变化而变化,当 θ=90°时,cosθ=0,此时血流方向与声束垂直,检测不出多普勒频移,只有在 θ<60°时才能够测量到准确的频移。

3.探测深度与流速测量的相互制约

在探头发射频率(f)固定时,假设超声束与血流方向之间的夹角 θ 为 0°,则探测深度(D)与可测速度(V)成反比,探测的深度越大,可测速度值越小,两者互相制约。

(五)伪像

1.混叠现象

脉冲多普勒超声测量血流速度(频移)受 PRF 的限制,超过 Nyquist 频率极限,就会产生血流方向倒错,即混叠现象。当出现混叠时,可以通过移动基线、换用脉冲发射频率低的探头或调大速度标尺范围来调节。

2.角度依赖伪像

频谱多普勒具有角度依赖性,当声束与血流方向呈 90°时,有血流的部位无血流信号显示,测不出频谱。通过调整探头角度,改变角度可以减少或消除"有血流部位无频谱显示"的伪像。

3.频谱增宽

取样容积过大或靠近血管壁、仪器增益过大均可人为使频谱增宽,适当调整设置可以消除。

4.对称性频谱伪像

指由于声束较宽或旁瓣效应,使频谱多普勒基线上方如出现正向血流频谱,则下方出现对称性"倒影"。改变探头角度或降低多普勒增益可以消除伪像。

5.血管移动伪像

由于呼吸影响导致受测血管的位置发生改变,使取样容积的位置也发生改变,因而显示的频谱方向、形态和频移大小发生变化。通过嘱患者屏气可以消除。

三、彩色多普勒血流成像原理

彩色多普勒血流成像(CDFI)是应用多普勒原理发展起来的一项超声诊断技术,能直观显示血流的方向、速度、性质、时相和途径等,对血流的空间定位能力强。CDFI 的临床应用范围很广,可识别血流来源、方向、走行及与周围结构的相互关系,还可识别某些疾病特征性的血流图像等。

(一)成像原理

成像系统基本包括二维显像和二维彩色多普勒血流成像两部分。它采用同一探头将二维彩色多普勒血流信息叠加到同一显示器的二维灰阶图像的相应部位而成。因此,可同时观察血管解剖结构、管腔情况和管腔内血流状态。为了显示血流状态，通常采用红蓝绿或红蓝黄三种基本色彩，并根据光学三原色原理将三种颜色混合成不同颜色和不同亮度的血流信号来表示血流状态。

（二）显示方法

彩色多普勒血流成像的显示方法包括速度显示、方差显示和功率显示三种，目前临床常用的是速度显示。

（三）局限性

1.角度的影响

在同一幅彩色多普勒血流图像中，对同一条血管的显像表现是不同的，但这并不代表血流方向和速度有不同。尤其是弯曲血管，显示出血流颜色不同，甚至时断时续。

2.彩色混叠

彩色多普勒血流成像所检测的最大血流速度也受 Nyquist 极限的限制，速度超过检测范围，可出现彩色混叠。

3.探测深度与测量速度的互相制约

探测深度与所测量的速度大小成反比，要探测深部血流，可测得的血流速度就低，两者互相制约。

4.成像速率慢

为了实时显示，就要减少彩色显示范围，导致二维图像质量降低。

（四）伪像

1.衰减伪像

由于组织衰减，使较深部位组织内血流信号较少或无显示，产生彩色信号分布不均，浅表血供多，深部血供少或无血供的伪像，通过降低超声频率、调节聚焦等可以减少或消除。

2.彩色混叠现象

彩色多普勒血流成像也受 Nyquist 极限的限制，速度超过检测范围，可出现彩色混叠，容易判断为血流紊乱。

3.彩色外溢伪像

产生原因是多普勒增益过高，使彩色血流信号从血管腔内外溢，因而较细的血管失真显示为粗大的彩色血流，或将两条并行的小血管误认为是一条粗血管。通过提高空间分辨率可以减少或消除彩色外溢伪像。

4.闪烁伪像

由于心脏搏动、呼吸及大血管搏动导致的相邻器官图像产生杂乱的大片状或宽带状闪烁彩色信号，可误认为其内有血流。

5.仪器设置不当伪像

由于增益设置过高或过低、滤波或速度量程设置不当导致的彩色血流显像出现伪像，如有血流的部位无血流显示，低速血流不显示，彩色混叠等，通过调整仪器设置可以消除。

第二篇　X 线临床诊断

第一章　呼吸系统疾病的X线诊断

第一节　弥漫性肺部病变

一、亚急性或慢性血行播散型肺结核

(一)临床特点

多见于成年患者，在较长时间内由于多次少量的结核菌侵入引起亚急性或慢性血行播散型肺结核。患者可有低热、咳嗽、消瘦等症状。病理上病灶多以增殖为主。

(二)X线表现

如下所述。

(1)病灶主要分布于两肺上中肺野：分布不均匀，锁骨下区病灶较多；有时以一侧上中肺野为主。

(2)病灶结节大小极不一致，粟粒样细结节、粗结节或腺泡样结节同时混合存在。

(3)结节密度不均匀，肺尖、锁骨下区结节密度高，边缘清楚，可有部分纤维化或钙化；其下方可见增殖性病灶或斑片状渗出性病灶。

(4)病变恶化时，结节融合扩大，溶解播散，形成空洞，发展成为慢性纤维空洞型肺结核。

(三)鉴别诊断

亚急性或慢性血行播散型肺结核的特点是三不均匀(分布、大小、密度)，多位于两肺上、中肺野，病灶结节大小不等，病灶可融合、干酪坏死、增殖、钙化、纤维化、空洞。需与经常遇到的粟粒型支气管肺炎、尘肺病(肺尘埃沉着症)、肺泡细胞癌、粟粒型转移癌以及含铁血黄素沉着症等相鉴别，鉴别参照急性血行播散型肺结核的鉴别诊断。

(四)临床评价

亚急性、慢性血行播散型肺结核起病较缓，症状较轻，X线胸片呈双上、中肺野为主的大小不等、密度不同和分布不均的粟粒状或结节状阴影，新鲜渗出与陈旧硬结和钙化病灶并存，结合实验室检查一般诊断不难。胸部HRCT对于细微钙化影，有助于诊断。

二、肺泡细胞癌

(一)临床特点

本病为多发性的细支气管肺癌，癌肿起源于细支气管上皮或肺泡上皮，女性多于男性，发病军龄30～60岁，病程进展快。有人认为是多中心性发展为癌肿，亦有人认为是支气管播散的癌肿。细支气管肺泡癌分为三种类型：弥漫型、结节型和浸润型，临床工作中以弥漫型多见。临床症状有胸痛、顽固性咳嗽、呼吸困难、痰液量多而呈黏稠泡沫状，易误诊为肺转移癌。

(二)X线表现

为两肺弥漫、大小不一的结节影，轮廓模糊，细如粟粒，粗的可似腺泡样结节，一般在肺门

周围较多地密集,8%～10%病例可伴有血胸。有时可表现如小叶性肺炎样浸润粗大斑片影(直径1～2cm),边缘模糊。肺泡细胞癌有时亦可表现为巨大球状肿块影,边缘呈分叶状,直径大小为2～6cm,类似周围型肺癌。

(三)鉴别诊断

弥漫型肺泡细胞癌需与粟粒型肺结核鉴别,后者病灶直径较小,多为1～2mm,且大小一致,分布均匀,密度相同;尚需与肺转移灶鉴别,对有肺外肿瘤病史的应首先想到转移瘤,其病灶可大可小,轮廓相当整齐,分布于两肺中下部,病灶无支气管充气征;亦需与尘肺鉴别,但其有职业病史,除弥漫性结节状病灶外,肺纹理明显增多紊乱,交织成网状,肺门影增大,甚至出现壳状钙化。此外,需与肺真菌病、肺寄生虫病、结节病相鉴别。

浸润型肺泡细胞癌病变与肺炎渗出性病变相似,但后者改变快,经过有效治疗后,短期内明显吸收消失。

(四)临床评价

结节型表现为孤立球形阴影,轮廓清楚,与周围性肺癌的X线表现相似,空泡征在此型肺癌较多见。浸润型与一般肺炎的渗出性病变相似,轮廓模糊。病变可呈片状,亦可累及一个肺段,甚至整个肺叶。病理上细支气管肺泡癌的组织沿肺泡壁生长蔓延,然后向肺泡内突入,肿瘤组织和分泌物可填塞和压迫肺泡腔和外围细小支气管,但较粗支气管腔仍保持通畅,因此在病变范围内通常夹杂未实变的肺组织,使其密度不均匀,并常见支气管充气征。弥漫型肺泡细胞癌表现为两肺广泛结节状病灶,直径多为3～5mm,密度均匀,边缘轮廓较清楚。病变有融合的趋势,形成团块状或大片状实变影,在实变阴影中可见支气管充气征。

三、特发性肺间质纤维化

(一)临床特点

本病主要是原因不明的弥漫性肺间质纤维变,亦可能是一种自体免疫性疾病。由于主要病理改变有肺泡壁的炎性细胞增多,继以纤维化,故最近又称为纤维化性肺泡壁炎。患者男性多于女性,症状为进行性气短、咳嗽、胸闷、胸痛,如伴继发感染,可有发热、咳脓性痰,病程除少数急性者外,多数为数年至十数年的慢性过程,最后可导致肺动脉高压与右心衰竭而死亡。

(二)X线表现

本病最早期的X线表现为细小的网织阴影,以下肺多见,此时患者可无症状,而肺功能检查已有异常表现,为肺弥散功能减退。后逐渐变为粗糙的条索状阴影,交织成粗网状影像,表现为两肺呈弥漫性索条状和网状影相互交织;肺纹理增多、增粗,延伸至外带,并呈广泛的蜂窝样结构,含有无数的、直径为3～10mm的囊性透亮区,囊壁多数较厚;有时亦可见到直径3～5mm的结节影,或呈细颗粒状的毛玻璃样阴影;晚期由于继发感染,可伴有炎症性的模糊片状影,以及右心室肥大的征象。如肺部出现弥漫性肺间质纤维变的蜂窝样改变,而不能以肺源性疾病或尘肺解释时,应多考虑到本病的可能性。

(三)鉴别诊断

患者的胸片上突出表现为两侧中下肺野弥漫性肺间质纤维化,而能产生肺部弥漫性间质纤维化的疾病很多,原发性弥漫性肺间质纤维化为其中一种,其病因尚未明确。对该病诊断必需慎重,首先要排除其他疾病导致的肺间质纤维化后,才可考虑本病的可能。

(四)临床评价

由于本病的X线征象没有特征性,需结合临床表现,如患者有气急、咳嗽、体重减轻和乏力;一般痰量不多,可伴有血丝;可产生发绀和肺动脉高压,最后发展为肺源性心脏病,常有杵状指。肺功能检查最显著的改变为肺弥散功能减退。胸部HRCT检查有助于本病的诊断,可提出本病之可能,确诊往往依赖纤维支气管镜肺活检。

四、尘肺病

(一)临床特点

患者有长期接触粉尘的职业病史。病变以肺间质纤维组织增生为主,细支气管及血管周围纤维增生,肺泡壁及小叶间隔亦增厚,胸膜亦见增厚粘连,并有胶原纤维尘肺结节形成,肺门淋巴结轻度或中度肿大。临床上,患者可有胸痛、咳嗽、气短等症状。病变常自两下肺开始,逐渐向上肺发展。

(二)X线表现

两肺肺纹理普遍增多、增粗,扭曲紊乱,粗细不匀,并有蜂窝样网状纹理,纹理改变伸展至两肺外带,两肺纹理间并有弥漫分布的圆形或不规整形致密斑点影,斑点大小不等,直径多在2～6mm间。结节的分布可以表现为均匀的成堆或不均匀的散在出现,有时可融合成团块状。两侧肺门影增宽而致密,可有蛋壳样钙化淋巴结影。网状影可出现于整个肺野,同时胸膜可增厚钙化(多见于矽酸盐肺),形成胸膜斑、胸膜钙化。胸膜斑好发于第7至第10肋侧胸壁及膈肌腱膜部,表现为胸膜壁层胼胝样增厚伴凸向肺野的圆形或不规则形结节,一侧或双侧,但不对称。胸膜斑内可有线状、点状或不规则形钙化。胸膜斑发生于膈肌腱膜及纵隔胸膜,致使心缘模糊、毛糙称蓬发心。肺和肋膈角胸膜极少累及,有时可有少量胸腔积液。矽酸盐肺患者易并发肺癌或胸膜间皮瘤,必需密切注意。

尘肺病Ⅰ期结节影局限于中、下肺野的1～2个肋间隙范围内,往往是右肺先发现结节影。尘肺病Ⅱ期结节影大量增多,弥散于全肺野,自锁骨下区至膈面均有结节影,唯两侧肺尖区往往清晰而有气肿,结节极少或无。肺底区亦有气肿,两侧膈面常见有幕状胸膜粘连。尘肺病Ⅲ期可见两上肺结节融合为直径3～4cm的纤维肿块影,两侧对称或不对称存在。

(三)鉴别诊断

尘肺病X线表现为两肺有广泛的肺纹理改变和纤维条纹以及网状阴影,使整个肺野都像蒙上一层窗纱,或如毛玻璃样。尘肺结节的分布呈散在性,形态可不规则,密度较高,边缘较锐利,肺内有散在局灶性肺气肿透明区域存在。如果X线片上出现如此改变,在未了解到职业史的情况下,尚需与急性粟粒型肺结核、肺炎、恶性肿瘤、寄生虫病、肺泡微石症、含铁血黄素沉着症等相鉴别。急性粟粒型肺结核的结节状影直径一般在1～2mm。大小一致,分布均匀,密度相同,肺纹理增加不明确。肺炎临床有感染症状与体征,结节状影边缘模糊;细支气管癌的结节较本例患者结节大,直径一般为3～5mm,痰细胞学检查可多次找到癌细胞,无粉尘接触史。血行肺转移瘤,一般结节较大,且分布肺外围较多,有肺外恶性肿瘤病史。寄生虫病根据疾病流行区、接触史、粪便培养、血清学检查可诊断。肺泡微石症的胸片,肺纹理不能显示,沙粒样钙质密度影,多孤立存在,不融合。含铁血黄素沉着症有原发和继发两种,前者发病年龄在15岁以下,反复咯血;后者多有心脏病史,尤其是二尖瓣狭窄的患者,有左心衰竭、肺静脉高压，可资鉴别。

(四)临床评价

本病患者一般年龄较大，发病缓慢，患者身体情况尚可，主要表现有气急现象，有咳嗽，但痰不多。晚期患者有杵状指及肺源性心脏病症状。实验室检查一般无重要发现。当患者出现两肺弥漫性肺间质病变时，应详细询问其职业病史，如有明确的粉尘接触史，应想到本病的可能，及时移交给职业病鉴定相关机构。

五、肺血道转移癌

(一)临床特点

粟粒型肺转移癌最多见于血供丰富的原发肿瘤(如甲状腺癌、前列腺癌、绒毛膜癌，癌细胞直接侵入静脉系统→右心→肺毛细血管)，或见于原发支气管肺癌，癌肿可贯穿于肺动脉，引起大量的癌细胞播散。临床症状有咳嗽、咯血、呼吸短促、发绀。

(二)X 线表现

两肺有弥漫分布的细结节影，大小不一，结节分布很密，中、下肺较上肺多些，结节边界模糊，但肺尖区常无结节，这点可与粟粒型肺结核区别。肺纹理一般性增强，可并发胸腔积液。

(三)鉴别诊断

粟粒型肺转移癌应与急性粟粒型肺结核、粟粒型支气管肺炎、尘肺以及含铁血黄素沉着症等相鉴别。

急性粟粒型肺结核 X 线片早期两肺野呈毛玻璃样密度增高，两肺从肺尖至肺底均匀分布、密度相似、大小一致的粟粒样结节；即“三均匀”特征。结节边缘较清楚，如结节为渗出性或结节融合时边缘可模糊。正常肺纹理被密集结节遮盖而不能显示，可有肺门或纵隔淋巴结增大。

尘肺有明确的职业病史，X 线表现肺纹理增粗增多、紊乱扭曲、粗细不匀，甚至中断消失，并有蜂窝网状纹理。肺纹理间有大小不一、边缘清晰的结节影，直径在 2～6mm。密度较高，结节是按支气管走向分布的，可为均匀的成堆出现或不均匀的散在出现，一般结节影变化非常缓慢，逐渐增大，密度增高，直至出现融合现象；一般都有弥漫性肺气肿改变，而粟粒型肺转移癌一般没有肺气肿征象。

粟粒型支气管肺炎又称小灶性支气管肺炎，病原体常由支气管侵入。引起细支气管、终末细支气管及肺泡的炎症。多见于婴幼儿，病情严重，有咳嗽、咳痰、气促、高热等症状，X 线平片两肺野呈广泛分布的模糊粟粒状结节影，可伴有较大的斑片状致密影，以两下肺及内带较密；抗感染治疗，病灶吸收消散较快，病程较短。实验室检查白细胞计数值升高明显，血沉正常。根据以上几点可与粟粒型肺转移癌相鉴别。

肺含铁血黄素沉着症为肺内多次少量出血，血液吸收后肺泡内吞噬细胞内有含铁血黄素沉着。多见于有心脏病病史者，也可为特发性，或并发肾小球肾炎。X 线多表现为双肺中、下野弥漫性结节影，密度较高，边缘清晰，阴影长时间无变化。

此外，有时尚需与细菌和病毒感染、寄生虫病、肺泡微石病、新生儿肺透明膜病、肺泡蛋白沉着症及真菌病等相鉴别，结合粟粒型肺转移癌 X 线影像学特点、临床病史及实验室检查可鉴别。

(四)临床评价

肺部是转移性肿瘤最多发生的部位,其他脏器的恶性肿瘤均可以通过血液或淋巴系统转移到肺部,所以常有肺外恶性肿瘤病史。肺转移瘤在未行治疗前,一旦发现进展迅速,半个月至1个月内病灶可增多、增大。有时初诊往往误为粟粒型肺结核,在发现原发肿瘤或在积极抗结核治疗下,弥漫性病变不但不见缓解,相反的进展恶化,即应高度怀疑转移癌的可能。甲状腺癌用放射碘治疗,子宫绒毛膜癌用抗癌药治疗,肺部粟粒型转移灶可全部吸收治愈。

六、肺结节病

(一)临床特点

肺结节病也称肉样瘤,鲍氏类肉瘤等。属于一种非干酪性肉芽肿。国内较少见。有明显的地区性。温带较多,欧洲发病率较高。就人种而言,黑人最多,白人次之,黄种人少见。女性略多见。任何年龄均可发病,发病年龄多见于20～50岁。病程变化大,有自愈倾向。

病因不清,多认为与病毒感染有关。结节病的基本病理改变,系非干酪性肉芽肿(由上皮样细胞、郎格汉斯巨细胞、淋巴细胞及纤维细胞组成),可侵犯全身淋巴结、肺、眼、皮肤、肝、骨等组织。病变可在淋巴结或肺实质。结节可在数月内完全吸收,也可被纤维组织所代替,形成肺间质的弥漫性纤维化。

临床上多无症状或仅有轻微呼吸道症状,胸部体征阴性。全身性周围淋巴结肿大的约占40%。肝脾大的约占20%。血沉增快,皮内结核菌素试验常为阴性。

(二)X线表现

为两侧对称性肺门及气管旁纵隔淋巴结肿大,呈分叶状肿块影,边界清晰锐利,一侧或两侧气管旁淋巴结增大,往往以右侧为主,同时可伴有肺门淋巴结增大。淋巴结多呈中等增大,边缘清楚,多发性结节呈土豆块状。约有60%病例当肺门淋巴结缩小消退时,两肺野出现弥漫性粟粒状(直径1～5mm)结节影,伴有网状纤维索条状阴影;经随访1～3年,大多数病例肺门淋巴结影与肺部浸润影可完全吸收。但有15%～20%病例,肺部病变不见吸收而转化为肺间质纤维变,最后导致呼吸衰竭或肺源性心脏病。肿大淋巴结压迫支气管引起狭窄可致肺气肿或肺不张,累及骨骼出现趾、指的囊肿样改变,以及易出现肾结石等。糖皮质激素治疗可促使病变吸收。

(三)鉴别诊断

结节病的诊断常应与淋巴瘤、淋巴结结核、转移瘤及肺癌的纵隔淋巴结转移等鉴别。淋巴瘤通常从气管旁淋巴结开始,最常累及气管旁淋巴结、肺门及内乳淋巴结,早期累及单一淋巴结,肿瘤较小时,X线表现轻微,多难以确认;淋巴结增大明显时,其典型X线表现为纵隔多向两侧呈对称性增宽,肿瘤主要在气管两旁,可压迫气管变窄,肿瘤边缘清楚呈波浪状,或呈明显的分叶状,该类肿瘤对放射线的敏感性较大。淋巴结结核通常发生在儿童或青年,而结节病常为成人,淋巴结结核往往为单侧性的,结核菌素试验阳性,提示结核。原发肺肿瘤及肺转移瘤常伴有纵隔、肺门淋巴结肿大,但好发于中老年人,原发肺肿瘤常表现为肺内单个病灶,转移性肿瘤大多有肺外原发病灶。

(四)临床评价

非干酪性肉芽肿并非结节病所特有,因此本病诊断需结合临床、X线和病理检查的结果而定。结节病侵犯肺部X线表现多种多样，根据不同的病理基础分为淋巴结型、浸润型和硬变型。肺部的病变可以完全吸收。如存在时间较久而未吸收即可发展为间质纤维病变，而表现为间质纤维病变和结节病变同时存在；或者甚至以间质纤维病变为主。结节病两侧肺门淋巴结肿大，临床症状轻微，为其特点。常应用淋巴结及前斜角肌脂肪垫活检、支气管镜检查、结核菌素试验(PPD,5IU)及Kveim试验等方法证实。但有作者提出肝活检有助于诊断。还有作者指出，血管紧张肽转换酶(ECA)≥60U/ml有确诊意义。

七、过敏性肺炎

(一)临床特点

系一种肺部的过敏性表现，临床特征为肺内有一过性的，游走性的炎症病变，血液中嗜酸粒细胞增多，全身症状一般不显著。患者常有个人或家族史。不少患者查不出过敏源，可能有自体免疫的因素，常见的病原有各种寄生虫感染；也可由药物、花粉、真菌孢子过敏引起。病理改变为在肺间质、肺泡壁及末梢细支气管壁内及肺泡渗出液内有嗜酸性粒细胞浸润。

许多病例可无症状，有时只在体检透视时被发现。有些患者可有咳嗽、咳少量黏液性痰或有头痛不适感。多数病例不发热，或仅有低热。白细胞计数正常或有轻度至中度增高，而嗜酸性粒细胞分类可增高至0.1～0.7，血沉稍快。

(二)X线表现

病变无特征性，常表现为肺野内密度较低，边缘模糊的斑片状或大片状影像，以两肺中、下野较密集，肺尖区可无病变。往往多发、散在和非节段性分布，大多不与肺门相连。其影像较淡，与周围正常肺组织无明显界限呈薄纱状。少数患者可表现为粟粒样，但密度低，亦可表现为结节状。可有轻微胸膜反应，病灶一般在3～4天内可自行消失，但可在其他部位又出现新病灶，这种病灶的暂时性和游走性是本病的特点。病变后期肺内可出现不规则小结节、线样影、网状或蜂窝影。

(三)鉴别诊断

过敏性肺炎的弥漫性粟粒影多不均匀，常伴有小斑片状实变影，病灶的形态、密度短期内可出现变化，肺内病灶的暂时性和游走性是本病的X线影像特点；另外，肺内病变较重，而患者的临床表现较轻，是本病的另一临床特征。本病需与支气管肺炎、间质性肺炎、肺结核等相鉴别。

支气管肺炎常表现为两下肺内、中带见沿着肺纹理分布的颗粒状、小斑片或斑点状阴影，可融合成大片状，整个病变密度不甚均匀，边缘模糊不清，单个病变处中央部密度较高，可有小空洞，但较少见。

间质性肺炎表现为病变较广泛，分布常以胸膜下外带肺组织为主，肺门结构模糊，密度增高，轻度增大，细小支气管梗阻引起弥漫性肺气肿或肺不张表现，病变吸收较实变性炎症慢，慢性病例可导致肺间质纤维化。

肺结核的临床表现与本病有较多相似处，影像表现以其不同的病理阶段而表现不同，肺内常出现纤维空洞、钙化病灶，且肺结核的病变分布以上、中肺野多见，有相对好发的部位，结合痰找抗酸杆菌、结核菌素试验等检查，可与过敏性肺炎鉴别。

(四)临床评价

过敏性肺炎一般均有过敏原接触史,因此必需详细询问病史,尽可能找出过敏原,实验室检查嗜酸粒细胞增高,依据其影像表现,可确立诊断。因其肺内病灶的暂时性和游走性的X线影像特点,短期X线胸片复查是其必要的鉴别诊断手段。

第二节　肺内孤立性和多发性球形病灶

一、周围型肺癌

(一)临床特点

肺癌大多数起源于支气管黏膜上皮,也称之为支气管肺癌,少数起源于肺泡上皮及支气管腺体;近年来,肺癌的发病率明显增高,处于各恶性肿瘤的前列。多发生在40岁以上的成年人,男性多于女性,但近年来女性的发病率也明显升高。

周围型肺癌系指发生于肺段以下支气管直到细小支气管的肺癌。位于肺中间带及周边部,在肺内形成肿块,以腺癌及鳞癌多见。临床表现为咳嗽、咳痰、痰中带血,也可无任何临床症状。发生在肺尖部的肺上沟癌可有霍纳综合征,部分病例可伴有关节肿痛及内分泌紊乱症状。多数患者临床症状出现较晚。

真正的病因至今仍不完全明确。大量资料表明:长期大量吸烟,特别是多年每天吸烟40支以上者,肺癌的发病率是不吸烟者的4～10倍。环境污染是肺癌的一个重要致病因素。人体自身的免疫状况、代谢活动、遗传因素、肺部慢性感染等也可能对肺癌的发病有影响。

以往,肺癌分为小细胞及非小细胞肺癌,非小细胞肺癌又分为鳞状细胞癌、腺癌、复合癌和大细胞未分化癌。目前,临床将肺癌分为常见的4种类型:①鳞状细胞癌:肺癌中最常见类型,多见于50岁以上男性,以中央型肺癌常见。放化疗敏感,先淋巴道转移,血行转移较晚。②小细胞癌:发病率相对较低,多见于年龄较轻男性,以中央型肺癌常见。虽放化疗敏感,但预后差,较早发生转移。③腺癌:发病率相对较低,多见于年龄较轻女性,以周围型肺癌常见。细支气管肺泡癌也属此型。预后一般,较早发生血行转移。④大细胞癌:肺癌中最少见类型。预后最差。

(二)X线表现

早期肿块较小,直径多在2cm以下,显示为密度较低、轮廓模糊的阴影,平片与炎症相似,癌肿继续发展,成为3cm以上较大的球形或圆形块影,可有以下征象。

(1)单发性肿块阴影,直径一般为2～6cm,以3～4cm者多见。

(2)肿块影密度较高,多数比较均匀,部分呈结节堆集而浓淡不均。部分病例可有空洞形成,洞内壁不规则,可见壁结节,少见气液平;以鳞癌多见。X线片少见瘤内钙化。

(3)肿块边缘多数有分叶或脐样切迹,也可呈边缘光滑的球形阴影。肿块影周边较模糊及毛刺是一重要X线征象。

(4)瘤体周边部可有斑片状阻塞性肺炎阴影。

(5)胸膜下肿块易引起胸膜增厚及胸膜凹陷。亦可有肋骨破坏。

(6)胸内转移时可有胸腔积液,肺门及纵隔淋巴结增大。

(7)CT 检查能更清晰显示瘤周征象和瘤内结构,对确诊及检出转移灶有极大帮助。

(三)鉴别诊断

周围型肺癌诊断要点是外围肺组织内发现结节或肿块,直径 3cm 以下者多有空泡征、支气管充气征、分叶征、毛刺征以及胸膜凹陷征。直径较大者可有分叶征,肿块内可发现癌性空洞。周围型肺癌须与肺结核球、肺囊肿、肺良性瘤(炎性假瘤)、慢性肺脓肿等相鉴别。结核球周围有小结核病灶,即卫星灶;或有其他结核依据,如对侧或同侧其他部位有结核病变,或有结核性胸膜炎等。结核球有时可见外围粗长的毛刺,由周围指向中心,毛刺靠近病灶边缘常中断,是由于病灶周围纤维化形成。有时病灶边缘呈浅小的分叶状。

由于结核球融合过程中浓缩,在瘤体周围可形成 1～2cm 的环形透光影,称“月晕”征。病变多在上叶尖后段的肺表面部位。结核球的发展较慢,在观察复查过程中,多数病例无增大或增大不明显。1 年以上无大小改变,基本可肯定结核球的诊断。癌性空洞是癌组织液化坏死并经支气管排出后形成。肺癌空洞较肺结核空洞少见,肺癌空洞通常偏心性、壁厚、内壁凹凸不平,外壁可见分叶和毛刺征象如有肋骨、胸椎等骨骼侵蚀或转移时,诊断就更为可靠。而肺结核空洞周围有“卫星病灶”,可有支气管引流,洞壁一般比较光整。依靠上述征象结核球可与周围性肺癌鉴别。

1.支气管肺囊肿

在 X 线上表现为圆形、椭圆形阴影,单发或多发薄壁透光区,卷发状、蜂窝状阴影;虽反复感染,病灶部位不变,其他肺野无新病灶出现。充分了解病史,一般鉴别诊断不困难。

2.肺炎性假瘤

在组织结构上主要为成纤维细胞、大量的血管组织和各种炎性细胞的混合。本病的病因尚不完全明确,多数学者认为是炎性病变修复改变所形成。X 线表现为肺内团块状阴影,密度较高而均匀,边缘整齐,肿块直径多数在 2～4cm,但个别病例可以超过 4cm,最大者可达 10cm 以上,肿块不出现空洞。一般肿块邻近肺野清楚,无炎性病变,也无胸膜改变。大多发生于肺表浅部位,生长缓慢,甚至无变化。极个别病例,病变阻塞叶支气管,形成肺叶不张、包裹性肿块,甚似中央型肺癌表现,对诊断带来困难,进一步支气管镜检查可帮助诊断。该病变为良性,当胸片难以定性时,可经皮穿刺活检,可确定诊断。

3.肺脓肿

早期表现可见受累的肺段呈楔形或不规则类圆形的致密影,中心浓而周围略淡,边缘模糊,与一般肺炎实变相似。1～2 周后,致密影中出现含有液平的空洞透亮区,空洞周围有浓密的炎症浸润影。病程超过 3 个月以上的,往往转变为慢性肺脓肿,呈肺段性致密影,含有厚壁空洞及液平,常侵及邻近肺段,形成多房性肺脓肿。脓肿四周有粗乱的纤维条索影,病灶影可继续扩大,伴有胸膜增厚。短期内随访,可显示病变病理演化,可与周围型肺癌鉴别。

其他肺孤立性球形病灶错构瘤、脂肪瘤、单发转移瘤等,均可表现为肺孤立性球形病灶,但这类病变都有其各自的 X 线影像特征及典型病史,因此,综合病史及影像学特征可明确诊断。

(四)临床评价

肺癌起源于支气管黏膜上皮,并向支气管腔内或(和)邻近肺组织内生长,引起相应支气管的狭窄、闭塞,引起远端肺实质的继发性改变,局部形成占位征象。同时癌组织可侵犯淋巴、血管,通过淋巴道、血管、支气管转移扩散。常规X线胸片对诊断周围型肺癌有一定的局限性,特别是对早期周围型肺癌和隐匿在心影后方的病灶,有时较难发现;对是否有肺门及纵隔淋巴结转移更是难以显示。

二、球形肺炎

(一)临床特点

形态呈孤立、圆形变的肺炎,称球形肺炎,是一个以X线胸片的形态表现特点而命名的肺炎。本病的临床特点是:多数患者有急性炎症的表现,如发热、咳嗽、咳痰、白细胞计数升高和血沉加快,还多合并有基础性疾病。常好发于肺门旁下叶背段或上叶后段的节段性肺炎。其形成机制,有人认为与呼吸道吸入性有关,也有人认为由炎性渗出物通过肺泡小孔,向邻近周围肺泡呈放射状扩散蔓延而成。

(二)X线表现

球形肺炎阴影的范围接近一个肺段(5～6cm),呈球形,无分叶及毛刺。仔细观察球形肺炎影的密度较淡而不均匀,深浅不一,含有隐约的透亮区,边界模糊,缺乏清晰的轮廓。多数患者病灶周围及肺门方向有较长索状阴影,及所谓"局部充血征象"提示肿块为炎症。经2～3周的随访复查,肺炎阴影常迅速消散,而获最后确诊。

(三)鉴别诊断

最主要的是与周围型肺癌鉴别诊断。有人认为X线胸片上球形病灶的一半以上边缘模糊为肺炎表现,相反肺癌大部边缘清晰。另外是肺栓塞,可呈球形或类圆形,也是需要注意鉴别的。短时间内经抗感染治疗吸收消散是其与其他肺内孤立性球形病变的重要鉴别点。

(四)临床评价

鉴别诊断困难时,CT和经皮肺穿刺活检为球形病灶的确诊提供了有效的手段。CT对病灶的密度、边缘、强化征等征象显示更为确切。

三、肺脓肿

(一)临床特点

肺脓肿:是由多种病原菌引起的肺部化脓性感染,早期为化脓性肺炎,继而发生坏死、液化和脓肿形成。引起肺脓肿的病原菌与上呼吸道、口腔的常存菌一致,常见的有肺炎链球菌、金黄色葡萄球菌、溶血链球菌、克雷白杆菌等。急性肺脓肿常为上述细菌的混合感染。

发病机制分为3种类型:①吸入性:60%的肺脓肿是由于吸入口腔或上呼吸道带有病菌的分泌物、呕吐物等所致。尤其是在口腔、鼻腔及上呼吸道存在感染灶时,此外在受寒、极度疲劳或昏迷等使全身抵抗力降低,咽喉保护性放射减弱等情况下均有利于感染性分泌物的吸入。吸入性肺脓肿发生的部位与体位有关,好发于右肺上叶后段、下叶背段与左肺下叶后基底段,且右侧多于左侧。②血源性:身体其他部位感染性,引发败血症的脓毒栓子经血行播撒至肺,使肺组织发生感染、坏死及液化,形成肺脓肿。血源性肺脓肿多为两肺多发病灶,以金黄色葡萄球菌多见。③继发性:肺脓肿也可继发于支气管扩张、支气管囊肿、支气管肺癌等。急性肺脓肿随着有效抗生素的应用,脓液的排出,脓腔可缩小而消失,但若在急性期治疗不彻底,脓液引流不畅,炎症持续不退,脓肿周围的纤维组织增生使脓肿壁增厚,肉芽组织形成,病灶迁延不愈而转变为慢性肺脓肿。急性肺脓肿的表现类似于急性肺炎,如寒战高热、咳嗽咳痰、胸痛,全身中毒症状较明显等。发热 1 周后常有大量浓痰咳出,若为厌氧菌感染,则为臭痰。慢性肺脓肿有经常咳嗽、咳脓痰和血痰,不规则发热伴贫血、消瘦等,病程都在 3 个月以上,并可有杵状指。

(二)X 线表现

肺脓肿早期呈较大区域的密度增高影,边缘模糊,呈楔形的肺段或亚段实变,底部贴近胸膜。进一步发展,中央出现低密度液化坏死区,经支气管排出坏死物质后,形成空洞。急性肺脓肿形成期的空洞内壁可凹凸不平,并多见气液平面,形成近肺门侧常见支气管与脓腔相通。急性肺脓肿可伴有反应性胸腔积液和胸膜增厚,可因肺脓肿破入胸腔而形成局限性脓胸或脓气胸。短期间,病灶阴影可有明显改变(吸收缩小或进展扩大)。肺脓肿痊愈后可不留痕迹,或仅留下少量纤维条索影。慢性肺脓肿以纤维厚壁空洞伴肺组织纤维化为主要特征,内外壁界限均比较清晰,邻近肺野有慢性炎症、支气管扩张、新的播散灶和旧的纤维化等。血源性肺脓肿多为两肺多发片状或结节状密度增高影,边缘模糊。有些结节中央出现液化坏死,有些则出现空洞,可见透亮区及液平面。

(三)鉴别诊断

吸入性肺脓肿需与癌性空洞及继发于阻塞性肺炎的肺脓肿鉴别;伴有液平时,还需与结核空洞、肺囊肿伴感染相鉴别。继发于阻塞性肺炎的肺脓肿,肺门部可见肺癌的原发病变,癌性空洞呈厚壁,外缘呈分叶,可见毛刺,边界清晰等可资与鉴别。结合病史分析及痰液检查,可以确诊。

(四)临床评价

大多数肺脓肿为吸入性,结合病史分析及痰液检查,X 线表现病灶边缘模糊,洞壁光滑整齐,内多见液平,多数肺脓肿可明确诊断。CT 检查可提供确立诊断和鉴别诊断的更多信息。

四、金黄色葡萄球菌肺炎

(一)临床特点

金黄色葡萄球菌肺炎是金黄色葡萄球菌引起的化脓性炎症。肺部病灶出现之前,患者常先有皮肤疮疖或化脓性骨髓炎的临床表现,后因脓性栓子侵入血流,经血行播散而侵入肺组织致病。

发病年龄以青壮年居多。临床有寒战、高热、咳嗽、胸痛、气促、发绀、脓性痰带血,病势严重。两肺均有散在的湿啰音。白细胞计数显著增高,中性粒细胞比例明显增高。血培养阳性。

(二)X 线表现

如下所述。

(1)两肺野中、外带有散在多发的圆球状病灶(直径 1~3cm),或不规则的大小片状影,密度较高,边缘模糊,有时圆球的边缘亦可光整。

(2)在球状或片状影内,可出现透亮区及小液面,成为多发性肺脓肿。脓腔壁较薄,周围浸润影较少。

(3)同时由于活瓣性细支气管阻塞,可出现薄壁圆形肺气囊(肺气肿),肺气囊壁菲薄。

(4)肺气囊直径1～4cm不等,肺气囊的大小形态在短期内变化很快,且易于消失。

(5)常并发气胸或脓气胸,甚至可并发化脓性心包炎。

(6)本病经积极抗菌药物治疗后,肺内炎症影、小脓肿影及肺气囊影均可迅速吸收、消散,可遗留少许纤维索条影。

(三)鉴别诊断

根据临床症状、体征,结合X线病变易形成肺脓肿和肺气囊、常并发脓胸、动态变化快等特点较易与其他炎性病变鉴别。确诊有赖于细菌学检查。

(四)临床评价

该病起病急、病情危重、病死率高。需尽早介入医学干预。由于细菌学检查(如血细菌培养)需较长时间才得到结果,当临床上怀疑金黄色葡萄球菌败血症时,如果X线检查发现典型的血源性金黄色葡萄球菌肺炎的X线表现,可为确诊提供有力的证据。X线检查对于及时处理患者很有价值。

五、肺吸虫病

(一)临床特点

本症为地方性流行病,如在我国浙江(绍兴)、中国台湾,以及朝鲜等,因食用含有囊蚴的生的或未煮熟的蟹类而感染疾病。常见症状为咳嗽、胸痛、咳铁锈色痰、反复咯血。在痰中可查到嗜酸粒细胞和夏柯－雷登结晶,有时痰中还可找到肺吸虫卵。

(二)X线表现

如下所述。

1.出血破坏期

两侧中、下肺野有散在的椭圆形或圆形浸润影(直径2cm左右),边缘模糊。

2.囊肿期

肺部浸润阴影内可见单房或多房性透明区,其周围可见条索状阴影伸向肺野。

3.囊肿后期

肉芽组织和结缔组织增生包裹,形成边界清楚的圆形或椭圆形结节阴影。可单发,亦可聚集成团块状。

4.愈合期

病灶缩小,密度增高,可见环状、点状或片状钙化。亦可呈条索状阴影。

(三)鉴别诊断

肺吸虫病无论哪一期的X线表现均无特异性,与肺结核的多形态X线表现鉴别较困难。

(四)临床评价

有食用未熟螃蟹、蛤蜊与蜊蛄史,如果肺吸虫皮内试验与补体结合试验阳性,痰内查到肺吸虫病卵即可确诊。

第二章　心血管系统疾病 X 线诊断

第一节　冠状动脉粥样硬化性心脏病

一、X 线诊断要点

(一)轻度心肌缺血

X 线心脏往往无明显阳性发现。

(二)心肌梗死

心肌梗死的 X 线征象为梗死区搏动异常,此为主要 X 线征象,可出现典型的矛盾运动、搏动幅度减弱或搏动消失等。较广泛或多发的心肌梗死、心力衰竭或心包积液可使心影增大。心力衰竭常从左心开始,以后波及右侧。偶可见血栓钙化。

(三)心室膨胀瘤

心室边缘局部隆起,矛盾运动,搏动减弱或消失。

二、临床联系

本病主要侵犯主干及大分支,如前降支的近心段、右冠状动脉和右冠支。由于血流受阻,心肌出现缺血、梗死,严重者出现心室壁瘤。

第二节　风湿性心脏病

一、X 线诊断要点

不同摄片体位的表现如下。

(一)后前位

两侧肺淤血,上肺静脉扩张,下肺静脉变细,血管模糊,重者出现肺静脉高压症象,如间质性或肺泡性水肿,Kerley 线等。左心房增大导致右心缘可见双心房影和(或)心影中央密度增高。主动脉结因心搏量少及心脏旋转而变小。肺动脉段隆起,肺动脉增粗、模糊。左心缘出现第三心音(左心耳),左下心缘平直,心尖上翘,当有关闭不全时则左心室增大,左下心缘长径与横径均增大,重者左支气管上抬,气管分叉角增大。

(二)右前斜位

心前间隙缩小,肺动脉段隆起,左心房增大,心后上缘后突,压迫充钡食管。

(三)左前斜位

心前间隙缩小,肺动脉段隆起,左主支气管受压上抬。

(四)侧位

胸骨后心脏接触面增加，食管受左心房压迫而后移，单纯狭窄者心后三角存在，关闭不全时缩小或消失。

二、临床联系

临床症状以劳累后心悸为主，重者可有咯血、端坐呼吸、肝大、下肢水肿等症状，心尖区舒张期隆隆样杂音。

第三节　先天性心脏病

一、房间隔缺损

(一)X线诊断要点

婴幼儿期或年龄较大缺损小而分流量少的，心肺可无明显异常。达到一定分流量时，右心房、右心室因容量的过负荷而增大，肺血增多。左心室发育等，主动脉正常或缩小。表现如下。

1.肺血增多

除肺动脉段隆突外，两肺门血管影增宽，肺门血管呈扩张性搏动(称肺门舞蹈征)，两肺中带肺血管纹理增粗增多，并可延伸至肺外带，肺血管纹理边缘清晰。

2.心脏增大

心脏呈不同程度的增大，右心房增大较明显。

(1)后前位：心脏左移，右上纵隔与右心缘影不明显，主动脉结缩小，肺动脉段空出，心尖上翘，肺血增多。

(2)左、右前斜位：肺动脉段隆起，心前间隙缩小，左心房不大，右心房段延长或隆起。

(3)侧位：心前缘与胸骨接触面增加，心后三角存在。

(二)临床联系

本病患：者可以无症状，形体正常，发育稍小，劳累后有心悸、气促，易患呼吸道感染，无发绀。体检胸骨左缘第2肋间收缩期杂音。

二、室间隔缺损

(一)X线诊断要点

室间隔缺损的X线表现完全受血流动力学异常所决定。

1.缺损小而分流量少者

心肺无明显异常或仅肺血管纹理增多，此种肺血管纹理增多仅发生于下肺野。肺动脉段多平直或隆突，左心室轻度增大。

2.缺损在1cm以上者

分流量较大，肺血增多，肺动脉段隆起，心影以左心室增大为主，左心室、右心室均增大。

3.在上述基础上并发肺动脉高压者

两肺中外带肺纹理扭曲变细，肺动脉段与大分支扩张，严重者肺门呈一“截断”样。心脏右心室增大比左心室显著，常伴有肺间质水肿及肺泡性水肿的X线片，但以充血现象为主。

（二）临床联系

临床上小孔室间隔缺损患者无症状，胸骨左缘有全收缩期杂音。大孔室间隔缺损有大量左向右分流出现震颤，婴儿期即可有充血性心力衰竭。患者生长及发育差，反复呼吸道感染、多汗、喂养困难、心悸、气促、乏力，至右向左分流时可出现发绀。

三、动脉导管未闭

（一）X线诊断要点

导管细小而分流量少者，心、肺可无明显异常，或仅有左心室轻度增大，肺动脉段轻突，主动脉弓稍宽。导管较粗而分流量多者，肺动脉段隆突及肺血增多明显，两肺纹理增多且粗，透视可见"肺门舞蹈征"，但较房间隔或室间隔缺损发生较少。心脏呈轻度至中度增大，主动脉弓增宽，有时可见漏斗征。

（二）临床联系

本病可因分流量大小表现出不同的临床形式。分流量甚小者临床可无主观症状；中等分流量者常感乏力、劳累后心悸、气喘；分流量大时多为临床症状严重。

四、肺动脉瓣狭窄

（一）X线诊断要点

1.心脏改变

轻度狭窄，心脏大小正常或仅轻度增大，以右心室为显著，心脏呈二尖瓣型。肺动脉瓣严重狭窄者，右心室增大明显。

2.肺门改变

肺动脉段因狭窄后扩张而隆突，隆突下方与心脏交界分明，呈切迹样。左肺门影增大，主动脉弓相对变小，故整个心脏与大血管显示为下面为圆隆的心脏，中间为隆突的肺动脉段，两者之间界限分明。最上方为相对变小的主动脉弓，故颇似葫芦形。如有增大而搏动的左肺门，纤细而静止的右肺门，为瓣膜型肺动脉狭窄的典型表现。

3.肺纹理

肺野清晰，血管纤细稀少，边缘清晰。

（二）临床联系

轻症肺动脉瓣狭窄可无症状，重者在活动时有呼吸困难及疲倦，严重狭窄者可因剧烈活动而导致晕厥甚至猝死。

五、法洛四联症

（一）X线诊断要点

25%的患者伴有右位主动脉弓，故右上纵隔处有突出之主动脉结，部分患者左上纵隔无主动脉结，肺动脉段凹陷，心左下缘为向上翘起的心尖，左、右心房无明显改变，肺动脉和肺血均减少。

（二）临床联系

患者自幼出现发绀和呼吸困难，易疲乏，劳累后常取蹲踞位，常伴杵状指，严重缺氧时可引起晕厥。

第三章　消化系统疾病的X线诊断

第一节　咽部病变

一、咽部异物

(一)临床特点

咽部异物多属意外情况下经口进入。尖锐细长物品如鱼刺、麦芒、竹丝等，可刺入腭扁桃体、咽侧壁、舌根或会厌谿等处。较大异物常停留于梨状窝。尖锐异物可刺透并穿过咽黏膜，埋藏于咽后壁，引起继发感染，甚或酿成脓肿。

(二)X线表现

咽部异物有高密度及低密度两种。高密度异物，平片即可完全显现异物位置、形态和大小，并可见咽部软组织肿胀和脓肿；低密度异物，需做钡餐检查，表现为充盈缺损即异物的一个侧面，以及咽部功能紊乱、咽部软组织改变。异物很小时，造影不一定显现，可以钡剂拌棉絮观察，显示钡絮滞留咽部，结合病史进行诊断。

(三)鉴别诊断

结合临床病史及颈部X线透视、摄片和服钡检查，可以判断有无异物及并发病的存在。

(四)临床评价

详细询问病史和分析症状可以初步诊断。大多数患者有异物咽下史并在查体时发现异物，部分患者开始有刺痛，检查时未见异物，可能是黏膜擦伤所致，此症状一般持续时间较短。对于疼痛部位不定，总觉咽部有异物存留，发生数日后来就诊者，应注意与咽异感症或慢性咽炎相鉴别。

二、咽壁脓肿

(一)临床特点

本病多见于异物刺伤后，亦可因颈椎化脓性或结核性感染所造成。脓肿多位于咽后壁，由于软组织肿胀或脓肿的压迫使咽部变形。

(二)X线表现

除X线平片可见咽壁软组织肿胀、咽部受压，以及咽部移位、咽部与颈椎间距离增加外，有时可于肿胀影内见有积气或小液平面。

第二节 食管病变

一、食管癌

(一)临床特点

食管癌是我国常见的恶性肿瘤之一,也是引起食管管腔狭小与吞咽困难的一种最常见的疾病。绝大多数食管癌为鳞状上皮细胞癌,但食管下端也可以发生腺癌。统计表明,食管癌好发于胸中段,胸下段次之,颈段与胸上段最少。

早期食管癌(限于黏膜及黏膜下层)的病理形态可分为平坦型、轻微凹陷型与轻微隆起型。随着癌的深层浸润,以及不同的生长方式,一般可分为息肉型、狭窄型、溃疡型与混合型。早期食管癌很少有症状,需做脱落细胞学检查才能发现。但肿瘤生长至一定大小,则出现持续性、进行性吞咽困难。一般说来,男性多于女性,40 岁以上患者多见。

(二)X 线表现

如下所述。

1.早期食管癌

食管黏膜纹增粗、中断、迂曲,可见单发或多发的小龛影,局限性充盈缺损,局限性管壁僵硬。

2.中、晚期食管癌

黏膜纹破坏、充盈缺损、管壁僵硬、管腔狭窄、通过受阻与软组织肿块等。根据大体标本结合 X 线表现分述如下。

(1)息肉型:肿瘤向腔内生长为主,呈不规则的充盈缺损与偏心性狭窄。但也有的肿块向壁外生长为主,犹如纵隔肿瘤,有人称之为外展型。

(2)狭窄型:即硬性浸润癌,以环形狭窄为其主要特点,范围为 3～5cm,上段食管明显扩张。

(3)溃疡型:呈长条状扁平形壁内龛影,周围隆起,黏膜纹破坏,管壁僵硬,扩张较差,但无明显梗阻现象。

(4)混合型:具备上述两种以上的 X 线特征。

3.并发症

(1)穿孔与瘘管形成:仅少数病例可出现食管气管瘘,也可向纵隔穿破,形成纵隔炎与纵隔脓肿。

(2)纵隔淋巴结转移可出现纵隔增宽,气管受压等 X 线征。

(三)鉴别诊断

如下所述。

1.食管良性肿瘤

表现为向腔内凸出的偏心性充盈缺损,呈半球状或分叶状。切线位肿瘤上、下端与正常食管分界清楚,钡剂通过肿瘤时呈偏流或分流,转动体位可发现管腔增宽,肿物不造成梗阻,上方食管无扩张。肿瘤局部食管黏膜皱襞展平消失，其对侧黏膜光整，无破坏改变，附近食管壁柔和光滑。

2.贲门失弛缓症

贲门失弛缓症的狭窄段是胃食管前庭段两侧对称性狭窄，管壁光滑呈漏斗状，食管黏膜无破坏。用解痉药可缓解梗阻症状，吸入亚硝酸异戊酯后贲门暂时舒展，可使钡剂顺利通过。

3.消化性食管炎

易与食管下段浸润癌混淆。炎症后期瘢痕狭窄常在下1/3，但仍能扩张，无黏膜破坏。食管壁因癌肿浸润而僵硬，不能扩张，边缘不规则，黏膜皱襞有中断、破坏。

4.食管静脉曲张

食管静脉曲张管壁柔软，没有梗阻的征象，严重的食管静脉曲张，管张力虽低，但仍有收缩或扩张功能，而癌的食管壁僵硬，不能打张或收缩，局部蠕动消失。

5.食管外压性改变

纵隔内肿瘤和纵隔淋巴结肿大等压迫食管，产生局限性压迹，有时并有移位，黏膜常光滑完整无中断、破坏。

(四)临床评价

食管癌的放射学检查主要是确定诊断及侵蚀范围。食管癌的中晚期X线改变较为明显，诊断并不困难。而早期食管癌由于癌组织仅限于黏膜及黏膜下层，病变表浅，范围小，因此X线改变很不明显，容易漏诊和误诊。所以X线检查时，必需多轴透视和点片，并采取双对比造影检查，能显示得更清楚。

二、食管炎

(一)腐蚀性食管炎

1.临床特点

吞服化学性腐蚀性制剂(如强酸、强碱之类)所致，重者可发生食管破裂而引起纵隔炎，轻者则引起不同程度的瘢痕狭窄。

2.X线表现

如下所述。

(1)病变较轻时，早期可见食管下段痉挛，黏膜纹尚存在，一般无严重后果。重症病例则表现为中、下段，甚至整个食管，都有痉挛与不规则收缩现象，边缘呈锯齿状，可见浅或深的溃疡龛影，有时因环肌痉挛严重，下段可呈鼠尾状闭塞。

(2)病变后期，因瘢痕收缩而出现范围比较广泛的向心性狭窄，狭窄多为生理性狭窄部位，狭窄上段食管扩张程度较轻，病变食管与正常食管之间无明确分界，呈逐渐移行性过渡。

3.鉴别诊断

浸润型食管癌：狭窄上段食管明显扩张，病变与正常食管之间分界截然。

4.临床评价

应在急性炎症消退后进行钡餐造影检查，以观察病变的范围与程度。如疑有穿孔或有食后呛咳的患者，宜用碘油造影。由于腐蚀性食管炎后期可以发生癌变，因此X线检查对本病的随访非常重要。

(二)反流性食管炎

1.临床特点

系胃内容物包括胃酸及胃消化酶逆流到食管内对鳞状上皮的自身性消化所致。主要见于食管下段,多并发黏膜糜烂与浅表性溃疡,病变后期因纤维组织增生,可形成食管管腔狭窄与食管缩短。临床上多见于食管裂孔疝、贲门手术后、十二指肠球部溃疡的患者。主要表现胃灼热、胸骨后疼痛,进食时加重;因食管下段痉挛与瘢痕狭窄,故可有吞咽困难与呕吐等症状;严重者还可发生呕血。

2.X线表现

如下所述。

(1)早期或轻度反流性食管炎在钡餐造影时,一般只能看到食管下段痉挛性收缩,长达数厘米,边缘光整,有时出现第3收缩波而致管壁高低不平或呈锯齿状,但难以显示黏膜糜烂与浅小溃疡。

(2)晚期因管壁纤维组织增生及瘢痕组织收缩,可见食管下段持续性狭窄及狭窄.上段食管代偿性扩大。如发现胃内钡剂向食管反流或并发食管裂孔疝,则支持反流性食管炎的诊断。

3.鉴别诊断

要与浸润型食管癌相鉴别:食管癌时食管狭窄较局限,病变与正常食管之间分界明显,当服大口钡剂时可见狭窄部位管壁僵直,表面不规则,不易扩张。而食管炎时病变食管与正常食管之间无明确分界,呈逐渐移行性过渡,狭窄部位比较光滑,偶见小龛影。

4.临床评价

X线钡餐检查对于判断病变的有无、病变部位及程度、病变原因很有帮助。一般来说采用双对比造影易于发现早期的细微黏膜管壁,但非特异性。诊断应结合临床病史、内镜活检及实验室检查结果进行综合诊断。

三、食管重复畸形(先天性食管囊肿)

(一)临床特点

食管重复畸形又称先天性食管囊肿,是较少见的先天性消化道畸形。系胚胎时期原始消化管头端的前肠发育畸形所致,多位于食管中段或下段,呈囊状或管状,可与食管相通,其囊内黏膜多数为胃黏膜,部分为肠黏膜、支气管黏膜组织或食管黏膜,可产生溃疡,可无临床症状。食管重复又称为副食管,较大的副食管可压迫气管引起呼吸困难,压迫食管产生吞咽困难,或副食管内溃疡出血,甚至穿孔等症状。

(二)X线表现

如下所述。

(1)正侧位胸片:可见副食管呈边缘清晰、密度均匀之块影,并压迫纵隔使之移位,或突向邻近肺野的块影。

(2)若副食管与食管相通,钡餐造影可显示副食管与食管平行,其远端为盲端,内有黏膜纹。

(三)鉴别诊断

如下所述。

1.食管憩室

食管壁局限性腔外膨出而呈陷窝或盲袋状，易于鉴别。

2.缺铁性吞咽困难综合征

有缺铁性贫血表现，内镜检查见咽下部和食管交界处附近有食管黏膜赘片形成，其特征性改变有利于鉴别。

(四)临床评价

食管重复畸形的发生可能与遗传有关。本病变不仅影响食管正常功能，而且易反复损伤继发炎症，旷久可能诱发恶变，故应提醒患者注意饮食方式及自我保护，追踪观察，定期复查，酌情处理。

四、食管黏膜下血肿

(一)临床特点

食管黏膜下血肿，主要是由于动物性尖锐骨性异物通过食管生理狭窄时所产生的继发性食管黏膜急性损伤性病变，偶尔也可由于烫伤或进食过快引起。在有血小板减少症、血友病或抗凝药治疗的患者中也可自行出现。主要症状为突发的胸骨后疼痛、呕血、吞咽痛、吞咽困难。

(二)X线表现

食管腔内黏膜层轮廓光滑的圆形或椭圆形充盈缺损，边缘清楚，形态轻度可变；如血肿破裂钡剂渗入血肿内，则形成腔内液一钡平面或腔内囊状钡剂充填影，钡剂渗入少并在立位时表现为腔内液一钡平面；当钡剂渗入多或卧位时表现为腔内囊状钡剂充填影。

(三)鉴别诊断

如下所述。

1.黏膜层良性肿瘤

血肿患者有明确的尖锐异物误吞史，疼痛不适大多较广泛或最痛点与发现病变部位相一致，短期复查血肿消失或明显缩小；良性占位性病变患者无症状或症状轻，短期复查病灶无变化。

2.食管外压性病变或黏膜下占位性病变

通过切线位显示黏膜下层隆起性病变；血肿临床表现及病史典型，来源于黏膜层隆起性病变。

3.食管憩室

憩室切线位于腔外，黏膜向内延伸，形态可变性大，钡剂可排空；血肿始终位于腔内，短期复查变小或消失。

4.食管内气泡

气泡多发、圆形，通过重复服钡，可消失或下移；血肿位置固定且始终存在。

(四)临床评价

食管黏膜下血肿多由细小血管损伤引起，血肿往往较为局限，极少引起大出血。食管黏膜下血肿根据临床表现的特点及X线影像表现，结合短期复查血肿变小或消失等特点，不难做出明确诊断。

第三节 胃部病变

一、慢性胃炎

(一)临床特点

慢性胃炎是成人的一种常见病,主要由于黏膜层水肿、炎症细胞浸润及纤维组织增生等造成黏膜皱襞增粗、迂曲,以致走行方向紊乱。

(二)X线表现

如下所述。

(1)胃黏膜纹有增粗、迂曲、交叉紊乱改变。

(2)由于黏膜皱襞盘旋或严重上皮增生及胃小区明显延长,则形成较多的约0.5cm大小息肉样透亮区。

(3)半充盈相上胃小弯边缘不光整及胃大弯息肉状充盈缺损,缺损形态不固定,触之柔软。

(三)鉴别诊断

胃恶性肿瘤:胃壁僵硬、蠕动消失,胃黏膜中断破坏,充盈缺损形态恒定不变。

(四)临床评价

X线上只从黏膜皱襞相的变化来诊断胃炎是不可靠的。一些慢性胃炎就其本质来讲为萎缩性胃炎,进而加上增生及化生等因素,致使从肉眼及X线上都为肥厚性胃炎之征象。这样,从皱襞的宽度来判断为肥厚性胃炎还是萎缩性胃炎就不准确了。此外,皱襞的肥厚还受自主神经系的影响,甚至黏膜肌层的挛缩、药物的影响等也会导致皱襞的变化。

二、慢性胃窦炎

(一)临床特点

慢性胃窦炎是一种原因不太清楚而局限于胃窦部的慢性非特异性炎症,是消化系统常见疾病之一。临床上好发于30岁以上的男性,表现为上腹部饱胀,隐痛或剧痛,常呈周期性发作,可伴有嗳气、泛酸、呕吐、食欲减退、消瘦等,慢性胃窦炎还可表现为厌食、持续性腹痛、失血性贫血等。本症与精神因素关系密切,情绪波动或恐惧紧张时,可使症状加剧。副交感神经系统兴奋时也易发作。有些胃窦炎患者,上腹部疼痛症状与十二指肠球部溃疡相似。

(二)X线表现

如下所述。

(1)胃窦激惹:表现为幽门前区经常处于半收缩状态或舒张不全,不能像正常那样在蠕动波将到达时如囊状,但能缩小至胃腔呈线状。若有幽门痉挛,则可造成胃排空延迟。

(2)分泌功能亢进:表现如空腹滞留,黏膜纹涂布显示不良。

(3)黏膜纹增粗、增厚、紊乱,可宽达1cm左右,胃窦黏膜纹多呈横行,胃黏膜息肉样改变出现靶样征或牛眼征,胃壁轮廓呈规则的锯齿状,锯齿的边缘也甚光滑。

(4)当病变发展至肌层肥厚时,常表现为卧位时胃窦向心性狭窄,形态比较固定,一般可收缩至极细,但不能舒张,与正常段呈逐渐过渡或分界比较清楚。狭窄段可显示黏膜纹,多数呈纵行。而立位观察形态多接近正常。

(5)胃小区的形态不规则、大小不一,胃小沟密度增高且粗细不均、变宽模糊。

(三)鉴别诊断

胃窦癌:黏膜纹显示僵硬、破坏,可伴有黏膜纹紊乱。胃窦多呈偏侧性狭窄变形,轮廓呈缺损性不规则。胃壁僵硬,蠕动完全消失。与正常胃壁边界截然、陡峭。扪诊检查,大多有质硬的肿块。胃窦炎黏膜纹主要表现增粗、迂曲、走行紊乱,无黏膜纹僵硬、破坏;胃窦多呈向心性狭窄变形,轮廓光整或锯齿状;病变区胃壁柔软度及蠕动存在或减弱,病变区边界常系移行性,故其边界多不够明确,多无肿块。胃镜在区分慢性胃窦炎与胃窦癌时有优势。

(四)临床评价

常规钡餐只能显示黏膜纹的改变,黏膜纹的宽度>5mm,边缘呈波浪状,是诊断胃窦炎的可靠依据。而低张力气钡双重造影能显示胃小区的改变,有利于胃窦炎的诊断。临床研究证明胃癌与萎缩性胃窦炎之间有着密切的关系。因此,早期诊治慢性胃窦炎非常重要。而上消化道钡餐造影检查与临床体征相结合,是诊断慢性胃窦炎的可靠依据。在实际工作中要注意胃窦炎与胃窦癌相区别。

三、浸润型胃癌

(一)临床特点

浸润型胃癌是胃癌中最少见的一型,癌肿主要沿着胃壁浸润型生长,胃壁增厚,黏膜面粗糙,颗粒样增生,黏膜层固定,有时伴有浅表溃疡。根据病变范围,可分为局限型及弥漫型。

(二)X线表现

病变范围可广泛或局限,病变区表现如胃壁僵硬、蠕动消失、胃腔缩小,黏膜纹破坏、紊乱,严重者如脑回状黏膜纹,可伴有不规则的浅在性的龛影。充盈相上胃轮廓不规则。如病变范围广,可使全胃缩小、僵硬如皮革囊袋,故又称革袋状胃或皮革胃。当幽门被癌肿浸润而失去括约能力时,则胃排空加快。个别病例可仅有胃壁僵硬、蠕动消失,而无黏膜纹破坏,亦应加以注意。

(三)鉴别诊断

如下所述。

1.高张力角型胃

浸润型胃癌,黏膜皱襞消失,无蠕动波,且因幽门受浸润排空增快,有时可见因贲门口受浸润僵硬而引起的食管扩张,而角型胃及其食管柔软,不会出现食管扩张和排空增快,有助于两者的鉴别。

2.胃淋巴瘤

见本节相关内容。

(四)临床评价

浸润型胃癌发病率较其他类型少,传统单对比造影检查时容易误诊为胃炎或正常。双对比检查,可降低胃张力,增加胃扩张程度,容易发现胃壁僵硬和胃腔狭窄,有利于诊断和鉴别。

四、胃淋巴瘤

(一)临床特点

起源于胃黏膜下层的淋巴滤泡组织,沿黏膜下层浸润生长,易导致管壁增厚,黏膜粗大及肿块形成。黏膜表面可保持完整,亦可产生溃疡。临床表现与胃癌相似,胃淋巴瘤发病率相对偏小,发病年龄较年轻,临床表现主要取决于肿瘤的病理学改变及生物学特征。但总的说来临床症状不太严重,而X线已明显提示胃部病变严重,这种临床表现与X线不相一致是一个特征。

(二)X线表现

其X线表现一般可分为6型。

1.溃疡型

表现为龛影,其发生率较高,为最多的一种类型。溃疡的形态、大小、数目不一,多位于充盈缺损内,形态不规则或为盘状、分叶状、生姜状等。溃疡环堤常较光滑规则,部分尚可见黏膜皱襞与溃疡型胃癌的环堤常有明显的指压痕和裂隙征有所不同。邻近黏膜粗大而无中断破坏,病变区胃壁呈不同程度僵硬但仍可扩张,胃蠕动减弱但仍存在。

2.肿块型

常表现为较大的充盈缺损,多见于胃体、窦部,呈分叶状,边界清楚,其内可有大小不等、形态不规则的龛影。

3.息肉型

表现为胃内(体、窦部)多发性息肉状充盈缺损,直径多为1～4cm,大小不等,边缘多较光整,也可呈分叶状,其表面可有大小不一的溃疡;周围环以巨大黏膜皱襞。病变范围广,但仍保持一定扩张度及柔软性,胃蠕动仍能不同程度地存在为其特征。

4.浸润型

累及胃周径的50%以上,表现为胃壁增厚,蠕动减弱但不消失,病变范围和程度与胃腔狭窄程度不成比例,有时胃腔反而扩张。

5.胃黏膜皱襞肥大型

表现为异常粗大的黏膜皱襞,为肿瘤黏膜下浸润所致。粗大的黏膜皱襞;略显僵硬,但常无中断、破坏。于粗大皱襞之间可见大小不等的充盈缺损。

6.混合型

多种病变如胃壁增厚、结节、溃疡,黏膜粗大等混合存在。

(三)鉴别诊断

如下所述。

1.浸润型胃癌

首先,淋巴瘤胃壁僵硬、蠕动消失似浸润型胃癌的“革袋状胃”,但淋巴瘤压迫时胃壁可有一定的形态改变,不似胃癌僵直。同时,其胃壁边缘可见弧形充盈缺损,较多则呈“波浪”状,胃癌无此征象。其次,淋巴瘤黏膜破坏表现特殊,似多数大小形态不等的结节样充盈缺损构成,呈现凹凸不平状,充盈缺损表面不光整,可见不规则龛影。这与胃癌的黏膜中断、消失不同。此外,淋巴瘤多为全胃受累、病变广泛,浸润型胃癌如未累及全胃,病变区与正常胃壁分界截然，有时可见癌折角，鉴别诊断不难。

2.肥厚性胃炎

肥厚性胃炎可形成大小不等的凸起状结节，其结节为黏膜增生肥厚形成，表现为与黏膜相连，似黏膜扭曲形成，而淋巴瘤的结节表现为彼此“孤立”，与黏膜皱襞不连；此外，较重的肥厚性胃炎胃壁柔韧度降低，有时蠕动亦不明显，但不僵硬，与淋巴瘤不同。

(四)临床评价

胃淋巴瘤患者临床表现无特殊性，内镜活检有时难以取到深部浸润的肿瘤组织而不能做出准确诊断。

五、胃溃疡

(一)临床特点

常见慢性病，男多于女，好发于20～50岁之间，主要大体病理是黏膜、黏膜下层溃烂深达肌层，使胃壁产生圆形或椭圆形溃疡，深径5～10mm、横径5～20mm，溃疡底可为肉芽组织、纤维结缔组织，溃疡口部主要是炎性水肿。临床主要症状即规律性上腹部饥饿痛。

(二)X线表现

龛影即溃疡腔被钡剂充填后的直接X线征象，正位显示为圆形或椭圆形钡斑，侧位观显示壁龛，据溃疡位于壁内、周围黏膜水肿、肌纤维收缩及瘢痕纤维组织增生等，而形成下述良性溃疡X线特征。

(1)壁龛位于腔外：若溃疡位于胃窦前、后壁或伴有胃窦变形时，壁龛影的位置往往难以确定，因而这一征象不易判断。

(2)Hampton线：不常见，系残留于溃疡口缘水肿的黏膜所形成，犹如溃疡口部一“垫圈”，切线位于龛影口边的上侧或下侧，呈宽1～2mm的窄透亮线，亦可见于整个龛边，使充盈钡浆的壁龛与胃腔分隔开。此征虽较少见，却是良性溃疡的特征。

(3)“狭颈”征和“项圈”征：系Hampton线及溃疡口周围肌层中等度水肿而构成。表现为Hampton线的透亮区明显增宽，至5～10mm，位于壁龛上、下侧。轴位相加压时，于龛影周围形成“晕轮”状透亮带。

(4)“环堤”影：系溃疡口部以黏膜层为主的高度炎性水肿。钡餐检查，在适当压迫下取轴位观，呈一环状透亮带，内界较为明确，外界模糊不清，如同“晕轮”状；切线位则表现为一“新月”样透亮带，亦为溃疡侧边界明确，外界模糊不清。该透亮带无论是轴位还是切线位观，其宽度均匀，边缘较光整，黏膜纹直达环堤影边缘，此为良性“环堤”影特征。

(5)以溃疡为中心、分布均匀的放射状黏膜纹，为溃疡瘢痕组织收缩的表现，系良性溃疡的特征。纠集的黏膜纹大多到达龛边，但部分病例由于溃疡口部严重水肿，靠近壁龛的黏膜纹逐渐消失而显示不清。

另有认为，龛影边缘“点状投影”，系钡浆存留于皱襞内所造成，它提示该溃疡周围有黏膜增厚和放射状黏膜皱襞存在，因此是良性溃疡较为特征性表现。

上述黏膜纹无论它是何种表现，均应有一定的柔软度和可塑性，这一点不可忽视。

(6)新月形壁龛：它的产生是由于溃疡口缘黏膜严重的炎性水肿，并突向溃疡腔内而构成。钡餐造影时壁龛显示如新月形，其凹面指向胃腔，凸面指向胃腔外。

(三)鉴别诊断

溃疡型胃癌:癌肿内的恶性溃疡,大而浅,形态不规则,为“腔内龛影”,周围见高低、宽窄、形态不规则“环堤”,环堤内可见“尖角”征,龛影边缘有“指压”迹,龛影周围纠集的黏膜纹中断、破坏,邻近胃壁僵硬,蠕动消失等。骑跨于胃小弯的溃疡型癌,切线位加压投照时,呈“半月”征图像。这些均与良性溃疡不同,同时,良性溃疡临床上有节律性疼痛症状。

(四)临床评价

关于良性溃疡与溃疡性胃癌的鉴别,主要是依据龛影的大小形态和周围黏膜等情况。少数情况下慢性胃溃疡和溃疡性胃癌临床上缺乏特异性。X 线检查时,对溃疡大小、形态缺乏新的认识,X 线诊断有一定难度。“恶性特征”对恶性溃疡诊断意义虽然重要,但并非其独有,有些良性溃疡病变时间很长,瘢痕修复不能填充愈合坏死组织形成的龛影,反而因瘢痕收缩可使胃小弯缩短,形成假“腔内龛影”,且龛影大小可因溃疡周围瘢痕收缩较实际扩大。

第四节　肝脓肿

一、X 线诊断要点

较大的脓肿,腹部平片有时可见肝区含气或液平的脓腔影,改变体位投照,液平可随之移动。同时可见右膈膨隆、右下肺盘状不张、右胸膜增厚及胸腔少量积液。有并发症还可见膈下脓肿、肺脓肿、脓胸等。

二、临床联系

本病男性多见,全身症状明显,持续肝区疼痛,并放射到右肩,有时出现黄疸,还有消化系统症状。

第五节　原发性肝癌

一、X 线诊断要点

(一)透视和平片检查

肝影可增大,右侧膈肌升高,活动正常或受限,膈面可不规则呈波浪状或结节状。有时在横结肠内积气的对比下,可见肝下缘向下伸展,其外下缘圆钝。肿瘤钙化可为散在的斑点状或不规则条状,但少见。病变侵及膈肌或胸膜时出现胸腔积液。

(二)肝动脉造影

肝动脉肝内分支显示扭曲、移位,肿瘤区内出现血管数量明显增加的肿瘤循环;有时肿瘤供应血管见于肿瘤周围，其中心区无血管。

二、临床联系

本病好发于30～60岁男性，症状多出现在中晚期，表现肝区疼痛、消瘦乏力、腹部包块，晚期出现黄疸。

第四章　泌尿系统疾病的X线诊断

第一节　泌尿系统结石

一、肾结石

(一)常见症状与体征

肾区疼痛伴肋脊角叩击痛、血尿。

(二)X线表现

X线平片肾盂肾盏内均匀致密影，肾盂饱满，肾盏杯口圆钝变形，肾脏轮廓较小。静脉肾盂造影片示肾盂肾盏形态与X线平片一致，健侧肾盂肾盏显影形态正常。输尿管及膀胱充盈显影正常。

(三)诊断要点

(1)平片肾窦区及其附近单个或多个致密影。

(2)IVU肾盂、肾盏积水，不显影或延迟显影。

(3)阴性结石肾盂肾盏内充盈缺损。

(四)鉴别诊断

1.结核的钙化

后者在皮质内，有相应肾盏的破坏。

2.胆石症

胆性结石位置偏前，肾结石偏后与脊柱重叠。

(五)比较影像学与临床诊断

(1)透视对X线平片上有疑问的阳性结石做多角度、多体位检查效果较好。

(2)阴性结石或X线平片难以确认的阳性结石，超声、CT可提供较大的帮助。

二、输尿管结石

(一)常见症状与体征

肾绞痛，间歇性血尿。镜检：尿液红细胞阳性，肉眼血尿。

(二)X线表现

尿路平片示横突旁“粒状”致密影，边缘光滑，逆行造影相对应的位置造影剂截断，肾盂、肾盏积水。

(三)诊断要点

(1)X线平片常呈圆形、类圆形、枣核形等，位置与输尿管行径相符。

(2)结石嵌顿于输尿管生理狭窄处。

(3)造影表现为肾盂、肾盏显影延迟；肾实质显影密度高；肾盂、肾盏积水。

(4)阴性结石在静脉肾盂造影或逆行尿路造影时,可见输尿管扩张,充盈缺损,呈杯口状改变,在同一部位中断,输尿管中断处X线平片上无表现。

(四)鉴别诊断

结石常与肠袋及骨组织影相重叠不易确定,须与淋巴结钙化、盆腔静脉石、胰腺钙化、横突端骨影等相鉴别。

(五)比较影像学与临床诊断

(1)大多数输尿管结石在尿路平片.上明确显示,可多发,甚至相邻排列在输尿管内呈串珠状改变。

(2)输尿管阴性结石在静脉肾盂造影或逆行尿路造影时显示,CT平扫、强化诊断准确。

(3)MRI较少应用于该病,B超对下段结石不敏感。

三、膀胱结石

(一)常见症状与体征

排尿突然中断,疼痛放射至远端尿道及阴茎头部,伴排尿困难和膀胱刺激症状。常有终末血尿,小便困难,日间较甚。小腹胀痛,排尿时刺痛。

(二)X线表现

膀胱区内椭圆形致密影,边缘光滑。

(三)诊断要点

(1)平片小骨盆中部圆形、椭圆形致密影,随体位而移动。

(2)造影片显示膀胱内充盈缺损。

(四)鉴别诊断

(1)输尿管下端结石较小,长轴与输尿管走行一致,位置偏高、偏外。

(2)前列腺结石通常为两侧性多发,位于耻骨联合附近。

(五)比较影像学与临床诊断

(1)膀胱阳性结石,X线一般诊断不难。

(2)对疑有阴性结石或平片所见模棱两可时,造影检查能检出结石。

(3)B超检查能发现强光团及声影,膀胱内强回声团随体位而改变。

(4)膀胱镜检查直接见到结石。

(5)直肠指检较大者可扪及。

第二节　泌尿系统结核

一、肾结核

(一)常见症状与体征

尿频、尿急、尿痛,终末血尿,脓尿,腰痛和肾区肿块。

(二)X线表现

肾上腺肾盏顶端杯口边缘不齐如虫蚀状,密度不均匀,与之相连的肾盏、肾盂部分变形狭窄。

(三)诊断要点

(1)X线平片肾轮廓增大突出。

(2)肾区钙化或自截肾。

(3)造影肾实质破坏形成空洞与邻近肾盏相通,小盏的外侧有造影剂呈湖状或云絮状。

(4)肾小盏破坏形成狭窄。

(5)肾盂、肾盏不显影或显影延迟。

(四)鉴别诊断

1.肾的钙化与肾结石区别

后者多在肾盂肾盏内,密度较高,边缘清晰,侧位与脊柱重叠。

2.肾结核的血尿需与非特异性膀胱炎的血尿进行鉴别

前者尿呈酸性,尿蛋白阳性,有较多红细胞和白细胞,可找到抗酸杆菌,血沉较快,有肺结核病史。

(五)比较影像学与临床诊断

(1)泌尿系结核表现为一侧结核、对侧积水、挛缩膀胱。

(2)超声简单易行,对于中晚期病例可确定病变部位,常显示肾结构紊乱。KUB可检出病肾局灶或斑点状钙化影或全肾广泛钙化。CT对于中晚期肾结核能清楚地显示扩大的肾盏肾盂、皮质空洞及钙化灶。MRI水成像对诊断肾结核和对侧肾积水有重要价值。

二、输尿管结核

(1)平片输尿管走行区钙化影。

(2)呈典型"串珠"状改变及不规则狭窄与扩张相间,呈"串珠"状充盈,输尿管管壁僵硬,粗细不均,边缘毛糙。

第五章　骨与关节系统疾病X线诊断

第一节　关节创伤

一、关节脱位

(一)肩关节脱位

根据肩关节损伤机制可分为前脱位和后脱位。

(二)肘关节脱位

常并发骨折,或伴有血管、神经损伤,以后方脱位多见。

(三)腕关节脱位

1.月骨脱位

月关节间隙消失,侧位片上月骨脱出于掌侧。

2.月骨周围脱位

正位片头月重叠或关节间隙消失;侧位片见头部脱出月骨的关节面,向背侧移位。

(四)髋关节脱位

以后脱位多见,常伴有髋臼后上缘骨折。中心性脱位并发髋臼粉碎性骨折,股骨头突入盆腔。

二、关节创伤

(1)肩袖撕裂:肩关节囊与肩山峰下三角肌滑液囊相通。

(2)肱骨外髁骨骺骨折:骨折线通过滑车部骺软骨,斜向外上方,达外髁干骺端。

(3)膝关节半月板的损伤。

第二节　骨结核

一、骨骺及干骺端结核

(一)X线诊断要点

分为中心型和边缘型。

1.中心型

病变位于骨骺、干骺端内,早期表现为局限性骨质疏松,随后出现弥散的点状骨质吸收区,逐渐形成圆形、椭圆形或不规则破坏区。病灶边缘清晰,骨质破坏区内有时可见砂粒状死骨,密度不高,边缘模糊,而化脓性骨髓炎死骨较大,呈块状。破坏性常横跨内后线。

2.边缘型

病灶多见于骺板愈合后的骺端,特别是长管状骨的骨突处。早期表现为局部骨质糜烂。病灶进展,可形成不规则的骨质破损,可伴有薄层硬化边缘,周围软组织肿胀。

(二)临床联系

本病好发于骨骺与干骺端,发病初期,邻近关节活动受限,酸痛不适,负重、活动后加重。

二、骨干结核

(一)X线诊断要点

1.长管骨结核

X线表现呈大片状、单囊或多囊样改变。继而侵及皮质,骨外膜增生成骨使骨干增粗。有的呈膨胀性改变,使骨干呈梭状扩张。如脓液反复外溢,则形成多层新骨,形如葱皮。以后骨膜新生骨与骨干融合,使骨干增粗。

2.短管骨结核

X线早期表现仅见软组织肿胀。手指呈梭形增粗和局部骨质疏松。继而骨干内出现圆形、卵圆形骨破坏,或呈多房性并向外膨隆,大多位于骨中央,长经与骨干长轴一致。病灶内有时可见粗大而不整的残存骨嵴,但很少见有死骨。病灶边缘大。

(二)临床联系

本病多见于5岁以上儿童。病变带为双侧多发,如发于近节指骨。可有肿胀等轻微症状,或无症状。

第三节　骨肿瘤

一、良性骨肿瘤

(一)骨瘤

X线诊断要点:颅骨骨瘤为一附着于骨板的骨性突起,常呈扁平状,边缘光滑整齐。一般肿瘤生长愈快,其密度亦愈低,体积也愈大。根据其密度不同,可分致密型和疏松型。前者内部结构均匀致密,后者结构疏松。

临床联系:骨瘤好发于颅骨,其次为颌骨,多见于颅骨外板和鼻旁窦壁。骨瘤可在观察期内长期稳定不增大或缓慢增大。较小的骨瘤可无症状,较大者随部位不同可引起相应的压迫症状。

(二)骨软骨瘤

X线诊断要点:肿瘤为一附着于干骺端的骨性突起,边界清楚。与骨骼相连处,可呈蒂状或宽基底。瘤体内含有软骨组织时,显示有透亮区。肿瘤生长活跃者,其表面之致密钙化多呈菜花状,其中常可见多数环状钙化。停止生长者,表面则形成光滑的线样骨板。

临床联系:骨软骨瘤是最常见的骨肿瘤,好发于10～30岁,男性居多,早期一般无症状,仅局部可扪及一硬结,肿瘤增大时可有轻度压痛和局部畸形,近关节活动障碍。

(三)软骨瘤

X线诊断要点:病变常开始于干骺部,随骨生长而生长。病变位于骨干者多为中心性生长为主,位于干骺端者以偏心性生长为主。内生性软骨瘤位于髓腔内,表现为边界清楚的类圆形骨质破坏区,多有硬化缘与正常骨质相隔。病变邻近的骨皮质变薄或偏心性膨出,其内缘因骨嵴而凹凸不平或呈多弧状。由于骨嵴的投影,骨破坏区可呈多房样改变。骨破坏区内可见小环形、点状或不规则钙化影,以中心部位多见。

临床联系:本病多发生于11～30岁男性,好发于手、足短管状骨,主要症状为轻微疼痛和压痛,表浅局部肿块,运动轻度受限。

(四)骨巨细胞瘤

X线诊断要点:肿瘤好发于干骺愈合后的骨端,多呈膨胀性多房状偏心性骨破坏。有的肿瘤膨胀明显,甚至将关节对侧的另一骨端包绕起来,形成皂泡状影像。随肿瘤的发展,其中心部的皂泡影逐渐消失,而边缘又出现新的皂泡影。

肿瘤向外生长,骨内膜不断破骨,骨外膜不断形成新骨,形成骨壳。肿瘤生长缓慢者,骨壳多较完整;生长活跃者骨壳呈虫蚀样破坏。

临床联系:本病多发于20～40岁,以膝关节所属的骨端最常见。临床症状与发病部位及生长速度有关。通常为间期性隐痛。较大肿瘤触之有乒乓球感。如肿瘤突然生长加速,疼痛增剧,则有恶变的可能。

(五)软骨母细胞瘤

X线诊断要点:肿瘤多位于干骺愈合前的骨骺,病灶多为圆形或不规则形局限性骨破坏区,常为偏心型。病变可突破骨端进入关节,亦可向干骺端蔓延。病变边缘清楚,周围多有较厚的硬化缘。病变易突破骨皮质,在软组织内形成肿块。

临床联系:本病多见于青少年,男性居多,好发于四肢长骨,发病缓慢,一般症状轻微,主要为邻近关节不适、积液、局部疼痛、肿胀、活动受限。

(六)软骨黏液样纤维瘤

X线诊断要点:为位于干骺端偏心性囊样膨胀性透亮区。病变内有骨嵴为多房型,呈蜂窝状改变,病变内无骨嵴为单房型,多为椭圆形或圆形的透亮区。前者常与骨长轴一致。后者多向横的方向膨胀,易突破骨皮质,侵入软组织。部分骨皮质中断后,残余的骨壳呈弧状改变,表现较为特殊。肿瘤近髓腔侧呈扇状增生硬化,外缘膨胀变薄呈波浪状改变,有时肿瘤膨胀较明显,可超越关节间隙,包埋关节。

临床联系:肿瘤多见于30岁以下,好发于长骨干骺端,尤以胫骨上段较多。临床症状可有轻度疼痛,常因触及肿块而就诊,或因外伤经X线检查而被发现。

(七)非骨化性纤维瘤

X线诊断要点:肿瘤多位于长骨干骺端距邻近骨骺板3～5cm处,多呈偏心性,为局限于皮质内或皮质下单房或分叶状透明区,呈椭圆形或圆形,境界清楚,病灶长轴与骨干纵轴平行。病变周围常环以薄的或厚薄不均的凹凸不平的硬化带,骨皮质膨胀变薄,亦可增厚或出现骨皮质缺损,透明区内有不规则骨嵴间隔。无骨膜反应,软组织多无改变。

临床联系:临床上多见于青少年,30岁以上罕见。胫骨上端及股骨下端为好发部位。多为单发，病程缓慢，可有局部轻度疼痛。

（八）多发性骨髓瘤

X线诊断要点：多发性穿凿状的溶骨性破坏，普通性骨质疏松。随病变发展，可出现大片状骨质溶解消失。不规则的骨质破坏伴有软组织肿块者，常为生长迅速的征象；边缘清楚锐利伴有分房状膨胀改变者，多为缓慢发展的病变。此外，病变局限于骨髓内，骨小梁破坏较轻，X线片可无明显异常。

临床联系：本病多发于50～60岁，以男性较为多见，好发部位是颅骨、脊柱、骨盆、肋骨和四肢长骨。主要症状常为全身性普遍性疼痛，而以胸背部和腰骶部较明显。疼痛初为间歇性，后发展为持续性剧痛。可有多发性病理骨折，进行性贫血、发热、消瘦和易并发肺部感染。

（九）骨样骨瘤

X线诊断要点：主要表现为直径不超过2cm的透亮瘤巢和其周围的骨质硬化。在肿瘤发展过程中，瘤巢中心可出现钙化和骨化，与周围的硬化间隔以环形透亮区，此为本病的特征性表现。

临床联系：本病为良性成骨性肿瘤，多见于30岁以下青少年，以患部疼痛为重，夜间加重。疼痛可发生在X线征象出现之前，服用水杨酸类药物可缓解疼痛。

（十）骨母细胞瘤

X线诊断要点：肿瘤大小在2～10cm，主要为一囊样膨胀性密度减低区，其密度的改变，随肿瘤所含的成分而异。早期多显示为一密度较低的透亮区，以后随钙化或骨化的出现密度逐渐增高，可表现为弥漫性密度不均的增高，或呈散在性的斑块状钙化或骨化。

临床联系：本病绝大多数为良性，男性多于女性，局部疼痛不适为最常见的症状。服用水杨酸类药物无效。

二、原发性恶性骨肿瘤

（一）骨肉瘤

X线诊断要点如下。

1.瘤骨

是肿瘤细胞形成的骨组织，瘤骨的形态主要有以下几种。

(1)针状：多与骨皮质呈垂直状或放射状，大小不一，位于骨外软组织肿块内。

(2)棉絮状：密度较低，边缘模糊，分化较差。

(3)斑块状：密度较高，边界清，分化较好。

2.骨质破坏

早期，骨皮质表现为筛孔状和虫蚀状骨质破坏；骨松质表现为斑片状骨质破坏。晚期，破坏区互相融合，形成大片状骨质缺损。

3.骨膜增生

骨肉瘤可引起各种形态的骨膜新生骨和codman三角。

4.软组织肿块

境界多不清楚，密度不均，可含有数量不等的瘤骨，肿块多呈圆形或半圆形。

临床联系：本病为最常见的骨恶性肿瘤，多见于男性，好发年龄11～20岁，恶性程度高，进展快,易发生肺转移。疼痛、面部肿胀和运动障碍为三大症状。

(二)软骨肉瘤

X线诊断要点:主要为骨质破坏、软组织肿块和肿瘤钙化。

1.中心型

星溶骨性破坏,边缘不清,邻近骨皮质可有不同程度的肿胀、变薄,骨皮质或骨性包壳可被破坏而形成大小不等的软组织肿块。骨破坏区和软组织肿块内可见数量不等、分布不均、疏密不一或密集成堆或稀疏散在的钙化影。钙化表现为密度不均、边缘清晰或模糊的环形、半环形或沙砾样。

2.周围型

多由骨软骨瘤恶变而来,表现为软骨帽不规则增厚变大,边缘模糊,并形成不规则软组织肿块,其内出现不同形状的钙化影。

本病发病仅次于骨肉瘤,多见于男性,以股骨和胫骨最为常见,主要症状是疼痛和肿胀,并形成质地较坚硬的肿块。

(三)骨纤维肉瘤

X线诊断要点如下。

1.中央型

边缘模糊的溶骨性破坏,周围呈筛孔样改变,一般无骨膜反应,无反应性骨硬化。

2.周围型

表现为股旁软组织肿块和邻近部位的骨皮质毛糙、压迫性缺损或虫蚀样破坏,亦可穿破皮质侵入骨髓腔。

本病多见于20～40岁男性,好发于四肢长骨干股后端或骨干,主要表现有局部疼痛和肿胀,可有病理性骨折。

(四)滑膜肉瘤

X线诊断要点如下。

(1)关节附近或跨越关节软组织呈结节状或分叶状肿块,密度均匀,边缘光整,与周围软组织分界清楚。

(2)瘤内出现点状、条状、斑片状、弧状钙化。

(3)跨越关节侵犯数骨的骨质破坏,常为鼠咬状或囊状骨质破坏,病变区可有斑点状钙化。弥漫性迅速生长者,可有大片溶骨性破坏,表现为干骺端骨质破坏、消失。

(4)肿块附近可有骨膜反应,形态不一,可呈葱皮样、放射状或不规则状,但较少见。

本病高发年龄为20～30岁,好发于膝、肘部位,主要表现为肿块和疼痛。在X线平片上表现不典型者,动脉造影更有诊断价值。

(五)骨肉瘤

X线诊断要点:根据X线上不同表现,可分为4型。

1.硬化型

肿瘤呈圆形或类圆形,瘤体致密浓的,边缘清晰,可有短毛刺,瘤体大部分紧贴骨皮质,与骨皮质间有较小的缝隙,邻近骨皮质多不受侵,呈分叶状者,可见分叶透亮间隙。软组织被推移位。

2.发团型

肿瘤呈圆形,大部致密瘤骨表现为顺向的梳发样,边缘呈不连续之壳状,基底部密度较高,形成较典型的发团状,此为肿瘤主体。其余瘤骨少而不规则,钙化较多,肿瘤与骨皮质关系较密切,可压迫侵及骨皮质,软组织被推压移位。

3.骨块型

肿块呈长形或肾形,大小不一,边缘整齐清楚,孤立于骨皮质之外,纵轴与骨干纵轴平行,肿瘤与骨皮质间可有明显间隙,有的骨块有蒂与骨相连,其余部分完全不与骨相连。瘤内密度不均匀,可有钙化。

4.混合型

为上述各型的混合表现,但均不典型。瘤骨、瘤软骨分布不均,围绕骨生长,骨皮质甚至骨髓腔均可受侵,瘤内可见不规则钙化,可有骨膜反应,软组织肿胀明显。

本病高发于30～40岁,好发于长骨干骺端,尤其骨干下端腘窝部。症状轻微,局部有无痛性、固定性肿块,质地硬。晚期可有疼痛。

(六)尤因肉瘤

X线诊断要点:病变区有大小不一的斑片状骨质破坏,周围骨皮质呈虫蚀样破坏。骨膜反应可呈葱皮样,随肿瘤的发展,表现为断续不连或虫蚀状,在骨膜新生骨中断处,常出现细小放射状骨针。肿瘤突破骨皮质,境界不清的软组织内肿块。当骨膜新生骨被破坏时,可出现袖口征。

本病好发年龄为5～15岁,发生部位与年龄及红骨髓分布有关。全身症状类似骨感染,局部症状以疼痛为主,早期可发生转移,对放射治疗相当敏感为本病的特点之一。

(七)骨原发性网状细胞肉瘤

X线诊断要点:病变起于骨干或干骺端,沿骨长轴呈广泛的斑片状溶骨性破坏,骨膜反应不明显,是本病发生于长骨的主要特点。此外,有的表现为临床病变范围广泛,而骨的破坏呈融冰状改变,亦是本病的相对特点之一。早期在髓腔出现多数颗粒状或小片状溶骨区,边缘模糊。有的小破坏区间尚有残留骨小梁,则可有网格状表现。骨髓腔略膨胀,骨皮质变薄,以后破坏区逐渐融合扩大,严重者骨结构大部消失。肿瘤发展可沿髓腔呈匀称性蔓延,或向一侧发展较快。突破骨皮质后形成软组织肿块。一般无骨膜改变。

本病好发于中年人,早期为患处间歇性钝痛,晚期可有持续性剧痛,多伴软组织肿块。骨破坏广泛而症状较轻,邻近关节的肿瘤还可引起滑膜炎。

(八)骨髓瘤

X线诊断要点:多发性穿凿状的溶骨性破坏,普遍性骨质疏松。随病变发展,可出现大片状骨质溶解消失。不规则的骨质破坏伴有软组织肿块者,常为生长迅速的征象;边缘清楚锐利伴有分房状膨胀改变者,多为缓慢发展的病变。此外,病变局限于骨髓内,骨小梁破坏较轻,X线片可无明显异常。

本病多见于40岁男性,好发于富含红骨髓的部位,临床表现复杂,除骨骼系统表现外,还有泌尿系统、神经系统、血液系统表现。

(九)脊索瘤

X线诊断要点如下。

1.骶尾部脊索瘤

为肿瘤的最好发部位,表现为膨胀性溶骨性破坏,可有残存骨片及钙化,且常在骶骨前后形成软组织肿块。肿瘤与正常骨分界不清。

2.颅底部脊索瘤

肿瘤常位于蝶枕软骨联合部,蝶鞍附近。除溶骨性骨质破坏外,可见钙化。

3.脊柱部

常发生于上部颈椎,病变呈溶骨性膨胀性改变并向周围蔓延,形成椎旁软组织肿块(可有钙化),可有残存骨片和钙化。

本病多见于男性,可发生在任何年龄。病程长,主要症状为患部持续性隐痛。

三、转移性骨肿瘤

X线诊断要点:骨转移X线表现为溶骨型、成骨型和混合型。

(一)溶骨型

最常见。长骨的转移瘤多在干骺端的骨松质,表现为单发或多发斑片状骨质破坏。阳病变的发展融合扩大,形成大片状骨质破坏缺损,常并发病理骨折,无骨膜增生和软组织肿块。发生于扁骨者,多表现为大小不等的骨质破坏区,有融合倾向,或可见软组织肿块影。发生于脊柱者,见椎体广泛性破坏,椎间隙保持完整。椎弓根受侵。

(二)成骨型

多由生长缓慢的肿瘤引起。X线表现为多发性边缘模糊的结节状或雪片状致密阴影。病灶扩大融合则成为大块状硬化灶。亦可刺激骨膜产生新生骨使病骨增厚,有时可有放射状骨针。

(三)混合型

兼有成骨和溶骨变化。

本病多见于中、老年人,男性为多。转移途径主要为血行转移,表现主要是疼痛,多为持续性,夜间加重。有时可出现肿块、病理骨折和压迫症状。

四、骨肿瘤样病变

(一)骨纤维异常增殖症

X线诊断要点:X线表现可分为4种改变,常数种并存,亦可单独存在。

1.囊状膨胀改变

表现为囊状膨胀的透亮区,边缘硬化而清晰,皮质变薄。囊内可见散在的条索状骨纹或斑点状致密影。

2.磨玻璃样改变

正常骨纹消失,髓腔闭塞而形如磨玻璃状,常并发于囊状膨胀性改变之中。常见于长管骨和肋骨。

3.丝瓜瓤状改变

患骨膨胀增粗,皮质变薄甚至消失,骨小梁粗大而扭曲,颇似丝瓜瓤状。常见于肋骨、股骨和肱骨。

4.虫蚀样改变

表现为单发或多发的溶骨性破坏，边缘锐利如虫蚀样，有时酷似溶骨性转移性颅面骨的改变主要为外板和板障的骨质膨大、增厚和囊性改变，呈现磨玻璃样或骨硬化。

本病多见于11～30岁男性。病程较长，早期常无任何症状，发病越早其后症状越明显，可引起肢体的延长或缩短，持重骨可弯曲，出现跛行或疼痛。

(二)畸形性骨炎(Paget病)

X线诊断要点：一般分为海绵、硬化和混合3型。海绵型以骨质吸收为主，硬化型以修复为主，混合型则吸收和修复并存。本症病变范围广，骨盆常呈三角形。有时在长骨的病变区，骨皮质上下有V形密度减低分界线，在颅骨表现为颅板增厚，边缘模糊如羊毛状或棉球样，其中可见多数密度增高或减低阴影。在椎体的病变，常显示椎体变扁加宽，有时密度增高，或在椎体边缘出现密度增深层，犹如方框状。

中老年人易患本病，发病缓慢，主要为骨增大、变形。发生在颅骨、膝、髋关节者可出现疼痛。

(三)骨囊肿

X线诊断要点：囊肿多位于干骺端或骨干髓腔内，多为单发，呈圆形、卵圆形或柱状，单房型居多，为一界限分明、边缘光滑、呈中心性生长的透明区。囊肿向外膨胀生长，皮质变薄，外缘光滑并有菲薄的硬化边。囊肿内部透光度较强，囊内可见少许纤细的条状骨间隔，骨壁有多条骨嵴存在，形如多囊，称多房性骨囊肿。

本病最常见于20岁以下，好发于长管状骨，患者一般无明显症状，或仅有隐痛。多数有局部外伤史。

(四)动脉瘤样骨囊肿

X线诊断要点：发生于长骨者，多偏心性生长于骨干和干骺端的一侧，骨膨大如气球状，其外覆盖以由骨膜形成的壳，囊内可见较粗的分隔或骨嵴，呈皂泡状。

本病病因不明，各年龄均可发病。临床症状轻，主要为局部肿胀疼痛，呈隐袭性发病。

(五)组织细胞增生症和类脂质代谢障碍

1.骨嗜酸性肉芽肿

X线诊断要点：脊椎可单个或多个受侵，椎体呈楔状或平板状变扁。颅骨骨质破坏可呈"地图样"外观，其内可有"纽扣状"死骨。病灶多发时，可同时累及髂骨、坐骨和耻骨，呈分房状膨胀性破坏，边缘有硬化带环绕，严重者可侵犯骶髂关节。坐骨和耻骨破坏常呈溶骨性，颇似骨转移瘤或结核。长骨破坏区位于骨髓腔，呈中心性单囊或多囊状膨胀性破坏，边缘清，常伴有层状骨膜反应。

本病好发于儿童及青年，大多发生于躯干、扁骨和长骨，其中以脊椎、颅骨最为好发。全身症状少，局部主要为疼痛、肿胀和肿块，可有病理性骨折。

2.黄脂瘤病

X线诊断要点：颅骨为最好发部位，其次为颌骨、髂骨和肋骨等。肺部改变主要有肺门增大，肺纹理增多、紊乱并夹杂小结节病灶。齿槽骨破坏可致牙齿歪斜或呈"悬浮"状。眼眶、蝶鞍及其他部位骨骼均可出现骨破坏区及软组织肿块。

本病多发生于5岁以下，男性多于女性，典型表现有颅骨缺损、尿崩症和突眼三大症状。

第四节　代谢障碍性骨疾病

一、佝偻病

X线诊断要点如下。

(一)早期

骺软骨板钙化带模糊、不规则，骨骺和干骺端的距离增宽，干骺端横径轻度增大，骨小梁呈毛刺状。骨化中心出现略晚，密度淡，边缘模糊，骨干呈普遍性骨质稀疏。

(二)进展期

长骨钙化带模糊消失，干骺端两侧增宽，中央呈杯口状凹陷，边缘显示为毛刷状。骨化中心可以模糊或消失，骨干骨质普遍疏松，骨皮质变薄，重者与周围软组织无明显界限，严重时可发生病理性骨折，下肢骨弯曲呈“O”形或“X”形，骨皮质在凸侧变薄，凹侧增厚；肋骨前端呈杯口状内凹和扩展，膨大的骨样组织形如串珠状，压迫肺组织出现局限性肺不张；脊柱普遍性稀疏，椎体变扁，并以胸、腰段为中心后突或侧弯；囟门闭合晚，头颅呈方形，常有缝间骨出现；骨盆扁平，骶骨岬前移，髋臼内陷，晚期显示髋臼增宽及髋内翻；肩胛骨下角边界模糊，随之下角凸缘变为内凹，并呈毛刷状。

(三)愈合期

干骺端边缘再出现，其杯口样凹陷及毛刷状边缘渐变整齐，密度增高。干骺端同骨骺的距离缩短。骨膜下的类骨组织钙化呈平行增生，最后同骨皮质愈合。至于长骨的弯曲，则可长期存在。

本病发生于小儿，由维生素D缺乏引起，表现有囟门闭合延迟、乳牙萌出迟缓、方颅、腕部手镯样畸形、鸡胸、串珠肋、“赫氏沟”“O”形或“X”形腿。

二、骨质软化症

X线诊断要点：全身骨密度减低，骨小梁及骨皮质模糊不清，呈绒毛状。骨骼弯曲变形，多见于承重骨骼，如膝内翻、膝外翻等。

假骨折线(Looser带)表现为横越骨皮质的透明线，其边缘密度略高，常呈对称而多发。多见于肩胛骨、肋骨、坐骨、耻骨等。

髋臼内陷致骨盆呈三叶状。椎体上下缘常呈半月形凹陷，使椎体呈“鱼椎”状，椎间隙增宽。

本病多见于成年女性，表现有反复腰腿痛，行走困难，胸廓骨盆畸形，出现抽搐及其他神经肌肉兴奋性增高体征。

第五节　骨坏死和骨软骨

一、股骨头骨骺缺血性坏死

X线诊断要点如下。

(一)初期

髋周骨质轻度疏松,关节囊外上方软组织肿胀,正常脂肪间隙扭曲或模糊,股骨头轻度外移,髋关节间隙内侧轻度增宽。

(二)早期

X线征象以骨质坏死及骨发育延缓为主。表现为股骨头骨骺较小、变扁、密度均匀增高、骨纹消失,并出现骨折。股骨颈变粗而短,骨骺线增厚而不规则,附近骨质疏松且可有囊样缺损区。出现关节囊肿胀、关节间隙增宽。

(三)进展期

以坏死后骨骺内肉芽组织增生明显为特点。骨骺为扁平并呈不均匀性密度增高,坏死骨质节裂成多数小致密骨块,且出现数量不等的新生骨。股骨颈更短而粗,局部骨质疏松与囊样变更为显著,骨骺线宽而不规则,可见早期愈合。关节间隙正常或稍宽。

股骨头缺血性坏死好发于30～60岁男性,50%～80%的患者最终双侧受累。主要症状和体征为髋部疼痛、压痛、活动受限、跛行及“4”字试验阳性。晚期,关节活动受限加重,同时还有肢体短缩、肌萎缩和屈曲、内收畸形。

二、股骨头缺血坏死

X线诊断要点:股骨头缺血性坏死的X线征象因病期不同而不同。

(1)在早期,股骨头内出现斑片状密度增高区,局部骨小梁结构可变模糊,以股骨头前上方多见,此时股骨头轮廓形态正常。这种密度增高区是在周围活性骨骨质疏松衬托下的相对性密度增高,是病变所在。

(2)随着病变的发展,密度增高区域周边出现弯曲走行的真正高密度硬化边,有时两者之间有低密度带。病灶为椭圆形、三角形或楔形,这是股骨头坏死的特征性改变。

(3)病变继续发展,由于坏死骨质被吸收修复过程中,其承重能力减弱,若继续负重或运动,首先造成邻近关节软骨下的坏死骨小梁反复微骨折,此时X线片上可见关节软骨下方沿骨折线分布的低密度区,即“新月征”。反复小梁骨折导致软骨下骨板变扁平,因此“新月征”出现预示股骨头塌陷的开始,是诊断股骨头缺血性坏死的重要征象。由于病变区域骨小梁的断裂嵌插及骨质修复,股骨头局部密度变得更致密,而此时髋关节间隙无变窄。股骨头最终塌陷的程度因病变范围不同而不同。由于股骨头塌陷,关节软骨下骨板必然变得不平整,其上方关节软骨受力状况发生改变,加速关节软骨的退变。因此,未经治疗的股骨头缺血性坏死晚期,都会继发髋关节退行性关节炎,X线上出现髋关节面组成骨关节面下囊变、关节间隙变窄等改变。

本病好发于30～60岁男性,主要症状和体征为髋部疼痛、压痛、活动受限、跛行及“4”字试验阳性。晚期关节活动加重，同时还有肢体短缩、肌萎缩和屈曲、内收畸形。

三、剥脱性骨软骨炎

X线诊断要点：常见发病部位有股骨内外侧髁、距骨上关节面、肱骨小头、髌骨后方关节面等。特征性表现为自关节面剥脱的小骨块，密度较高，边缘锐利，周围环绕透亮线，其下为容纳骨片的骨床，有明显的硬化环形成。完全剥脱并移位者表现为关节面下透亮缺损区，周边明显硬化，关节腔内可见游离体。

青少年至中年均有发病，5～15岁及骨骺愈合以后是2个发病高峰年龄。男性居多，单发病变多见，也有多发者。临床表现不一，与部位有关。有些没有任何症状，但多数有受累关节疼痛，活动后加重，可出现关节活动受限、弹响、绞锁及关节肿胀。

第三篇　CT 临床诊断

第一章　中枢神经系统疾病的CT诊断

第一节　颅内肿瘤

一、脑膜瘤

脑膜瘤90%～95%为良性，占颅内肿瘤的13.4%，仅次于胶质瘤居第二位，发病的高峰年龄在45岁。女性发病多于男性，男女之比为1∶2。脑膜瘤起源于脑膜及脑膜间隙的衍生物，大部分来自蛛网膜帽状细胞，其好发部位与蛛网膜纤毛分布情况相平行，多分布于矢状窦旁、大脑凸面、蝶骨嵴、鞍结节、嗅沟、桥小脑角和小脑幕等部位。恶性脑膜瘤的生长特性、细胞形态具有恶性肿瘤的特点，并且可以发生转移。

（一）诊断要点

（1）脑膜瘤生长缓慢，病程长，颅内压增高症状多不明显，常因肿瘤生长缓慢、瘤体长得很大而临床症状轻微，出现早期症状平均要2.5年。

（2）局灶性症状，常以头痛和癫痫为首发症状。根据肿瘤部位不同还可出现视力、视野、嗅觉或听觉障碍及肢体运动障碍等。

（3）常引起邻近的颅骨增生、受压变薄或破坏，甚至穿破骨板使头皮局部隆起。

（4）脑电图检查：多为局限性异常Q波、蓝波为主，背景脑电图的改变较轻微。脑膜瘤的血管越丰富δ波出现越明显。

（5）X线平片

1）脑膜瘤易引起颅骨的各种改变，头颅平片的定位征出现率可达30%～60%。

2）颅骨内板增厚，骨板弥漫性增生，外板骨质增生呈针状放射。

3）局部骨板变薄和破坏的发生率为10%左右。

4）颅板的血管压迹增多。

（6）脑血管造影

1）脑膜血管多为粗细均匀、排列整齐的小动脉网，动脉管腔纤细，轮廓清楚呈包绕状。

2）肿瘤同时接受来自颈外、颈内动脉或椎动脉系统的双重供血。

3）可见对比剂在肿瘤中滞留和肿瘤染色。

4）肿瘤周围脑血管呈包绕状移位。

（7）MRI检查

1）肿瘤内可见流空血管影。

2）T_1WI肿瘤周边可见假包膜形成的低信号环。

3）增强时瘤体常呈均匀强化，并可见“脑膜尾征”（“duraltail征"），即与瘤体相连的硬脑膜呈窄带状强化。

(二)CT 表现

(1)CT 平扫见类圆形稍高密度、边缘清楚、具有脑外病变特征的肿块。

(2)“广基征”:肿瘤以广基与骨板、大脑镰或天幕密切相连。骨窗像见骨板骨质增生或受压变薄,偶见骨破坏。

(3)瘤内可见沙粒样或不规则钙化(10%~20%),亦可发生坏死、出血和囊变。

(4)增强扫描肿瘤多呈均匀一致性中度增强,瘤周水肿程度不一,占位效应明显。

(5)恶性脑膜瘤少见,肿瘤生长迅速,具有明显的侵袭性,瘤周水肿较明显。

(6)鉴别诊断

1)位于脑室内的脑膜瘤多位于侧脑室三角区,易被误认为胶质瘤,但后者密度多不均匀,边界多不规则。

2)脑室内脉络丛乳头状瘤表现有时与脑膜瘤极为相似,但前者可引起未阻塞部分或阻塞远端发生脑积水,并常见肿瘤悬浮在脑脊液中。

二、蝶鞍区病变

(一)垂体腺瘤

垂体腺瘤是常见的良性肿瘤,约占颅内肿瘤的 10%,居第三位。成年人中男女发病率相等,但分泌泌乳素的微腺瘤多为女性。垂体腺瘤近年来有增多趋势,特别是育龄妇女。肿瘤对人体的危害主要包括:①垂体激素过量分泌引起一系列的代谢紊乱和脏器损害。②肿瘤压迫使其他垂体激素低下,引起相应靶腺的功能低下。③压迫蝶鞍区结构引起相应功能障碍。

垂体腺瘤在大体形态上可分为:微腺瘤(直径<1.0cm)、大腺瘤(直径>1.0cm)和巨大腺瘤(直径>3.0cm)。根据垂体腺瘤形态和功能相结合新的分类为:①泌乳素细胞腺瘤。②生长激素细胞腺瘤。③促肾上腺皮质激素细胞腺瘤。④促甲状腺素细胞腺瘤。⑤促性腺激素细胞腺瘤。⑥多分泌功能细胞腺瘤。⑦无内分泌功能细胞腺瘤。⑧恶性垂体腺瘤。

1.诊断要点

(1)不同垂体腺瘤的临床表现

1)泌乳素(PRL)腺瘤:约占垂体腺瘤的 31%,主要以泌乳素增高、雌激素减少所致闭经、溢乳、不育、男性乳房发育和性功能减退为临床特征。

2)生长激素(HGH)腺瘤:约占垂体腺瘤的 15%,由于生长激素持续分泌过多,在青春期前表现为巨人症,成人则表现为肢端肥大症。

3)促肾上腺皮质激素(ACTH)腺瘤:占垂体腺瘤的 5%~10%,过多的 ACTH 引起皮质醇增多症(Cushing 综合征),出现向心性肥胖、皮肤黑色素沉着等。

4)无功能性腺瘤:占垂体腺瘤的 20%~35%,多见于中年男性和绝经后女性。当肿瘤生长较大时,压迫视交叉和垂体组织则出现头痛、视力障碍和垂体功能低下。

(2)头痛:早期约 2/3 的患者出现头痛,呈间歇性发作。当肿瘤突破鞍膈时疼痛则可减轻或消失,出现高颅压时头痛剧烈。

(3)视力视野障碍:肿瘤较大时,60%~80%的患者会出现不同视功能障碍,典型者多双颞侧偏盲。随着肿瘤的增大,依次出现颞下、鼻下、鼻上象限受累,以致全盲。

(4)其他神经和脑损害:尿崩症、精神症状和颅内压增高等。

(5)其他检查

1)内分泌检查:应用内分泌放射免疫超微测量法发现泌乳素、生长激素和促肾上腺皮质激素等水平升高。

2)X线平片:对诊断垂体腺瘤十分重要,可见蝶鞍扩大,鞍底下移或呈双底,后床突骨质吸收和破坏。

3)MRI检查:对垂体微腺瘤的诊断优于CT,垂体内常见低信号区,并见垂体上缘饱满、垂体柄和神经垂体的移位。

2.CT表现

(1)垂体大腺瘤

1)CT平扫见鞍内及鞍上池处圆形或类圆形等密度(63%)或稍高密度(26%)肿块。

2)肿瘤密度多较均匀,少数因坏死、囊变和钙化而致密度不均,钙化少见,为1%～14%。

3)增强扫描肿瘤呈均匀性或环形中度强化。

4)肿瘤向上生长突破鞍膈,在冠状位上为哑铃状称之为"束腰征",肿瘤大时向上侵犯鞍上池和视交叉;向下侵犯蝶窦:向两侧侵犯海绵窦。

5)鉴别诊断:①颅咽管瘤和囊性垂体腺瘤不易鉴别,但前者典型者呈蛋壳样钙化灶,后者钙化少见,在冠状位图像上,如肿瘤基底部紧贴鞍底或鞍底骨质受侵,多为垂体腺瘤。②鞍区脑膜瘤多在鞍上,具有"广基征"和沙粒样钙化,邻近骨质增厚对两者鉴别很有帮助。

(2)垂体微腺瘤

1)直接征象:增强早期在垂体腺中出现类圆形、边界较清、局限性低密度区。延迟扫描微腺瘤呈等密度或高密度,所以扫描时间要早。

2)间接征象:①垂体高度异常:垂体腺瘤40%～82%有垂体高度增加(垂体正常高度:男性<7mm,女性<9mm)。但正常高度的垂体内发现微腺瘤也并不少见。②垂体上缘膨隆:78%～84%的病例可见此征象。膨隆可以居中,但偏侧更有意义(必需注意青年女性正常垂体上缘可轻度隆起,垂体高度可达10～12mm)。③垂体柄偏移:占18%～32%的病例。④一侧鞍底局限性下陷或骨质改变(58%～63%)。⑤"血管丛征"("tuft征"):动态CT扫描时,肿瘤使垂体内毛细血管床受压、移位称血管丛征。垂体毛细血管床表现为圆形血管丛,位于中线,垂体柄前,直径3～4mm,有的分散在垂体上方,表现为一平行的带状影。⑥鉴别诊断:空泡蝶鞍简称空蝶鞍,是指蝶鞍孔扩大或鞍膈缺损,蛛网膜和脑脊液疝入鞍内,多位于垂体前方,在CT上表现为蝶鞍扩大、骨质改变。鞍内见水样密度影与鞍上池直接相通,其内可见垂体柄,增强低密度周边无强化。囊性垂体腺瘤与蛛网膜下隙不通,增强时周边可见强化。

(二)Rathke囊肿

Rathke囊肿是起源于垂体Rathke囊的先天性发育异常,又称垂体囊肿、上皮黏液囊肿、上皮样囊肿和垂体胶样囊肿等。胚胎期的垂体Rathke囊大多数退化消失,只有个别的没有退化,形成Rathke囊肿。在13%～22%的尸检中,垂体远部和中间部可发现Rathke囊肿。多见于中年女性,男女发病之比为1∶2。

(一)诊断要点

(1)大部分患者无症状,有症状者仅占颅内肿瘤患者的1%,以头痛、视力障碍、闭经、性欲减退等为主。

(2)临床上垂体 Rathke 囊肿术后很少复发,预后良好,而囊性颅咽管瘤容易复发,预后不良。

(3)MRI 信号多样,通常在 T_1WI 表现为低信号、高信号或等信号,T_2WI 常为高信号,其信号变化主要取决于囊液中的蛋白质浓度和继发出血的时间。

(二)CT 表现

(1)Rathke 囊肿形状多为圆形、卵圆形,边缘清晰,无分叶。

(2)大多数病例中蝶鞍是不扩大的。

(3)CT 平扫多表现鞍内及鞍上圆形囊性低密度区,多为均匀低密度,有时接近脑脊液,少数为等密度或高密度,多为囊液内蛋白含量较高或继发出血引起,囊壁边缘清楚,可出现钙化。

(4)增强后囊肿一般不强化,当并发感染时,囊壁增厚并可强化。

(5)少数患者出现强化可能是由于残余垂体组织或周围组织受压引起的炎性反应,导致反应性血管增生。

(6)鉴别诊断:①囊性颅咽管瘤多为青少年发病,病变多位于鞍上向鞍内生长,有时与鞍底存在一定距离,而 Rathke 囊肿主体均位于鞍内并向鞍上生长,颅咽管瘤囊壁钙化概率明显高于 Rathke 囊肿。②垂体腺瘤的特征性表现为“束腰征”,肿瘤多为实性,增强后实性部分均匀增强。③蛛网膜囊肿,鞍区少见,增强扫描 Rathke 囊肿位于垂体前后叶之间或靠近垂体柄前上方,而蛛网膜囊肿使强化的垂体和垂体柄受压向后下方移位。

(三)空泡蝶鞍综合征

空泡蝶鞍综合征(ESS)简称“空鞍征”,是指蝶鞍被脑脊液所占据,致蝶鞍扩大,垂体受压缩小,临床出现占位症状及内分泌改变的一组综合征。鞍隔唯一开口由垂体柄通过,通常可防止脑脊液进入鞍内,当出现鞍膈先天性缺陷、脑脊液压力升高、鞍区蛛网膜粘连、垂体病变及某些内分泌因素作用时,垂体回缩而致空蝶鞍。原发性空泡蝶鞍综合征中男性略多于女性,年龄在 15～63 岁,以 35 岁以上者居多。

1.诊断要点

(1)临床表现多有头痛、肥胖、视力减退和视野缺损,伴颅内压增高。

(2)少数患者有内分泌失调,以性功能减退为主,也可出现下丘脑综合征,女性月经紊乱、泌乳等。

(3)儿童多见生长激素缺乏所致身材矮小、骨骼发育不良和甲状腺功能低下等表现。

(4)X 线平片:显示蝶鞍扩大,呈球形或卵圆形。蝶鞍骨质多有吸收,蝶鞍背、后床突可近于消失,颅骨其他结构可有轻度骨质吸收,此与慢性颅内压增高有关。

(5)MRI 检查:垂体组织受压变扁,紧贴于鞍底,鞍内充满水样信号之物质,垂体柄居中,鞍底明显下陷。

2.CT 表现

(1)CT 平扫见鞍内水样低密度区,增强后无强化。

(2)横断面图像可显示扩大的垂体窝,窝内垂体萎缩,充满低密度的脑脊液。

(3)冠状位图像见扩大的蛛网膜下隙占据蝶鞍上方,垂体受压,可伴蝶鞍扩大。

三、松果体区肿瘤

主要分为两大类：生殖细胞肿瘤(75%)和松果体细胞肿瘤(25%)，前者以生殖细胞瘤最常见，其次为畸胎瘤(包括恶性畸胎瘤)，而内皮窦瘤和原发于颅内的绒毛膜上皮癌极为少见；后者指发生于松果体实质细胞的肿瘤，包括松果体细胞瘤和松果体母细胞瘤。

(一)生殖细胞肿瘤

生殖细胞肿瘤的发病率占颅内肿瘤的0.5%～2%，多见于松果体区及鞍上。生殖细胞瘤占生殖细胞肿瘤的65%，也是松果体区最为常见的肿瘤，占松果体区肿瘤的50%以上，发病年龄高峰为12～14岁，平均年龄10岁，男女发病之比为2.24∶1。肿瘤为高度恶性，浸润性生长，可引起种植性和远处转移。发生在松果体区者以男性占绝大多数，位于鞍上者则以女性较为多见。

畸胎瘤和恶性畸胎瘤构成肿瘤的内容十分广泛，通常由两个胚层甚至三个胚层来源的组织构成，占颅内肿瘤的0.5%～1%，常见于20岁以下的男性少年及儿童。约半数位于松果体区，其次见于鞍区、脑室脉络丛及桥小脑角等部位，恶性畸胎瘤边界可不清楚，诊断取决于肿瘤是否伴有生殖细胞瘤及绒毛膜上皮癌的成分。

1.诊断要点

(1)颅内压增高：早期即可出现，患者可有头痛、呕吐、视神经盘水肿及视力减退、外展神经麻痹等症状。

(2)邻近结构受压征

1)Parinaud综合征：眼球上下运动障碍、瞳孔散大或不等大。

2)听力障碍：出现耳鸣及听力减退。

3)共济障碍：出现躯干性共济障碍及眼球震颤，表现为步态不稳、协调动作迟缓及Romberg征阳性。

4)下丘脑损害：主要表现为尿崩症，少数可出现嗜睡等。

(3)内分泌紊乱症状：性征发育紊乱，主要为性早熟。

(4)脑脊液检查：本瘤易发生肿瘤细胞脱落。

(5)肿瘤标志物检测：血清及脑脊液中的甲胎蛋白(AFP)和绒毛膜促性腺激素(HCG)升高，并可作为疗效评定及复发监测的重要手段。

(6)X线平片：主要表现为颅内压增高征象及松果体区异常钙化，10岁以下的儿童出现松果体区钙化斑或10岁以上其直径超过1cm者，应高度怀疑松果体区肿瘤的可能性。

2.CT表现

(1)生殖细胞瘤

1)平扫见松果体区或第三脑室后部卵圆形或不规则形边界清楚的等密度或稍高密度肿块。

2)松果体钙化增大且被包埋于瘤块之中是此瘤的特征性表现，肿瘤本身也可见小结节状及斑点状钙化，平扫钙化率显示可达70%左右。

3)肿瘤易沿脑脊液通道发生种植性转移，室管膜受累可见其明显增厚且厚薄不均。

4)增强扫描肿瘤多呈均匀性中度强化，少数瘤体因坏死、囊变呈不均匀强化。瘤周常无水肿。

5)具有恶性特征的生殖细胞瘤则常形态不规则、密度不均、边界不清,常沿脑室壁蔓延生长,并可侵犯周围脑组织。

(2)畸胎瘤

1)平扫见类圆形或分叶状肿块,密度不均匀,边界清楚。

2)囊性者囊液 CT 值为−20HU 左右。

3)瘤内可见脂肪、钙化灶,有时可见具有特征性的高密度骨骼或牙齿样结构。

4)肿瘤的实性部分增强时表现为不同程度强化。

5)恶性畸胎瘤实质部分多,肿瘤边界不清,强化时实性部分明显强化,且不规则。

6)鉴别诊断:生殖细胞瘤密度较高且均匀,极少囊变且无脂肪成分。

(二)松果体细胞瘤和松果体母细胞瘤

松果体细胞瘤和松果体母细胞瘤发病率很低,年龄分布较广,松果体细胞瘤多见于成人,儿童多为松果体母细胞瘤,男女发病率基本相等,肿瘤恶变后易沿脑脊液循环播散,形成蛛网膜下隙种植。

1.诊断要点

(1)颅内压增高:早期易发生梗阻性脑积水及颅内压增高。

(2)邻近脑受压征

1)眼征:眼球向上下运动障碍、瞳孔散大或不等大等。

2)听力障碍:双侧耳鸣和听力减退。

3)小脑征:躯干性共济失调及眼球震颤。

4)下丘脑损害:表现为尿崩症、嗜睡和肥胖等。

(3)内分泌症状:表现为性征发育停滞或不发育。

(4)其他症状:松果体细胞瘤和松果体母细胞瘤可发生沿脑脊液循环播散性种植。

(5)X 线平片:多数患者可显示颅内压增高,病理性钙化少见,此特点有别于该部位好发的生殖细胞瘤和畸胎瘤等。

2.CT 表现

(1)松果体细胞瘤

1)CT 平扫见第三脑室后方松果体区圆形或卵圆形等密度或稍高密度肿块。

2)松果体钙化常被推挤后移。

3)瘤体大多密度均匀,边缘清楚,无水肿,少数瘤内偶见不规则钙化斑。

4)肿瘤可造成第三脑室后部受压,并呈“杯口状”局限性扩大、前移。

5)增强扫描多呈均匀强化。

(2)松果体母细胞瘤

1)高度恶性肿瘤,常有坏死和出血。

2)CT 平扫见第三脑室后部卵圆形或不规则形混杂密度肿块,边界不清。

3)强化常不均匀或呈环形增强。

4)松果体细胞瘤和松果体母细胞瘤均可发生脑室系统的播散性转移。

(3)鉴别诊断:生殖细胞瘤松果体钙化常被肿瘤所包埋,肿瘤本身也可见钙化,而松果体瘤松果体钙化常被推挤后移,瘤体内偶见钙化,松果体母细胞瘤并常见坏死和出血。

第二节　脑血管病变

一、脑出血

脑出血是指脑实质内的出血。按病因分为外伤性和非外伤性两类,后者又称为原发性或自发性脑出血,为脑内的血管病变、坏死、破裂而引起的出血,如高血压、动脉瘤、血管畸形、血液病和脑肿瘤等。以高血压性脑出血最为常见,本节作重点叙述。

高血压性脑出血,其发生率约占脑出血的 40%,发病率在脑血管疾病中仅次于脑梗死,占第二位,但死亡率却占脑血管病的首位。多见于 50 岁以上成人,男女发病率相似。一般认为是在原发性高血压和脑动脉硬化的基础上,在血压骤升时引起脑小动脉破裂所致:出血部位多见于基底节,约占脑出血的 2/3,其次为丘脑、脑干、小脑,也可见于大脑半球脑叶一脑出血一般分为急性期、亚急性期和慢性期。血肿及周围脑组织在不同时期的 CT 表现与血肿形成、吸收与囊变三个阶段的病理过程基本一致。血肿破入脑室可使血液流入脑室系统和蛛网膜下隙。

(一)诊断要点

(1)高血压性脑出血多有高血压病史,常在情绪激动或过度体力活动时发病。

(2)起病急骤,多为突然发病,常有剧烈头痛、频繁呕吐、血压升高、语言不清等,病情发展迅速,很快就出现偏瘫、失语及不同程度的意识障碍,甚至昏迷。

(3)除以上一般表现外,各部位出血还可出现相应的症状和体征,常见的出血部位有以下几种。

1)基底节出血:常累及内囊,可见典型的偏瘫、偏身感觉障碍和偏盲“三偏征”。

2)脑干出血:多见于脑桥出血,常有持续性高热、针尖样瞳孔、面部和四肢瘫痪或交叉瘫,严重的可在数分钟内进入深度昏迷。影响脑干呼吸中枢可出现呼吸不规则,于早期就出现呼吸困难。

3)小脑出血:可引起病侧肢体共济失调,但瘫痪不明显,大量出血压迫脑干,甚至发生枕大孔疝。

4)脑室出血:①脑内血肿破入脑室,往往在起病后 1～2 小时进入深度昏迷,出现四肢抽搐或四肢瘫痪。②可有脑膜刺激症状,双侧病理反射阳性。③呼吸深沉带鼾声,脉搏快速微弱且不规则,血压不稳定,体温升高等。

(4)MRI 检查:脑出血的 MRI 信号改变可分为五期。

1)超急性期 MRI 不如 CT,但对于出血 3 天后病程演变的观察则优于 CT。

2)急性期(<3 天)血肿在 T_1WI 为等信号,在 T_2WI 为低信号。

3)亚急性期在较早阶段 T_1WI 血肿边缘出现环状高信号,由周边开始逐渐向内发展;血肿出现后 6～8 天，T_2WI 亦呈高信号，从周边向中央扩散。

4)慢性期(≥15 天)血肿在 T_1WI、T_2WI 均为高信号，在 T_2WI 上血肿与水肿之间出现低信号环。增强扫描亦呈环形强化。

5)残腔期(＞2 个月)形成一类似脑脊液的囊腔，T_1WI 为低信号，T_2WI 为高信号。

(5)腰椎穿刺：如脑出血破入脑室或蛛网膜下隙，脑脊液为血性。

(二)CT 表现

1.CT 平扫

(1)血肿及周围脑实质密度依病期不同表现各异。

1)新鲜血肿表现为脑内边界清楚的高密度区，呈肾形、椭圆形、不规则形，密度均匀，CT 值为 50～80HU，血肿周围常有一低密度坏死水肿带。

2)发病后 3～7 天，高密度血肿边缘模糊变淡，溶解与吸收逐渐向中心扩展，周围低密度环影增宽，高密度灶向心性缩小，血肿 CT 值下降，1 个月以后形成等密度或低密度灶。

3)2 个月后，血肿完全吸收液化形成囊腔，密度与脑脊液相似。

(2)血肿及周围水肿引起占位效应。

1)占位效应与血肿大小、水肿轻重、位置深浅有关，血肿越大占位效应越明显，可并发脑疝。

2)血肿及周围水肿引起占位效应于 1～4 周内的出现率在 90%以上，一般在出血后 2 周水肿最明显，占位效应最重。

3)2 周后，随着血肿吸收和水肿减轻，占位效应也逐渐缓解。

4)2 个月后，占位效应消失，囊腔缩小，可有邻近脑组织萎缩改变。

(3)急性期脑出血可破入脑室或蛛网膜下隙。

1)进入脑室的血液可累及一侧、两侧侧脑室或全部脑室系统。

2)少量积血仅见于侧脑室后角或三角区，与上方脑室的脑脊液形成一液血平面，大量出血则可形成脑室铸型。大量蛛网膜下隙出血可显示积血部位的脑池铸型。

3)CT 往往可发现血肿破入脑室的途径，以基底节内囊区血肿破入侧脑室最为多见。

4)脑室内积血较脑内血肿吸收快，1～3 周可完全吸收。

(4)血块堵塞脑脊液循环，可引起脑积水。

2.增强扫描

(1)新鲜血肿无强化：出血后 1 周表现为血肿周围环形增强，环影可将环外低密度水肿与环内低密度血肿周边吸收带分开，中心高密度灶不强化。环形强化可持续 2～3 个月，以 4～6 周时为最明显。

(2)一般在急性期和慢性期因 CT 表现较为典型，不需要增强扫描：只有在血肿呈等密度时，增强意义较大。

3.鉴别诊断

根据以上 CT 表现，脑出血诊断一般不难，但要明确是否为高血压性脑出血，则需要与外伤性脑出血、颅内动脉瘤破裂、动静脉畸形(AVM)血管破裂所致脑出血、脑肿瘤出血及出血性脑梗死等相鉴别。

二、脑梗死

脑梗死是指因脑血管阻塞而造成的脑组织缺血性坏死或软化。在急性脑血管疾病中脑梗死占50%以上,发生于40岁以上者为多,最多见于55～65岁。其原因有:①脑血栓形成:继发于脑动脉粥样硬化、动脉瘤、血管畸形、感染或非感染性动脉炎等,以脑动脉粥样硬化引起血栓形成最常见。②脑栓塞:如血栓、气体和脂肪栓塞。③低血压和凝血状态。根据脑梗死的病理改变,可分为三期,即缺血期、梗死期和液化期,CT能很好地反映各期病理变化。

脑梗死临床类型主要包括动脉粥样硬化血栓性脑梗死、栓塞性脑梗死和腔隙性脑梗死,另有30%～40%在临床上不易分清为哪一型。脑梗死可发生在脑内任何部位,但以大脑中动脉供血区为多,梗死的范围与阻塞血管大小、血流量多少及侧支循环建立状况等有关。脑的穿支动脉闭塞后,可引起大脑深部,尤其是基底节、内囊、丘脑、半卵圆中心、皮质下白质等部位较小的梗死,直径为5～15mm,称为腔隙性脑梗死。在脑梗死基础上,原梗死区内又发生脑出血称为出血性脑梗死。

(一)诊断要点

1.脑梗死临床表现

取决于脑损害的部位和大小,常见的临床表现如下。

(1)神经系统功能障碍:主要表现有头晕、头痛,部分患者有呕吐及精神症状,一般在最初24小时发展至高峰,可有不同程度昏迷。

(2)受累血管分布区脑部损害:如“三偏征”、失语、抽搐、共济失调等,较重的可表现为意识丧失、两便失禁、呼吸不规则。

2.不同类型脑梗死的临床特点

(1)动脉粥样硬化性脑梗死

1)发病年龄较高,常伴有动脉粥样硬化或高血压、糖尿病。

2)常于安静状态下发病,尤其是晨间睡醒后发现症状,发病前可能有短暂脑缺血发作史。

3)症状常在几小时后逐渐加重。

4)意识常保持清晰,但局部脑损害症状比较明显。

(2)栓塞性脑梗死

1)发病年龄不一,以中青年居多。

2)起病急骤,大多无前驱症状,起病后在很短时间内症状可发展至高峰,也可因反复多支血管栓塞,在数天内呈阶梯式进行性恶化。

3)多数患者表现为失语、上肢单瘫、偏瘫、局灶性抽搐等。偏瘫以面部和上肢为重,少数患者表现为共济失调、交叉性瘫痪。

4)栓子来源分为心源性或非心源性,如同时伴有其他脏器栓塞存在则有助于脑栓塞的诊断。

(3)腔隙性脑梗死

1)发病年龄大多在50岁以上,患者常有高血压动脉硬化、糖尿病、高脂血症。

2)呈急性或亚急性起病,多无意识障碍。

3)临床表现大多较轻,但颇为复杂,常见的有纯运动性卒中,伴有运动性失语的运动性卒中、纯感觉性卒中及感觉运动性卒中等。

(4)出血性脑梗死:临床表现差别较大,部分患者可在脑梗死发生后,症状再次加重,有的患者仅表现有脑梗死症状,以后的病程无明显波动。

3.MRI 检查

应用 MRI 弥散成像和灌注成像可于梗死后数小时就发现病灶。在梗死区主要表现为 T_1WI 低信号,T_2WI 高信号。对于腔隙性梗死灶 MRI 比 CT 可更早期显示出较小病灶,明显优于 CT 检查。

4.脑血管造影

可直接显示血管闭塞,但不能显示脑梗死。

(二)CT 表现

1.缺血性脑梗死

(1)CT 平扫

1)仅少数患者于发病 6~24 小时内出现边界不清稍低密度灶,而大部分患者于 24 小时后才可见边界较清楚的低密度灶,密度可不均匀;其部位及范围与闭塞血管供血区一致,可同时累及皮质与髓质,多呈三角形或楔形。发生在分水岭区域的脑梗死多呈线条形。

2)发病 1~2 周,梗死区的密度进一步降低,且逐渐均匀一致,边界更加清楚。

3)发病 2~3 周,梗死区密度较前升高,病灶范围可缩小,变得不清楚,较小的病灶可完全变为等密度,称为"模糊效应"。

4)发病 4~8 周,梗死灶的密度逐渐下降,与脑脊液密度相近,最后可形成囊腔。

(2)增强扫描

1)一般梗死后 3~7 天即可出现强化,2~3 周发生率最高,且强化最明显,可持续 4~6 周。

2)梗死灶强化形态可多种多样,多数表现为脑回状或斑点状、团块状。

(3)占位效应

1)梗死灶由于并发脑水肿而出现占位效应,其程度依梗死区大小不同可造成局灶性或广泛性脑室系统变形、推移和中线结构移位。

2)占位效应在发病当天即可出现,病后 1~2 周最为显著。

3)发病 2 周以后占位效应由重转轻,逐渐消失,最后囊腔形成,可出现负占位效匝,邻近脑实质萎缩,脑沟、脑池增宽,脑室扩大,中线结构可向患侧移位。

2.腔隙性脑梗死

(1)CT 平扫

1)一般在发病后 48~72 小时可表现为圆形、卵圆形低密度灶,边界不清。4 周左右形成脑脊液样低密度软化灶。

2)多位于基底节内囊区、丘脑、脑室旁深部白质、脑桥等,罕见累及皮质。

3)病灶大小一般为 5~15mm,>15mm 为矩大腔隙灶。

(2)增强扫描:在发病后 2~3 周可以出现强化现象。

(3)占位效应:无明显占位效应。

3.出血性脑梗死

(1)CT 平扫:常于发病后 1 周至数周,在三角形或楔形低密度梗死区内出现不规则斑片状高密度出血灶,边界不规则。

(2)增强扫描:在梗死的低密度区中仍可显示脑回状、斑片状强化。

三、皮质下动脉硬化性脑病

皮质下动脉硬化性脑病又称 Binswanger 病、进行性皮质下血管性脑病。为老年人在脑动脉硬化基础上,大脑半球白质弥漫性脱髓鞘性脑病一大多发生在 50 岁以上,在老年人中发病率为 1%～5%,男女发病率相等。主要累及侧脑室周围、半卵圆中心等皮质下脑深部白质,多为双侧性,常伴有腔隙性脑梗死、脑萎缩。临床主要表现为进行性痴呆。

(一)诊断要点

(1)2/3 为慢性发病,1/3 为急性发病。病情可缓解,并反复加重。

(2)临床主要表现为缓慢进行性痴呆,记忆力、认知功能障碍,情感和人格改变,表情淡漠,妄想,轻度精神错乱。

(3)反复发生神经系统局灶性症状,可出现偏瘫、肢体无力、失语等。

(4)MRI 检查:双侧脑室旁深部白质及半卵圆中心大小不等的异常信号,长 T_1 和长 T_2,形状不规则,边缘不清,无占位效应。

(二)CT 表现

(1)CT 平扫侧脑室周围及半 PD 圆中心脑白质可见斑片状低密度影,以侧脑室前角、后角周围最为明显,严重者大脑各叶白质可全部明显累及,往往双侧对称分布。

(2)增强扫描白质强化不明显,灰白质密度差增大。

(3)可伴有不同程度弥漫性脑萎缩改变,脑室系统扩大,脑沟、脑池增宽。

(4)常并发有基底节区、丘脑、脑室旁白质单发或多发性腔隙性梗死灶。

四、蛛网膜下隙出血

蛛网膜下隙出血是指颅内血管破裂后血液流入蛛网膜下隙。按病因分为外伤性和自发性两大类,前者有颅脑外伤病史;后者可因颅内动脉瘤、高血压动脉硬化和颅内血管畸形等所致血管破裂而引起,其中颅内动脉瘤是引起蛛网膜下隙出血最常见的原因,约占其 50%。本节主要叙述自发性蛛网膜下隙出血,发病率占急性脑血管疾病的 7%～15%。发病年龄不等,成人多见,以 30～40 岁年龄组发病率最高,男性稍多于女性。

(一)诊断要点

(1)发病急,往往都是突然起病,之前常有过度劳累、情绪激动、咳嗽、用力排便等明显诱发因素。

(2)临床主要表现:突发性剧烈头痛、呕吐、意识障碍、抽搐、偏瘫、脑膜刺激征阳性等。

(3)腰椎穿刺:血性脑脊液为本病确诊依据。

(4)脑血管造影:可以显示蛛网膜下隙出血所造成的脑血管痉挛等征象,可帮助明确蛛网膜下隙出血的原因。

(5)MRI 检查:在急性期 MRI 显示不如 CT,但对于亚急性或慢性期的诊断 MRI 则优于 CT。于出血 1 周后,在 CT 图像上的高密度影像已消失,而 MRI 图像上亚急性期可在蛛网膜下隙内出现局灶性短 T_1 信号;慢性期则在 T_2 像上出现低信号,较具特征性。

(二)CT 表现

(1)直接征象:表现为基底池、侧裂池及脑沟内较为广泛的高密度区,出血量大时呈铸型。

(2)蛛网膜下隙出血在 1 周内易显示,CT 的发现率可达 80%~100%。CT 扫描往往能确定出血部位和明确病因。

(3)随着出血后时间的延长,血液密度逐渐减低,一般在出血 1 周后可与脑组织呈等密度,此时可依据基底池和脑沟消失来作出诊断。

(4)蛛网膜下隙出血后,往往伴有脑血管痉挛,常可并发脑缺血、脑梗死、脑水肿等。

(5)常可并发脑积水。

五、脑颜面血管瘤病

脑颜面血管瘤病,又称为脑三叉神经血管瘤、面部和软脑膜血管瘤病、Sturge－Weber 综合征。为先天性神经皮肤血管发育异常,此综合征少见,主要为一侧大脑半球顶枕区软脑膜血管瘤,以静脉性血管瘤为主。单侧多见,较少累及双侧。并有同侧颜面三叉神经分布区紫红色血管瘤,常伴有患侧大脑发育不良或皮质萎缩及钙化。

(一)诊断要点

(1)同侧颜面三叉神经分布区,特别是面上部、眼睑的紫红色血管瘤。

(2)约 90%患者出现癫痫发作。常有智力发育障碍和精神异常。

(3)对侧肢体轻度偏瘫,感觉异常。少数患者可出现青光眼、眼球突出、隐睾及脊柱裂等。

(4)X 线平片:可见顶枕区双轨状弧形钙化。

(5)脑血管造影:可显示皮质表面静脉减少或完全消失,大脑深部静脉可增粗。

(6)MRI 检查:在 MRI 图像上钙化呈低信号,软脑膜的异常血管亦呈扭曲的低信号,如有静脉血栓形成会使血流缓慢,有时也可呈团簇状高信号表现。增强扫描可发现软脑膜血管畸形。

(二)CT 表现

(1)CT 平扫于患侧顶枕区沿大脑表面显示弧线状或脑回状钙化。钙化周围可见脑梗死灶,偶见脑出血。

(2)伴有患侧大脑发育不良或皮质萎缩、脑沟及蛛网膜下隙增宽。

(3)少数可有同侧颅腔缩小、颅板增厚等表现。

(4)增强扫描可见皮质表面软脑膜异常血管呈脑回状或扭曲状强化,并有向深部引流的扭曲静脉。

第三节　颅脑外伤

一、颅骨损伤

颅骨损伤包括骨折和颅缝分离。颅骨骨折的分类按部位可分为颅盖骨折及颅底骨折;根据骨折处是否与外界相通,分为闭合性骨折及开放性骨折;按骨折的形态不同又可以分为线形骨折、凹陷骨折、粉碎骨折等。颅缝分离是颅骨损伤的另一种形式，较为少见，常发生于儿童和青年，且常与线形骨折合并发生。

(一)诊断要点

(1)有明确外伤史。

(2)颅盖骨骨折主要有三种形态，即线形骨折、凹陷骨折和粉碎骨折，其发生率以顶、额骨为多，其次为枕骨和颞骨。

(3)颅底骨折常合并于颅盖骨骨折，多以线形骨折为主，可以仅限于某一颅窝，亦可横行穿过两侧颅底或纵行贯穿前、中、后颅窝，并常累及鼻窦或乳突气房，可引起以下临床表现。

1)前颅窝骨折：常可引起脑脊液鼻漏或气颅，眼眶周围呈紫色瘀斑(俗称熊猫眼)，有的还可引起嗅觉障碍、眼球突出、不同程度视力障碍。

2)中颅窝骨折：往往可以造成脑脊液耳漏、听力障碍和面神经周围瘫痪、耳后迟发性瘀斑，若骨折伤及海绵窦可出现伴随脑神经损伤征象，有的可引起颈内动脉假性动脉瘤或海绵窦动静脉瘘。

3)后颅窝骨折：可以表现为颈部肌肉肿胀，乳突区皮下迟发性瘀斑及咽后壁黏膜淤血、水肿等征象。

(4)明确有无颅骨骨折主要依靠X线头颅摄片检查，X线片还能显示枕骨骨折或者颅颈交界处脱位、骨折。

(5)CT对于发现颅骨骨折的概率虽不如头颅平片，但对凹陷性骨折、粉碎性骨折的观察及发现并发的颅内外血肿，则优于平片。CT、MRI检查对后颅窝骨折，尤其是颅颈交界处损伤有重要意义。

(二)CT表现

1.直接征象

(1)CT在骨窗像上能清晰显示较深的凹陷性骨折、粉碎性骨折及穿透性骨折，可以了解碎骨片部位、范围、数目、大小，测量出凹陷性骨折的深度。但是对于无分离的线形骨折或较轻的凹陷性骨折，CT观察有时有一定的难度，要特别注意和血管沟、颅缝及神经血管孔等结构区别。

(2)可以发现并发的颅内外血肿。

(3)CT检查易发现颅底骨折。

(4)观察颅缝分离往往需要双侧对比，一般标准为双侧颅缝相差1mm以上，单侧缝间距成人＞15mm、儿童＞2mm即可诊断。颅缝分离可发生于各缝，以人字缝为多，常并发线形骨折。

2.间接征象

(1)外伤后颅内积气是骨折的一个间接征象，特别是颅底部位的骨折。

(2)外伤后鼻窦或者乳突气房内可见气—液平面或充满液体，这也是颅底骨折的一个间接征象，并常可根据积液部位推测骨折部位。额窦、筛窦积液常见于前颅窝骨折，蝶窦积液可能为中颅窝骨折，乳突气房积液则可能为后颅窝骨折。

二、硬膜外血肿

硬膜外血肿是指外伤后积聚在硬膜外腔的血肿。硬膜外血肿占全部颅脑损伤的2%～3%，占全部颅内血肿的30%，成人多见，小儿较少发生。绝大多数是由于颅骨骨折引起脑膜中动脉撕裂，形成急性硬膜外血肿；少数为静脉源性，血肿形成晚，可呈亚急性或慢性病程。硬膜外血肿大多位于颞部，其次是额、顶部。由于颅板与硬脑膜紧密相贴，故血肿范围较局限。

(一)诊断要点

(1)硬膜外血肿多发生于头颅直接损伤部位，常为加速性头颅外伤所致。

(2)硬膜外血肿可继发于各种类型的颅脑损伤，由于原发性脑损伤程度不一，血肿部位又有不同，意识变化也有不同表现。

1)伤后出现昏迷→中间意识清醒(好转)→继发再昏迷，为硬膜外血肿典型的意识表现。

2)伤后无昏迷，至颅内血肿形成后，逐渐出现颅内压增高及意识障碍。

3)伤后持续昏迷，且进行性加深。

(3)出现头痛、呕吐、躁动不安等颅内压增高表现，并可以出现血压升高、呼吸和心率减慢、体温上升四曲线的典型变化。

(4)单纯的硬膜外血肿，早期较少出现神经系统体征；当血肿增大压迫脑功能区时，可表现出相应的阳性体征；当血肿继续增大出现瞳孔散大、偏瘫等征象，往往提示有脑疝形成。

(5)X线平片：可见骨折线通过脑血管沟或静脉窦。

(6)MRI检查：硬膜外血肿于颅骨内板下呈梭形，边界锐利，血肿信号特点及变化与脑出血相似。在急性期 T_1WI图像上血肿呈等信号，血肿内缘可见一个低信号的硬膜，T_2WI血肿则呈低信号，在亚急性期和慢性期 T_1WI和 T_2WI图像上均呈高信号。

(二)CT表现

(1)急性硬膜外血肿典型CT表现为颅骨内板下梭形高密度区，边缘光滑锐利，密度多较均匀，CT值为50～90HU。

(2)约85%的急性硬膜外血肿伴有颅骨骨折，有时可见硬膜外积气。

(3)血肿范围较局限，一般不超过颅缝。如骨折跨越颅缝，硬膜外血肿也可超越颅缝。

(4)中线结构移位较轻。

(5)局部脑组织受压比较明显，血肿压迫邻近血管可出现脑水肿或脑梗死，表现为脑实质局限性低密度区。

(6)亚急性期或慢性期硬膜外血肿，可呈稍高、相等或混杂密度，最后变为低密度。血肿包膜的钙化较常见。增强扫描可显示血肿内缘的包膜增强。

三、硬膜下血肿

硬膜下血肿是发生在硬脑膜与蛛网膜之间的血肿：是颅脑损伤常见的继发损害，占颅脑损伤的5%～6%，占全部颅内血肿的50%～60%：根据血肿形或时间和临床表现可分为急性、亚急性和慢性三型。①急性硬膜下血肿：指发生于3天以内者，最为常见。其中复合型常为脑挫裂伤直接造成皮质血管破裂引起出血，发展迅速，预后较差；单纯型常为脑低静脉窦破裂，而脑原发损伤不明显，此型虽然出血量较大，常为双侧，但手术治疗预后较好；②亚急性硬膜下血肿：形成于伤后4天至3周，原发脑损伤常较轻，常为皮质小血管撕裂，出血较缓慢；③慢性硬膜下血肿:形成于伤后3周以上者,多见于中老年人。常为桥静脉断裂出血,一般不伴有脑挫裂伤,出血量少而慢,缓慢扩散。硬膜下血肿好发于额颞部,由于蛛网膜几乎无张力,所以血肿范围较广。

(一)诊断要点

1.硬膜下血肿

一般无颅骨骨折或骨折仅位于暴力部位,常为减速性头颅损伤所致。

2.急性硬膜下血肿

病情大多较重,且发展迅速,常表现为持续性昏迷,并呈进行性恶化,较少出现中间清醒期,生命体征变化明显,常缺乏局部定位症状,较早出现颅内压增高、脑受压和脑疝症状。

3.亚急性硬膜下血肿

往往表现为头痛、呕吐加剧、躁动不安及意识进行性恶化。常有中间清醒期,至脑疝形成即转入昏迷。

4.慢性硬膜下血肿

患者年龄常较大,只有轻微的外伤史,主要表现为慢性颅内压增高、神经功能障碍及精神症状。

5.MRI检查

示血肿呈新月状凹面向颅腔,信号变化随时间而异,与硬膜外血肿相仿。

(二)CT表现

1.急性硬膜下血肿

(1)颅骨内板下方新月形高密度区,CT值为50～70HU。少数患者可因蛛网膜破裂,脑脊液进入血肿而呈等密度或低密度。

(2)血肿范围常较广,可超越颅缝,甚至覆盖整个大脑半球。

(3)复合型急性硬膜下血肿常伴有脑挫裂伤,占位效应明显,中线结构移位。

(4)额底和颞底的硬膜下血肿冠状面描或冠状、矢状面重建有助于诊断。

2.亚急性硬膜下血肿

(1)CT上形态和密度均呈多样表现,形态可为新月形、半月形或过渡形(即血肿的内缘部分凹陷、部分平直或突出),血肿的密度可呈高密度、等密度、上部为低密度下部为高密度或等密度的混杂密度,少数为低密度。

(2)亚急性硬膜下血肿在伤后1～2周约70%可变为等密度,由于等密度血肿的密度与脑组织相似,CT上不易显示,主要表现有以下占位征象。

1)患侧脑白质“推挤征”(脑白质的内移及被推挤)。

2)患侧脑沟、脑裂变窄,甚至消失,侧脑室变形。

3)中线结构向对侧移位。

4)脑灰白质界面远离颅骨内板。

5)增强扫描由于脑表面血管增强或血肿包膜强化,而使等密度血肿衬托得更为清楚。

6)双侧等密度血肿不仅与脑实质密度相似,且中线结构移位不明显,更需注意观察。

以下征象可以提示有双侧等密度血肿的存在:①两侧颅骨内板下方见无脑沟、脑回结构的新月形或半月形等密度区。②两侧脑沟、脑回受压向内移位。③两侧脑室前角内聚，夹角变小，呈“兔耳征”。④两侧脑室对称性变小，其体部呈长条状。⑤脑白质变窄塌陷。

3.慢性硬膜下血肿

(1)血肿形状多呈梭形，也可为新月形或“3”字形。

(2)血肿的密度可因时间变化而改变，由等密度、混杂密度逐渐到低密度，但也可因再次出血或脑脊液渗入而使密度发生变化。

四、硬膜下积液

硬膜下积液又称硬膜下水瘤，是外伤后硬膜下腔出现的脑脊液积聚，占颅脑外伤的0.5%～1%，常发生于一侧或两侧额颞部，以双侧额部为多见。硬膜下积液系颅脑外伤引起蛛网膜撕裂，形成单向活瓣，脑脊液只能进入硬膜下腔而不能回流，或液体进入硬膜下腔后，蛛网膜破裂处被血块或水肿阻塞，使脑脊液积聚在硬膜下腔。硬膜下积液可以分为急性和慢性，一般急性少见，在数小时内形成，慢性者可有包膜。

(一)诊断要点

(1)原发性脑损伤一般较轻。

(2)可以引起局部脑受压和进行性颅内压增高的表现。伤后有逐渐加重的头痛、呕吐和视神经盘水肿等表现。临床表现类似于硬膜下血肿。

(3)MRI 检查：可以确诊，于颅骨内板下方见新月形长 T、长 T2 信号。

(二)CT 表现

(1)颅骨内板下方新月形低密度区，发生于双侧额部多见，常深入到纵裂前部，近于脑脊液密度，密度均匀。

(2)无或只有轻微占位效应，周围无脑水肿。

(3)硬膜下积液有时可因并发出血而发展成为硬膜下血肿，复查时密度有所增高。

五、脑内损伤

(一)脑内血肿

外伤性脑内血肿是指脑实质内出血形成的血肿，多数为对冲性脑挫裂伤出血所致，也可为着力部位直接受到冲击伤所致。好发于额叶、颞叶，其次是顶叶、枕叶。血肿多较表浅，少数于脑深部、脑干及小脑等处。血肿位于深部或靠近脑室者可破入脑室，形成脑室内积血。外伤性脑内血肿大多属于急性，少数患者血肿形成较晚，在伤后 24～72 小时发生迟发性血肿。

1.诊断要点

(1)外伤性脑内血肿常为多发性，且大多并有脑挫裂伤、硬膜下血肿和蛛网膜下隙出血，伤后随即可出现进行性颅内压增高及血肿附近脑组织受压征象，严重的可引起脑疝形成。

(2)根据血肿部位、脑挫裂伤程度、出血量多少的不同可表现有不同程度的意识障碍和神经系统的定位体征。

(3)颅脑外伤患者 CT 检查阴性，如果病情进行性加重或突然变化，应密切随访，以尽早发现迟发血肿。

(4)MRI 检查：能明确外伤性脑内单发或多发血肿，信号强度改变规律与高血压性脑出血基本一致，MRI 显示血肿的吸收情况较 CT 为好。

2.CT 表现

(1)外伤性脑内血肿表现为圆形或不规则形均匀高密度区,一侧或双侧,常为多发,CT 值在 50～80HU,周围可有低密度水肿带环绕,伴有占位效应,占位效应的轻重与血肿大小及血肿发生部位有关。

(2)血肿吸收一般自外周向中心逐渐变小,通常在伤后 2～4 周血肿变为等密度,4 周以上则变为低密度。血肿吸收的速度以小血肿较大血肿吸收为快;深部血肿较周边血肿吸收为快;小儿较成人吸收为快。

(3)CT 还可以显示伴发脑挫裂伤、蛛网膜下隙出血及硬膜下血肿等。

(4)外伤性脑内血肿如破入脑室,可见脑室内密度增高的血液平面,如出血充满脑室则可见脑室铸型。靠近脑表面的血肿亦可破入蛛网膜下隙,造成脑裂、脑池、脑沟的填塞或密度增高。

(5)有的外伤性脑内血肿可在 48 小时后延迟出现,注意 CT 随访复查。

(二)脑挫裂伤

脑挫裂伤为脑挫伤和脑裂伤的统称,是指颅脑外伤所致的脑组织器质性损伤。常发生于暴力打击的部位和对冲部位,尤其是后者。脑挫伤可引起脑组织静脉淤血、脑水肿、脑肿胀、液化、坏死及散在小出血灶;脑裂伤有脑组织、软脑膜和血管撕裂,造成散在多发小灶出血。两者常同时并发存在,脑挫裂伤如出血较多,可发展成脑内血肿。多见于额极、颞极和颞叶底部,常伴发不同程度蛛网膜下隙出血。是最常见的颅脑损伤之一。

1.诊断要点

(1)常有头痛、恶心、呕吐,产生颅内压增高征象,临床表现与致伤因素、受伤部位、损伤范围和程度有关。

(2)轻者可无原发性意识障碍,重者可昏迷。伤情不同,昏迷程度、时间长短各异。

(3)一般都有生命体征改变:早期都有呼吸、脉搏浅弱,节律紊乱,血压下降,常于伤后不久逐渐恢复。若持续低血压或已恢复正常随后又发生变化者要注意有无复合损伤、颅内血肿(包括脑内血肿和脑外血肿)等继发改变。

(4)脑皮质功能受损时,可出现相应的定位体征,如瘫痪、感觉障碍、局灶性癫痫等征象。

(5)如并发有蛛网膜下隙出血,常有脑膜刺激征象。

(6)MRI 检查:急性脑挫伤后引起脑水肿,T_1WI 呈等或稍低信号,T_2WI 呈高信号。脑挫裂伤的出血部分,CT 显示较 MRI 为佳,对于亚急性和慢性脑挫裂伤的显示,MRI 则优于 CT。

2.CT 表现

(1)急性脑挫裂伤的典型 CT 表现:低密度脑水肿区中呈现多发、散在点状高密度出血灶,有些可融合为较大血肿。低密度水肿区的范围可从数厘米至整个大脑半球或小脑半球,白质和灰质常都可累及,形态不一、边缘模糊,以白质区明显。

(2)占位效应:挫伤范围越大,占位效应越明显,病变部位脑池、脑沟变小、消失,如病变范围广泛,病侧脑室受压变小、闭塞,并向对侧移位。重者出现脑疝征象。

(3)病程变化:随着时间变化,轻度脑挫裂伤上述 CT 表现可逐渐消失。重者后期出现局限性和广泛性脑萎缩征象;病灶坏死液化形成囊肿时,边界光滑清楚,CT 值近似脑脊液密度。

(4)蛛网膜下隙出血:较重的脑挫裂伤常并发蛛网膜下隙出血,表现为纵裂及脑池、脑沟密度增高。

(5)并发其他征象:如脑内血肿、脑外血肿、颅骨骨折、颅内积气等。

(三)脑水肿、脑肿胀与白质损伤

脑水肿为细胞外水肿,脑肿胀为细胞内水肿。外伤后引起的脑水肿、脑肿胀是颅脑损伤时最常见的继发性脑损害,常可合并发生,两者在CT检查时无法区别。

弥漫性脑损伤包括弥漫性脑水肿、弥漫性脑肿胀和弥漫性脑白质损伤。弥漫性脑白质损伤是由于颅脑外伤时受到旋转力的作用,导致脑白质、脑灰白质交界处和中心结构等部位的撕裂,造成神经轴突的剪切伤。部分患者可并发小灶性出血。

1.诊断要点

(1)轻微脑水肿和脑肿胀多数只表现头痛、头晕、恶心、呕吐等症状,临床上可诊断为脑震荡。

(2)严重脑组织损伤造成的弥漫性脑水肿、脑肿胀可引起进行性颅高压症象,易导致脑疝形成。

(3)弥漫性脑白质损伤临床表现危重,伤后即刻意识丧失,部分患者立即死亡,有的患者可长期昏迷,甚至呈植物人状态。即使存活,也常有严重后遗症。

(4)弥漫性脑白质损伤MRI检查明显优于CT,而T_2WI又优于T_1WI。典型的T_2WI呈灰质与白质交界处和胼胝体散在、分布不对称的圆形或椭圆形异常高信号,以颞、额叶最为常见,在T_1WI图像上呈低信号或等信号。急性期小灶出血在T_2WI呈低信号,周围见高信号水肿,在T_1WI呈等信号,常无占位效应;亚急性期和慢性期,T_1WI小灶出血呈高信号。

2.CT表现

(1)脑实质密度变化

1)脑水肿与脑肿胀CT表现相同,均显示为片状低密度区,CT值可低于20HU,可呈局限性或弥漫性,单侧或双侧。

2)双侧性弥漫性啮水肿,表现为大脑半球广泛密度减低,灰白质分界不清,测CT值可确定脑组织密度下降。

3)部分儿童弥漫性脑肿胀,脑实质密度反而可轻度增高。

(2)占位效应

1)局限性脑水肿有局部占位效应,脑沟变小。

2)一侧性脑水肿,表现为一侧脑沟、脑池、脑室变小,中线结构移位。

3)两侧严重的弥漫性脑水肿可见两侧脑室普遍受压、变小,甚至脑沟、脑裂、脑池、脑室闭塞。

(3)弥漫性脑白质损伤:CT表现甚少,在伤后24小时内患者病情与CT所见不成比例。CT上常表现为弥漫性脑肿胀而使脑室、脑池受压变小,有时在脑灰白质交界处、胼胝体、大脑脚处见散在、多发、少量高密度小出血灶,无局部占位效应。

(四)创伤性脑梗死

创伤性脑梗死是颅脑损伤较为常见的并发症。外伤后由于脑血管本身遭受机械性损伤或血管受压、血管痉挛加上因脑外伤引起的血流动力学改变等因素，导致血栓形成、脑血管闭塞，从而使其供血部位的脑组织发生梗死。

1.诊断要点

(1)临床表现大都在伤后 10～24 小时出现，少数患者可延至数日或数周。

(2)轻型脑损伤，如果在伤后 1～2 天病情突然加重，临床表现与脑损伤不符，可疑及此症。

(3)重型脑损伤伴有梗死的患者若明确诊断有困难时，需要密切观察，及时采用影像学检查。

(4)MRI 检查：弥散成像和灌注成像在脑缺血后数小时就可发现信号变化，1 天后在 T_1WI 上呈低信号，T_2WI 上呈高信号；当缺血区囊变时，其信号则与脑脊液相似。

2.CT 表现

(1)24 小时后可见边界不清的低密度区，其部位和范围与闭塞的动脉分布一致，CT 表现与一般缺血性脑梗死相仿。

(2)1～2 周病灶密度更低，且有不同程度的水肿和占位效应。

(3)2～3 周病灶密度相对增高，边缘反而模糊。

(4)4～8 周病灶密度又近一步减低，与脑脊液相似。

(5)增强扫描在发病后的 3～7 天可出现强化，2～3 周可见明显线状、脑回状强化影。

(五)颅脑外伤后遗症

颅脑外伤常可以遗留各种后遗症，CT 可以显示一部分残留有器质性改变的后遗症，常见的有脑萎缩、脑软化、脑穿通畸形、脑积水等。

1.诊断要点

(1)脑萎缩

1)严重的脑外伤后，约 30% 发生脑萎缩。这是由于脑挫裂伤、轴突损伤、缺氧和坏死所造成。

2)脑萎缩分为局限性和弥漫性，以双侧额叶皮质萎缩最为明显，单纯脑髓质萎缩少见。

3)患者可有头痛、头晕、记忆力下降等症状，少数患者可有精神症状，幼儿期脑外伤可使脑发育停滞。

(2)脑软化：常见于脑内血肿、脑挫裂伤及创伤性脑梗死后如果吸收不良液化形成囊腔。可有局部神经功能受损、癫痫发作、偏瘫等症状。

(3)脑穿通畸形囊肿：由于脑内血肿、脑挫裂伤后，脑组织坏死液化吸收而形成软化灶，并与扩大的脑室或蛛网膜下隙相通，一般以与侧脑室相通为多。临床出现相应部位的症状和体征。

(4)脑积水：颅脑外伤后引起脑积水，有急性和慢性两种。

1)急性脑积水：发生于伤后 2 周内，多因血块阻塞脑脊液通路所致，为阻塞性脑积水，这种改变较多见，临床表现以颅内压增高为主，脑脊液蛋白含量增加。

2)慢性脑积水：发生于伤后 3 周至半年，常以脑脊液吸收障碍为主，为交通性脑积水。颅内压大多正常，患者逐渐出现痴呆、步态不稳、反应迟钝、行为异常，病情发展缓慢。

2.CT 表现

(1)脑萎缩

1)弥漫性脑萎缩表现为两侧脑室扩大,脑沟和脑池增宽。

2)一侧性脑萎缩表现为病侧脑室扩大和脑沟增宽,中线结构向患侧移位。

3)局限性的脑萎缩可见相应部位脑室扩大和局部脑沟及蛛网膜下隙增宽。

(2)脑软化:脑实质内显示边缘较清楚的近似水样低密度区,CT 值稍高于脑脊液,邻近脑室扩大、脑沟和蛛网膜下隙增宽。

(3)脑穿通畸形囊肿:脑内边界清楚,脑脊液样的低密度区与脑室相通,与其相连通的相应脑室常明显扩大,多无占位效应。

(4)脑积水:脑室对称性扩大,尤以侧脑室前角为著,侧脑室周围特别是前角部有明显的间质性水肿带,但不伴有脑沟增宽、加深。如是阻塞性脑积水则显示阻塞部位以上的脑室扩大,阻塞部位以下的脑室正常。

第二章 呼吸系统疾病的CT诊断

第一节 肺炎

肺炎是肺部常见的感染性疾病，按病变的解剖分布分为大叶性肺炎、小叶性肺炎和间质性肺炎，比较特殊的还有球形肺炎和机化性肺炎。肺炎大多由肺炎链球菌引起，少数由双球菌、葡萄球菌、流感杆菌和病毒引起。

一、概述

(一)大叶性肺炎

青壮年多见，病理改变分为充血期、红色肝变期、灰色肝变期和消散期四期。起病急，常有高热、寒战、咳嗽、胸痛，开始无痰或少量黏痰，发展到红色肝变期时咳黏稠铁锈色痰。实验室检查白细胞总数及中性粒细胞明显升高。

(二)小叶性肺炎

又称支气管肺炎，多见于婴幼儿及年老体弱者，病理改变为小叶支气管壁水肿、间质炎性浸润、肺小叶渗出和实变，可引起阻塞性肺气肿或小叶肺不张。病情较重，常有发热、胸痛、呼吸困难，病初干咳，继之咳泡沫黏痰及脓痰。部分体弱、机体反应低下者，可不发热。实验室检查部分年老体弱者白细胞总数可不增加。

(三)间质性肺炎

多见于婴幼儿。病理改变为肺间质的浆液渗出及炎性细胞浸润。常见临床症状是气短、咳嗽和乏力，体重减轻，少数可见低热，听诊有爆裂音。白细胞总数变化不明显。

(四)金黄色葡萄球菌性肺炎

由溶血性金黄色葡萄球菌引起，好发于小儿和老年人。感染途径分支气管源性和血源性，病理变化是感染物阻塞细支气管，小血管炎性栓塞，致病菌繁殖引起肺组织化脓性炎症、坏死，形成肺脓肿，继而坏死组织液化破溃并经支气管部分排出，形成有液气平面的脓腔。支气管壁的水肿和反射性痉挛，易发生活瓣性阻塞而形成肺气肿或肺气囊。病程变化快，临床症状重。

(五)球形肺炎

球形肺炎是由细菌或病毒感染引起的急性肺部炎症，且以细菌感染为主，基本病理变化包括炎性渗出、增生和实变。

(六)机化性肺炎

本病多见于成人，病理改变为肺泡壁成纤维细胞增生，侵入肺泡腔和肺泡管内发展成纤维化，并发不同程度的间质和肺泡腔的慢性炎性细胞浸润。该病症状缺乏特异性，多为发热、气短、咳嗽、胸痛等，平均持续时间5周左右。

二、CT 表现

(一)大叶性肺炎

1.充血期

呈边缘模糊的磨玻璃样影,其内可见肺纹理。

2.实变期

呈大叶或肺段分布的大片状密度增高影,边缘清楚,内可见支气管充气征。

3.消散期

病灶密度减低且不均匀,呈散在的斑片状阴影。

(二)小叶性肺炎

常呈沿肺纹理分布的大小不等的斑片状影,可融合成大片,内可见支气管充气征,病变好发于两肺中下部内中带,可伴肺气肿、小叶肺不张、空洞及胸膜腔积液。

(三)间质性肺炎

支气管血管束增粗,双肺磨玻璃样阴影,严重者伴有斑片状密度增高阴影。肺门、纵隔淋巴结可增大。

(四)病毒性肺炎

常是上呼吸道感染向下蔓延的结果,患者多为婴幼儿、免疫功能缺陷患者和老年人。原发性呼吸道感染病毒有流感和副流感病毒、呼吸道合胞病毒、麻疹病毒、腺病毒等,机遇性呼吸道感染病毒有巨细胞病毒、水痘—带状疱疹病毒、EB 病毒等。一年四季均有发生,以冬春季多见。病毒侵入细支气管上皮可引起细支气管炎,感染播散及肺间质和肺泡而引起肺炎。病毒性肺炎多为间质性肺炎。

病毒性肺炎 CT 表现:①细支气管炎的小叶中心结节、树芽征。②多灶性磨玻璃影或实变区,实变区可有边界模糊、斑片状或结节状,可快速融合。③病灶双侧分布不对称。④可有小叶间隔增厚、网状结构。⑤可见气体潴留。⑥胸腔积液少见。

(五)金黄色葡萄球菌性肺炎

1.片状影

呈分布于多个肺段的散在片状影,边界模糊、大小不等。

2.团块状影

多见于血源性感染者,多肺段分布,病灶呈多发、大小不一、边界较清楚之团块影。

3.空洞影

多发、大小不一厚壁空洞,可有液气平面。

4.气囊影

常呈位于片状和团块状影间的多个类圆形薄壁空腔,有时可见液气平面。肺气囊变化快,一日内可变大或变小,一般随炎症的吸收而消散。

5.脓气胸

气囊或脓肿穿破胸膜,出现脓胸或脓气胸。⑥上述表现具有多样性,可一种为主或多种形态同存,短期内变化明显。

(六)球形肺炎

(1)呈孤立圆形或类圆形病灶,以双肺下叶背段和基底段、近胸膜面多见,且邻近胸膜的病变,病灶两侧缘垂直于胸膜,呈刀切样边缘,为特征性改变。

(2)边缘毛糙、不规则,呈长毛刺状和锯齿状改变。

(3)密度中等,均匀或不均匀,通常病变中央密度较高,周边密度较淡,呈晕圈样改变。

(4)周围血管纹理增多、增粗、扭曲;局部胸膜反应显著、广泛增厚。

(5)有感染病史,抗感染治疗2～4周病灶可缩小或吸收。

(七)机化性肺炎

(1)呈楔形或不规则形病灶,贴近胸膜面或沿支气管血管束分布,可见支气管充气征,支气管血管束进入病灶为其特征性改变。

(2)病灶边缘不规则,呈粗长毛刺状或锯齿状,灶周常伴有斑片状影、索条状影、小支气管扩张及肺大泡形成。

(3)邻近胸膜增厚粘连。

三、鉴别诊断

(1)大叶性肺炎消散期鉴别

1)按叶段分布、不同病理阶段有不同表现、支气管充气征及支气管通畅、无肺门与纵隔淋巴结肿大、抗感染治疗有效等都有利于大叶性肺炎的诊断。

2)并发空洞、索条影、钙化、卫星灶、抗感染治疗无效等都有利于肺结核的诊断。

3)病变累及范围局限、支气管狭窄或闭塞伴管腔外壁肿块、肺门及纵隔淋巴结肿大、抗感染治疗效果不佳等都有利于肺癌的诊断。通常结合病史和实验室检查一般鉴别不难,鉴别困难时建议短期复查有利鉴别。

(2)小叶性肺炎、间质性肺炎均有较典型临床和影像学表现;金黄色葡萄球菌肺炎早期诊断有困难时建议短期复查,其影像学表现变化明显,且形态多变、发展迅速,发现空洞和肺气囊等有利确诊。

(3)金黄色葡萄球菌性肺炎有时需与肺脓肿、肺内淋巴瘤鉴别,CT表现的多样性、多发性、肺气囊及短期病灶形态明显变化为金黄色葡萄球菌性肺炎的诊断依据,结合临床表现及实验室检查不难诊断。

(4)球形肺炎应与结核球和周围型肺癌鉴别。

1)结核球呈球形,边缘清晰锐利,密度高,可有钙化,邻近肺野有卫星灶或纤维条影及肺纹理纠集等慢性纤维化改变。球形肺炎形态上虽大体呈球形,但多数为楔形,其中贴近胸膜的楔形病灶具有特征性。球形肺炎边缘较毛糙、模糊,可有长毛刺状和锯齿状改变,有时可见“晕圈征”,反映了病变的急性渗出性改变。

2)肺癌形态呈较规则球形,其毛刺细短,边缘多较清晰,不见“晕圈征”,代表肿瘤的浸润性生长。球形肺炎增强后病灶中央可见规则、界面清晰的无强化区,反映了炎性坏死的特点,此征少见于肺癌,较具特征性。

3)周围型肺癌有分叶、毛刺、“胸膜凹陷征”“空泡征”等,可伴有肺门及纵隔淋巴结增大,球形肺炎没有上述表现。

(5)球形肺炎与肺内良性肿瘤和肺梗死鉴别:肺内良性肿瘤多形态规则、边缘光滑,邻近肺野及胸膜无异常改变,早期常无明显临床症状。肺梗死表现为在肺的外围呈以胸膜为基底的楔状致密影,内部常有小透亮区,于薄层CT扫描可见楔状影的顶端与一血管相连,此征对肺梗死的诊断很有价值。肺梗死的临床症状以气急、胸痛为主,咯血较少见,常伴有心肺疾患。

(6)机化性肺炎与周围型肺癌和肺结核鉴别

1)机化性肺炎因病灶内和周围纤维增生可引起支气管血管束增粗、扭曲、紊乱、收缩聚拢,并直接进入病灶。周围型肺癌引起的支气管血管束异常表现为支气管血管束呈串珠状增粗,至病灶边缘呈截断现象,常伴有肺门及纵隔淋巴结增大,周围型肺癌还可以有其他肿瘤征象,如分叶、毛刺等。

2)机化性肺炎呈多边形或楔形,边缘呈锯齿状,可见粗长毛刺;周围型肺癌呈类圆形,边缘不规则,有分叶征及细小毛刺。

3)机化性肺炎发生在结核的好发部位并且与结核有类似征象时,鉴别诊断十分困难,需依赖病理诊断。

第二节 肺结核

肺结核是由结核杆菌引起的肺部感染性疾病,基本病理改变为渗出、增殖和干酪样坏死。肺结核好转的病理改变为病变吸收、纤维化、钙化,恶化进展的病理改变是液化、空洞形成、血行或支气管播散。同一患者病变可以是其中某一病理阶段,也可以一种为主、多种病理改变同存,或反复交叉出现。

目前分型为5型,即原发性肺结核(Ⅰ型)、血行播散型肺结核(Ⅱ型)、继发性肺结核(Ⅲ型)、结核性胸膜炎(Ⅳ型)、其他肺外结核(Ⅴ型)。

依不同病程可分为进展期、好转期和稳定期三期。

一、原发性肺结核

原发性肺结核为初次感染的结核,包括原发复合征和支气管淋巴结结核,前者由原发病灶、结核性淋巴管炎及结核性淋巴结炎三部分组成,后者分炎症型和结节型两类。

(一)临床表现

(1)常见于儿童和青少年,多无明显症状。

(2)可有低热、盗汗、消瘦和食欲减退。

(3)实验室检查。白细胞分类中单核和淋巴细胞增多,血沉加快,PPD(纯蛋白衍化物)强阳性具有诊断意义,痰中查到结核杆菌可明确诊断。

(二)CT表现

1.原发复合征

典型表现为原发病灶、肺门淋巴结肿大和二者之间的条索状阴影(结核性淋巴管炎),三者组合呈“哑铃”形,通常在不同层面显示,必需结合上下层面和多平面重建观察。

(1)原发病灶呈斑片状、云絮状边缘模糊的阴影,也可为分布于一个或数个肺段的大片状实变。原发病灶可发生干酪样坏死而出现空洞,可通过支气管、淋巴或血行播散。

(2)结核性淋巴结炎表现为肺门及纵隔淋巴结肿大。

(3)结核性淋巴管炎表现为原发病灶与肺门之间的不规则条索状阴影,较难见到。

2.淋巴结结核

(1)原发病灶很小或已被吸收。

(2)肺门、气管、支气管和隆突下淋巴结肿大,以右侧气管旁淋巴结肿大多见,一侧肺门增大较双侧增大多见。

(3)炎症型肿大的淋巴结密度较高,边缘模糊,结节型肿大的淋巴结边缘清晰。多个淋巴结肿大时,边缘可呈波浪状。增强扫描融合团块影可见多环状强化。

(4)肿大的淋巴结压迫支气管可引起肺不张,可发生钙化。

(5)淋巴结结核可通过血行或支气管播散。

(三)鉴别要点

(1)原发病灶需与肺炎鉴别。

后者有急性感染症状,无肺门淋巴结肿大,实验室检查和抗感染治疗有效有助于鉴别。

(2)淋巴结核应与淋巴瘤鉴别。

后者呈双侧分布,可融合成团块状,前者CT增强增大的淋巴结呈周边环状强化。

二、血行播散型肺结核

血行播散型肺结核分为急性、亚急性、慢性血行播散型肺结核,前者为大量结核杆菌一次性进入血液循环所致的肺内播散,后者为结核杆菌少量、多次进入血液循环所引起。

(一)临床表现

1.急性粟粒型肺结核

表现为寒战、高热、气急、盗汗,病情急,症状重。

2.亚急性、慢性血行播散型肺结核

因患病年龄、体质及结核菌数量、播散速度而有不同表现,有的仅有呼吸道症状和乏力,有的有发热、咳嗽、盗汗、消瘦等表现。

3.实验室检查

急性者血沉增快,白细胞总数可降低,结核菌素试验可为阴性。

(二)CT表现

1.急性粟粒型肺结核

(1)特征性表现为两肺弥漫性分布的、大小一致的粟粒样影,直径1～3mm,密度均匀,无钙化,HRCT显示更为清晰。

(2)病变发展到一定阶段,部分病灶可融合。

2.亚急性、慢性血行播散型肺结核

(1)病灶结节分布不均,多见于中上肺野;结节大小不一,小者如粟粒,大者融合成块。

(2)结节密度不均,上部病灶密度较高,边缘清楚,可有部分纤维化或钙化,其下部病灶可为增殖性病灶或斑片状渗出性病灶。

(3)病变恶化时,结节融合扩大,溶解播散,形成空洞。

(4)可见肺门及纵隔淋巴结肿大,淋巴结内呈低密度,增强扫描呈周边环状强化,部分患者并发肺外结核。

(三)鉴别要点

(1)急性粟粒型肺结核具有三均特点(结节分布均匀、大小均匀、密度均匀),结合临床一般诊断不难,主要须与肺血行转移瘤、结节病和肺血吸虫病鉴别。

1)肺血行转移瘤病灶分布不均匀,肺外周多见,且大小不一致,有原发恶性肿瘤病史,通常无肺间质改变及胸内淋巴结肿大。

2)结节病病灶分布于胸膜下及支气管血管束周围,大小不一,有肺间质改变及胸内淋巴结肿大。3)肺血吸虫病病灶分布不均,以中、下肺中内带为主,病灶大小、形态各异,实验室检查血液嗜酸性粒细胞增多,结合流行病学资料可资鉴别。

(2)亚急性、慢性血行播散型肺结核应与矽肺和细支气管肺泡癌鉴别。

1)矽肺结节多分布于上肺、肺门旁及后肺部,伴支气管血管束模糊、增粗,矽结节可融合成团块,大于4cm的团块常有坏死和空洞形成,病灶外缘可见不规则肺气肿和肺大泡,结合临床和职业史鉴别不难。

2)细支气管肺泡癌癌组织沿肺泡管、肺泡弥漫性生长,呈大小不等多发性结节和斑片状阴影,边界清楚,密度较高,进行性发展和增大,且有进行性呼吸困难,根据临床、实验室等资料进行综合判断可以鉴别。

三、继发性肺结核

浸润性肺结核为外源性再感染结核菌或体内潜伏的病灶活动进展所致,多见于成人,好发于上叶尖、后段和下叶背段,其病理和CT表现多种多样,通常多种征象并存。早期渗出性病灶经系统治疗可完全吸收,未及时治疗或治疗不规范者可发生干酪坏死而形成干酪性肺炎,或经液化排出形成空洞,或经支气管播散形成新的病灶,或经纤维组织包裹和钙化而痊愈。

(一)临床表现

(1)免疫力较强时多无症状,部分患者于体检中发现。

(2)呼吸系统症状表现为咳嗽、咳痰、咯血,或伴有胸痛。

(3)全身症状主要有低热、盗汗、乏力、午后潮热、消瘦。

(4)实验室检查:痰检、痰培养找到结核杆菌可确诊,PPD(纯蛋白衍化物)试验、聚合酶链反应及血沉具有重要诊断价值,白细胞分类其单核和淋巴细胞增多具有参考意义。

(二)CT表现

1.活动的浸润性肺结核常见征象

(1)斑片状实变:密度较淡、边缘模糊,病理改变为渗出。

(2)肺段或肺叶实变:边缘模糊,密度较高且不均匀,可见支气管充气征或(和)虫蚀样空洞形成,常见于干酪性肺炎,病理改变为渗出与干酪样坏死。

(3)结核性空洞:浅小气液平面的空洞伴有灶周其他形态病灶以及支气管播散灶,被认为典型浸润性结核空洞。

(4)支气管播散灶:沿支气管分布的斑点状、小片状实变影,病变可融合。为干酪样物质经支气管引流时,沿支气管播散所致。

2.稳定的浸润性肺结核常见征象

(1)间质结节:呈分散的梅花瓣状,密度较高,边缘较清晰,其内可见钙化,是肺结核的典型表现,病理改变为增殖。

(2)结核球:边界清晰的类圆形结节,可有轻度分叶,大小不等,密度较高,CT 增强可见环形强化,内常有钙化、裂隙样或新月样空洞,周围可见卫星灶。病理改变为纤维组织包裹的局限性干酪性病灶。

若上述病灶在复查中出现形态、大小及密度变化,被认为具有活动性。

3.结核病灶愈合的常见征象

(1)钙化:大小不等,形态不规则。

(2)纤维化性病灶:表现为不同形态索条状密度增高影,可单独存在,或与其他形态病灶同时存在。

(三)鉴别要点

1.结核球与周围型肺癌鉴别

(1)肺癌边缘不规则,常可见到分叶、细短毛刺、空泡征、“脐凹征”“兔耳征”、阳性支气管征和血管切迹征等征象,纵隔及肺门淋巴结肿大,随诊观察病灶增长较快,增强 CT 明显强化。

(2)结核球多见于年轻患者,多无症状,多位于结核好发部位。病灶边缘整齐,形态相对规则,中心区密度较低,可见空洞与钙化,周围常有卫星灶,病灶与胸膜间可见黏连带,无纵隔及肺门淋巴结肿大,增强 CT 无强化或轻度环形强化,随诊观察病变无明显变化,可追踪到既往结核病史。

2.肺结核空洞与癌性空洞鉴别

(1)结核性空洞形态、大小不一,洞壁为未溶解的干酪性病灶及纤维组织,内壁可光整或不规则,外壁较清晰,周围有卫星灶、下叶可见支气管播散灶;纤维空洞性肺结核为纤维厚壁空洞伴广泛纤维增生,鉴别不难。

(2)癌性空洞壁较厚,偏心状,外壁常有分叶及毛刺,内壁不规则,可见壁结节;通常无液平及卫星灶;随着肿瘤的继续生长,空洞可被瘤细胞填满而缩小,甚至完全消失。

四、慢性纤维空洞性肺结核

慢性纤维空洞性肺结核属于继发性肺结核晚期类型,由于浸润性肺结核长期迁延不愈,肺结核病灶严重破坏肺组织,使肺组织严重受损,形成以空洞伴有广泛纤维增生为主的慢性肺结核。

(一)临床表现

(1)病程长,反复进展恶化。

(2)肺组织破坏严重,肺功能严重受损。可伴肺气肿和肺源性心脏病。

(3)结核分枝杆菌长期检查阳性、常耐药。

(二)CT 表现

(1)纤维空洞主要表现

1)多位于中上肺野的纤维厚壁空洞,空洞内壁较光整,一般无液平面。

2)空洞周围有广泛纤维索条状病灶和增殖性小结节病灶。

3)同侧或对侧肺野可见斑片状或小结节状播散性病灶。

(2)肺硬变,受累肺叶大部被纤维组织所取代,可见不同程度钙化,肺体积明显缩小、变形,密度增高。

(3)病变肺肺纹理紊乱,肺门上提,定位像示下肺纹理牵直呈垂柳状。

(4)患侧胸膜肥厚粘连,邻近胸廓塌陷,肋间隙变窄。健肺代偿性肺气肿,纵隔向患侧移位。

五、支气管结核

支气管结核又称支气管内膜结核(EBTB),是指发生在气管、支气管黏膜和黏膜下层的结核病,活动性肺结核中10%~40%伴有EBTB,主支气管、两肺上叶、中叶及舌叶支气管为好发部位。在病理上可分为浸润型、溃疡型、增殖型和狭窄型等四种类型,由于支气管内膜水肿、黏膜溃疡和肉芽组织增生常导致阻塞性肺气肿、张力性空洞、肺内播散灶和肺不张等病变。

(一)临床表现

常见于中青年,女性多见,除慢性肺结核的常见表现外,尚有刺激性干咳、咯血、胸闷、呼吸困难、胸骨后不适和疼痛等表现,查体大多数患者有局限性双相喘鸣音。

(二)CT表现

(1)支气管狭窄

1)向心性狭窄管腔呈“鼠尾状”。

2)偏心性狭窄管壁不对称增厚,常伴有自管壁突向管腔的细小息肉样软组织影。

3)腔内狭窄可以广泛或局限,狭窄重者可导致支气管完全性阻塞,引起阻塞性炎症和不张,不张肺内可见支气管充气征、钙化及空洞。

(2)支气管壁不规则增厚,管壁上出现沙粒样、线条状钙化为其特征性表现。

(3)肺内常可见到其他结核病灶。

(4)肺门、纵隔淋巴结肿大,肿大淋巴结内有钙化,增强为环状强化,具有定性意义。

(三)鉴别要点

支气管结核需与中央型肺癌鉴别,两者都可出现支气管内壁不光滑,局限性狭窄或闭塞。

(1)支气管结核病变累及范围较大,管腔外壁轮廓较规则,无腔外肿块及淋巴结肿大;中央型肺癌病变累及范围局限,常有狭窄部管腔外、肺门区肿块或反S征表现,肺门及纵隔淋巴结肿大,抗感染治疗效果不佳。

(2)早期中央型肺癌向腔内生长时,鉴别较为困难,应结合肺内表现及病灶区有无钙化等全面分析,鉴别困难时应行纤支镜活检或痰液细胞学检查。

(3)支气管壁的钙化、支气管外的结核灶、肺门增大的淋巴结钙化和增强时的环状强化等提示结核性病变。

第三节　肺结节

一、肺结节定义

(一)肺实性结节

肺内圆形或类圆形边界清楚的软组织密度病灶,≤3cm 称结节,≥3cm 称肿块。

(二)肺亚(非)实性结节

所有含磨玻璃密度的肺结节都称为亚实性肺结节。如果病灶内不含实性成分称为纯磨玻璃结节(pGGN),含有实性成分则称为混杂性磨玻璃结节(mGGO)或部分实性结节。

(三)磨玻璃密度影(GGO)和磨玻璃结节(GGN)

磨玻璃密度影是在高分辨力 CT 上局部肺组织呈模糊的轻度密度增高,但是不影响其中的支气管血管束的显示。GG0 的病理基础为肺泡内气体减少,细胞数量增多,肺泡上皮细胞增生,肺泡间隔增厚和终末气囊内部分液体填充,且肺泡尚未完全塌陷。如果病变局限,称为局灶性磨玻璃影(fGGO);如果病灶边界清楚呈圆形或类圆形,表现结节状,则称为磨玻璃结节(GGN)。GGN 中无实性成分且 GGO 比例大于 95%的称为 pGGN,其病理基础;是病变组织沿肺泡壁伏壁生长,不伴肺泡结构的破坏,肺泡含气比较充分。GGN 可由多种病变引起:炎性病变、局限性纤维化、出血、腺癌或不典型腺瘤样增生等。

(四)周围型肺癌薄层 CT 分类

由于周围型肺小腺癌缺乏一般肺癌的影像学表现,褚志刚等参考国外一些研究 Yang 与 Suzuki 提出的方法,将肺癌的 CT 表现分为以下 6 种类型:Ⅰ型,纯磨玻璃密度结节;Ⅱ型,均匀的稍高密度结节;Ⅲ型,密度不均匀结节;Ⅳ型,晕状结节,表现为中心高密度而周围为磨玻璃密度;Ⅴ型,实性结节伴少量磨玻璃密度成分;Ⅵ型,密度均匀一致的软组织密度结节。

二、肺结节 CT 检查技术

由于肺内亚实性结节大多是在体检或筛查时发现的亚临床病灶,其特点是体积小、密度淡,使用的检查技术不恰当就会漏掉病灶或不能充分展现病变的影像学特征。刘士远等 2013 年提出 CT 层厚<1mm;使用靶扫描或靶重建,采用多种后处理方式显示病灶特征;随访过程中每次检查使用相同扫描参数、相同显示视野、相同重建方法,并尽量在同一家医院进行,使误差控制在尽可能小的范围。2014 年的肺部影像报告和数据系统(Lung.RADS1.0)提出肺结节的大小应在肺窗上测量,直径的平均值以整数来报告。

三、肺结节基本征象

肺结节基本征象,主要用于肺癌的影像学鉴别诊断。

(一)圆形肿块征

肺癌结节类圆形椭圆形较多,也可以不规则形或多种形态混杂,与良性结节重叠很多,鉴别诊断价值有限。

(二)分叶征

结节表面凹凸不平非纯粹的圆或椭圆,绝大多数周围型肺癌有分叶(生长速度不同或受牵拉阻挡)，有研究设定浅分叶、中分叶和深分叶。但结核球、良性肿瘤也可以分叶，因此需要结合其他征象综合分析。

(三)毛刺征

结节轮廓清楚，典型者在CT肺窗上表现为瘤周放射状排列的细短小刺。多数结节仅能在部分边缘上见到毛刺，最多见远离肺广]侧的肺结节边缘毛刺。病理上瘤组织沿血管支气管向外浸润，伴炎症反应及结缔组织增生，毛刺是肿瘤收缩牵拉周围的小叶间隔，高度提示肺癌，但肺癌的边缘有时也可以边缘光滑或只是稍模糊。

(四)空泡征

病灶内<5mm的(多为1～2mm)的点状透亮影，单个或多个，边界清楚，位于结节中央或边缘，主要见于早期3cm以下的小肺癌。病理上为残存、扭曲的肺泡和细支气管，特异性较高。

(五)支气管充气征

上下层连续、长条或分支状，与支气管相关或与血管伴行的小透亮影。良性者逐渐分支管腔均匀；恶性则管腔狭窄、截断并可被黏稠分泌物阻塞导致扩张(亦多见于<3cm小肺癌)，远端粗于近端以及支气管黏液嵌塞征。

(六)空洞征

病灶内较大而无管状形态的透亮影。病理上病灶内坏死液化物经支气管排出所致。影像上大于相应支气管经2倍，且与上下层面支气管不连续，或大于5mm的圆形或类圆形空气样低密度影。3cm以下肺癌坏死空洞少而炎性结节多。

(七)棘状突起

指自结节边缘像外围伸展比较粗长的尖角状突起，其基底部宽度在3mm以上，长度是宽基宽度的2倍以上，数目可多可少，肿瘤分叶基础上而来，或说肿瘤直接延续、肿瘤前端的浸润性生长，对肺癌的定性诊断价值较高。

(八)血管集束征

一般表现为多根细小血管向结节聚集，其本质是病灶内纤维增生，牵拉邻近肺结构包括血管，使血管分布改变。良恶性病变有重叠，由于肺动脉在肺外围过于细小而见到的大多数是肺静脉，当肺静脉被包绕中断时提示恶性病变。

(九)胸膜凹陷征

表现为规则线条影自结节牵拉胸膜，胸膜陷入形成喇叭口状，凹入处为液体(叶间胸膜凹陷空间被肺组织代偿性填充可无液体)，横轴面显示率较低，三维显示效果好。

四、肺结节CT强化的意义

多数关于肺癌血供及肺癌CT支气管动脉与肺动脉造影分析研究认为：肺癌由支气管动脉供血(营养性血管)，肺癌的生长依赖于体循环相关的瘤血管生长，但同时也对背景肺(肺的结构和功能血管肺动脉)造成影响，这种影响大多数是侵袭、破坏性的。多数学者认为原发性肺癌的血供主要来自支气管动脉等体循环分支，肺动脉一般不参与供血，而部分学者认为肺动脉、肺静脉均参与肺癌的供血，支气管动脉供血以中心为主，肺动脉供血以边缘为主。关于周围型肺癌的血供有些研究认为：主要是支气管动脉供血，当肿块生长较大时其周边存在肺动脉供血，甚至以肺动脉供血为主。通过 CT 血管期成像可以直观的评价肺癌血供来源、肿瘤血管、进一步定性诊断分析。CT 增强研究肺癌瘤内血管同时，还可测定强化程度，间接反映肿瘤内的微血管密度。发生肺癌时，相关的供血动脉增粗、分支增多，也就是瘤前血管增粗、增多，但本身无特异性，只提示病变的血供增加，供血血管进入瘤体，形成瘤血管：蚓状、斑点状、网状及血湖状染色，缺乏血管由近及远的逐渐变细，而是粗细不等、远侧比近侧增粗，与正常血管相反，未见于良性肺病变，是肺癌高特异性的影像表现，有助于肺癌的定性诊断。

与瘤血管的扩张相反，肺动脉分支在肿块内部无扩张或增多，肺动脉受侵而供血减少，表现为残根征或截断征、侵蚀狭窄等，炎性病灶等良性病变中无此征象，具有很高的肺癌诊断特异性。亦有研究发现支气管动脉和肺动脉混合供血、肿瘤在肺动脉期出现强化；还有见肺动脉分布于肿瘤表面或进入肿瘤，并在主动脉期强化但未见明确支气管动脉供血。甚至见肿瘤周边由新生的肺动脉血管供血，而大部分肿瘤实质有多支支气管动脉供血。掌握肺癌血供特点，对诊断及治疗方式选择尤其是介入治疗有重要意义。

(一)从强化方式分析

炎性病变与周围型肺癌的影像学征象有重叠：炎性肿块多表现不均匀或环状强化，3cm 以下肺癌多为均匀强化；3cm 以上肺癌也可以不均匀强化。

(二)从强化值分析

肺癌的新生小血管多，代谢旺盛，所以都表现为：

(1)强化幅度大(20～60Hu)。

(2)时间一密度曲线上升速度快，峰值维持时间长。

(3)血流灌注高。

(4)85％的病灶最终为均质强化。多数研究认为小于 15Hu(实质期)的肺结节强烈提示良性而不管其形态学如何。但极少数少血供肺癌的 CT 增强值可＜20Hu，多血供时 CT 增强值可高达 165.3Hu，故鉴别诊断确有困难时，应结合其他的检查手段。

(三)血管征象

血管征象以薄层块的最大密度投影(MIIP)、容积显示(VR)及多平面重建(MPR)显示最好：这些后处理技术对病灶显示直观、立体感强，能补充横断面图像的不足，从不同方面显示病灶的特征，对病变的定位及定性有很大的帮助，在早期肺癌的检出及定性诊断中有重要的作用。

(四)肺结节 CT 增强的方法及要求

(1)双期增强血管造影分析的要求：双期比多期及灌注增强简单、真实而实用，直观表达，易于常规应用。要求体、肺 2 个循环的血管处于对比良好的情况下获得造影成像。这种称之为“血管期”的要求是此期对比剂主要在血管内可达到最好的血管显示效果。不同机型甚至相同机型 CT 血管期扫描时间差异区间较大，具体研究使用较重要；附加Ⅰ期 70s 左右的实质期扫描，反映病变强化的峰值期，看对比剂进入血管外间隙的量和滞留情况。

(2)多期、动态增强扫描及灌注增强的时间分辨力较双期高，尤其是动态及灌注增强可获得感兴趣区的时间一密度曲线，较准确地反映结节血供特点；根据该曲线利用不同的数学模型算法计算出组织、器官的血流量(BF)、血容量(BV)、对比剂平均通过时间(MTT)、对比剂峰值时间(TTP)以及表面通透性(PS)等参数,用以评价局部组织的血流灌注量的改变,从而获得组织功能的变化信息。双源及320排CT容积覆盖范围大,扫描时间短,X线剂量大幅度减低,后处理功能更加方便快捷,其灌注增强更实用有效。

五、肺亚(非)实性结节CT征象上的特殊性

(1)与实性结节相比,非实性结节在征象上的特殊性。

1)结节大小<3cm者居多,以圆形和类圆形较多,≥3cm的病灶可形态不规则。

2)边界:由于此类病灶即使是恶性,其侵袭性也很低,所以结节边缘可毛糙,但毛刺的发生率很低。分叶征仍是诊断恶性病灶的主要依据。

3)密度:纯磨玻璃密度影(pGGO)的结节<1cm者恶性率较低,≥1cm者在随访过程中如结节变大、内部实性成分增多则恶性率很高,但即使是恶性也是原位癌较多。mGGO尤其是病灶内部实性成分≥5mm者,只要是持续存在结节,恶性率为65%以上。因此,只要是mGGO3个月随访没有消失的,都应考虑恶性可能,建议手术治疗。

4)非实性结节内部空泡征、支气管征及结节征的发生率远高于实性结节,对诊断帮助很大,但对这3个征象的正确认识和判断非常重要。

5)mGGO内部实性成分增强后与实性结节一样,恶性病灶大多有明显强化。

6)瘤周改变:胸膜凹陷征仍是诊断肺癌的主要依据,在非实性结节中出现率与实性结节相仿。

(2)肺内亚(非)实性结节的临床处理。

随着CT设备分辨力的提高和普通人群体检意识的增强,越来越多的肺内非实性结节能够被发现,但其临床检查和处理方法并不规范,一是认识不足,检查不到位,误诊漏诊较多,二是认识错位,造成过度检查、过度诊断以及过度治疗,由此会造成患者更多的经济负担,而且电离辐射是致癌的危险因素之一。鉴于此,Fleischner学会继2005年推出肺内实性结节的诊断处理指南之后,在综合了大量文献及世界一流心胸方面影像及临床专家的意见后,又推出了肺内非实性结节的诊断和处理推荐意见,并发表于2013年1月份的Radiology上,进一步补充Fleischner学会之前公布的关于偶然发现的肺实性结节的处理指南。非实性肺结节与实性结节的处理指南有一个区别在于该指南没有同以往那样将吸烟个体与已戒烟的患者或从不吸烟者相区分,部分原因在于腺癌在年轻人和无吸烟史人群中的发生率持续增高;非实性肺结节处理指南并提出了多发结节的处理。

Fleischner学会肺内非实性结节的推荐处理指南,对于首次发现肺内非实性结节3个月随访的依据是:①有部分病变可在3个月后吸收消散,这样的病灶可中断随访,解除警报;②3个月随访对于大多数表现为非实性结节的肺癌来说,由于其倍增时间很长,所以3个月的时间不会影响其预后,不存在耽误治疗的问题;③对于有些倍增时间短、生长速度较快的肿瘤,3个月的时间也不算太长,可及时发现、及时处理,不至于影响其治疗及预后。多学科的推荐意见对肺非实性结节的随访时间是以循证医学为依据的。如对单发<5mm的pGGO不需随访,对多发<5mm的pGGO第2年及第4年随访;对≥5mm单发或多发的pGGO每年随访1次。

虽然国际上证实这些随访时间有效、合理,但我国患者不易接受,主要是我国医疗环境特

殊,患者焦虑情绪也较严重。因此,在具体操作过程中可适当缩短随访周期,如果没有变化,再逐渐延长随访时间。对于多发性肺非实性结节,如果有病灶出现以下表现,则称为特别突出的病灶,应予积极外科处理:①部分实性结节,特别是那些实性成分>5mm 的 GGO;②>10mm 的 pGGO;③具有毛刺轮廓、空泡征或网格征的不典型部分实性结节;④pGGO 或内部实性成分<5mm 的部分实性结节,若随访过程中出现病灶大小或密度变化;⑤非实性结节出现其他任何浸润性病灶特征均要高度怀疑恶性。

六、美国国立综合癌症网络(NCCN)的 LDCT 筛查肺结节随诊方案

2013 年美国国立综合癌症网络(NCCN)提出的 LDCT 筛查肺结节随诊方案,与之前 Fleischner 学会关于肺结节随诊指南相比可能更简明实用一些。

七、国际多学科的肺腺癌新分类

临床发现,越来越多的肺非实性结节经病理证实为周围型腺癌。国际肺癌研究学会(IASLC)联合美国胸科学会(ATS)和欧洲呼吸病学会(ERS),基于病理相关的影像学和临床行为的观察,以及肿瘤科医师应用和研究肿瘤治疗新方案(包括分子靶向治疗)的需要,综合临床、影像学、分子生物学、外科学以及病理学特点,提出了国际多学科的肺腺癌新分类(2011 年 IASLC/ATS/ERS 多学科肺腺癌分类)。

浸润前病变:①不典型腺瘤样增生(AAH);②原位腺癌(AIS)(即≤3cm 先前的细支气管肺泡癌):非黏液型;黏液型;黏液/非黏液混合型。

微浸润性腺癌(MIA)贴壁鳞屑样生长为主型肿瘤,直径≤3cm,且浸润灶≤5mm:非黏液型;黏液型;黏液/非黏液混合型。

浸润性腺癌(即先前的非黏液性细支气管肺泡癌的生长模式,且浸润灶>5mm):腺泡为主型;乳头为主型;微乳头为主型;实性为主型伴黏液产生。

浸润性腺癌变异(亚)型:黏液腺癌(即先前的黏液型细支气管肺泡癌);胶样型;胎儿型(低级别和高级别);肠型此肺腺癌国际新分类对基于 CT 表现的处理指南的形成具有直接指导意义,新分类取消了细支气管肺泡癌和混合型肺腺癌;并体现了从 AAH→AIS→MIA→ADC 的肺腺癌直线发展方式,对肺腺癌的正确认识、分层处理、改善预后有非常重要的意义。

八、肺纯磨玻璃结节的 CT 研究进展

按照国际多学科的肺腺癌新分类,纯磨玻璃结节(pGGN)的病理类型包括:非典型腺瘤样增生(AAH)、原位癌(AIS)、微浸润腺癌(MIA)及浸润性腺癌。pGGN 的清晰显示对扫描及后处理技术具有较高的要求,GGN 的定义已经明确说明 HRCT 更有利于该病灶的显示,尽管普通 CT 扫描已具有良好的分辨力,但大部分 pGGN 在 5mm 层厚 CT 影像上往往显示欠清,甚至不显示,Fleischner 指南中提到,在厚层 CT 影像上,由于容积效应等因素的影响,容易把较小的实性结节误认为 GGN,而在 1mm 的薄层影像上被证实为实性结节。pGGN 的 CT 征象:相比实性结节,磨玻璃结节虽然生长缓慢,但它的恶性率却高于实性肺结节,诊断难度大,尤其是持续存在的纯磨玻璃结节,由于缺乏特异征象,其诊断难度更高,且与早期肺癌相关性较大,故对纯磨玻璃结节的 CT 研究具有重要的临床价值。

多项研究认为 pGGN 的大小与其是否为侵袭性存在一定的关系,若 pGGN 直径>10mm 时,应当考虑其具有侵袭性可能。随访过程中如结节变大、内部实性成分增多则恶性率很高,

但即使是恶性也是原位癌较多。Fleischner 学会非实性肺结节处理指南给出的 pGGN 建议为直径<5mm 不需要随访,但有关的大样本研究显示其不短于 5 年的随访中 10%的 pGGN 会由生长,1%会变成微浸润腺癌(MIA)或浸润性腺癌,其中部分结节从初次 CT 检出到出现实性成分的平均时间为 3.6 年,因此,建议对于<5mm 及以下的 pGGN 的首次复查时间 3.5 年。

九、肺癌的低剂量 CT 筛查

肺癌是世界范围内患病率和病死率最高的恶性肿瘤。尽管近年来在治疗方面取得了一定进展,但是目前肺癌 5 年生存率仅为 15%～16%,预后仍无明显改观。目前,我国在低剂量 CT 筛查肺癌方面的研究还较少,筛查中检出肺癌的影像学资料相对缺乏。自20 世纪 90 年代起,随着胸部低剂量 CT(LDCT)技术的发展,肺癌筛查研究进入 LDCT 时代。1990 年 Naidich 等首次提出了肺部低剂量这一概念,认为在低电流(20mAs)的情况下尽管影像噪声及纵隔伪影增加,但仍可以显示正常肺部解剖结构及病变特点。多年来国内外很多医疗机构致力于通过筛查来实现肺癌的早期诊断早期治疗,并最终降低病死率。全球较著名的肺癌筛查研究项目有多项,2011 年,里程碑意义的美国国家肺癌筛查实验(NLST)随机对照研究结果显示,与 X 线胸片相比,高危人群采用低剂量 CT(LDCT)筛查可使肺癌病死率下降 20%。CT 扫描对肺部疾病的检出具有明显的优势,然而与 X 线相比,CT 属于高辐射检查,对人体的健康构成威胁,如何在低辐射剂量的情况下保证满意的检出结果已经成为目前急需解决的问题。降低辐射剂量的方法包括:

(1)增加螺距:螺距加大实际上是减少了扫描时间,然而螺距加大后易遗漏磨玻璃密度的小病灶。

(2)降低管电压:X 线的质由管电压决定,降低管电压可以影响辐射剂量,降低管电压使辐射剂量下降的同时也使 X 线质量降低,其后果是射线的穿透力降低,吸收的辐射比例增加,导致患者接受辐射和影像质量之间的关系破坏。

(3)降低管电流。

近年来,得益于计算机技术的飞速进步,重建算法的改进成为 CT 低剂量研究的一个重要方向。常用的 CT 图像重建算法主要有两类:解析算法(AR)和迭代算法(IR)。作为解析算法的代表,传统滤波反投影算法 FBP,一直都被作为 CT 图像重建方法的基础和“金标准”,该算法运算速度快,但对成像过程做了很多简化模拟,易受统计波动的影响,图像噪声较大,对 CT 的辐射剂量也要求较高。迭代算法可以弥补 FBP 算法所固有的问题。有临床研究证实第一代统计迭代重建技术在保证同样图像质量和相似重建速度的前提下,剂量可以降低 30%～65%,迭代重建技术与传统滤波反投影 FBP 比较,可以明显降低噪声,提高影像质量,满足诊断要求,相对于 FBP 具有明显的优势,但目前它应用与临床实践时间还不是很长,有待进一步的临床验证,另外,迭代重建的图像的性质也还需要临床医生习惯和进一步探索。

十、LDCT 肺癌筛查的价值和争议

(一)价值

(1)检出更多更早的肺癌,降低肺癌病死率。

(2)可同时检出其他疾病,如 COPD 的早期诊断和早期干预、冠状动脉钙化可作为一个独立因素预测全因病死率及心血管疾病、筛查中还可发现其他异常如肺间质性病变、甲状腺病

变、乳腺结节等，都会给被检者带来益处，这也直接增加LDCT筛查的应用价值。

(二)主要争议

(1)较高的假阳性率：有效而准确定义阳性结节的阈值可降低假阳性率。对LDCT发现的结节采用恰当的随诊策略也是目前影像筛查降低其假阳性率的重要手段，并且是目前及将来仍需研究的重要内容。

(2)过度诊断也是目前LDCT肺癌筛查的争议之一。

(3)辐射剂量：LDCT平均辐射剂量为0.61～1.50mSv，美国医学物理师协会认为如果影像学检查的单次剂量在50mSv以下、短期内多次累积剂量在100mSv以下时被认为可能是安全的。

(4)成本效益：我们建议具备综合实力的国内医疗机构积极地在开展LDCT肺癌筛查以推动中国肺癌筛查研究的不断前行以及筛查方案的不断完善。

第四节　肺肿瘤

一、肺癌

肺癌是我国最常见的恶性肿瘤之一，其CT诊断占有十分重要的地位。

由于CT图像密度分辨率高，影像无重叠，能检出微小早期病变，能发现纵隔肿大的淋巴结，确定肿瘤侵犯胸膜的范围，确定肿瘤与周围大血管关系等诸多优点，现已愈来愈广泛地用于肺癌的诊断。随着CT技术的不断开发，扫描设备的不断改进以及在肺癌CT诊断方面经验的不断积累，CT在肺癌的诊断上将发挥更重要的作用，它在肺癌的早期诊断、病期的确定，临床治疗效果的观察方面具有重要价值。

(一)病理

组织学分类：可分为五种类型，即：①鳞癌；②未分化癌：又可分为大细胞癌与小细胞癌；③腺癌；④细支气管肺泡癌；⑤还有以上这几种类型的混合——混合型：如腺鳞癌。

1.鳞癌

在支气管肺癌中发生率最高，鳞癌较多发生于大支气管，常环绕支气管壁生长，使支气管腔狭窄，亦可向腔内凸出呈息肉样，其空洞发生率较其他类型高。鳞癌生长较慢，病程较长，发生转移较晚。鳞癌的发展趋向于直接侵犯邻近结构。

2.未分化癌

未分化癌的发生率仅次于鳞癌约占40%，发病年龄较小，其生长速度快，恶性程度高，早期就有淋巴或血行转移。未分化癌大多向管壁外迅速生长，在肺门区形成肿块，较少形成空洞。

3.腺癌

腺癌发生率仅次于鳞癌和未分化癌，约占10%左右，腺癌较多发生于周围支气管，亦能形成空洞，但较鳞癌少见，腺癌较易早期就有血行转移，淋巴转移也较早，较易侵犯胸膜，出现胸膜转移。

4.细支气管肺泡癌

它起源于终末细支气管和肺泡上皮,其发生率占2%～5%,分为孤立型,弥漫型与混合型,细支气管肺泡癌生长速度差异很大,有的发展非常迅速,有的病例发展非常缓慢,甚至可多年保持静止。

根据肺癌的发生部位可分为中央型、周围型和弥漫型。根据肿瘤形态可分为六个亚型,即中央管内型,中央管壁型,中央管外型,周围肿块型,肺炎型及弥漫型。

5.中央管内型

中央管内型是指癌瘤在支气管腔内生长,呈息肉状或丘状附着于支气管壁上。肿瘤侵犯黏膜层或(与)黏膜下层,可引起支气管不同程度阻塞,产生肺不张,阻塞性肺炎,支气管扩张或肺气肿。

6.中央管壁型

中央管壁型是指肿瘤在支气管壁内浸润性生长,也可引起支气管腔的不同程度狭窄。

7.中央管外型

中央管外型是指肿瘤穿破支气管壁的外膜层并在肺内形成肿块。可产生轻度肺不张或阻塞性肺炎。

8.周围肿块型

周围肿块型表现为肺内肿块,其边缘呈分叶状或规整,瘤肺界面可有或无间质反应,也可有一薄层肺膨胀不全圈。肿块内可形成瘢痕或坏死,当肿瘤位于胸膜下或其附近时因肿瘤内瘢痕收缩,肿瘤表面胸膜可形成胸膜凹陷,肿瘤坏死经支气管排出后,可形成空洞。

9.周围肺炎型

肺癌可占据一个肺段大部,一个肺段或一个以上肺段,有时可累及一个肺叶。其病理所见与大叶性肺炎相似,肿瘤周边部与周围肺组织呈移形状态,无明显分界。此型多见于细支气管肺泡癌。

10.弥漫型

弥漫型肺癌发生于细支气管与肺泡上皮。病灶弥漫分布于两肺,呈小灶或多数粟粒样病灶,亦可两者同时存在,此型多见于细支气管肺泡癌。

(二)临床表现

肺癌在早期不产生任何症状,多数在查体时才发现病变。最常见的症状为咳嗽,多为刺激性呛咳,一般无痰,继发感染后可有脓痰,其次为血痰或咯血,为癌肿表面破溃出血所致,一般多是痰中带有血丝。

肺癌阻塞较大的支气管,可产生气急和胸闷,当支气管狭窄,远端分泌物滞留,发生继发性感染时可引起发热。

肿瘤侵犯胸膜或胸壁可引起胸痛,当胸膜转移时,如产生大量胸腔积液,可出现胸闷,气急。

肺癌常转移至脑,其临床表现与原发脑肿瘤相似。纵隔内淋巴结转移,可侵犯膈神经,引起膈麻痹,侵犯喉返神经可引起声音嘶哑。上腔静脉侵犯阻塞后,静脉回流受阻,可引起脸部,颈部和上胸部的水肿和静脉怒张。尚可引起四肢长骨、脊柱、骨盆与肋骨转移，往往产生局部明显的疼痛及压痛。有的患者可引起内分泌症状。肺上沟癌侵犯胸壁，可产生病侧上肢疼痛，运动障碍和水肿。

(三)CT 表现

1.中央型肺癌

CT 能显示支气管腔内肿块，支气管壁增厚，支气管腔狭窄与阻断，肺门区肿块等肺癌的直接征象，继发的阻塞性肺炎与不张，以及病灶附近或(和)肺门的淋巴结肿大等。CT 对于显示右上叶前段、后段、右中叶，左上肺主干与舌段支气管，以及两下肺背段病变较常规 X 线平片和断层为优，CT 可显示支气管腔内和沿管壁浸润的早期肺癌。

2.周围型肺癌

周围型肺癌在 CT 上显示有一定特征，即使小于 2.0cm 的早期肺癌，也有明确的恶性 CT 征象。

(1)形态：多为圆形和类圆形的小结节(或肿块)，但也有的可呈斑片状或星状。

(2)边缘：多不规则，有分叶切迹，多为深分叶。可见锯齿征，小棘状突起与细毛刺，肺癌的毛刺多细短，密集，大小较均匀，密度较高。病理上为肿瘤的周围浸润及间质反应所致。

(3)内部密度：大多数肿瘤密度较均匀，部分密度不均匀，可见空泡征，空气支气管征，以及蜂窝状改变，病理上为未被肿瘤侵犯的肺组织，小支气管或细支气管的断面，以及乳头状突起之间的气腔。上述 CT 征象多见于细支气管肺泡癌与腺癌。钙化少见，可为单发，小点状，位于病变中央或偏心，其病理基础可以是肺癌组织坏死后的钙质沉着，亦可能是原来肺组织内的钙化病灶被包裹所致。病变的 CT 值对诊断帮助不大。

(4)血管支气管集束征：肿块周围常可见血管与小支气管向病变聚集，有文献报道 97 例直径 3cm 以下的肺癌，其中 68 例(70%)有此征象。

(5)病变远侧(胸膜侧)模糊小片影或楔形致密影：此为小支气管与细支气管阻塞的表现。

(6)亚段以下支气管截断，变窄。

(7)空洞：肺癌的空洞形态不规则，洞壁厚薄不均，可见壁结节；多见于鳞癌，其次为腺癌。

(8)胸膜凹陷征：因肿瘤内瘢痕形成，易牵扯脏层胸膜形成胸膜凹陷征，肺癌胸膜改变较局限。

上述周围型肺癌的征象于病变早期即显示十分清楚，明确。对于某一患者来说不一定具备所有这些征象，可能只出现 2～3 个征象。

周围型肺癌中需特别提出的是孤立型细支气管肺泡癌，在常规 X 线上常被误诊为结核或炎症或因病变较小而漏诊。而 CT 表现有一定特征，如能对它的 CT 表现有一定认识，一般能做出正确诊断。根据某院经手术病理证实的 38 例细支气管肺泡癌的 CT 诊断分析，细支气管肺泡癌除有一般肺癌 CT 征象外，尚有以下几个特点：①病变位于肺野外周胸膜下。②形态不规则成星状或斑片状。③多数(约 76%)病变有空泡征或/和空气支气管征。④胸膜凹陷征发生率高。

3.弥漫型肺癌

见于弥漫型细支气管肺泡癌，有两种情况：①病变累及一个肺段或整个肺叶。②病变广泛分布于两肺。因其手术机会少,不易被证实。有人总结 14 例经手术或/和病理证实的弥漫型细支气管肺泡癌的 CT 表现。根据病变形态可分为四个亚型:①蜂房型;②实变型;③多灶型;④混合型。可归纳为 5 个有特征性的征象:

(1)蜂房征:病变区内密度不均,呈蜂房状气腔,大小不一,为圆形及多边形,其病理基础是癌细胞沿着肺泡细支气管壁生长,但不破坏其基本结构,而使其不规则增厚,故肺泡腔不同程度存在;此征与支气管充气征同时存在,有定性意义。

(2)支气管充气征:与一般急性炎性病变不同,其特点是:管壁不规则,凹凸不平;普遍性狭窄;支气管呈僵硬,扭曲;主要是较大的支气管,较小的支气管多不能显示,呈枯树枝状;可与炎症性病变相鉴别。

(3)磨玻璃征:受累肺组织呈近似水样密度的网格状结构,呈磨玻璃样外观其病理基础是受累增厚的肺泡内充满粘蛋白或其他渗液。

(4)血管造影征:增强扫描前可见病变以肺叶,肺段分布,呈楔形的实变,病变尖端指向肺门;外围与胸膜相连;密度均匀一致,边缘平直,亦可稍外凸或内凸,无支气管充气征;增强后可见均匀一致的低密度区内树枝状血管增强影。

(5)两肺弥漫分布的斑片状与结节状影。

4.多发性原发性支气管肺癌(简称多原发性肺癌)

是指肺内发生两个或两个以上的原发性肺癌。肺内同时发生的肿瘤,称同时性;切除原发性肺癌后,出现第二个原发性肺癌,称异时性。其发生率,国外文献报道多在 1%~5%,自 1980 年以来,国内文献报道在 0.5%~1.6%,较国外报道明显偏低。多原发性肺癌的诊断标准:异时性:组织学不同;组织学相同,但间隔 2 年以上;需原位癌;第二个癌在不同肺叶;并且二者共同的淋巴引流部位无癌;诊断时无肺外转移。同时性:肿瘤大体检查不同并分开;组织学不同;组织学相同,但在不同段、叶或肺,并属原位癌或二者共同的淋巴引流部分无癌,诊断时无肺外转移。

CT 检查时,对于两肺同时出现孤立性块影或肺内同时存在孤立性病变与支气管的狭窄阻塞,或首次原发癌切除后两年以后,肺内又出现任何肿瘤;应考虑第二个原发癌的可能性。多原发性肺癌的 CT 表现;大多呈孤立的结节状或块状软组织影,可有分叶和毛刺,支气管狭窄或阻塞性肺炎与肺不张等,而转移癌常呈多发的球形病变,边缘较光整,多无分叶和毛刺或肺不张征象。

5.肺癌的临床分期与 CT 的作用

(1)肺癌的临床分期:对肺癌进行分期的目的在于提供一个判定肺癌病变发展程度的统一衡量标准,从而有助于估计预后,制定治疗方案和评价疗效,目前通常所采用的是经 1986 年修改的 TNM 分类方法。T 表示肿瘤的大小与范围;N 是区域性淋巴结受累,M 为胸外远处转移。

1)肺癌的 TNM 分类。

原发肿瘤(T):

T_0无原发肿瘤征象。

T_0癌细胞阳性,而影像学和纤维支气管镜均未发现肿瘤。

T_{is}原位癌。

T_1肿瘤最大直径＜3.0cm，被正常肺组织或脏层胸膜包围，未累及肺叶支气管近端。

T_2肿瘤最大直径＞3.0cm，或肿瘤与大小无关，面侵及脏层胸膜，或伴有肺叶不张或阻塞性肺炎，肿瘤的近端扩展必需局限于叶支气管内或至少在隆突以远2.0cm外。

T_3不管肿瘤大小，直接侵犯胸壁，横膈，纵隔胸膜或心包；或肿瘤侵犯主支气管，距气管隆嵴＜2.0cm(除表浅性病变除外)。

T_4不管肿瘤大小，侵及大血管，气管或隆突部，食管、心脏或脊柱，或有恶性胸腔积液。

所属淋巴结(N)：

N_0无区域性淋巴结肿大。

N_1支气管周围或同侧肺门淋巴结浸润。

N_2同侧纵隔淋巴结或隆突下淋巴结浸润。

N_3对侧纵隔或锁骨上淋巴结浸润。

远处转移(M)：

M_0无远处转移。

M_1远处转移。

2)肺癌的TNM分期。

隐性癌：$T_x N_0 M_0$。

原位癌：$T_{is} N_0 M_0$。

Ⅰ期：$T_{1,2}$，N_0，M_0。

Ⅱ期：$T_{1,2}$，N_1，M_0。

Ⅲa期(预后差，胸内播散，技术上可切除)：T_3，$N_{0,1}$，M_0；$T_{1,3}$，N_2，M_0。

Ⅲb期(胸内播散，不可切除)：$T_{1,3}$，N_3，M_0；T_4，$N_{0,2}$，M_0。

Ⅳ期(胸外扩散)：任何T，任何N，M_1。

(2)CT的作用：CT在支气管肺癌临床分期中有很大作用，它是TNM放射学分类的最佳方法，与普通X线比较，在肺癌分类上CT有以下优点：

1)CT可显示肿瘤直接侵犯邻近器官：肿瘤直接侵入纵隔的CT表现为纵隔脂肪间隙消失，肿瘤与纵隔结构相连。纵隔广泛受侵时，CT扫描分不清纵隔内解剖结构。

CT可清楚显示肿瘤侵犯血管的范围与程度，对术前判断能否切除很有帮助。当肿瘤与主动脉接触，但两者间有脂肪线相隔时，一般能切除；当肿瘤与主动脉或肺动脉粘连时，CT表现为肿瘤与大血管界线消失，文献报告肿瘤包绕主动脉，上腔静脉在周径1/2以上时一般均不易切除。邻近肿块处的心包增厚，粘连或心包积液表明肿瘤直接侵犯心包或心包转移。

2)CT能显示纵隔淋巴结肿大：有无淋巴结转移是肺癌临床分期中很重要的因素。即使肿瘤很小，如有淋巴结转移，就要归入到期或Ⅲ期；有无肺门或纵隔淋巴结转移是比原发肺肿瘤大小更重要的观察肺癌远期预后的指标。一般以直径大于10～15mm作为淋巴结转移的标准，CT发现淋巴结增大的敏感性较高，达70%以上，但特异性较低，定性差、病因学诊断仍需组织学检查。CT检查可指明肿大淋巴结的部位，以帮助选择最合适的组织学检查方法。如经颈或经支气管镜纵隔活检，胸骨旁纵隔探查术等。

原发性肺癌有一定的引流扩散途径，右肺癌一开始就有转移到同侧肺门淋巴结的趋向(10R)，然后转移到右气管旁淋巴结(2R,4R)，很少转移到对侧淋巴结(约3%)，但左侧肺癌在同侧淋巴结转移后常播散到对侧淋巴结。左上肺癌通常一开始转移到主肺动脉窗淋巴结，左上叶和左下叶的肺癌首先播散到左气管支气管区域(10L)淋巴结。右肺中叶和两下肺癌常在早期播散到隆突下淋巴结。下叶病变也可扩展到食管旁，肺韧带和膈上淋巴结，熟悉这种引流途径有助于对纵隔、肺门淋巴结的性质做出评价；如右肺癌的患者很少可能只有主肺动脉窗淋巴结转移，此区域的孤立淋巴结肿大很可能系其他原因如结核性肉芽肿所致。

3)CT对肺癌侵犯胸膜的诊断价值：周围型肺癌直接侵犯胸膜及胸膜转移均可引起胸膜病变，CT上表现为肿瘤附近局限性胸膜增厚，胸膜肿块及胸腔积液等胸膜转移征象，肿块附近胸膜增厚为肿瘤直接浸润。

4)可以确定远处脏器转移：肺癌容易转移到肾上腺、脑、肝等远处脏器，尸检资料提示肺癌有35%～38%转移到肾上腺，以双侧转移多见。脑转移可以发生在原发肺癌之前。对于上述器官的CT扫描，对肺癌临床分期与确定能否手术很有必要。有些医院主张将肺癌患者的CT扫描范围扩大包括上腹部与肾上腺区。

此外，CT还可显示肿瘤直接侵犯胸壁软组织与附近骨结构以及骨转移的征象。肺癌可直接侵犯或转移至胸骨，胸椎，肋骨，引起骨质破坏与软组织肿块，CT上骨质破坏表现为形状不规则、边缘不整齐之低密度，少数病灶可为成骨性转移，CT显示为受累的骨密度增高。

(四)鉴别诊断

1.中央型肺癌

中央型肺癌有典型的CT表现，一般诊断不难，但有时它所引起的支气管阻塞性改变与支气管内膜结核所引起的表现在鉴别上存在一定困难。支气管内膜结核可引起肺叶不张，甚至一侧全肺不张，在CT上支气管腔显示逐渐变窄而呈闭塞，但不形成息肉样或杯口样肿块影；支气管内膜结核在狭窄的支气管周围很少形成明显的肿块影，通常没有明显的肺门或纵隔淋巴结肿大；如有淋巴结肿大一般较小，位于气管旁，通常可见钙化，在肺内常可见支气管播散病灶可作参考，支气管内膜结核多见于青年人。

中央型肺癌尚需与引起肺门肿块的其他疾病相鉴别。这些疾病包括转移性肿瘤、淋巴瘤、淋巴结结核、结节病以及化脓性炎症等，其中除淋巴结核外，肺门淋巴结肿大，大多见两侧，支气管腔无狭窄，无腔内肿块，有时有压迫移位，但内壁光滑，肿大淋巴结位于支气管壁外。

2.周围型肺癌

肺内孤立型球形病变的病因很多，以肺癌与结核球多见，其他还有转移瘤、良性肿瘤，球形肺炎，支气管囊肿等，应注意鉴别。

(1)结核球：边缘多光滑，多无分叶毛刺，病灶内可见微细钙化，呈弥漫或均匀一致性分布，CT值多高于160Hu，可有边缘性空洞呈裂隙状或新月形；结核周围大多有卫星病灶，局限性胸膜增厚多见。

(2)转移瘤：转移瘤有各种形态，一般病灶多发，大小不同，形态相似，由于转移瘤来自肺毛细血管后静脉，因而病变与支气管无关系。

(3)良性肿瘤：病变密度均匀，边缘光滑，分叶切迹不明显，多无细短毛刺与锯齿征以及胸膜皱缩，无空泡征与支气管充气征。错构瘤内可见钙化，其 CT 值可高于 160Hu，也可见脂肪组织，CT 值在 0～－50Hu 以下。

(4)支气管囊肿：含液支气管囊肿发生在肺内可呈孤立肿块性阴影；CT 表现为边缘光滑清楚的肿块，密度均匀，CT 值在 0～20Hu，但当囊肿内蛋白成分丰富时，可达 30Hu 以上，增强扫描，无增强改变。

(5)球形肺炎：多呈圆形或类圆形，边缘欠清楚，病变为炎性且密度均匀，多无钙化，有时周围可见细长毛刺，周围胸膜反应较显著，抗感染治疗短期复查逐渐缩小。

(6)肺动静脉瘘或动静脉畸形：CT 上为软组织密度肿块，呈圆形或椭圆形，可略有分叶状，边缘清晰，病灶和肺门之间有粗大血管影相连，增强动态扫描呈血管增强，有助于与非血管性疾病鉴别。

二、腺瘤

支气管腺瘤发生于支气管黏膜腺体上皮细胞，以女性患者较多见。

(一)病理

支气管腺瘤可分为两种类型，类癌型和唾液腺型，以前者多见，约占 85%～95%。唾液腺瘤又可分圆柱瘤(腺样囊性癌)、黏液表皮样腺瘤和多形性腺瘤(混合瘤)，约 3/4 的支气管腺瘤发生于大支气管为中央型，支气管镜检查可以看到肿瘤。中央型腺瘤常向支气管腔内生长呈息肉样，引起支气管腔的狭窄，阻塞，产生阻塞性肺炎，肺不张，支气管扩张等继发改变。

类癌型腺瘤是低度恶性的肿瘤，常常有局部侵犯，可累及支气管壁并向外生长，形成肺门肿块，可转移到局部淋巴结并可有远处转移。

(二)临床表现

中央型腺瘤可引起支气管腔的阻塞，产生阻塞性肺炎，肺不张，引起发热，咳嗽，咳痰和咯血。类癌型腺瘤偶可产生类癌综合征，出现面部潮红、发热、恶心、呕吐、腹泻、低血压，支气管哮鸣、呼吸困难以及心前区有收缩期杂音等。

(三)CT 表现

中央型支气管腺瘤表现为支气管腔内息肉样肿瘤，支气管腔阻塞中断，断端常呈杯口状。其远侧可有阻塞性炎症或肺不张表现。反复感染发作可导致支气管扩张或肺脓肿。当肿瘤侵犯支气管壁并向壁外发展形成肺门肿块以及转移到肺门淋巴结时与支气管肺癌难以鉴别。周围型支气管腺瘤 CT 表现为肺野内球形病变，通常轮廓清楚，整齐而光滑，密度均匀，不形成空洞，可有钙化，但很少见。CT 表现接近于良性肿瘤。但有些腺瘤可有分叶征象，并可伴有细小毛刺影，使其与肺癌甚为相似。

三、肺部其他肿瘤与肿瘤样病变

(一)肺部原发性良性肿瘤

肺部原发性肿瘤比较少见，肿瘤类型很多，包括平滑肌瘤、纤维瘤、脂肪瘤、血管瘤、神经源性肿瘤、软骨瘤等，错构瘤虽属发育方面的因素引起，但性质近似良性肿瘤，故归入本节叙述。这些肿瘤多数无任何症状，于胸部 X 线检查时才被发现。有些周围型肿瘤可有痰中带血。发生于大支气管者可以引起支气管腔的阻塞，产生阻塞性肺炎和肺不张的症状。

CT 表现：大多数没有特征性的 CT 征象，不同类型的肿瘤 CT 表现相似，很难加以区别，发生于周围肺组织的肿瘤，通常表现为肺内球形肿块，边缘清楚，整齐而光滑，形态多为圆形或椭圆形，可以有分叶，但多为浅分叶，多数密度均匀，但不少良性肿瘤可有钙化，错构瘤与软骨瘤的钙化更为多见。钙化通常为斑点状或结节状，可自少量至大量。错构瘤钙化可表现为爆米花样。脂肪瘤呈脂肪密度。含有脂肪组织的肿瘤密度部分下降，少数错构瘤有此征象，其CT值常在－50Hu以下。空洞在良性肿瘤极少见，病变周围无卫星灶。良性肿瘤生长缓慢，无肺门及纵隔淋巴结肿大。

(二)肺炎性假瘤

肺炎性假瘤是非特异性炎症细胞集聚，导致的肺内肿瘤样病变，但并非是真正的肿瘤，也不是另一些特异性炎症所引起的肿瘤样病变，例如结核球，因此称为炎性假瘤。其发病率约为肺内良性球形病变的第二位。女性中较多见，发病大多为中年人。其病理分型尚不统一，根据细胞及间质成分之不同，可有多种名称，如纤维组织细胞瘤，黄色瘤样肉芽肿，浆细胞肉芽肿，纤维性黄色瘤，硬化性血管瘤等。肺炎性假瘤可有包膜或无包膜。

患者大多有急性或慢性的肺部感染病史，约1/3的患者无临床症状，或症状甚轻微。多数仅有胸疼、胸闷、干咳；少数患者痰中带血丝，一般无发烧。

CT表现：病灶多近肺边缘部，与胸膜紧贴或有粘连，呈圆形或卵圆形结节或肿块；直径自小于1cm至10cm以下，多为2～4cm；边缘清楚，锐利。多无分叶，偶有小切迹，亦可呈不规则形，边缘较毛糙，肿块周围可有粗长条索血管纹理或棘状突起。密度多数均匀，但个别病例可有钙化或发生空洞。较大的病灶可有空气支气管征。纵隔内多无淋巴结肿大，这一点有利良性病变的诊断。总之，本病在CT上具有良性病变的征象，但缺乏特征性表现。

四、肺转移瘤

CT扫描能发现绝大多数直径在2～3mm以上的小结节，肺内结节只要大于相应部位的肺血管在CT上就能发现；30%的恶性肿瘤有肺部转移病变，而其中约有半数仅局限于肺部，胸部X线检查是转移瘤的重要的检查手段，但其检出率远不如CT，在常规X线平片上，许多直径0.5～1.0cm的结节不易发现，尤其是胸膜下，肺尖，膈肋角的病变。

肺部转移瘤可分为血行转移与淋巴路转移两种，可有以下几种表现：

(一)两肺单发或多发结节或球形病灶

单个的肺内转移病变通常轮廓较清楚，比较光滑，但可有分叶征象，此与原发周围型肺癌鉴别较困难；一般说后者多有小棘状突起或锯齿征及细短毛刺。两肺多发结节病灶多分布在两肺中下部，边缘较清楚，呈软组织密度，病灶大小不一致，形态相似。

(二)两肺弥漫性粟粒样病变

直径为2～4mm的小结节，通常轮廓比较清楚，密度比较均匀。CT能显示直径为2mm的胸膜下结节，其分布一般以中下肺野为多。较多见于血供丰富的原发肿瘤，如肾癌，甲状腺癌和绒毛膜上皮癌等恶性肿瘤。

(三)癌性淋巴管炎表现

淋巴性转移CT表现为支气管血管束结节状增厚，小叶间隔与叶间裂增厚；多角形线影及弥漫网状阴影。其病理基础是由于支气管血管周围的淋巴管，小叶间隔淋巴管，胸膜下淋巴管以及肺周围引向肺周围的淋巴管内有癌结节沉积，继发淋巴管阻塞性水肿并扩张，导致间质性肺水肿及间质性肺纤维化所致。

淋巴转移呈多灶性，常侵犯一个肺叶或肺段，支气管束不规则增厚，可呈串珠状或结节状阴影。小叶中心结构的增厚可造成次肺小叶中心的蜘蛛样改变，靠近横膈处可获得小叶之横切面，呈现 1～2cm 直径的增厚的多角形结构，此外可见胸膜增厚及胸腔积液。

肿瘤的淋巴管播散最多见于乳腺癌，胃癌，前列腺癌，胰腺癌和未知原发部位的腺癌，高分辨 CT 诊断淋巴管转移的准确性较高，可免去肺活检。

(四)单发或多发空洞

肺转移瘤可呈单发或多发空洞影，一般转移瘤引起的单发空洞壁厚度不均，但有的较均匀，可误认为化脓性炎症和结核。

第三章　心血管系统疾病的CT诊断

第一节　心脏及大血管损伤

一、心脏外伤

心脏外伤可分为钝挫伤和穿透性损伤两类。在钝挫伤中较常见的为心包损伤引起的出血或心包积液，多并发肋骨骨折、血气胸或肺挫伤。

（一）概述

（1）胸骨与胸椎压迫心脏使之破裂。

（2）直接或间接的胸膜腔内压突然增加而致心脏破裂。

（3）心脏挫伤、心肌软化坏死致心脏迟发性破裂；也有人认为心脏迟发性破裂是心内膜撕裂的结果。

（4）心肌梗死：冠状动脉损伤所致。

（5）枪击伤或刺伤直接损伤心脏。

（二）CT 表现

严重挫伤所致的心脏破裂，平扫可见高密度心包积血及胸腔积血。穿透性损伤中，被锐器刺伤的心脏可自行封闭导致心包填塞而无大量出血；如仅刺伤心包，可引起心包积气和（或）出血，而CT表现为心包积气或液气心包。

二、胸主动脉及大血管损伤

（一）概述

其病因多见于交通事故突然减速、胸部受方向盘的撞击或被抛出车外的人，以及高空坠落者。损伤机制包括血管的剪切力和断骨片的直接作用。主动脉峡部是剪切伤所致撕裂的最好发部位，约占85%。当发生第一肋骨、锁骨骨折时，可损伤锁骨下动脉、无名动脉及颈总动脉。

（二）CT 表现

平扫可见等密度或稍高密度的圆形、椭圆形影，但难以区分是假性动脉瘤或纵隔血肿。增强扫描可表现为以下一个或多个征象。

（1）假性动脉瘤：位于主动脉弓旁、破口小者瘤体强化明显迟于主动脉并排空延迟即“晚进晚出征”；破口大者这种时间差不著。

（2）主动脉夹层分离。

（3）血管边缘不规则，壁厚薄不均。

（4）主动脉周围血肿：常见，无强化，紧贴主动脉者高度提示主动脉撕裂；远离者多为小血管破裂。

（5）其他：如气管、食管推挤移位，胸骨、胸椎及第1～3肋骨骨折等，均提示有胸主动脉及大的分支损伤可能。

目前，各种影像难以鉴别主动脉内膜轻微损伤与主动脉粥样硬化。

第二节　冠心病

冠状动脉粥样硬化性心脏病(CAD)简称冠心病，是指冠状动脉粥样硬化所致管腔狭窄导致心肌缺血而引起的心脏病变。动脉粥样硬化的发生与年龄、性别有关，实质上发生在青少年，临床表现常在中年以后，随着年龄的增长而增多，男性多于女性，冠心病包括心绞痛、心律失常、心肌梗死、心力衰竭、心室颤动和心脏骤停(猝死)。动脉粥样硬化的病理变化主要累及体循环系统的大型肌弹力型动脉(如主动脉)和中型肌弹力型动脉(以冠状动脉和脑动脉罹患最多)内膜，以动脉内膜斑块形成、动脉壁增厚、胶原纤维增多、管壁弹性降低和钙化为特征。由于动脉内膜积聚的脂，质外观呈黄色粥样，故称之为动脉粥样硬化。

冠心病是一种严重威胁人类健康和生命的常见病，在欧美等发达国家，其死亡率已超过所有癌症死亡率的总和，成为第一位致死病因。在我国其发病率日益增加，早期诊断和治疗具有十分重要的意义。冠脉造影一直被认为是诊断冠状动脉疾病的“金标准”，但由于这项技术是有一定危险性的有创检查，不仅检查费用较高且有可能引起死亡(0.15%)及并发症(1.5%)，所以在临床应用上仍有一定的限度。多层螺旋 CT 尤其是 64 层和更多层面的螺旋 CT 采用多排探测器和锥形扫描线束，时间分辨率和空间分辨率明显提高，结合心电门控图像重组算法，使其成为无创性冠脉病变的新的影像学检查方法，在显示冠脉狭窄，鉴别斑块性质、冠脉扩张和动脉瘤、冠脉夹层、冠脉变异和畸形，了解冠脉支架术和搭桥术后情况及测定冠脉钙化积分等方面的价值较高，可作为冠脉造影的筛查并可望部分取代之。

一、冠状动脉钙化

冠状动脉钙化(CAC)是冠状动脉粥样硬化的标志，而后者是冠状动脉疾病的病理生理基础。准确识别和精确定量 CAC 对评估冠状动脉粥样硬化的病变程度和范围十分有效，在计算钙化积分方面，因 MSCT 较 EBCT 层厚更薄，部分容积效应更小；其信噪比也较 EBCT 高，可更精确地发现更小和更低密度的钙化灶。

欧美国家钙化积分为五级：①无钙化(0 分)：CAD 的危险性极低，未来数年发生冠脉事件的可能性小。②微小钙化(1～10 分)：极少斑块，CAD 可能性非常小。③轻度钙化(11～100 分)：轻度斑块、极轻度的冠脉狭窄，CAD 危险性中等。④中度钙化(101～399 分)：中度斑块、中度非阻塞性 CAD 可能性极大，CAD 危险性高。⑤广泛钙化(＞400 分)：广泛斑块、明显的冠脉狭窄，CAD 危险性极高。

与冠脉钙化的相关因素如下。

(1)冠脉钙化积分与冠脉狭窄程度及狭窄支数呈正相关，钙化积分越高，则冠脉狭窄的发生率也越高。

(2)但有时部分患者虽钙化积分很高，由于代偿性的血管重构，可无明显的冠脉狭窄。

(3)年轻患者可因冠脉痉挛、斑块破裂引起冠脉事件,但无冠脉钙化出现。

(4)年龄越大,则钙化评分的敏感性越高,特异性越低。年龄越低,敏感性越低,特异性越高。

(5)当多根血管出现钙化临床意义更大。

(6)在评价冠脉钙化积分曲线图时,对超过年龄和性别所对应的75%危险性时,更具有临床意义。

(7)发生冠脉事件的患者钙化积分增长率为35%,并明显高于未发生冠脉事件的22%。

(8)调脂疗法后的患者钙化增长率可明显降低。

二、粥样硬化斑块

除MSCT外,目前对斑块成分的评价有血管内视镜、血管内超声和MRI,前两者均为有创检查,后者虽对斑块成分的评价准确性更高,但其显示冠脉分支的数目较MSCT少。

(1)MSCTA最大的优势是可直接、清晰显示冠脉粥样硬化斑块,表现为引起冠脉狭窄的血管壁上的充盈缺损。

(2)可对冠脉斑块成分做定性和定量分析,其不仅能发现小斑块,还可根据CT值来区分脂质、纤维和钙化斑块(CT值,脂质斑块:<50Hu;纤维斑块:70~100Hu;钙化斑块:>130Hu)。

(3)尤其对富含脂质的易破裂的脂质斑块CT值具有特征性。

(4)斑块的CT值越低,斑块就越不稳定,越易发生冠脉事件。早期易破碎的斑块的检出对于避免急性冠脉事件的发生至关重要。

(5)脂质和纤维斑块所测的CT值常表现为高于实际密度,主要是考虑部分容积效应的影响,因为斑块体积常较小,血管腔内又充满高浓度的对比剂;另外脂质斑块还含有其他高于脂质密度的成分。

三、冠脉狭窄

是冠状动脉粥样硬化病理改变中最常见并具特征性的表现。MSCTA不仅可清晰显示冠脉管腔的狭窄,并能准确判断管腔狭窄的形态、程度和范围。

(一)对冠脉狭窄敏感性和特异性的评价

对于直径≥1.5mm的冠状动脉节段,MSCTA检测冠脉狭窄(>50%)的敏感度为82%~93%,特异度为95%~97%,阳性预测值为71%~82%,阴性预测值为95%~98%,这些数据表明MSCTA显示冠脉狭窄的准确性临床意义大。

(二)对冠脉狭窄的测量及分级

目测法是目前常用的判断冠脉狭窄的方法,它是以狭窄近心端和远心端相邻的正常血管直径为100%,狭窄处血管减少的百分数为狭窄程度。

冠脉狭窄计算公式为:血管狭窄程度=(狭窄近心端正常血管直径-狭窄直径)/狭窄远心端正常直径×100%。若血管直径减少4/10称之为40%的狭窄,根据冠脉直径减少的百分数可计算出其面积减少的百分数(利用圆面积计算公式πr^2),狭窄直径减少50%相当于面积减少75%。

冠脉狭窄依其程度分为4级。Ⅰ级:狭窄<25%;Ⅱ级:狭窄为25%~50%;Ⅲ级:狭窄为

51%～75%；Ⅳ级：狭窄>76%以上或闭塞。

(1)冠脉狭窄程度≥50%(面积减少≥75%)时，运动可诱发心肌缺血，故将此称为有临床意义的病变。

(2)虽然<50%的冠脉狭窄在血流动力学上可无显著意义，但当粥样斑块发生破裂或糜烂而继发血栓形成可演变为急性冠脉综合征(包括不稳定型心绞痛、无ST段抬高的心肌梗死和ST段抬高的心肌梗死)从而导致冠脉完全或不完全闭塞，并出现一组临床综合征。

(3)当狭窄程度达80%以上时，在静息状态冠脉血流量就已经减少。

(三)对冠脉狭窄的形态评价

由于血流动力学的作用，冠脉粥样硬化多见于左前降支、左回旋支和右冠状动脉及其较粗大的分支血管，发生的部位常见血管开口、分叉和弯曲处，血管狭窄的形态表现各异。

(1)向心性狭窄：指粥样硬化斑块以冠脉管腔中心线为中心均匀地向内缩窄。

(2)偏心性狭窄：指斑块向血管腔中心线不均匀缩窄或从中心线一侧缩窄。本型临床多见，在某一体位对其观察可能被漏诊或低估其狭窄程度，因此要多体位观察，在判断其狭窄程度时应以多个体位上的狭窄程度平均值计算。

(3)不规则性狭窄：指管腔狭窄程度<25%的不规则弥漫性狭窄。

(4)管壁增厚性狭窄。

(5)冠脉完全闭塞

1)闭塞部位的血管未强化，其远侧的血管强化程度主要取决于侧支循环的建立情况。因冠脉侧支循环较丰富，故闭塞部位远侧的血管常能明显强化，据此可测出血管闭塞的长度。

2)当闭塞段仅为数毫米较短时，因其两侧管腔内含对比剂使其类似于重度狭窄的表现。

3)闭塞端形态：鼠尾样逐渐变细多为病变进展缓慢所致；“截断”现象常为斑块破裂急性血栓形成而引起。

对冠脉狭窄范围的评价如下。

1)局限性狭窄：狭窄长度<10mm，此型最常见。

2)管状狭窄：长度在10～20mm，发生率仅次于前者。

3)弥漫性狭窄：指狭窄长度>20mm，常伴有明显钙化，对血流动力学影响明显，多见于高龄和(或)并发糖尿病的患者。

4)精确测量冠脉狭窄长度对选择介入治疗的方案至关重要。

(四)对冠脉管壁粥样硬化的评价

(1)正常冠脉管壁在MSCTA上多不显示或呈窄环状。

(2)斑块形成见管壁增厚隆起致相应管腔狭窄，常伴有钙化。

(3)斑块溃疡形成呈表面凹凸状。

(4)严重粥样硬化表现为管壁多发团块状或串珠样钙化，由于血管重构常不引起管腔明显狭窄。

四、冠脉扩张和动脉瘤

(1)冠脉局限性扩张部位的直径≥7mm或超过邻近血管直径平均值1.5倍称为动脉瘤。若为弥漫性扩张则称为冠脉扩张。

(2)动脉瘤呈囊状、梭形或不规则形,可见钙化,血栓少见。

(3)冠脉扩张可伴有或不伴有狭窄,前者呈串珠样特征性改变。

五、冠脉变异和畸形

(一)对冠脉异位起源的评价

(1)冠脉正常情况以直角起源于相应主动脉窦的中部,起源异常指冠脉开口于其他部位,并常与根窦部呈锐角或切线位,多并发分布异常。

(2)MSCTA 多方位、多角度观察图像,可清楚显示冠脉开口和分布异常,诊断价值高,对预防因冠脉变异而造成的猝死临床意义大。

(二)冠脉瘘

指冠状动脉主干及其分支直接与右心腔、肺动脉、冠状静脉窦等异常交通。

(1)MSCTA 清楚显示冠状动脉异常迂曲延长和增粗。

(2)患处冠脉呈均匀性或局限性扩张,后者表现为梭形或囊状动脉瘤样改变,远端变细,与心腔或血管异常交通。

(3)本病须与主动脉心腔隧道鉴别,后者起自主动脉窦上方,而冠脉的起源、分布和管径均正常。

六、冠脉内支架

在血管短轴位上正常支架表现为环形,长轴位则呈平行轨道状或弹簧圈状。

(1)支架术后约 20%发生再狭窄,部分患者在充满对比剂的高密度支架腔内,见血管内膜过度增生形成的局限性或弥漫性软组织充盈缺损。

(2)支架变形、扭转,远端血管明显变细或呈断续状显影常表明有严重的支架内再狭窄。

(3)支架腔内无对比剂充盈或支架近端管腔充盈而远端管腔未充盈则提示支架管腔完全闭塞。

七、冠脉桥血管

(一)桥血管开通

当桥血管腔内的密度与同层面的升主动脉相仿表明桥血管开通。

(二)桥血管狭窄

MSCTA 能准确评价桥血管有无狭窄,评价桥血管狭窄的程度以狭窄两端相对正常的桥血管直径为基准。

(三)桥血管闭塞

桥血管未显影或近端吻合口呈残根样显影,其远端未显影。

八、心肌缺血、心肌梗死及其并发症

(一)心肌缺血

(1)首次灌注图像为局部低密度区,延迟 0.5～2h 见低密度被填充呈等密度,心肌强化的时间一密度曲线为缓慢上升型。

(2)心肌时间一密度曲线为低小型,大致与正常心肌相似。

(3)观察心肌运动异常时,应注意室壁运动异常的范围与心肌灌注低密度区的范围是否一致。

(4)根据心肌缺血部位可推断受累的冠脉分支。

(二)心肌梗死

(1)局部心肌变薄。

(2)节段性室壁收缩期增厚率减低(正常值为30%～60%)。

(3)至壁运动功能异常包括运动减弱、消失和矛盾运动。

(4)增强扫描早期病灶不强化呈低密度,数分钟至数小时后出现延迟性强化,呈片状较高密度区。

(三)心肌梗死并发症

(1)(真性)室壁瘤

1)发生率为20%,多为单发,80%以上累及左室前侧壁和心尖部。

2)心肌显著变薄,收缩期向外膨出,膨出部分无搏动或呈矛盾运动,后者更具临床价值。

3)44%～78%并发附壁血栓,表现为充盈缺损。

4)部分室壁瘤壁出现高密度钙化。

(2)假性室壁瘤:瘤壁由心包构成,心肌破口邻近的心包与心肌粘连而不发生心包填塞。

(3)乳头肌梗死:导致二尖瓣关闭不全,严重者出现急性心力衰竭。

(4)心脏破裂:多在梗死后1周左右,血液经心室壁破口涌入心包腔,造成致死性急性心包填塞。

(5)梗死后心包、胸腔积液。

九、心功能分析

MSCTA在测定每搏心排血量、左室容积和射血分数方面均具有很大的临床价值,准确性高,可较全面地评价冠脉粥样硬化引起心肌缺血所导致的心功能改变。

第三节　先天性心脏病

先天性心脏病可按病理生理的血流动力学改变分为左向右、右向左和无分流三类;按临床分为发绀和无发绀两型:按X线片肺血情况分为肺血增多、肺血减少和肺血无明显改变三型。

一、房间隔缺损

房间隔缺损(ASD)是最常见的先天性心脏病之一,约占先天性心脏病的20%,男女发病之比为1∶3。按缺损部位分为第一孔(原发孔)型、第二孔(继发孔)型以及其他类型。原发孔型位于房间隔下部,常并发心内膜垫缺损;继发孔型位于卵圆窝区域;其他类型有上腔型或静脉窦型(位于房间隔的上部)、冠状窦型(位于正常冠状窦位置)与下腔静脉型(位于卵圆窝与下腔静脉之间)。缺损的数目通常是1个,偶尔可以是多个,大小为1～4cm,若大到完全缺如则称为公共心房,也可小到针孔样,多为筛孔称Chiarinetwork型。

CT平扫难以直接显示缺损的部位和大小,诊断价值不大,但可显示心脏径线的增大。MSCT增强薄层扫描能够显示有无房间隔缺损、缺损的位置和大小,特别是在MPR和三维重组图像上。

(一)直接征象

在增强薄层扫描上可以显示房间隔影像连续性中断,并能直接测量缺损的大小。

1.继发型

缺损主要位于卵圆窝部位,其下缘与房室瓣间尚保留一定房间隔,两组房室瓣完整。

2.原发孔型

房间隔缺损其下缘消失直抵房室瓣环,如果两组房室瓣环相贯通成为一组房室瓣,其下室间隔不连续,则为完全性心内膜垫缺损的重要指征。

(二)间接征象

右心房、右心室增大,肺纹理增多。

二、室间隔缺损

室间隔缺损(VSD),约占先天性心脏病的25%。根据发生部位分为膜部缺损(占80%)、肌部缺损(占10%)及其他类型(占10%)。根据临床结合病理分为小孔型(2～8mm)、中孔型(9～15mm)和大孔型(16～20mm)室间隔缺损。

室间隔缺损的血流动力学异常取决于缺损孔的大小及肺血管阻力。孔的大小随年龄增大而变小,而肺血管阻力则可随年龄增大而增高。初期由左向右分流,当肺血管阻力达到或超过体循环阻力时,发生双向或右向左分流,出现Eisenmenger综合征表现。

增强薄层CT扫描可以显示室间隔的缺损情况,特别是采用心电门控CT扫描时,MPR和三维重组能够更清晰地显示室间隔缺损的部位和大小。同时可以显示各房室的大小形态和心室壁的厚度。

(一)直接征象

VSD直接征象是室间隔中断,不连续。嵴上型室间隔缺损,于肺动脉瓣下层面显示球部间隔中断。肌部室间隔缺损,常较小,于心室层面靠近心尖部见肌部室间隔中断,多为2～3mm大小。膜部室间隔缺损,在主动脉瓣下层面见室间隔连续性中断。隔瓣后型室间隔缺损,多在二尖瓣、三尖瓣显示层面于隔瓣后见两心室间交通,缺损邻近三尖瓣环。

(二)间接征象

分流量大者可见左、右心室增大,肺血管纹理增粗增多。

三、动脉导管未闭

动脉导管未闭(PDA)是最常见的先天性心脏病之一,约占先天性心脏病的15%,男女发病之比为1∶3。动脉导管是胎儿期肺动脉与主动脉的交通血管,出生后不久即闭合,出生后一年在解剖学上应完全关闭,如不闭合,称动脉导管未闭,它可单独存在或并发其他畸形,未闭导管长6～20mm,宽2～10mm,呈管形、漏斗形或窗形等。

在整个心动周期,主、肺动脉间都存在压力差,所以,主动脉内的血液不断地流向肺动脉,分流量的大小与动脉导管的阻力及肺血管阻力直接相关,导管口越小、管越长则阻力越大,导管口越大则阻力越小。分流量的增大,使左心负荷增加,右心射血阻力增加,但左心较右心严重。当肺血管阻力高于体循环时,出现右向左为主的双向分流。

心电门控下增强薄层CT扫描,三维重组和MPR重组能够清晰显示位于主动脉与肺动脉之间未闭的动脉导管,能够清晰地显示导管的位置、管径大小、管径长度和形态。同时也能够显示各房室的大小以及室壁的厚度,可以表现为左心房和左心室增大,左心室壁增厚等改变。但CT不能反映该病的血流动力学改变。

(一)直接征象

于主动脉弓水平见一条增强的血管与主肺动脉或肺动脉相连续,主动脉端膨大,肺动脉端相对细小。VR和MIP等重组方式均能很好地观察到该征象。

(二)间接征象

较大的动脉导管未闭患者,可见左心室增大。有肺动脉高压时可见主肺动脉和左右肺动脉增宽。

四、肺动脉狭窄

肺动脉狭窄,该畸形占先天性心脏病的10%,男女发病之比约为3∶2。其中2/3的患者并发其他心脏畸形。可分为瓣型、瓣上型、瓣下型及混合型四型。瓣型狭窄是三片瓣叶融合,呈穹隆形结构,顶部为一小孔,约占90%;瓣上型狭窄可累及肺动脉干、分叉部、主分支或周围分支;瓣下型狭窄多是漏斗型,常并发室间隔缺损,漏斗部肌肉弥漫性肥厚造成狭窄。右心室流出道的阻塞,造成压力阶差,使右心室压力超负荷,因而发生肥厚,长期以后易导致右心衰竭。右心压力过高时,卵圆孔开放,从而出现右向左分流的现象。

(一)直接征象

MSCT可以采用横轴位、三维重组、MPR和MIP等成像进行多角度和多方位观察。

1.瓣上型狭窄

CT可显示其狭窄的部位、程度和病变累及的长度和数目。在一侧肺动脉狭窄时,对侧肺动脉常见扩张。

2.漏斗部狭窄

MPR重组能够显示右心室肥厚的肌束向流出道突出,使流出道变窄,同时也可以显示第三心室。

3.瓣膜狭窄者

能够显示肺动脉瓣膜口呈幕顶状狭窄,同时可见狭窄后的主肺动脉扩张。CT扫描可测量主肺动脉和两侧肺动脉的径线。

(二)间接征象

同时能够显示右心室肥厚,以及能够显示同时伴有的其他先天性畸形等。

五、法洛四联症

法洛四联症是由先天性的室间隔缺损、主动脉骑跨、肺动脉狭窄及以后继发的右心室肥厚组成。在先天性心脏病中占12%～14%,在发绀型心脏畸形中则居首位,占50%,男女发病之比约为1∶1。法洛四联症以室间隔缺损与肺动脉狭窄为主要表现。缺损多在膜部,一般较大,达10～25mn。肺动脉狭窄使右心室漏斗部肌肉肥厚呈管状或环状狭窄,主动脉向前、右方移位;又因肺动脉狭窄,心脏收缩期大部分血射向主动脉,使主动脉管径增粗,为肺动脉的3～4倍。右心室因喷出处梗阻而肥厚。

CT可显示动脉转位及心脏房室的大小。在心电门控下增强CT扫描、MPR以及三维重组能够清晰显示各种解剖结构的异常。

(一)肺动脉狭窄

于右心流出道至肺动脉层面可见流出道肌肥厚致使其不同程度狭窄。可以观察主肺动脉、左右肺动脉发育情况,是否有狭窄等。

(二)室间隔缺损

主动脉瓣下室间隔中断为膜部缺损的表现;于肺动脉瓣下室间隔中断为嵴上型缺损;于心室肌部间隔中断为肌部缺损。

(三)主动脉骑跨

于主动脉根部水平,显示主动脉窦前移,主动脉增粗扩张骑跨于室间隔上。

(四)右心室肥厚

MSCT 能够较满意显示右心室大小、形态及漏斗部的发育情况。右心室壁增厚,甚至超过左心室壁的厚度。右心室内的肌小梁明显增粗。

(五)体一肺侧支循环

CT 三维重组能够清晰显示体一肺侧支循环的情况。

六、主动脉一肺动脉间隔缺损

主动脉一肺动脉间隔缺损是少见的先天性心脏病,约占 1.5%,男女发病之比约为 2∶1。在胚胎发生时,正常原始主动脉分隔在胚胎第 5～8 周逐渐形成。将大动脉分隔为位于右后方的主动脉和左前方的肺动脉。如果原始主动脉分隔不完全,心脏未回转或回转不完全,导致发生主动脉一肺动脉间隔缺损。依据主动脉一肺动脉间隔缺损部位分为三型:Ⅰ型:主动脉一肺动脉间隔缺损紧位于半月瓣上方;Ⅱ型:主动脉一肺动脉间隔缺损远离半月瓣上方;Ⅲ型:主动脉一肺动脉间隔全部缺损,双半月瓣环及瓣叶完整。

CT 增强扫描可以直接显示心脏和大血管的解剖结构。

(一)直接征象

主动脉一肺动脉间隔缺损时,于主动脉弓下层面见主动脉与肺动脉间分隔消失,主动脉左后壁与肺动脉右前壁相连通。

(二)间接征象

主动脉一肺动脉间隔缺损一般均较大。可见左心室增大为主的双室增大。有肺动脉高压存在,可见主肺动脉及左、右肺动脉增宽,两肺野血管纹理增多增粗,右心室增大肥厚。

(三)三维重组

可以直接显示主动脉一肺动脉间隔缺损解剖及分型。

七、先天性主动脉缩窄

先天性主动脉缩窄占先天性心脏病的 6%～10%,本病多见于男性,男女发病之比为 3∶1～5∶1。90%以上缩窄发生在左锁骨下动脉开口远端、动脉导管或韧带所在区域(峡部)。胚胎时期主动脉供血分为上、下两部,两部的交界是与动脉导管相连的主动脉峡部。峡部血流量与动脉导管发育有着直接的关系,若峡部血流量过少,将导致该部发育不全、狭窄以致闭锁。

主动脉缩窄分型:

1.单纯型(成人型)

主动脉缩窄位于峡部,动脉导管已闭锁,不合并其他畸形。

2.复杂型

又分两个亚型。

(1)婴儿型:并发PDA等其他心血管畸形,缩窄位于动脉导管的近心端者常有分界性发绀。缩窄位于动脉导管的远心端者常有肺动脉高压。

(2)不典型型:见有并存主动脉弓发育不全,波及无名动脉和左锁骨下动脉之间,形成狭窄;或见仅并存头臂动脉开口部狭窄;或见有部位不典型或多发狭窄。侧支循环形成与主动脉缩窄的部位及程度相关。

(一)CT增强检查

(1)MSCT能够显示主动脉缩窄的部位、程度和范围,能较准确测量缩窄部的管腔内径、病变长度,能清楚显示缩窄远、近端主动脉状况,常可见升主动脉扩张及缩窄远端主动脉的狭窄后扩张等表现。

(2)能够显示并存的动脉导管未闭,其呈鸟嘴状或管状,由升主动脉前壁伸向左肺动脉,能测定动脉导管的大小,并能显示动脉导管与缩窄处的关系,从而可确定主动脉缩窄是导管前型还是导管后型。

(3)能够了解主动脉弓有无发育不良及狭窄程度。

(4)侧支循环状况,其中以锁骨下动脉一肋间动脉系统最常见。

(二)三维重组

对主动脉缩窄作三维重组能更直观地显示缩窄部的管腔内径、病变长度、部位、有无动脉导管未闭及侧支循环的解剖细节等。

八、肺静脉异位引流

肺静脉异位引流又称为肺静脉回流异常,是指单支、多支或全部肺静脉未引流入解剖左心房,而是直接引流或间接经体静脉引流入右心房。可分为部分性和完全性肺静脉异位引流,前者是指单支或多支肺静脉与右心房连接,后者是指全部肺静脉未直接引流入左心房,而是直接或间接经体静脉引流入右心房系统。作为单发畸形,占先天性心脏病的0.6%～1%,男女发病之比约为2∶1。病理解剖上肺静脉各支汇合成一支总干于左房后方引流入左无名静脉、右上腔静脉或向下经横膈入下腔静脉或直接引流入右心房。根据异位引流部位分为四型:①心上型:肺静脉汇合成一支总干引流入垂直静脉→左无名静脉→右上腔静脉→右房,约占50%。②心脏型:全部肺静脉直接引流入右心房或冠状静脉窦,约占30%。③心下型:肺静脉汇合成一支总干经横膈下行引流入下腔静脉、门静脉或肝静脉。约占13%。心下型肺静脉异位引流几乎均因静脉回流受阻而存在肺静脉高压。④混合型:肺静脉各支分别引流至腔静脉或右房不同部位,约占7%。

完全性肺静脉异位引流最主要的并发畸形是房间隔缺损。

(一)增强扫描

CT可清楚显示两心房的形态及上、下腔静脉结构。

1.心上型

左房小，无肺静脉直接引入。全部肺静脉于左房后汇合成一支粗大总干引流入垂直静脉→左无名静脉→右上腔静脉→右房。上述静脉高度扩张，右房增大。垂直静脉走行于左主支气管和左肺动脉之间。

2.心脏型

左房小，无肺静脉直接引入。全部肺静脉直接引流入右心房或汇合成总干引入冠状静脉窦。右心房及冠状静脉窦扩大。

3.心下型

左房小，无肺静脉直接引入。全部肺静脉汇合成一支总干经膈肌食管裂孔下行引流入下腔静脉、门静脉或肝静脉。

4.并发畸形的分析

房间隔缺损是最常见的畸形。

(二)三维重组

可以显示异位引流的肺静脉与腔静脉、右房的连接关系，显示引流部位。直观显示上述细节，有利于手术方案的设计。

第四章 消化系统疾病的 CT 诊断

第一节 胃癌

胃癌是最常见的恶性肿瘤之一，好发年龄在 40～60 岁，男性多于女性，好发于胃窦部小弯侧，是由胃黏膜上皮和腺上皮发生的恶性肿瘤。早期胃癌是指癌组织浸润仅限于黏膜及黏膜下层，未侵及肌层，不论有无淋巴结转移；中晚期胃癌（进展期胃癌）指癌组织浸润超过黏膜下层或浸润胃壁全层。CT 表现如下。

一、正常胃壁

厚度＜5mm，注射对比剂后有明显强化，可表现为单层、部分两层或三层结构。

二、蕈伞型

表现为突向腔内的分叶状或菜花状软组织肿块，表面不光整，常有溃疡形成。

三、浸润型

表现为胃壁不规则增厚，增厚的胃壁内缘多凹凸不平，范围可以是局限或广泛的。胃周围脂肪线消失提示癌肿已突破胃壁。并对肝、腹膜后等部位转移很有帮助。

四、溃疡型

形成大而浅的腔内溃疡，边缘不规则，底部多不光整，其周边的胃壁增厚较明显，并向胃腔内突出。利用三维重组可很好地显示肿块中央的溃疡以及溃疡与环堤的关系。

五、胃腔狭窄

表现为胃壁增厚的基础上的胃腔狭窄，胃壁僵直。

六、增强扫描

增厚的胃壁或腔内肿块有不同程度的强化。

七、胃癌 CT 可分为四期

如下所述。

Ⅰ期：表现胃腔内肿块，无胃壁增厚，无邻近或远处转移。

Ⅱ期：表现胃壁厚度超过 10mm，但癌未超出胃壁。

Ⅲ期：表现胃壁增厚，并侵犯邻近器官，但无远处转移。

Ⅳ期：有远处转移。

八、鉴别诊断

如下所述。

（一）胃淋巴瘤

单发或多发结节或肿块，边缘光滑或轻度分叶，病变大，病变范围广泛可越过贲门或幽门侵犯食管下端或十二指肠，胃壁增厚明显常超过 10mm，但仍保持一定的扩张度和柔软性，胃与邻近的器官之间脂肪间隙存在,常伴有腹腔内淋巴结肿大。

(二)胃间质瘤

是发生于胃黏膜下的肿瘤,病变部位黏膜撑开展平,但无连续性中断,胃壁柔软,蠕动正常,肿瘤大多位于胃体呈外生型生长,腔内型少见,呈息肉状,黏膜表面可有溃疡,可见气体、液体或口服对比剂进入。

第二节　直肠癌

直肠癌是乙状结肠直肠交界处至齿状线之间的癌,是消化道常见的恶性肿瘤,男性多见,好发年龄为40～50岁。CT表现如下。

一、早期表现

仅一侧直肠壁增厚,随着病变发展可侵犯肠管全周,肿瘤向外周扩展形成肿块,侵犯直肠周围间隙。

二、直肠周围淋巴结肿大

表现为直肠周围脂肪间隙内出现直径>1cm的结节状软组织影。

三、直肠癌Dukes分期

如下所述。

A期:癌肿浸润深度限于直肠壁内,未超出浆肌层,且无淋巴结转移。

B期:癌肿超出浆肌层,侵入浆膜外或直肠周围组织,但无淋巴结转移。

C期:癌肿侵犯肠壁全层,伴有淋巴结转移。

D期:癌肿伴有远处器官转移,或因局部广泛浸润或淋巴结广泛转移。

第三节　阑尾炎

阑尾炎是外科常见病,属于化脓性炎症,由于阑尾管腔阻塞导致细菌感染引起。根据病程常分为急性和慢性阑尾炎,急性阑尾炎在病理上分为单纯性阑尾炎、化脓性阑尾炎、坏疽性阑尾炎。慢性阑尾炎多为急性阑尾炎转变而来。CT表现如下所述。

一、正常阑尾

多数位于盲肠末端的内后侧,CT表现为细管状或环状结构,外径一般不超过6mm。

二、急性阑尾炎

阑尾壁呈环状、对称性增厚,横径超过6mm以上,密度接近或略高于邻近的肌肉组织,增强时可有强化,有时增厚的阑尾壁表现为同心圆状的高、低密度分层结构称“靶征”。

三、阑尾结石

阑尾腔内或在阑尾穿孔形成的脓肿和蜂窝织炎内有时见到单发或多发的阑尾结石，呈高密度圆形或椭圆形均质钙化。

四、阑尾周围炎症

(1)阑尾周围结缔组织模糊，筋膜(如圆锥侧筋膜或肾后筋膜)水肿、增厚。

(2)周围脂肪层内出现片絮状或条纹状稍高密度影。

(3)盲肠末端肠壁水肿、增厚。

(4)局部淋巴结肿大，表现为成簇的结节状影。

(5)另一个常见的征象是阑尾急性炎症的蔓延造成盲肠与右侧腰大肌之间脂肪间隙模糊。

五、盲肠末端的改变

在盲肠末端开口处出现漏斗状狭窄或在盲肠末端与阑尾之间出现条带状软组，织密度影，这两种征象在盲肠充盈对比剂时显示较清楚。

六、阑尾周围脓肿

一般呈团块状影，直径多为3～10cm。中心为低密度液体，有时脓肿内可出现气液平面，脓肿外壁较厚且不均匀，内壁光整。盆腔、肠曲间甚至膈下、肝脏内可出现脓肿。

七、慢性阑尾炎

除阑尾有不同程度的增粗、变形外，阑尾边缘毛糙，阑尾腔闭塞，多伴有钙化或阑尾粪石。由于腹膜的包裹或炎症机化，CT上可出现类似肿块的征象。

第四节　肝硬化

肝硬化是一种以肝组织弥漫性纤维化、假小叶和再生性结节(RN)形成特征的慢性肝病。发病高峰年龄为35～48岁，男女之比为3.6∶1～8∶1。本病病因有多种，主要为病毒性肝炎、酒精中毒和血吸虫病。临床上以肝功能损害和门门脉高压为主要表现。晚期常有消化道出血、肝性脑病、继发感染和癌变等，是我国常见病死亡的主要原因之一。

一、肝脏体积和形态的改变

(1)肝脏体积通常缩小。

(2)肝脏各叶大小比例失调，常见肝右叶缩小，尾状叶和肝左叶外侧段增大，局部增生的肝组织突出于肝轮廓之外。

(3)肝表面凹凸不平，外缘可呈波浪状或分叶状。

(4)肝裂增宽，肝门扩大。

二、肝脏密度的改变

(1)早期肝硬化肝脏密度均匀，中晚期肝脏密度不均匀，为高低密度相间的稍高密度结节样增生和不同程度的低密度脂肪浸润改变。增强扫描时再生结节呈低密度或随时间推移呈等密度，后者更具有诊断意义。

(2)血吸虫性肝硬化:96%病例伴有肝内钙化,可呈线条状、蟹足状、地图状及包膜下钙化。另可见门静脉系统与血管平行走向的线状或双轨状钙化。肝内汇管区低密度灶及中心血管影。

(3)胆源性肝硬化:可见胆管结石、肝内外胆管感染征象。

三、继发改变

(1)门脉高压症:门脉主干扩张,直径>13mm,平均直径多在18.3±5.1mm。增强扫描在脾门、食管下端和胃底贲门区可见团块状、结节状曲张的强化静脉血管。

(2)脾脏肿大:脾外缘超过5个肋单元,以一个肋骨横断面或一个肋间隙为1个肋单元,正常脾脏的外缘一般不超过5个肋单元。

(3)腹腔积液:CT可明确显示。

(4)肝病性胆囊改变:多种肝脏实质性病变常继发胆囊改变,CT表现为胆囊壁水肿增厚>3mm,1/4病例胆囊轮廓不清,胆囊床水肿,积液围绕在胆囊周围,增强扫描胆囊壁不同程度强化,以门静脉期强化明显。

(5)肝硬化的CT表现可以与临床症状和肝功能紊乱不一致,CT表现肝脏大小、形态和密度接近正常并不能排除肝硬化的存在。肝炎后肝硬化常并发肝癌,增强扫描十分必要。

第五节 原发性肝细胞癌

一、概述

肝肿瘤以恶性多见,约占90%以上,其中肝细胞癌占原发性恶性肿瘤的75%~85%。原发性肝肿瘤可发生于肝细胞、胆管上皮细胞以及血管、其他间质、中胚层组织等。

原发性肝癌的细胞学类型有肝细胞癌、胆管细胞癌与混合型。近些年报道的纤维板层样肝细胞癌为肝细胞癌的一种特殊类型。

肝细胞癌的病因主要有两方面:①乙型肝炎病毒(HBV):国内病例中,90%以上感染过HBV,即HBsAg阳性。②黄曲霉素(AFT):长期低剂量或短期大剂量摄入可诱发。此外,与饮水污染、丙型肝炎、戊型肝炎、饮酒和吸烟等也有一定关系。

(一)肝细胞癌的分级

可分为4级:Ⅰ级高度分化;Ⅱ~Ⅲ级中度分化;Ⅳ级为低度分化。中度分化最多,其AFP多为阳性,而高度与低度分化者AFP阴性者为多。

(二)大体病理

肝细胞癌(HCC)的大体病理分型较为繁杂。

(1)Eggel于1901年提出的经典分类曾被广泛应用至今。此分类将HCC分为3型。

1)结节型:直径<5cm的属结节,单个或多个分布。

2)巨块型:直径≥5cm,常为单个巨块,也有密集结节融合而成的巨块,以及2个以上巨块的。3)弥漫型:少见,该型结节很小,直径为5~10mm,弥漫分布且较均匀,全部并发肝硬化;

易与肝硬化结节混淆。上述分类属中、晚期肝癌的类型。

(2)20 世纪 70 年代以后国内将 HCC 分为 4 型。

1)块状型:单块状、融合块状或多块状。

2)结节型:单结节、融合结节、多结节。

3)弥漫型。

4)小癌型:小癌型(即小肝癌)的提出标志着肝癌诊断水平的提高。

(3)20 世纪 80 年代以来日本学者的分类。

1)膨胀型:肿瘤分界清楚,有纤维包膜(假包膜),常伴肝硬化;其亚型有单结节型和多结节型。

2)浸润型:肿瘤边界不清,多不伴肝硬化。

3)混合型(浸润、膨胀):分单结节和多结节两个亚型。

4)弥漫型。

5)特殊型:如带蒂外生型、肝内门静脉癌栓形成而见不到实质癌块、硬化型肝细胞癌等。

日本和中国以膨胀型为多,北美以浸润型为多,而南非地区多不伴肝硬化。国内 80%～90%伴肝硬化,而出现相应影像学表现。

(4)小肝癌的病理诊断标准:目前国际上尚无统一标准。中国肝癌病理协作组的标准是:单个癌结节最大直径≤3cm;多个癌结节,数目不超过 2 个,其最大直径总和应≤3cm。

(三)转移途径

1.血行转移

最常见。HCC 易侵犯血窦,在门静脉和肝静脉内形成癌栓,并向肝内、外转移。肺为肝外转移的主要部位,其他有肾上腺、骨、肾、脾和脑等。

2.淋巴转移

以肝门淋巴结最常见;其次为胰头周围、腹膜后(主动脉旁)和脾门等区域。

3.种植性转移

最少见。此外,除晚期少数患者产生癌性腹膜炎外,极少发生腹膜转移。

(四)HCC 的单中心与多中心起源

多结节型 HCC 或巨块结节型 HCC,究竟是 HCC 肝内播散的结果(即单中心起源)还是多中心起源,尚有争论。Esumi(1986 年)通过 HBV－DNA 整合这一分子生物学方法证实两种可能性同时存在。

二、临床表现

国内将其临床分为 3 期:Ⅰ期(亚临床期,无临床症状和体征)、Ⅱ期(中期)、Ⅲ期(晚期)。一旦出现症状,肿瘤多较大,已属中晚期。

(一)症状

以肝区痛、腹胀、上腹部肿块、食欲缺乏、消瘦、乏力等最为常见,其次可有发热、腹泻、黄疸、腹腔积液和出血等表现,低血糖与红细胞增多症为少见表现。

(二)并发症

(1)肝癌结节破裂出血。

(2)消化道出血:由肝硬化门脉高压和凝血功能障碍所致。

(3)肝性脑病。

(三)实验室检查

①AFP(甲胎蛋白)定量:放免法测定>500μg/L,持续1个月。②AFP200~500μg/L,持续2个月,并排除其他AFP升高的因素,如活动性肝病、妊娠和胚胎性肿瘤等。小肝癌病例AFP常轻度或中度升高,如持续时间长(低浓度持续阳性)亦应警惕;但有10%~30%的肝癌AFP阴性。其他如γ-GT和各种血清酶测定亦有一定意义。

三、CT表现

(一)平扫表现

平扫很少能显示出<1cm的病灶。肿瘤一般呈低密度改变;少数与周围肝组织呈等密度(分化好的),如无边缘轮廓的局限突出,则很难发现病变;极少数呈高密度。当并发脂肪肝时,与肝实质呈等密度及高密度者为肝细胞癌的特征性所见。肿瘤内产生钙化的约占5%以下,还偶见出血及脂肪成分。并发肝硬化者可出现相应表现。

1.结节型

(1)为单结节或多结节,多呈类圆形。

(2)界限清楚,部分可见完整或不完整的更低密度环状带即假包膜。

(3)肿瘤内常形成间壁而密度不均,另因肿瘤缺血、坏死其内可见更低密度区。

(4)有时肿瘤所在的肝段呈低密度,是由于肿瘤浸润并压迫门静脉血流减少,而致瘤周肝实质营养障碍。

2.巨块型

(1)单个或多个,占据一叶或一叶的大部分。

(2)常因向周围浸润而边缘不规则。

(3)肿瘤内多有缺血、坏死而有不规则更低密度区。

(4)周围常有子灶(<5cm为结节),有人称之巨块结节型。

3.弥漫型

平扫难以显示弥漫的小结节。可见肝脏呈弥漫性增大、肝硬化以及门静脉内瘤栓形成。

(二)增强扫描

肝癌主要由肝动脉供血,但几乎都存在着不同程度和不同情形的门静脉供血。早期肿瘤血供多来自门静脉,随着肿瘤发展,动脉供血逐渐成为主要血供,而门静脉供血逐渐走向瘤周。CT增强表现如下。

1.动脉期

肿瘤显著强化。小肝癌常为均一强化;大肝癌由于内部形成间壁、有不同的血管结构、缺血坏死等而呈不均匀强化。但有时小肝癌动脉期不强化(国内有人统计占13.2%),主要与其坏死有关,透明细胞癌可能是另一原因。

2.门静脉期

肿瘤呈低密度改变。此时,病变范围比平扫时略缩小,边界较为清晰。是因为肝癌90%~99%由肝动脉供血,而周围肝实质约80%由门静脉供血,两者增强效应时相不同所致。

3.平衡期

肿瘤仍呈低密度。如与血管瘤鉴别可延迟至7～15min扫描(即所谓延迟扫描)仍呈低密度。

(三)CT增强的时间—密度曲线

肝癌CT增强的时间密度曲线可分为5型:①速升速降型。②速升缓降型。③无明显变化型。④速降缓升型。⑤初期速降而后稳定极缓上升型。但速升速降型是其特征性强化表现。

因肝癌主要由肝动脉供血,在动脉期CT值迅速上升达到峰值并超过肝实质。因平扫病灶密度多低于肝脏,故在其密度升高的极早期有一次与肝实质密度相近的第一次等密度交叉,但因极短暂,故一般不会显示。病灶峰值停留的时间很短,然后迅速下降,随着肝实质的CT值上升,两者的密度接近出现第二次等密度交叉。此后病灶密度缓慢下降而正常肝实质密度继续上升,病灶又成为低密度。但正常肝实质的增强上升速度较肝癌缓慢,达到的峰值低,峰值停留时间长,下降速度不及肝癌。

总之,凡血供丰富的HCC,与正常肝实质对照均出现从高密度、等密度到低密度的3步曲,整个过程短暂,时间密度曲线呈速升速降型,这是肝癌的特征性表现。可能由于乏血、门静脉参与血供较著等,因而出现其他4种强化曲线。

(四)肝细胞癌的包膜及其边缘强化方式

1.纤维包膜的形成

是由于肿瘤呈膨胀性生长,对邻近的非癌变肝组织产生压迫,引起纤维结缔组织增生;同时由于肿瘤细胞及其间质细胞产生促进血管生长的细胞因子,使纤维结缔组织内形成数量不等的血管。此外,癌灶压迫周围正常肝组织,进一步有利于包膜的形成。

2.HCC的边缘强化方式

(1)动脉期末显示明确包膜,门脉期和平衡期显示明确包膜呈高密度影,提示肿瘤呈膨胀性生长,且包膜血管较少;或确无包膜,但癌周受压肝组织仍由门静脉供血而呈线环状强化。

(2)动脉期包膜呈低密度,门静脉期和平衡期显示明确的包膜(略低或高密度)或包膜不清,提示肿瘤呈膨胀性生长,包膜内血管少。

(3)三期扫描均见明确包膜且呈环状或不完整环状的高密度强化,提示包膜.血管丰富。

(4)动脉、门脉期末见包膜显示,平衡期显示包膜呈高密度,包膜内血管少。

(5)三期扫描均未显示明确包膜,表现为癌灶与非癌变肝组织分界不清,提示肿瘤呈侵袭性生长,且生长迅速,无纤维结缔组织包膜。

国内有学者认为,HCC分化低者以不完整环状强化为主;分化高者以完整环状强化为主。

(五)动脉—门静脉分流及与肝硬化、血管瘤APVS的机制的区别

国内有学者将APVS的动脉期表现分为3型:①Ⅰ型:门静脉三级(亚段)及以上分支提早显影。②Ⅱ型:肿瘤或病变周围肝实质提早强化。③Ⅲ型:肝脏边缘结节形、楔形提早强化,且邻近无占位性病变。此外,还有文献报道少见的弥漫型,表现为全肝早期强化,门静脉早显。

1.肝癌

肝癌病灶内出现动静脉分流征象为肝癌的特征之一。其APVS的发生机制有以下3种:

(1)跨血管的APVS:即肿瘤组织对门静脉分支的直接侵犯破坏,使肿瘤处的肝动脉血通过破坏的门静脉壁直接灌入门静脉分支,形成肿瘤性APVS。CT表现为Ⅰ和Ⅱ型。

(2)跨肝窦的APVS:肿瘤组织压迫、侵犯周围的肝静脉分支,造成该区域肝静脉回流受阻,致使肝窦压力升高,当此压力超过门静脉压力时,所属门静脉就成为引流静脉,直接接受肝动脉血液,形成跨肝窦的APVS。又由于受累区功能性门静脉血流减少,而致肝动脉的血流代偿性增加。还有人认为,在压迫肝静脉的情况下肿瘤周围的肝实质还会"盗取"肿瘤组织的肝动脉血供。该类在CT上呈Ⅱ型表现。

(3)跨血管丛的APVS:肿瘤的压迫和(或)门静脉较大分支的瘤栓都可造成静脉血流受阻,此时位于肝脏中央部分较大胆管的周围血管丛作为顺肝方向的侧支循环开放、增生,代偿受阻的门静脉血流。这种APVS在CT亦表现为Ⅱ型。但肝癌所致的Ⅱ型病变在门静脉期和平衡期均不呈低密度,有助于与肿瘤子灶相鉴别。

2.肝硬化

其APVS的CT表现以Ⅲ型多见。其形成主要与肝硬化时继发肝内血管网结构的扭曲、肝窦微细结构的变化以及门静脉高压等变化有关。原因可能为:

(1)跨肝窦的APVS:因肝窦的结构会出现毛细血管化、胶原化,其通透性也有变化,肝内血管网结构的扭曲可使小的肝静脉出现梗阻,从而形成跨肝窦的APVS。

(2)跨血管丛的APVS:门脉高压所致,与上述肝癌APVS的形成机制相似。

(3)跨血管的APVS:尚未见报道,但国外有学者电镜发现肝硬化的大鼠可出现。

3.血管瘤

有文献报道,肝海绵状血管瘤有近23.5%~29.7%出现APVS。于动脉期表现为瘤周楔形强化区(Ⅱ型),常伴门静脉支早显。随着时间的延长有的可变为低密度,最后呈等密度。伴脂肪肝时于平扫图上即可见到与异常灌注类似的高密度影。从狭义上说这种瘤周楔形强化区是指瘤旁肝组织内那些与瘤体内血窦相通的、扩大的肝窦腔隙或异常薄壁血管腔被对比剂充盈所致,从广义上可认为这种楔形强化是血管瘤并发APVS的一种特征性表现。

总之,APVS以肝癌最为多见,且CT表现为Ⅰ、Ⅱ型;亦可见于单纯肝硬化者,而其CT表现以Ⅲ型多见;血管瘤所致APVS应予重视。此外,肝转移瘤、肝脏手术、穿刺后亦可发生,偶为正常人。APVS应注意与肝第3血供所致的假性病变相鉴别。

(六)肝脏灌注异常

导致肝脏灌注异常的病因:多种多样,包括门静脉阻塞(癌栓、血栓)、肝静脉阻塞(布加综合征、心衰、纵隔纤维化等)、局限性肝脏病变、感染(肝脓肿、胆囊炎、胆管炎)、肝内门一体分流术后所致的血流动力学改变、肝脏肿瘤、肝硬化、急性胰腺炎等,以及已述及的第3血供。

门静脉癌栓所致的肝灌注异常的增强CT表现:动脉期的不规则形或三角形高密度区,或(和)门脉期不规则形或三角形低密度区。

门静脉癌栓所致的肝实质灌注异常,其部位与受累门静脉分布一致。但当并发动脉一门静脉短路时则例外。其形成机制为:

(1)门脉癌栓形成后血流受阻,致相应区域肝实质门静脉血供减少,即门静脉血流灌注减少。为维持肝实质血流量的相对恒定,则供应该区域的肝动脉血流量将代偿性增多,即动脉血流量高灌注。我们认为，从前已述及肝动脉—门静脉分流(APVS)之跨血管丛型可知，这种灌注异常还可与 APVS 有关。

(2)门静脉期低灌注(伴或不伴动脉期高灌注)，可能原因有两方面：一是由于门静脉癌栓未导致管腔完全阻塞，仍有血流通过肝实质；二是由于脾静脉与肝内门静脉分支之间存在着较广泛的侧支循环，这些侧支循环开放(即门静脉海绵样变)，使门静脉属支的血液绕过癌栓阻塞的部位进入肝脏。

(七)门静脉海绵样变

门静脉海绵样变(CTPV)是指门静脉栓塞或后天性、先天性狭窄后引起门静脉旁、肝内及胆囊窝小静脉或毛细血管呈网状扩张，以及栓塞的门静脉再通。

正常情况下门静脉周围仅见肝固有动脉伴行，极少数可见门静脉周围有 2～3 个小血管断面显示，可能是胃右动脉或胆囊动脉显影，或存在解剖变异。胆囊壁及周缘无肉眼可见的小血管断面。故国内有学者提出 CT 图像以门静脉周围血管横断面多于 3 个作为胆总管周围侧支循环开放的标准。

门静脉癌栓所致的位于肝门、肝十二指肠韧带的形似海绵的静脉网，由门静脉之间的侧支循环(门—门短路)和门静脉分流至体循环(门—体分流)的侧支循环所形成。它包括如下内容。

(1)门静脉胆支：包括胆囊静脉和胆管周围静脉丛。

(2)门静脉胃支：包括胃左静脉(即胃冠状静脉)、胃右静脉，以及它们的属支如食管静脉、胃短静脉、幽门前静脉和幽门十二指肠静脉。

(3)胰十二指肠后上静脉。

(4)脐旁静脉：其扩张提示门体分流的存在。

国内文献报道，门静脉胆支和胃支是构成门门脉海绵状变的最主要血管；胆支开放仅见于门脉海绵样变(但有学者认为亦可见于肝硬化)；胰十二指肠后上静脉亦较常显示；门静脉胃支的开放与肝硬化并门静脉高压，以及门脉海绵样变均有关系。

(八)门静脉、肝静脉、下腔静脉癌栓和门静脉动脉化征

肝细胞癌向门静脉、肝静脉、下腔静脉浸润生长时，可形成肿瘤癌栓。

1.门静脉内癌栓

(1)平扫癌栓的密度与门脉血液密度无差异，但受累血管因癌栓生长有扩大，造成分支直径大于主干或主干与分支粗细不成比例。

(2)增强后表现为血管内充盈缺损征象，相应血管扩张。

(3)增强后动脉早期癌栓强化及其内显示细小的肿瘤血管，称为“门静脉动脉化征”，其发生率可高达 86%，是与血栓鉴别的主要征象。血栓一般主要位于肝外门脉，累及或不累及肝内主干及分支。

(4)位于末梢的门静脉癌栓诊断困难，CTAP 有利于显示，并可见此范围呈扇形低密度区。

2.肝静脉和下腔静脉受侵和癌栓

(1)受侵犯的血管不规则狭窄，或见局部压迹，也有完全被肿瘤包绕的。

(2)腔内充盈缺损，个别病例向上可延伸至右心房内。

(3)局部管腔扩大。

(4)奇静脉,半奇静脉扩张。

(5)应注意:增强扫描早期下腔静脉可部分显影或密度不均,需同一部位重复扫描鉴别;下腔静脉受肿块压迫亦可不显影。

(九)肝细胞癌胆管内浸润

据统计,肝细胞癌伴有肝内胆管扩张的发生率为14.4%,小肿瘤很少发生,是肝癌肿块的直接压迫、侵犯或肝门区转移淋巴结压迫所致。肿瘤向胆管内直接浸润生长,可形成胆管内癌栓,比较少见,其发生率在13%左右,多同时并发门静脉及肝静脉内癌栓。

CT表现:肝内胆管轻、中度扩张,以肝门(包括左、右肝管)附近多见。CT可显示肝总管或大分支内癌栓,确诊需胆管造影。对于末梢部位者,一般形成胆管内癌栓的肝细胞癌多属乏血型,周围又有扩张的胆管,故应与肝内胆管细胞癌鉴别。直接显示出胆管内癌栓及伴随门静脉癌栓征象对诊断和鉴别极为重要。

(十)肝细胞癌肝内转移的方式

其肝内转移方式有两种。

1.门静脉性

癌细胞经肿瘤周围之门静脉系,着重于末梢侧或中枢侧的肝实质内形成转移灶。若并发肝门侧的动脉一门静脉短路,可转移至肝较远部位。

2.肝动脉性

多由其他脏器的肝细胞癌转移灶,再循环入肝动脉血,引起肝动脉性肝内转移,此种方式只见于晚期患者。

CT表现:肝内均一大小转移灶,易发生在肝,被膜部位,结节型和巨块型均可伴有肝内转移,也称为子结节。平扫及增强扫描病变特点与原发灶基本相同。

(十一)肝细胞癌破裂出血

其CT表现为:平扫示肿瘤内斑片状、片状高密度灶;也可表现腹腔内广泛出血;还可形成肝包膜下血肿,呈沿肝脏表面的月牙形、梭形血肿征象。

(十二)肝细胞癌肝外浸润及转移

(1)肝细胞癌向周围邻近脏器直接浸润极少。

1)病灶巨大或近横膈者可产生横膈的直接浸润,并进而浸润胸腔。但除晚期患者外,极为少见。

2)肝左叶与胃前壁相邻,但肝癌直接浸润胃的发生率极低。

3)肝镰状韧带及胆囊可有直接受侵,也极少见。

(2)肝细胞癌早期远隔转移少见,晚期可发生血行转移、淋巴转移及腹膜种植转移。

四、鉴别诊断

(一)血管瘤

血管瘤表现典型,两者多鉴别不难,但小血管瘤的变化较多。注意快速推注造影剂于动脉早期快速扫描,以及充分的延迟扫描有助于诊断。血管瘤有以下CT特点:

(1)平扫呈类圆形低密度,密度多均匀、边缘清晰。

(2)增强扫描于动脉早期出现边缘结节状、点状、斑点状等显著强化,其密度可与同层腹主动脉相近,有特征性;且密度高于周围肝实质的持续时间即强化峰值持续时间长,超过 2min。

(3)增强区域进行性向病灶中央扩散。

(4)延迟扫描病灶呈等密度充填。

(5)如病灶中央有纤维瘢痕,除瘢痕不强化外,增强扫描仍符合上述特点。

(6)少数病灶强化不显著,但延迟期仍呈等密度充填。

(7)个别病例始终无强化,延迟扫描亦无充填则诊断和鉴别诊断困难。

(二)肝转移瘤

转移瘤有以下 CT 特点:

(1)转移瘤病灶多发、散在、大小相仿。

(2)少血供者明显的边缘强化和“牛眼征”;而少数富血供者呈弥漫性强化。

(3)较小病灶出现囊样变伴边缘强化。

(4)无门脉癌栓和病灶周围的包膜(或晕圈)显示。

(5)邻近脏器发现原发灶、复发灶或转移灶。

单个或数目不多的转移灶与 HCC 鉴别有一定困难:①大小不一,特别是大病灶周围的结节(卫星灶)形式出现以 HCC 可能大。②增强扫描病灶呈速升速降改变的以 HCC 可能大;而转移瘤门静脉期可呈渐进性厚壁强化,但强化程度低于肝组织。③病灶周围有包膜及门脉癌栓形成明显支持 HCC。④两者大的瘤灶均可出现囊样坏死,而小瘤内囊样变一般不见于 HCC。

(三)肝内胆管细胞癌

肝内胆管细胞癌 CT 表现无特异性,下列特点有助于与肝癌鉴别。

(1)呈边缘欠清的低密度灶,病灶常较大,部分病灶有点状钙化。

(2)肿瘤多乏血,增强早期及门静脉期可见肿瘤边缘轻度不连续环状强化。

(3)国内有学者报道近 60%的病例可出现瘤体延迟强化。

(4)局部肝内胆管扩张较多;极少数有门静脉侵犯或癌栓形成。

(5)极少数有肝硬化表现,AFP 为阴性。

总之,如病灶较大,且其内有点状钙化或大片状的无强化的液性密度区出现时,应考虑胆管细胞癌。肿瘤边缘不连续环状强化及低密度肿瘤内含无定形的稍高密度影是其双期增强扫描的典型表现。

(四)肝硬化结节

单个或多个肝硬化结节与肝癌结节很难鉴别。

1.肝硬化结节缺乏动脉血供

团注动态增强扫描,甚至 CTA 如病灶无强化,则以再生结节、局灶性脂肪变或坏死结节可能大;结节明显强化则可确立肝癌的诊断;如仅轻度强化,或血管造影见轻度染色,则很难做出诊断。总之,肝动脉血供的有无及程度与结节的良、恶性相关。

2.大结节性肝硬化

肝脏表面高低不平,肝内有许多再生结节,颇像多结节性或弥漫性肝癌。下列征象有助于鉴别：

(1)在平扫图上,肝硬化再生结节较正常肝组织密度略高。

(2)增强扫描结节强化不明显,或不及正常肝组织,故成为低密度;或两者密度趋向一致,肝脏密度由平扫时的不均匀变为均匀。后一种情况更多见,更具有诊断意义。

(3)门脉内见不到癌栓,而弥漫性肝癌的门脉癌栓发生率近于100%。

五、肝硬化再生结节至肝细胞癌的演变

在肝硬化基础上肝细胞癌的发生是一个多阶段过程,在这一过程中再生结节可能是第一步。其演变过程有两种观点:①再生结节(RN)→腺瘤样增生(AH)或称为普通型AH→不典型腺瘤样增生(AAH)→早期肝细胞癌(EHCC)→小肝细胞癌(SHCC)。②RN→发育不良结节(DN)→含局灶癌变的发育不良结节→SHCC。

(一)病理特征

如下所述。

1.再生结节(RN)

是在肝硬化的基础上发生局灶性增生而形成的肝实质小岛,直径多在0.3~1.0cm。内含肝细胞、Kupffer细胞及小胆管等正常肝组织,周围被硬化肝脏的粗糙纤维间隔所包绕。

2.发育不良结节(DN)

最初称为腺瘤样增生,还有再生大结节、腺瘤性增生及肝细胞假瘤等名称。1994年,国际胃肠道会议正式命名为发育不良结节。结节常>1.0cm,多<2.0cm,可达3.0cm左右。无真正包膜。镜下根据细胞异形性程度又分为低度DN和高度DN,分别相当于腺瘤样增生的普通型AH和AHH。后者细胞异形性较明显,被认为是癌前病变。当DN内部出现癌灶时就称为早期肝细胞癌。

3.小肝细胞癌(SHCC)

其定义无统一标准,国内规定直径≤3cm或两个相邻结节直径之和≤3cm。包膜、脂肪变性及镶嵌模式等都是SHCC较为特征的病理改变。

(二)CT表现和区别

如下所述。

1.平扫

SHCC呈界限清楚的低密度;RN和DN有聚铁特性,偶呈高密度。

2.动态增强扫描

由RN至SHCC随着结节恶性程度的增高,肝动脉供血比例逐渐增加,而门静脉供血比例逐渐减少并走向结节周围。96%的发育不良结节(DN)主要由门静脉供血,而94%的HCC主要由肝动脉供血。

(1)HCC于动脉期明显增强,而门静脉期又呈低密度;CTA呈高密度,CTAP呈低密度。

(2)RN、DN的血供大部分为门静脉,其增强规律与正常组织多相似;CTA、CTAP亦与肝实质同步。

(3)一些分化较好的SHCC与含癌灶的DN(即早期肝癌)、异形性明显的DN(相当于非典型样腺瘤样增生),其血供无明显差别。因此,三者有一定重叠性,CT表现无特异性,鉴别较

困难,需结合 MR、US 等综合分析。

但对上述由再生结节至小肝细胞癌的演变过程,有时病理亦难以鉴别。

六、肝癌术后复发及鉴别诊断

(一)肝癌术后复发的病理机制

(1)肝内转移和播散。

(2)多中心起源。

(3)术中小的病灶未被发现,而后继续生长。

术后 AFP 浓度未下降到正常,或短期内又复上升;3 个月之内又发现新病灶,或原来可疑病灶又增大,通常把它归为术后残存。如术后 AFP 降到正常,3 个月后又复升高,同时找到新病灶通常归为复发灶。复发的时间从 3 个月至 5 年不等,也有 10 年以上的。

(二)鉴别诊断

复发灶以结节型、单个居多,与原发灶 CT 表现基本相同,但需与术后残腔和纤维瘢痕鉴别。

1.残腔

多呈水样密度,轮廓光滑,无强化。

2.纤维瘢痕

靠近手术部,平扫呈低密度,无张力和占位效应,边缘较清楚,无明显强化。

第六节　胆系结石、炎症

一、胆系结石

胆石症为胆管系统的最常见疾病,可发生在胆囊、肝内外胆管。

(一)概述

其形成原因尚不完全明确,主要有以下几方面:①胆管感染。②胆管蛔虫。③代谢障碍。④神经功能紊乱和胆汁滞留。

胆系结石的化学成分主要为胆色素、胆固醇、钙质及其他少量的无机盐类。按化学成分可分为:

1.胆固醇结石

以胆固醇为主,其含量占 80%左右,并含少量钙、蛋白及胆色素。

2.胆色素结石

此类结石在我国较多,呈砂粒状或桑葚状,可有少量钙盐和有机物质为核心。

3.混合类结石

是由胆色素、胆固醇和钙盐分层混合而成。

(二)临床表现

与结石的位置、大小、胆管有无梗阻及并发症有关。多表现为右上腹不适及消化不良等症状;急性发作时,可有胆绞痛、呕吐、黄疸等;合并急性炎症时,出现高热等症状。

(三)CT 表现

1.常见表现

如下所述。

(1)胆囊结石

1)胆固醇结石:表现为单发或多发低密度及等密度结石,平扫多难以诊断,常需口服造影检查。

2)胆色素结石:表现为单发或多发的高密度灶,大小、形态各异。泥沙样结石沉积在胆囊下部呈高密度,与上部胆汁形成液平面。

3)混合性结石:表现为结石边缘呈环状高密度,中心为低密度或等密度。

(2)肝外胆管结石

1)胆管内圆形或环形致密影,近端胆管扩张。

2)结石位于胆管中心呈致密影,周围被低密度胆汁环绕,形成靶征;结石嵌顿于胆总管下端而紧靠一侧壁,则形成新月征或半月征。

3)胆总管扩张逐渐变细,且突然中断,未见结石和肿块,应考虑等密度结石可能。

(3)肝内胆管结石:可局限于一叶或左、右叶均有,单发或多发,大小不等、形态各异。以管状、不规则状常见,亦可在胆管内形成铸型,并可见远侧胆管扩张。以高密度结石常见。

但在诊断时应注意:①胆管结石排出后,胆总管因弹性减退或消失,不能恢复原状,可造成胆管梗阻的假象;肝内胆管周围受肝脏的保护,一般可恢复原状。②结石引起的梗阻常为不完全性或间歇性,其扩张可较轻或在临界范围内。

2.结石成分的预测

胆结石 CT 值与胆固醇含量呈负相关,与钙盐含量呈正相关。国外有学者对胆囊结石的体外研究认为:以 CT 值 140Hu(范 135～145Hu)作为结石化学类型的预测阈值,其准确率达84%,即 CT 值＜140Hu 为胆固醇结石,＞140Hu 为混合性结石和胆色素结石。还有学者行鹅去氧胆酸溶石试验,结果结石 CT 值＜50Hu 或 60Hu 组大部分溶解,而＞50Hu 或 60Hu 组无一例溶解。

3.CT 分类

国外有学者根据结石的 CT 表现,一般将结石分为以下几类:

(1)高密度结石:CT 值＞90Hu 者。

(2)稍高密度结石:CT 值 26～67Hu。

(3)环状高密度结石。

(4)等密度结石:与盐水或胆汁相似。

(5)分层状结石。

(6)低密度结石。

低密度、等密度、稍高密度结石以胆固醇性结石为主,其他则以非胆固醇性结石为主。

4.钙胆汁

胆汁中含有很高浓度的碳酸钙称为钙胆汁或石灰样胆汁。钙胆汁与胆结石有密切的关系。CT 或 X 线表现为胆囊呈造影样高密度,在胆囊管区或胆囊内可见结石。有时可见胆汁分层。

二、急性胆囊炎

(一)概述

本病多由结石嵌顿于胆囊颈部、胆囊管或细菌感染所致。病理可分为 4 类。

1.急性单纯性胆囊炎

胆囊黏膜充血、水肿、炎性细胞浸润。

2.急性化脓性胆囊炎

炎症波及胆囊壁全层,胆囊壁水肿、增厚,浆膜面纤维素渗出,胆囊内充满脓液。

3.急性坏疽性胆囊炎

胆囊壁缺血坏死及出血,胆囊内充满脓液,并可穿孔。

4.气肿性胆囊炎

由产气杆菌(多为梭状芽孢杆菌、产气荚膜杆菌,其次为大肠杆菌等)感染所致,胆囊内及其周围可见气体产生;30%发生于糖尿病患者,50%不存在结石。

(二)临床表现

主要为急性右上腹痛,向肩胛区放射。多伴有高热、寒战、恶心、呕吐、轻度黄疸。既往有胆绞痛发作史。莫菲氏征阳性。

(三)CT 表现

胆囊增大,为最常见的征象。胆囊壁弥漫性增厚为胆囊炎的重要依据,但不具特异性。增强扫描胆囊壁明显强化,且持续时间长。胆囊周围可见一周低密度环即“晕圈”征,为胆囊周围水肿所致。该征是胆囊炎,特别是急性胆囊炎的特征性征象。出血、坏死性胆囊炎时,胆囊内胆汁 CT 值升高。胆囊内或周围脓肿形成时,可见气体征象。有时可见胆囊扩张积液征象。气肿性胆囊炎可见胆囊壁内有气泡或线状气体,胆囊腔、胆管内及胆囊周围也可有低密度气泡影。

此外,黄色肉芽肿性胆囊炎囊壁可高度不规则增厚,偶有钙化,容易穿孔并在肝内形成脓肿和肉芽肿,不易与胆囊癌鉴别。但是,黄色肉芽肿性胆囊炎增厚的囊壁内有大小不一、数目不等的圆形或类圆形低密度灶(主要由胆固醇、脂质及吞噬细胞构成),增强扫描无强化,是其特异性表现。

三、慢性胆囊炎

(一)概述

本病为常见的胆囊疾病,可因细菌感染、化学刺激、肝胰壶腹的炎症和肥厚等引起胆汁淤滞,以及代谢异常等所致。病理上胆囊黏膜萎缩、破坏;胆囊壁纤维化增厚,并可钙化;胆囊浓缩及收缩功能受损;胆囊可萎缩变小,亦可积水增大。

(二)临床表现

主要为右上腹痛及反复发作性急性胆囊炎。其他有上腹不适、消化不良、饱胀等一般性症状。

(三)CT 表现

胆囊壁增厚为主要表现之一,增厚多较规则。一般认为,胆囊扩张良好时,壁厚度≥3mm有诊断意义。胆囊壁钙化为特征性表现,如囊壁完全钙化称为“瓷胆囊”。胆囊可缩小或扩大,常合并胆囊结石。

四、急性化脓性胆管炎

(一)概述

本病因胆管梗阻及感染引起,多胆囊壁增厚、密度增高,周围无水肿见于胆管结石、胆管蛔虫,其次有胆管狭窄、肿瘤以及胰腺病变等。梗阻多位于胆总管下端。病理表现胆总管明显扩张,其内充满脓性胆汁,管壁炎性增厚,肝内可见多发脓肿。左肝管易使胆汁引流不畅、结石不易排出,而容易或加重感染,且感染可致肝实质萎缩。此外,所谓的复发性化脓性胆管炎是感染性胆管炎的反复发作,最终导致胆管狭窄、胆管梗阻和胆管结石。

(二)临床表现

起病急骤,右上腹剧痛、高热、寒战,多数有黄疸,甚至昏迷及死亡。复发性化脓性胆管炎患者可出现反复发作的腹痛、脓毒症和黄疸。

(三)CT 表现

肝内外胆管均明显扩张,其内充满脓汁,CT 值高于胆汁。肝内胆管扩张常呈不对称性或局限分布,以左叶为著,扩张的胆管呈聚集状,是因左肝管易使胆汁引流不畅、结石不易排出所致。同时,扩张的胆管常局限在一、二级分支,而周围胆管因炎性纤维增生丧失扩张能力,表现为“中央箭头征”。胆管壁弥漫性增厚,其增厚可呈弥漫偏心性,增强扫描多于急性发作期呈明显强化。胆管内有时可见积气表现,常伴有胆管内结石。肝内可有多发性小脓肿。由于反复炎性阻塞、破坏,可有肝体积缩小或局限性萎缩,以左肝多见。

复发性化脓性胆管炎的基础疾病是肝内外胆管不规则扩张、胆系结石、胆囊炎、胆汁性肝硬化,典型的影像学表现是肝内胆管多房性囊性扩张并周边渐进性强化为特征(MR 平扫、增强和 MRCP 对本病的诊断具有重要意义)。

五、慢性胆管炎

本病常由急性胆管炎发展而来。

(一)概述

胆总管下端纤维瘢痕组织增生及狭窄,胆总管明显扩张,管壁增厚。

(二)临床表现

中上腹不适、腹胀。急性发作时与急性化脓性胆管炎相同,可有高热、寒战、黄疸三联征。

(三)CT 表现

(1)肝内、外胆管明显扩张,内有多发结石,是其常见和主要的 CT 表现:结石密度从等密度到高密度不等。结石的形态多种多样。肝内大的胆管扩张,而分支不扩张或扩张不明显。

(2)肝外胆管壁呈广泛性、不规则增厚,壁厚可达 2～3mm。

六、原发性硬化性胆管炎

本病又称狭窄性胆管炎,其病因不明,是一种罕见的慢性胆管阻塞性疾病。

(一)概述

以肝内、外胆管的慢性进行性炎症及纤维化，最终导致胆管的短段狭窄与扩张交替为特征的病变。80%的病变累及包括胆囊在内的整个胆系，20%仅局限于肝外胆管。受累的胆管壁增厚、管腔狭窄，外径变化不大，内径明显缩小或闭塞。后期可发生胆汁性肝硬化或门静脉高压，9%～15%并发胆管癌。

(二)临床表现

好发于 40 岁左右，男女之比约为 2∶1。以慢性进行性黄疸为主要表现，一般无上腹绞痛史。并发肝硬化、门脉高压等并发症可有相应表现。87%伴发溃疡性结肠炎，13%伴发 Crohn 病。

(三)CT 表现

其主要 CT 征象为跳跃性扩张、串珠征和剪枝征。

(1)病变局限于肝外胆管者，呈典型的低位梗阻表现，狭窄处远端的胆总管仍可见。狭窄处胆管壁增厚，管腔狭小，密度增高；增强扫描管壁强化明显。可有或无胆囊壁增厚。如某段扩张的肝外胆管不与其他扩张的胆管相连称为"跳跃性扩张"，其形成基础是肝内胆管狭窄并发远段胆管扩张。

(2)病变广泛者呈不连续的散在分布的串珠状或不规则状，反映了多发性狭窄。段性分布的肝内胆管扩张也是其表现之一。在 1 个层面上见到 3 处以上狭窄与扩张交替出现，称为"串珠征"。但此征也可见于恶性病变。

(3)剪枝征：即某 1 层面上见到长度≥4cm 的肝内胆管或左右肝管，而无次级分支称为"剪枝征"。本病 25%的可见此征，但 13%～15%的恶性病变也可见此征。

(4)晚期可见肝硬化、门脉高压表现，还可见大量的肝内胆管钙化影。

通常本病引起的肝内胆管扩张程度较轻，有明显扩张者要想到肿瘤性病变。

(四)鉴别诊断

应注意结合病史与结石、胆系感染和手术等原因所致的继发性硬化性胆管炎相鉴别。

七、胆管出血

胆管出血是肝胆疾病的严重并发症。

(一)病因

其病因很多，主要有肝内感染、肝内胆管结石、手术时的探查和肝损伤等。

(二)临床表现

临床有不明原因的消化道出血。DSA 有助于进一步确诊，并指导介入治疗。

(三)CT 表现

血液通过开放的胆总管进入胆囊，当出血量占胆囊容量的 70%和出现血凝块时，表现为胆囊不均匀性密度增高。出血量更大时，胆囊内密度均匀性增加，CT 值高达 50～60Hu。胆系出血常并发胆管梗阻，引起扩张、积血，表现为胆管扩张，其内见管状或圆形高密度灶。

本病需注意与钙胆汁(其密度高于出血 15～20Hu)、胆管结石相鉴别。结合临床对本病的诊断和鉴别有重要作用。

第五章　泌尿生殖系统疾病的CT诊断

第一节　泌尿系统良性病变

一、泌尿系结石

泌尿系统结石是泌尿系统的常见病之一，为几种不同成分组成的凝聚物，以不同的形状留存于尿路中。成因复杂，包括环境因素、遗传因素、疾病、饮食习惯、药物和全身代谢因素等。发病以青壮年为主，20～50岁发病率约占90%，男性多于女性，上尿路结石男女之比约为3∶1，下尿路者约为6∶1。双侧发病占10%～20%。结石成分复杂，一般以草酸钙、磷灰石结石为主，X线检查大部分为阳性结石。

(一)诊断要点

1.症状和体征

如下所述。

(1)疼痛：呈钝痛或绞痛，并可向会阴部放射。

(2)血尿：为镜下或肉眼血尿。

(3)尿路刺激症状：尿频、尿急、排尿中断。

(4)结石继发感染或梗阻性积水：出现发热、肾区痛、血常规升高等。

2.X线检查

腹部KUB平片和尿路造影基本可明确结石的多少、大小、形态、分布，尿路造影可明确梗阻部位、程度及肾功能情况。

3.B型超声

超声诊断与KUB功能相仿，因其操作简单、无辐射、价廉成为首选检查方法。

(二)CT表现

1.尿路结石

CT对尿路中阳性、阴性结石均可显示，对结石的大小、数目、形态及位置的确定更为精确，并能很好地发现并发症，如畸形、憩室及肿瘤等。等密度结石与肿瘤难以区分时可增强扫描，增强结石无强化。

2.肾结石

如下所述。

(1)阳性结石表现为肾实质、肾盂及肾盏内边缘清晰锐利的结节状、不规则形高密度灶，部分可致其远端集合管扩张积水。

(2)阴性结石CT值也多高于肾实质，常在100Hu以上，无增强效应，螺旋CT扫描可发现近3mm大小的结石。

3.输尿管结石

如下所述。

(1)常单发,多发少见。

(2)直接征象为管腔内高密度影,与输尿管走行一致,CT 值 200～800Hu,其上方输尿管有不同程度扩张。

(3)输尿管结石刺激输尿管壁造成管壁水肿,形成高密度影周围圆弧形的软组织低密度影,即 CT 图像上的"软组织边缘征",则是输尿管结石急性发作期的特异表现,出现率为 77%,于 72h 内检查更为多见。

(4)MPR 较清晰地显示输尿管内较小的结石影。

(5)MIP 利用最大密度重组,图像对比度好,排泄期输尿管内如果有对比剂充盈时,对梗阻部位、梗阻程度敏感性和准确性高,可以较好地显示扩张的输尿管。

(6)VR 能清晰显示整个泌尿系统全貌,并可任意旋转图像,从不同角度观察输尿管的走行,使结石的定位诊断更加精细。

4.膀胱结石

如下所述。

(1)膀胱内见圆形、卵圆形、不规则形高密度灶。

(2)单发多见,亦可多发,大小不一,活动性强。

(3)由于化学成分不一而密度不均,可出现同心圆征象,大部分边缘清晰,部分边缘不整。

5.尿道结石

少见,占尿路结石 10%以下,男性为主。表现为尿道内圆形、卵圆形高密度灶,体积较小,直径数毫米,边缘光滑。结石易嵌顿于尿道膜部和阴茎尿道部或尿道狭窄处。

二、肾血管平滑肌脂肪瘤

肾血管平滑肌脂肪瘤又称错构瘤,为良性肿瘤。发病率约 1/10000,多在 40 岁以后发病,女性居多,男女之比约为 1∶4。男性患者可伴有结节性硬化,表现为智力发育差、癫痫和皮脂腺瘤,占全部病例的 10%～20%,此系家族遗传性疾病。病理上由血管、平滑肌和脂肪组成,各成分比例差别较大,多以脂肪组织为主,呈膨胀性生长,不具侵蚀性,镜下与周围组织分界清楚。

(一)诊断要点

(1)多数无症状,当肿瘤较大时可引起腰部酸痛、腹部不适。

(2)肿瘤内出血或肿瘤破裂出血会产生突发腹痛,肾区叩击痛,甚至伴发休克。

(3)少数患者有高血压表现。

(4)B 型超声:肿瘤回声不均匀,可见脂肪组织形成的强回声光团。

(5)排泄性尿路造影:当肿瘤较大和靠近肾盂肾盏生长时,可见肾盂肾盏受压、变形、移位,但边缘清晰。

(6)MRI 检查:在 T_1WI 上病灶呈均匀或不均匀高信号,在 T_2WI 上信号略有下降,伴出血时则信号明显提高。

(二)CT 表现

(1)多数为单侧肾脏单发病灶,并发结节性硬化者为双侧多发。

(2)病灶呈圆形或类圆形,轮廓大多较规则,边界较清楚。

(3)密度不均匀,其内可见脂肪性的低密度(CT 值常为－90～－50Hu),其间为条状或网状的软组织密度。

(4)病灶多较小,只有少数直径超过 5cm。小肿瘤应采用薄层扫描以避免容积效应的影响,尽可能显示具有特征性的低密度脂肪,有助于同小肾癌或其他占位性病变的鉴别。

(5)增强扫描:病灶不均匀中等度强化,脂肪区不强化。

(6)非典型病例的肿瘤呈较均匀的等或高密度原因是因肿瘤主要由血管、平滑肌组成,脂肪含量少,或由于肿瘤内出血。

三、肾腺瘤

肾腺瘤是一种少见的肾脏良性肿瘤,起源于近端肾小管上皮,多位于靠近包膜的皮质部。分为乳头状腺瘤、嗜酸细胞腺瘤和后肾腺瘤。乳头状腺瘤在＜40 岁成人中发病率约为 10%,＞70 岁时发病率约为 40%。嗜酸细胞腺瘤约占肾小管上皮肿瘤的 5%,好发年龄在 70 岁前后。后肾腺瘤罕见,常见于 50～60 岁,男女之比约为 1∶2。

(一)诊断要点

(1)肿瘤生长缓慢,常无临床症状。

(2)偶有腰部胀痛,肿块较大时可触及腹部包块。

(3)侵及肾盂时可出现镜下血尿及肉眼血尿。

(4)MRI 检查

1)乳头状腺瘤在 T_1WI 上呈等或稍低信号,在 T_2WI 上呈稍高信号。增强扫描实质期轻度均匀强化。

2)嗜酸细胞腺瘤在 T_1WI 上呈低信号,在 T_2WI 上呈低信号或高信号,增强明显强化。

3)后肾腺瘤 T_1WI 为低信号,T_2WI 为低或稍高信号。

(二)CT 表现

1.乳头状腺瘤

如下所述。

(1)肾脏包膜下单发或多发结节状病灶,直径多＜1.0cm,可突向肾皮质外,边缘清晰、规整。

(2)CT 平扫为等或高密度软组织块影,偶见点状钙化,病灶中央为低密度带有网格状囊状变化。

(3)增强呈轻度至中度强化,无明显出血与坏死征象。

2.嗜酸细胞腺瘤

如下所述。

(1)肾脏实性肿块,直径多在 2～10cm,边缘清晰,大部分中央有低密度瘢痕(约占 80%)。

(2)CT 平扫多表现为等密度或稍低密度,增强呈中等度至明显强化。

(3)较大肿瘤呈车辐状强化,并可呈中央瘢痕,增强延迟扫描强化区向瘢痕内推进。

(4)增强后车辐状强化及中央瘢痕，均非嗜酸细胞腺瘤的特异性征象，均需与肾细胞癌鉴别。肾细胞癌大部分表现为速升速降的强化曲线。

3.后肾腺瘤

如下所述。

(1)肾实质内较大类圆形肿块，直径多在3～6cm，平扫呈等或稍高密度，中央见密度稍低。

(2)增强肾皮质期肿瘤轻微强化，肾实质期和肾盂期肿瘤实质进一步强化，但仍低于肾实质强化，中央为均匀未强化的低密度区。

(3)肿瘤可有包膜或无包膜，部分轮廓不规整，部分呈分叶状，与周围组织分界清楚，偶见钙化或沙砾体形成。

四、肾纤维瘤

肾纤维瘤是一种少见的肾脏良性肿瘤，好发于肾脏髓质，亦可发生于肾包膜。多见于女性，单侧为主。肾纤维瘤具有完整的包膜，体积较小(直径一般为2～10mm)。镜下主要为梭形细胞，以纤维及致密纤维基质分隔，肿瘤内明显纤维化并伴不同程度的硬化，可有钙化和骨化成分。

(一)诊断要点

(1)大多数病变很少引起临床症状。

(2)少数肿瘤因近期突然增大而出现肾区痛、尿频、尿急、尿痛或无痛性肉眼血尿，肾区叩击痛阳性。

(3)MRI检查：T_1WI及T_2WI均呈均匀低信号，轮廓光整。

(二)CT表现

(1)肾脏内结节状病灶，体积较小，局部可突出于肾轮廓之外，轮廓规整，边缘清晰。

(2)平扫为等或高密度，密度均匀。

(3)病灶内可出现钙化或骨化。

(4)增强扫描皮质期轻度强化，实质期中度至明显强化，强化幅度低于肾实质强化幅度。囊变坏死少见。

(5)鉴别诊断：需与肾癌鉴别，后者平扫为等或低密度，增强扫描皮质期强化明显，实质期强化幅度有所降低，较大肿瘤内囊变和坏死明显。与肾乳头状腺瘤鉴别较困难。

第二节　泌尿系统恶性肿瘤

一、肾癌

肾癌又名肾细胞癌，是成人最常见的肾实质恶性肿瘤，占其85%，多发生于40岁以上，男女之比为(2∶1)～(3∶1)。吸烟、镉污染则发病率高。肿瘤来自肾小管上皮细胞，大多数血供丰富，无组织学上的包膜，但有周围受压的肾实质和纤维组织形成的假包膜。肿瘤内可发生出血、坏死、纤维化、钙化等。以3cm为界，人为将其分为＜3cm的小肾癌和＞3cm的肾癌。转移途径有直接蔓延、血行和淋巴转移。30％的肾癌有肾静脉瘤栓，其中 25％累及腔静脉。常见转移部位有肺、纵隔、骨、肝等。

(一)诊断要点

1.症状和体征

如下所述。

(1)血尿：是肾癌的主要症状，发生率为 60％，常为无痛性全程肉眼血尿。

(2)腹部疼痛：占 35％～40％。

(3)腹部肿块：腹部可扪及软组织肿块。血尿、腹痛及腹部肿块同时出现即为本病典型的三联症，但不足 10％。

(4)全身症状：体重减轻、贫血、发热、内分泌症状(高钙血症、红细胞增多症、溢乳、高血压)和肝功能异常等。

2.排泄性或逆行性尿路造影

可见肾小盏破坏、受压、不规则变形、变长、扭曲等，甚至使肾盏、肾盂分离、受压、变形，呈“蜘蛛足”征。

3.DSA 检查

如下所述。

(1)动脉期

1)为肾动脉主干增宽，瘤周动脉分支被分离、推移或拉直。

2)有时瘤周动脉包绕瘤体形成“手握球征”，肿瘤内血管密集成团，形成血池或血湖。

3)出现动静瘘时可见静脉早期显影。

(2)实质期：主要表现为瘤内不均匀和不规则密度升高，称“肿瘤染色”。

(3)静脉期：显示肾静脉或下腔静脉内瘤栓。

4.B 型超声

多呈圆形或椭圆形低回声或不均匀回声区。

5.MRI 检查

总体检查效果与 CT 相仿，肿瘤在 T_1WI 上呈低信号，T_2WI 呈高信号，MRI 易于显示肿块周围的“假包膜征”和其内的出血、坏死及囊变区，在显示肾癌侵袭性方面优于 CT。

(二)CT 表现

1.平扫

多呈圆形、类圆形或不规则形低密度、等密度及少数稍高密度肿块，大小不一，较大肿瘤可使肾盂及肾盏受压、变形。

2.常为单侧单灶

密度可均匀，瘤体亦常因出血、坏死和钙化而致密度不均匀，5％～10％病例的钙化多表现为外周不全环状或弧线状钙化。

3.小肿瘤大多有假包膜形成

所以轮廓规则，边缘清楚；较大的肾癌多数呈浸润性生长，轮廓不规则，边缘模糊，与周围正常肾实质不易分开，常形成局部膨出或肾轮廓改变。

4.增强扫描

增强扫描应是肾癌 CT 检查必不可少的环节，肾癌多为富血供肿瘤，强化明显，但仍低于周围正常肾实质，出血、坏死区不强化；部分乏血供肿瘤，瘤体较大，动脉期强化不明显，肿瘤内隐约可见条索状或斑片状强化，肾实质期和肾盂期扫描呈低密度改变；部分小肾癌可表现为均匀强化；极少数多房囊性肿瘤增强扫描可见囊壁及肿瘤内分隔强化。

5.转移征象

肿瘤向周围直接蔓延侵犯邻近结构；经淋巴转移使肾门及腹膜后淋巴结肿大；经血行转移可形成肾静脉和下腔静脉瘤栓。

6.鉴别诊断

如下所述。

(1)肾高密度囊肿：单纯性囊肿可因囊液内含较多蛋白质成分或出血而呈高密度，轮廓可不规则，但与肾癌明显不同的是其边界较清楚，增强扫描不强化。

(2)肾血管平滑肌脂肪瘤：脂肪含量少的瘤体常需行薄层扫描，尽可能发现脂肪成分而与小肾癌相鉴别。

二、肾盂癌

肾盂癌的发病率远低于肾癌和膀胱癌，约占肾脏恶性肿瘤的 8%，好发年龄在 40 岁以上，男女之比约为 3∶1。单发或多发，双侧同时发病占 2%～4%。肾盂癌中最常见的是移行细胞癌，占 90%，其次是鳞癌，腺癌甚少见。肿瘤呈乳头状、菜花状或广基浸润生长。

(一)诊断要点

1.血尿

是肾盂癌的主要临床症状，表现为间歇性无痛性肉眼血尿。

2.腰痛

大约 25%的患者有腰痛。

3.肿块

体积大的肿瘤或有肾积水时，还可触及肿块。

4.排泄性尿路造影

可发现肾盂积水、充盈缺损及肾功能异常。

5.尿液细胞学检查

低分化癌阳性率可达 60%，分化良好的肿瘤假阴性率较高。细胞学检查对诊断不明的输尿管梗阻有重要意义。

6.MRI 检查

主要表现为在 T_1WI 上于肾盂肾盏内可见低信号肿块，T_2WI 呈稍高信号。增强扫描呈轻度至中度强化，广基浸润型易侵犯肾实质，很少引起肾轮廓改变。

(二)CT 表现

(1)CT 平扫：病灶呈圆形、分叶状或不规则形。病灶较小时呈位于肾窦内的小圆形或分叶状块影，较大的病灶多呈不规则形，可引起肾盂肾盏变形和肾积水，并可累及肾实质。

(2)肿块密度：一般高于尿液，低于正常肾实质，较大的肿瘤内可见低密度坏死区或高密度钙化灶。

(3)增强扫描:肾盂癌为少血供,所以一般呈轻度至中度强化,与正常强化的肾实质对比鲜明,肿块显示更清楚。较大的肿瘤呈不均匀强化,小肿块表现为肾盂肾盏内充盈缺损,延迟扫描有时更能明确肿块的形态和范围。

(4)边界不清:周围肾窦内脂肪受压、模糊,甚至消失,进一步发展则侵犯肾实质,表现为肾实质内不规则低密度,边界不清。

(5)肾门及腹膜后淋巴结可肿大。

(6)MSCTU:肾实质期 MPR 像可更加清晰地显示肿块部位及范围,排泄期 VR 与 MIP 像显示为肾盂内的局部充盈缺损,并间接判断患侧肾功能状况。

(7)鉴别诊断:侵犯肾实质的肾盂癌应注意与侵犯肾盂的肾癌鉴别。肾癌常引起肾轮廓异常,局部膨隆,肿瘤呈偏心性生长,内有低密度坏死区。另外,肾癌血供丰富,CT 增强扫描强化明显。而肾盂癌时肾轮廓多保持正常,肿瘤向心性生长,强化不如肾癌明显,较少引起肾静脉或下腔静脉瘤栓。

三、肾母细胞瘤

肾母细胞瘤又称肾胚胎瘤或 Wilms 瘤。系恶性胚胎性混合瘤,占儿童期肿瘤的 10%,居腹膜后肿瘤的首位,约占小儿泌尿系统恶性肿瘤的 90%。5 岁以下儿童多见,发病高峰为 1～3 岁。预后与肿瘤细胞的倍体、染色体有无缺失有关。

(一)诊断要点

1.临床症状

一般不典型,早期可无症状,中晚期可有低热、贫血、体重减轻等症状。

2.血尿

常为无痛性血尿,大量血尿只在肾盂肾盏受累时才出现。

3.季肋部无痛性包块

肿块巨大可越过中线,并发生相应的压迫症状。

4.先天性疾病诱因

虹膜缺如、偏侧肥大、“Beckwith－Wiedcmann 综合征”的患儿易患本病。

5.B 型超声

为首选检查方法。肿物多呈中等或稍高回声,坏死囊变呈低回声,钙化为强回声。

6.排泄性尿路造影

根据肾盂肾盏位置、形态等征象确定其肾内肿块。主要表现为肾轮廓失去正常形态,肾盏伸长、变形、分离和旋转形成“爪形征”,残余肾受压移位,部分肾盂肾盏受压呈轻、中度扩张积水。

7.MRI 检查

信号混杂,肿瘤 T_1、T_2 延长,多轴位重组能清楚判断肿瘤起源、形态大小及与邻近组织结构的关系。因费用较高,检查时间较长,小儿不易配合,临床应用较少。

8.组织活检

为主要诊断手段。采用穿刺活检或开放活检有利于细胞学诊断和分子生物学检测。

(二)CT 表现

1.CT 平扫

为实性或囊实性肿块,体积较大,边缘常光整清楚,密度略低于正常肾实质。瘤体内可发生出血、坏死、囊变,少数可有细小斑点状钙化或弧形钙化(3%～15%)。

2.增强扫描

肿瘤轻度强化,正常残余肾高密度强化呈新月形称“边缘征”,为本病典型 CT 表现。

3.肿块巨大

可超越中线或达盆腔。肿块包膜不光整或肾周脂肪层模糊、狭窄常提示肿瘤外侵。腔静脉增粗或充盈缺损表示有瘤栓存在,肾及主动脉旁淋巴结肿大。

4.瘤体破裂

扩散可发生腹膜后及腹腔种植。

5.鉴别诊断

如下所述。

(1)神经母细胞瘤:常位于肾上腺,对肾脏以压迫推移为主,肿块外形不规则,钙化多见(70%～80%),呈浸润性生长,可越过中线,包绕推移邻近大血管。

(2)肾细胞癌:儿童少见,多发生于成年人,肿块一般较小,常有血尿。

(3)肾母细胞增生症:2 岁以下儿童多见,常为双侧性,呈低密度均匀性病变,增强扫描不强化。

四、膀胱癌

膀胱癌是泌尿系统常见的肿瘤,但恶性程度不高。多见于 40 岁以上,50～70 岁发病率最高,男女之比为(3～4)∶1。肿瘤主要发生于移行上皮,鳞癌及腺癌少见。生长方式:一种是向腔内呈乳头状生长,另一种是向上皮内浸润性生长。转移方式:淋巴转移最常见,首先累及闭孔淋巴结;其次是直接扩散:肿瘤晚期会发生肝、肺及骨骼等的血行转移。

(一)诊断要点

1.症状和体征

如下所述。

(1)血尿:是大多数患者的首发症状,多为间歇性、无痛性肉眼血尿,血尿量可较大,少数为镜下血尿。

(2)贫血:与肿瘤的严重性成正比,但极少数情况下一个小的乳头状癌可导致严重贫血。

(3)尿路刺激征:尿频和尿急是由于肿瘤占据膀胱腔使其容积减小,以及膀胱三角区受刺激所致。

(4)梗阻症状:膀胱颈或带蒂的肿瘤可出现排尿困难或尿潴留。

2.排泄性或逆行性尿路造影

表现为膀胱腔内的充盈缺损,但无法显示壁内浸润和腔外生长情况。

3.膀胱镜检查

直观显示腔内肿瘤情况,并可同时行活检作定性诊断。

4.MRI 检查

非首选检查,但为最理想的影像学方法,除显示肿瘤本身外还可帮助肿瘤分期。肿瘤在 T_1WI 上为中等信号,T_2WI 呈稍高信号。

(二)CT 表现

1.膀胱腔内肿块

如下所述。

(1)乳头状癌向腔内生长,在尿液衬托下呈结节状或较大的软组织肿块。

(2)病灶密度多较均匀,肿瘤内有坏死和钙化者可显示密度不均匀。

(3)轮廓大多较规则,边缘清楚。

2.膀胱壁局限性增厚

是肿瘤向膀胱壁浸润性生长所致。

3.增强扫描

肿瘤多呈均匀性明显强化。

4.转移征象

如下所述。

(1)首先是膀胱周围低密度的脂肪层内出现软组织密度影。

(2)进一步发展则累及前列腺和精囊,使膀胱三角区变小、闭塞。

(3)中晚期病例,盆腔淋巴结转移较多见。

5.CT 帮助肿瘤分期

CT 应用于膀胱癌诊断的主要目的在于帮助肿瘤分期。它不仅能观察肿瘤累及膀胱本身的范围和程度,还能显示病变对邻近脏器的侵犯以及是否存在淋巴结和远处转移。

6.鉴别诊断

如下所述。

(1)膀胱血块:CT 平扫膀胱血块可呈软组织密度块,但增强扫描不强化,常位于坠积部位,尤其是改变体位时其位置也随之改变。

(2)前列腺癌:晚期前列腺癌可侵犯膀胱,形似膀胱占位,但前者主体位于前列腺,后者位于膀胱。

第三节 肾脏外伤

肾损伤常是严重多发性损伤的一部分。开放性损伤多见于枪击伤、刀刺伤等:闭合性损伤多见于车祸、高处坠落等。后者可分为以下病理类型。①肾挫伤:局限于部分肾实质,形成肾瘀斑和(或)包膜下血肿,肾包膜及肾盂黏膜完整。②肾部分裂伤:肾实质部分裂伤伴肾包膜破裂,可致肾周血肿。③肾全层裂伤:肾实质深度裂伤,累及肾包膜,内达肾盂肾盏黏膜,此时常引起广泛的肾周血肿、血尿和尿外渗。④肾蒂伤:主要为肾血管主干及分支损伤、断裂及血栓形成，造成肾功能全部或部分丧失。

一、诊断要点

(一)症状和体征

如下所述。

(1)休克：严重损伤、肾蒂伤或并发其他脏器损伤时，因损伤和出血常发生休克。

(2)血尿：大多数患者出现血尿。肾挫伤时可出现少量血尿，严重裂伤呈大量肉眼血尿，并有血块阻塞尿路。继发感染时血尿可持续很长时间。

(3)疼痛：肾包膜下血肿，肾周软组织损伤、出血或尿外渗引起患侧腰腹部疼痛。血块通过输尿管时发生肾绞痛。

(4)腰腹部肿块：血液、尿液外渗在肾周局部包裹形成肿块，有时腹部可触及包块。

(5)发热：由于血肿、尿外渗容易继发感染，甚至导致肾周脓肿或化脓性腹膜炎，伴全身中毒症状。

(6)当血液、尿液渗入腹膜腔时常出现腹膜刺激症状、肌强直等。

(二)实验室检查

尿中含大量红细胞。继发感染时出现血白细胞增高。血红蛋白及血细胞比容持续性降低时提示活动性出血。

(三)X线平片

患肾影增大，患侧腰大肌模糊并突向健侧，同时可有横结肠胀气。当血流进入腹膜后腔引起局部反射性胃肠积气、麻痹性肠梗阻等表现。

(四)排泄性尿路造影

如下所述。

(1)局部肾挫伤或轻度裂伤，造影时肾形态及功能基本正常。

(2)严重挫伤肾功能受损时，肾显影浅淡或显影延迟。

(3)肾深度裂伤时，对比剂可以分别进入包膜下、肾筋膜囊或肾周组织呈蜂窝状显影。

(4)肾蒂伤时，肾脏多不显影，肾边缘致密。

二、CT表现

(一)肾挫伤

1.CT平扫

患肾体积增大，密度不均匀，其内可见少许斑片状高密度出血灶。

2.增强扫描

病灶为边缘模糊的略低密度区，当肾损伤出现灌注紊乱时，延迟扫描低密度病变中央可出现点状对比剂聚集。

(二)肾撕裂伤

(1)撕裂的间隙为出血充填，新鲜出血为条状高密度影，亚急性和陈旧性血肿为等密度及低密度改变：增强扫描为条形或楔形低密度影。撕裂间隙有对比剂外溢提示活动性出血。

(2)当肾撕裂伤累及集合系统致尿液外渗时，撕裂间隙内为低密度尿液充填。增强扫描早期无强化，延迟扫描对比剂外溢充填。

(3)尿液外渗时,沿肾周间隙形成含尿囊肿,囊肿较大时可致肾脏移位,增强延迟扫描可见囊肿内有对比剂充填。

(4)肾碎裂时可见肾多处撕裂或呈碎片状并与肾分离。当有血运时,增强碎片有强化;当无血运时,增强后碎片无强化,属于肾梗死范围。

三、肾蒂伤

(1)主肾动脉完全阻塞引起肾梗死时,肾实质不强化,肾盂无对比剂积聚,肾实质边缘强化,出现"皮质边缘征"。

(2)动脉部分撕裂或动脉内膜断裂引起主肾动脉狭窄及肾灌注不足,增强扫描患肾实质显影浅淡,肾盂内对比剂分泌减少。

(3)动脉分支阻塞引起节段性梗死,形成底朝包膜、尖端指向肾门的楔形低密度阴影。

(4)肾蒂伤在常规 CT 上的直接征象不明显,多层螺旋 CT 扫描及肾血管的三维重组能直观地显示肾血管的损伤,有报道诊断正确率高达 100%,在一定程度上可替代肾动脉造影。

四、肾损伤后血肿

(1)当只有肾挫伤时,仅见少量出血可局限于肾内。

(2)肾破裂出血量较多时,血液极易进入肾包膜下沿包膜蔓延,形成新月形、梭形包膜下血肿。

(3)当血肿时间较长,血红蛋白降解时,血肿呈低密度改变。

(4)间断出血可形成高低密度相间隔的葱皮样改变。

第四节 子宫常见疾病

一、子宫内膜异位症

(一)病理和临床概述

子宫内膜异位症一般仅见于育龄妇女,是指子宫内膜的腺体和间质出现在子宫肌层或子宫外,如卵巢、肺、肾等处出现。当内在的子宫内膜出现在子宫肌层时,称子宫腺肌病;当内在的子宫内膜出现在子宫肌层之外的地方,称外在性子宫内膜异位症。子宫内膜异位症的主要病理变化为异位内膜随卵巢激素的变化而发生周期性出血,伴有周围结缔组织增生和粘连。主要症状有周期性发做出现继发性痛经月经失调,不孕等。

(二)诊断要点

(1)外在性子宫内膜异位征 CT 表现为子宫外盆腔内薄壁含水样密度囊肿或高密度囊肿,多为边界不清,密度不均的囊肿。囊壁不规则强化,囊内容物为稍高密度改变。或为实性包块,边缘清楚。常与子宫、卵巢相连,可单个或多个。

(2)子宫腺肌病表现为子宫影均匀增大,肌层内有子宫膜增生所致的低密度影,常位于子宫影中央。

(三)鉴别诊断

盆腔真性肿瘤,CT表现上难以区别,一般行MRI检查,可见盆腔内新旧不一的出血而加以鉴别。

(四)特别提示

子宫内膜异位征的诊断需结合临床典型病史,其症状随月经周期而变化。B超为子宫内膜异位症的首选检查方法。CT、MRI能准确显示病变,可作为鉴别诊断的重要手段。盆腔MRI检查可见盆腔内新旧不一的出血而较有特征性。

二、子宫肌瘤

(一)病理和临床概述

子宫肌瘤是女性生殖器中最常见的肿瘤。由子宫平滑肌组织增生而成,其间有少量纤维结缔组织。可单发或多发,按部位分为黏膜下、肌层和浆膜下肌瘤。好发年龄为30～50岁。发病可能与长期或过度卵巢雌激素刺激有关。子宫肌瘤恶变罕见,占子宫肌瘤1%以下,多见于老年人。子宫肌瘤可合并子宫内膜癌或子宫颈癌。子宫肌瘤临床症状不一,取决于大小、部位及有无扭转。

(二)诊断要点

CT表现子宫内外形分叶状增大或自子宫向外突出的实性肿块,边界清楚,密度不均匀,可见坏死、囊变及钙化,增强扫描肿瘤组织与肌层同等强化。存在变性时强化程度不一,多低于子宫肌层密度,大的肿瘤内可见云雾状或粗细不均的条状强化。部分患者有点状、环状、条状、块状钙化。

(三)鉴别诊断

1.卵巢肿瘤

肿块以卵巢为中心或与卵巢关系密切,常为囊实性,肿块较大,子宫内膜异位症,CT难以鉴别。

2.子宫恶性肿瘤

子宫不规则状增大,肿块密度不均,强化不均匀,可伴周围侵犯及转移等征象。

(四)特别提示

B超检查方便、经济,是首选方法,但视野小,准确性取决于操作者水平。子宫肌瘤进一步检查一般选择MRI,MRI有特征性表现,可准确评估病变部位、大小、内部结构改变等情况。

三、子宫内膜癌及宫颈癌

(一)子宫内膜癌

1.病理和临床概述

子宫内膜癌是发生于子宫内膜的肿瘤,好发于老年患者,大部分在绝经后发病,近20年发病率持续上升,这可能同社会经济不断变化,外源性雌激素广泛应用肥胖、高血压、糖尿病、不孕晚绝经患者增加等因素有关。大体病理分为弥漫型和局限型,组织学大部分为起源于内膜腺体的腺癌。子宫内膜癌可于卵巢癌同时发生,也可先后发生乳腺癌、大肠癌、卵巢癌。临床应予以重视。临床症状主要有阴道出血,尤其是绝经后出血及异常分泌物等。

2.诊断要点

CT平扫肿瘤和正常子宫肌层呈等密度。增强扫描子宫体弥漫或局限增大,肿块密度略低,呈菜花样。子宫内膜癌阻塞宫颈内口可见子宫腔常扩大积液。附件侵犯时可见同子宫相连的密度均匀或不均匀肿块,正常脏器外脂肪层界限消失。盆腔种植转移可见子宫直肠窝扁平的软组织肿块。有腹膜后及盆腔淋巴结肿大。

3.鉴别诊断

(1)宫颈癌:肿块发生于宫颈,一般不向上侵犯子宫体。

(2)子宫内膜下平滑肌瘤并发囊变:增强CT正常子宫组织和良性平滑肌瘤的增强比内膜癌明显,钙化和脂肪变性是良性平滑肌瘤的证据。

4.特别提示

MRI结合增强检查准确率达91%,目前国际上采用MRI评价治疗子宫内膜癌的客观指标。子宫内膜癌治疗后10%～20%复发。CT主要用于检查内膜癌术后是否复发或转移。同时对于制定子宫内膜癌宫腔内放疗计划也有帮助。

(二)宫颈癌

1.病理和临床概述

宫颈癌是女性生殖道最常见的恶性肿瘤,好发于育龄期妇女,其发病与早婚、性生活紊乱、过早性生活及某些病毒感染(如人乳头瘤病毒)等因素有关。宫颈癌好发于子宫鳞状上皮和柱状上皮移行区,由子宫颈上皮不典型增生发展为原位癌,进一步发展成浸润癌,95%为鳞癌,少数为腺癌,尚有腺鳞癌、小细胞癌、腺样囊性癌。临床症状主要有阴道接触性出血、阴道排液,继发感染可有恶臭等。

2.诊断要点

宫颈原位癌CT检查不能做出诊断。浸润期癌肿块有内生或外长两种扩散方式。内生性者要是向阴道穹窿乃至子宫阔韧带浸润;外生性主要向宫颈表面突出,形成息肉或菜花样隆起。CT表现为子宫颈增大,超过3cm,并形成软组织肿块,肿块局限于宫颈或蔓延至子宫旁。肿瘤内出现灶性坏死呈低密度区,宫旁受累时其外形不规则,呈分叶状或三角肿块影,累及直肠时直肠周围脂肪层消失。

3.鉴别诊断

子宫内膜癌,肿瘤起源于子宫体,肿块较大时两者较难鉴别。

4.特别提示

CT主要用于宫颈癌临床分期及术后随访。宫颈癌术后或放疗后3月内应行CT扫描,以后每半年1次,直至两年。CT扫描有助于判断肿瘤是否复发、淋巴结转移及其他器官侵犯情况,但不能准确检出膀胱和直肠受累情况,也不能鉴别放射后纤维变。必要时MRI检查。

第五节　前列腺常见疾病

一、前列腺增生症

(一)病理和临床概述

前列腺增生症,又称前列腺肥大,是老年男性的常见病,50 岁以上多见,随着年龄增长发病率逐渐增高。老龄和雌雄激素失衡是前列腺增生的重要病因。前列腺增生开始于围绕尿道精阜部位的腺体,即移行带和尿道周围的腺体组织,最后波及整个前列腺。临床症状主要有进行性排尿困难、尿频、尿潴留、血尿等。

(二)诊断要点

CT 扫描能显示前列腺及其周围解剖并可测量前列腺体积。CT 扫描前列腺上界超过耻骨联合上缘 2～3cm 时,才能确诊为增大。增大前列腺压迫并突入膀胱内。增强扫描可见前列腺肥大,有不规则不均匀斑状强化,而肥大的前列腺压迫周围带变扁,密度较低为带状,精囊和直肠可移位。

(三)鉴别诊断

前列腺癌,较小癌灶 CT 难以鉴别,癌灶巨大伴有周围侵犯、转移时不难鉴别,前列腺一般行 MRI 检查。

(四)特别提示

前列腺肥大需做临床检查,经直肠超声检查为首选检查方法。CT 扫描无特征性,临床常行 MRI 检查,表现为中央带增大,周围带受压、变薄。

二、前列腺癌

(一)病理和临床概述

前列腺癌好发于老年人,95%以上为腺癌,起自边缘部的腺管和腺泡。其余为移行细胞癌、大导管乳头状癌,内膜样癌、鳞状细胞癌。前列腺癌多发生在外周带,大多数为多病灶。前列腺癌大多数为激素依赖型,其发生和发展与雄激素关系密切。临床类型分为临床型癌、隐蔽型癌、偶见型癌、潜伏型癌。早期前列腺癌症状和体征常不明显。后期出现膀胱阻塞症状如尿流慢、尿中断.排尿困难等。

(二)诊断要点

癌结节局限于包膜内 CT 表现为稍低密度结节或外形轻度隆起,癌侵犯包膜外时常累及精囊,表现为膀胱精囊角消失,也可侵犯膀胱壁。淋巴结转移首先发生于附近盆腔淋巴结。前列腺癌常发生骨转移,以成骨型转移多。

(三)鉴别诊断

前列腺增生症不会发生邻近脏器侵犯,局部淋巴结转移、成骨转移等恶性征象。

(四)特别提示

前列腺的影像检查以 MRI 为主,MRI 能清晰显示癌灶。CT 不能发现局限于前列腺内较小的癌灶。前列腺 CT 检查的作用是在临床穿刺活检证实为前列腺癌后协助临床分期,并对盆腔、后腹膜淋巴结转移情况进行评估。

第六节　卵巢常见疾病

一、卵巢囊肿

(一)病理和临床概述

卵巢囊肿临床上十分常见,属于瘤样病变。卵巢良性囊性病变包括非瘤性囊肿,即功能性囊肿(主要病理组织学分类有:滤泡囊肿、黄体囊肿和生发上皮包涵囊肿);腹膜包裹性囊肿及卵巢子宫内膜异位囊肿和囊性肿瘤样病变。卵巢囊肿多无明显症状。

(二)诊断要点

(1)功能性囊肿 CT 表现为边界清楚、壁薄光滑的单房性水样密度影,直径一般<5cm,少数为双侧,体积较大,或多发囊样低密度灶,浆液性滤泡囊肿与黄体囊肿 CT 上不能区分。

(2)腹膜包裹性囊肿表现为沿盆壁或肠管走行的形态不规则的囊性低密度区。

(3)卵巢子宫内膜异位囊肿表现为薄壁或厚薄不均的多房性囊性低密度区。

(三)鉴别诊断

(1)正常卵泡,较小,一般<1cm。

(2)囊腺瘤,为多房囊性肿块,直径常>5cm,有强化。

(四)特别提示

B 超、CT、MRI 均能做出正确诊断。但 MRI 对囊肿内成分的判断要优于 CT、B 超。卵巢囊肿一般不需处理,巨大囊肿可行 B 超或 CT 定位下穿刺抽液。

二、卵巢畸胎瘤

(一)病理和临床概述

卵巢畸胎瘤由多胚层组织构成的肿瘤。根据其组成成分的分化成熟与否在病理上分为以下几种:

1.成熟畸胎瘤

属于良性肿瘤,又称皮样囊肿,占畸胎瘤的95%以上,好发年龄为20～40岁。多为单侧、囊性,外表呈球形或结节状,囊内充塞脂类物、毛发.小块骨质、软骨或牙齿,单房或多房,可有壁结节。

2.未成熟畸胎瘤

好发于儿童,年轻妇女,40岁以上很少见,肿块较大且多为实性。

3.成熟畸胎瘤恶变

多为在囊性畸胎瘤基础上出现较大实变区,绝大多数发生于生育年龄,但恶变最常发生于仅占患者10%的绝经后妇女,患者多为老年多产妇女,恶变机会随年龄增长而增加。

皮样囊肿易发生蒂扭转而出现下腹剧痛、恶心、呕吐等急腹症症状。

(二)诊断要点

(1)成熟畸胎瘤CT表现为密度不均的囊性肿块,囊壁厚薄不均,可有弧形钙化,瘤内成分混杂,可见特征性成分,如牙齿、骨骼、钙化、脂肪等,有时可见液平面。

(2)未成熟畸胎瘤多为单侧性,肿块以实性为主,大多有囊性部分,有的呈囊实性或囊性为主,边缘不规则,有分叶或结节状突起,肿块内多发斑点状钙化和少许小片脂肪密度影为其常见重要征象,实性成分内盘曲的带状略低密度影是另一特征性征象,其病理基础是脑样的神经胶质组织区。

(3)畸胎瘤恶变的征象主要是肿瘤形态不规则,内部密度不均匀,囊壁局部增厚或有实性区域或见乳头状结构。

(三)鉴别诊断

卵巢囊腺瘤,为多房囊性肿块,一般见不到牙齿、骨骼、钙化、脂肪等畸胎瘤特征性成分。

(四)特别提示

当囊性畸胎瘤出现较大实变区时,应考虑为恶变。CT、MRI对囊性畸胎瘤内的脂肪成分较敏感。而CT对肿瘤内骨性成分和钙化的检出优于MRI。卵巢未成熟畸胎瘤具有复发和转移的潜能,恶性行为的危险性随未成熟组织量的增加而增加,病理级别愈高,实性部分愈多,也就是说实性成分愈多,危险性便愈大。

三、卵巢囊腺瘤

(一)病理和临床概述

卵巢囊腺瘤可分为浆液性和黏液性,左右两侧均可发生,有时两侧同时发病。浆液性和黏液性囊腺瘤可同时发生。主要见于育龄妇女,多为单侧性。浆液性囊腺瘤体积较小,可单房或多房,黏液性囊腺瘤体积较大或巨大,多房。临床症状有腹部不适或隐痛、腹部包块、消化不良等,少数有月经紊乱。浆液性囊腺瘤患者有时有腹水。

(二)诊断要点

CT表现为一侧或两侧卵巢区单房或多房囊状积液,分隔及壁菲薄,外缘光滑。其内偶可见实质性壁结节。浆液性囊腺瘤以双侧,单房为特点,囊内密度低,均匀,有时有钙化。黏液性囊腺瘤为单侧、多房,体积大,囊内密度稍高于浆液性囊腺瘤。

(三)鉴别诊断

(1)卵巢囊腺癌,肿块实性部分较多,分隔及壁增厚,可见强化壁结节,可见周围侵犯、淋巴结转移等征象。

(2)卵巢囊肿,单房多见,直径一般<5cm。

(3)卵巢畸胎瘤,可见牙齿、骨骼、钙化、脂肪等畸胎瘤特征性成分。

(四)特别提示

CT不能区分浆液性和黏液性。MRI和CT一样能显示肿瘤大小、形态、内部结构及周围的关系。对浆液性和黏液性的区分较CT有意义。

四、卵巢囊腺癌

(一)病理和临床概述

卵巢囊腺癌,卵巢恶性肿瘤中85%~95%来源于上皮,即卵巢癌。常见的是浆液性和黏液性囊腺癌，两者约占50%。多数患者在早期无明显症状。肿瘤播散主要通过表面种植和淋巴转移，淋巴转移主要到主动脉旁及主动脉前淋巴结。

(二)诊断要点

CT表现如下：

(1)盆腔肿块为最常见的表现，盆腔或下腹部巨大囊实性肿块，与附件关系密切，分隔较厚，囊壁边缘不规则，囊内出现软组织密度结节或肿块，增强肿块实性部分明显强化。

(2)大网膜转移时可见饼状大网膜。

(3)腹膜腔播散，表现为腹腔内肝脏边缘，子宫直肠窝等处的不规则软组织结节或肿块。

(4)卵巢癌侵犯临近脏器，使其周边的脂肪层消失。

此外还可见腹水，淋巴结转移，肝转移等表现。

(三)鉴别诊断

(1)卵巢囊腺瘤，分隔及壁菲薄，不伴有周围侵犯、转移、腹水等恶性征象。

(2)卵巢子宫内膜异位囊肿，为薄壁或厚薄不均的多房性囊性低密度区，无恶性征象。

(四)特别提示

CT广泛应用于卵巢癌的临床各期，还应用于放化疗疗效的评价。MRI对病变的成分判断更佳，因而诊断更具价值。

第四篇　MRI 临床诊断

第一章　中枢神经系统疾病 MRI 诊断

第一节　脑血管病

一、高血压性脑出血

(一)临床表现与病理特征

高血压性脑动脉硬化为脑出血常见的原因。患者多有明确病史，突然发病，出血量一般较多。出血多位于幕上，常见于基底核区，也可发生在其他部位。依发病后时间顺序，脑内出血分为超急性期(<6 小时)、急性期(6～72 小时)、亚急性早期(4～6 天)、亚急性晚期(1～2 周)及慢性期(>2 周)。脑室内出血常与基底神经核(尤其尾状核)血肿破入脑室有关，影像学检查显示脑室内高密度或出血信号，并可见液平面。小脑及脑干出血少见。脑干出血以脑桥多见，由动脉破裂所致。局部出血多、压力较大时，可破入第四脑室。

(二)MRI 表现

高血压性动脉硬化所致脑内血肿的影像表现与血肿形成的时间密切相关。对早期脑出血，CT 显示优于 MRI。急性期脑出血，CT 表现为高密度，尽管颅底的骨伪影可能使少量幕下出血难以诊断，但 CT 可清楚显示大多数脑出血。一般在出血后 6～8 周，由于出血溶解，CT 表现为脑脊液密度。血肿的 MR 信号多变，并受多种因素影响，除血红蛋白状态外，其他因素包括磁场强度、脉冲序列、红细胞状态、血凝块形成时间、氧合作用等。

MRI 优点是可以观察血肿的溶解过程。了解血肿的生理学改变，是理解出血信号在 MRI 变化的基础。急性血肿因含氧合血红蛋白及脱氧血红蛋白，在 T_1WI 呈等至轻度低信号，在 T_2WI 呈灰至黑色(低信号)；亚急性期血肿因形成正铁血红蛋白，在 T_1WI 及 T_2WI 均呈高信号。伴随着正铁血红蛋白被吞噬细胞吞噬并转化为含铁血黄素，慢性期血肿在 T,WI 可见血肿周围的低信号环。以上 MR 信号表现在高场 MRI 尤为明显。

二、超急性期脑梗死与急性脑梗死

(一)临床表现与病理特征

脑梗死是临床常见疾病，具有发病率高、死亡率高、致残率高等特点，严重威胁人类健康。伴随着人们对脑梗死病理生理学认识的提高，特别是提出“半暗带”概念和开展超微导管溶栓治疗后，临床需要在发病的超急性期内及时明确诊断，并评价缺血脑组织的血流灌注状态，以便选择最佳治疗方案。

依发病后时间顺序，脑梗死分为超急性期(<6 小时)、急性期(6～72 小时)、亚急性期(4～10 天)及慢性期(>10 天)。梗死发生 4 小时后，由于病变区持续性缺血缺氧，细胞膜离子泵衰竭，发生脑细胞毒性水肿。6 小时后，血一脑屏障破坏，脑细胞发生坏死，出现血管源性脑水肿。1～2 周后，脑水肿逐渐减轻，坏死的脑组织液化，梗死区内出现吞噬细胞，坏死组织被清除。同时，病变区胶质细胞增生，肉芽组织形成。8～10 周后，较大的病灶形成囊性软化灶，较小的病灶完全吸收。少数缺血性脑梗死在发病 24～48 小时后，可因血液再灌注（损伤）而在梗死区内发生出血，转变为出血性脑梗死。

(二)MRI 表现

MRI 检查是诊断缺血性脑梗死的有效方法，但 MRI 表现与梗死发病后的时间有关。常规 MRI 由于分辨力较低，往往需要在发病 6 小时后才能显示病灶，而且不能明确病变的范围及缺血半暗带大小，也无法区别短暂性脑缺血发作（TIA）与急性脑梗死，因此诊断价值有限。新的 MRI 技术，如功能性磁共振成像检查，可提供丰富的诊断信息，使缺血性脑梗死的 MRI 诊断有了突破性进展。

在脑梗死超急性期，T_2WI 上脑血管可出现异常信号，表现为正常的血管流空消失。增强 T_1WI 可见动脉强化，这种血管内强化是脑梗死最早的征象。它与脑血流速度减慢有关，在发病后 3～6 小时即可显示。血管内强化在皮质梗死（相对深部白质梗死）更多见，一般出现在脑梗死区及其附近，有时也见于大面积的脑干梗死，但在基底核、丘脑、内囊及大脑脚的腔隙性梗死时很少见。

由于脑脊液（CSF）流动伪影及相邻脑皮质部分容积效的干扰，常规 T_2WI 不易显示大脑皮质表面、灰白质交界处、岛叶及脑室旁深部白质的脑梗死病灶，且不易对病变分期。FLAIR 序列可抑制 CSF 信号，使背景信号减低，同时增加病变 T_2 权重成分，显著增加病灶与正常组织的对比，使病灶充分暴露。FLAIR 序列的另一特点是可鉴别陈旧与新发梗死灶。两者在 T_2WI 均为高信号。但在 FLAIR 序列，陈旧梗死或软化灶因组织液化，内含自由水，T_1 值与 CSF 相似，故通常呈低信号，或低信号伴有周围环状高信号；新发病灶含结合水，T_1 值较 CSF 短，多呈高信号。但 FLAIR 序列仍不能对脑梗死作出精确分期，对超急性期梗死的检出率也不高。应用 DWI 技术有望解决这一问题。

DWI 对缺血脑组织的改变很敏感，尤其是超急性期脑缺血。脑组织急性缺血后，由于缺血缺氧引起细胞膜 Na^+-K^+-ATP 酶泵功能降低，细胞内出现钠水滞留，即细胞毒性水肿。此时水分子弥散运动减慢，表现为 ADC 值下降，而后随着细胞溶解，出现血管源性水肿，最后病灶软化。相应地 ADC 值在急性期降低，在亚急性期多数降低，而后逐渐回升。DWI 图与 ADC 图的信号表现相反，在 DWI 弥散快的组织呈低信号（ADC 值高），弥散慢的组织呈高信号（ADC 值低）。人脑梗死发病后 2 小时即可在 DWI 发现直径 4mm 的小病灶；发病后 6～24 小时，T_2WI 可发现病灶，但与 DWI 比较，病变范围较小，信号强度较低。发病后 24～72 小时，DWI 与 T_1WI、T_2WI、FLAIR 显示的病变范围基本一致。72 小时后随诊观察，T_2WI 仍呈高信号，而病灶在 DWI 信号下降，且在不同病理进程中信号表现不同。随时间延长，DWI 信号继续下降，直至表现为低信号，此时 ADC 值升高。因此，DWI 不仅能对急性脑梗死定性分析，还可通过计算 ADC 与 rADC 值做定量分析，鉴别新发与陈旧脑梗死，评价疗效及预后。

DWI、FLAIR、T_1WI、T_2WI 敏感性比较：对于急性脑梗死，FLAIR 序列敏感性高，常早于 T_1WI、T_2WI 显示病变，此时 FLAIR 可取代常规 T_2WI；DWI 显示病变更敏感，病变与正常组织对比更高，所显示的异常信号范围均不同程度大于常规 T_2WI 和 FLAIR 序列。DWI 敏感性虽高，但空间分辨力较低，在颅底部（如颞极、额中底部、小脑）磁敏感性伪影明显，而 FLAIR

显示这些部位的病变较好。DWI 与 FLAIR 在评价急性脑梗死病变中具有重要的临床价值，两者结合应用可鉴别新、旧梗死病灶，指导临床溶栓及灌注治疗。

PWI 显示脑梗死病灶比其他 MRI 更早，且可定量分析 CBF。在大多数急性脑梗死病例，PWI 与 DWI 表现存在一定差异。在超急性期，PWI 显示的脑组织血流灌注异常区域大于 DWI 的异常信号区，且 DWI 显示的异常信号区多位于病灶中心。缺血半暗带是指围绕异常弥散中心的周围正常弥散组织，它在超急性期灌注减少，随病程进展逐渐加重。如不及时治疗，于发病几小时后，DWI 所示的异常信号区域将逐渐扩大，与 PWI 所示的血流灌注异常区域趋于一致，最后，缺血组织完全进展为梗死组织。可见，在发病早期同时应用 PWI 和 DWI 检查，有可能区分可恢复的缺血脑组织与真正的梗死脑组织。

MRS 谱线能反映局部组织代谢物的构成、水平和变化，使脑梗死的研究达到细胞代谢水平。这有助于理解脑梗死的病理生理变化，判断预后和疗效。急性脑梗死 ^{31}P－MRS 主要表现为 PCr 和 ATP 下降，Pi 升高，同时 pH 降低。发病后数周 ^{31}P－MRS 的异常信号可反映梗死病变的代谢状况，提示不同的演变结局。脑梗死发生 24 小时内，^{1}H－MRS 显示病变区乳酸持续性升高，这与局部组织葡萄糖无氧酵解有关，有时因髓鞘破坏出现 NAA 降低、Cho 升高。

三、静脉窦血栓与闭塞

(一)临床表现与病理特征

脑静脉窦血栓是一种特殊类型的脑血管病，分为非感染性与感染性两大类。前者多由外伤、消耗性疾病、某些血液病、妊娠、严重脱水、口服避孕药等所致，后者多继发于头面部感染，如化脓性脑膜炎、脑脓肿、败血症等疾病。主要临床表现为颅内高压，如头痛、呕吐、视力下降、视盘水肿、偏侧肢体无力、偏瘫等。

本病发病机制和病理变化不同于动脉血栓形成，脑静脉回流障碍和脑脊液吸收障碍是主要改变。若静脉窦完全阻塞并累及大量侧支静脉，或血栓扩展到脑皮质静脉时，出现颅内压增高和脑静脉、脑脊液循环障碍，进而发生脑水肿、出血及坏死。疾病晚期，严重的静脉血流淤滞和颅内高压将继发动脉血流减慢，导致脑组织缺血、缺氧，甚至梗死。因此，临床表现多样性是病因及病期不同、血栓范围和部位不同，以及继发性脑内病变综合作用的结果。

(二)MRI 表现

脑静脉窦血栓最常发生于上矢状窦，根据形成时间长短，MRI 表现复杂多样，给诊断带来一定困难。急性期静脉窦血栓通常在 T_1WI 呈中等或明显高信号，T_2WI 显示静脉窦内极低信号，而静脉窦壁呈高信号。随着病程延长，血栓在 T_1WI 及 T_2WI 均呈高信号；有时在 T_1WI，血栓边缘呈高信号，中心呈等信号，这与脑内血肿的表现一致。T_2WI 显示静脉窦内流空信号消失，随病程发展静脉窦可能萎缩、闭塞。

需要注意，缩短 TR 时间可使正常人脑静脉窦在 T_1WI 信号增高，应与静脉窦血栓鉴别。由于流入增强效应，正常人脑静脉窦的流空信号在 T_1WI 可呈明亮信号，类似静脉窦血栓表现。另外，血流缓慢也可使静脉窦信号强度增高；颞静脉存在较大逆流，可使部分发育较小的横窦呈高信号；乙状窦和颈静脉球内的涡流也常在 SET_1WI 和 T_2WI 形成高信号。因此，对于疑似病例，应通过延长 TR 时间、改变扫描层面以及 MRV 检查进一步鉴别。

MRV因反映脑静脉窦的形态和血流状态，对诊断静脉窦血栓有一定优势。静脉窦血栓的直接征象为受累静脉窦闭塞、不规则狭窄和充盈缺损。由于静脉回流障碍，常见脑表面及深部静脉扩张、静脉血淤滞及侧支循环形成。但是，当存在静脉窦发育不良时，MRI及MRV诊断本病存在困难。注射钆对比剂后增强MRV可得到更清晰的静脉图像，弥补这方面的不足。大脑除了浅静脉系统，还有深静脉系统。后者由Galen静脉和基底静脉组成。增强MRV显示深静脉比平扫MRV更清晰。若Galen静脉形成血栓，可见局部引流区域(如双侧丘脑、尾状核、壳核、苍白球)脑水肿，侧脑室扩大。一般认为Monro孔梗阻由水肿造成，而非静脉压升高所致。

四、脑动脉瘤

(一)临床表现与病理特征

脑动脉瘤是脑动脉的局限性扩张，发病率较高。患者主要症状有出血、局灶性神经功能障碍、脑血管痉挛等。绝大多数囊性动脉瘤是先天性血管发育不良和后天获得性脑血管病变共同作用的结果，此外，创伤和感染也可引起动脉瘤。高血压、吸烟、饮酒、滥用可卡因、避孕药、某些遗传因素也被认为与动脉瘤形成有关。

动脉瘤破裂危险因素包括瘤体大小、部位、形状、多发、性别、年龄等。瘤体大小是最主要因素，基底动脉末端动脉瘤最易出血，高血压、吸烟及饮酒增加破裂危险性。32%～52%的蛛网膜下隙出血为动脉瘤破裂引起。治疗时机不同，治疗方法、预后和康复差别很大。对于未破裂的动脉瘤，目前主张早期诊断、早期外科手术。

(二)MRI表现

动脉瘤在MRI呈边界清楚的低信号，与动脉相连。血栓形成后，随血红蛋白代谢阶段不同，MR信号强度可不同，据此可判断血栓范围、瘤腔大小及是否并发出血。瘤腔多位于动脉瘤的中央，呈低信号；如出现血液滞留，可呈高信号。

动脉瘤破裂时常伴蛛网膜下隙出血。两侧大脑间裂的出血常与前交通动脉瘤破裂有关，外侧裂的出血常与大脑中动脉瘤破裂有关，第四脑室内血块常与小脑后下动脉瘤破裂有关，第三脑室或双侧侧脑室内血块常与前交通动脉瘤和大脑中动脉动脉瘤破裂有关。

五、脑血管畸形

(一)临床表现与病理特征

脑血管畸形包括动静脉畸形、毛细血管扩张症、海绵状血管瘤(最常见的隐匿性血管畸形)、脑静脉畸形或静脉瘤等，往往与胚胎发育异常有关。其中，动静脉畸形最常见，为迂曲扩张的动脉直接与静脉相连，中间没有毛细血管。畸形血管团的大小不等，多发于大脑中动脉系统，幕上多于幕下。由于存在动静脉短路，动静脉畸形使邻近的脑组织呈低灌注状态，易形成缺血或梗死。畸形血管易破裂，引起自发性出血。临床表现有癫痫发作、血管性头痛、进行性神经功能障碍等。

(二)MRI表现

MRI显示动静脉畸形处流空现象，即环状、线状或团状低信号结构，代表血管内高速血流。在静脉注射Gd对比剂后，高速血流的血管通常不强化，而低速血流的血管往往明显强化。GRET_2WI有助于评价局部的出血性改变。CT显示形态不规则、边缘不清楚的等或高密度点状、弧线状血管影，提示血管钙化。

脑海绵状血管瘤并不少见，MRI 诊断敏感性、特异性及对病灶结构的显示均优于 CT。典型病变在 T_1WI 及 T_2WI 呈高信号或混杂信号，部分病例可见桑葚状或网络状结构。在 T_2WI，病灶周边常见低信号的含铁血黄素。在 GRET_2WI，因出血使磁敏感效应增加，低信号更明显，发现小海绵状血管瘤更容易。部分海绵状血管瘤具有生长趋势，随访 MRI 可了解其演变情况。

毛细血管扩张症也是脑出血的原因之一。MRI 显示微小的灶性出血病灶时，可提示诊断。由于病变含有相对缓慢的血流，注射对比剂后可见强化表现。CT 扫描及常规血管造影检查时，往往为阴性结果。

脑静脉畸形或静脉瘤引起脑出血少见，典型表现为注射 Gd 对比剂后，病变血管在增强 T_1WI 呈“水母头”样改变，经中央髓静脉引流。较大的静脉分支在平扫 MRI 可呈流空信号，在质子密度像有时可见线形高信号或低信号。由于血流速度缓慢，PCMRA 检查时如选择恰当的流速参数，常可显示异常静脉。血管造影检查时，动脉期表现正常，静脉期可见扩张的髓静脉分支。本病合并海绵状血管瘤时，可有出血表现。

六、脑小血管病

(一)临床表现与病理特征

脑小血管病(CSVD)是指血管内径小于 0.4mm 的脑内小血管病变所导致的疾病。这些小血管病变主要有管壁玻璃样变、脂质玻璃样变、纤维素性坏死和淀粉样物质沉积。小血管病变会导致局部的脑组织异常。脑部损害主要表现为多发的腔隙性梗死灶和白质变性(又称白质疏松)。因 CSVD 的病变部位多在皮质下，故又称皮质下缺血性血管病(SIVD)。发生脑组织损伤后，相当一部分 CSVD 患者并不出现相应的临床症状，有些出现认知功能障碍、老年情感障碍、步态异常、缺血性脑卒中和脑内微出血。目前已知高龄和高血压为 CSVD 的危险因素。

(二)MRI 表现

CSVD 相关的 MRI 表现包括多发腔隙性脑梗死、脑白质疏松、微出血和血管周围间隙扩大。分述如下。

(1)CSVD 导致的腔隙性脑梗死病灶直径往往小于 5mm，在 T_1WI 呈明显低信号，在 T_2WI 呈高信号。病变主要分布在皮质－皮质下区域、基底核区、丘脑、脑干及小脑。T_2FLAIR 可鉴别腔隙性脑梗死和血管周围间隙扩大，前者表现为环绕血管的高信号，后者表现为血管周围的均匀低信号。需要注意，并非所有的腔隙性脑梗死均由 CSVD 所致。皮质下小梗死病灶也见于较大动脉粥样硬化性狭窄造成的远端低灌注，或是斑块破裂形成的小栓子引起微血管栓塞。栓子也可能是心源性的。

(2)脑白质疏松是一个神经影像学术语，主要指脑室周围或皮质下白质、半卵圆中心、放射冠等处发生的缺血性损伤及脱髓鞘改变，在 CT 呈低密度，在 MRIT_2WI 呈白质内大小与形状各异的高信号，边界不清。在 T_2FLAIR 显示效果更好。病变具体表现包括：①异常高信号围绕侧脑室前、后角或位于放射冠区；②围绕侧脑室形成条状、环形高信号；③深部白质或基底核区斑点状高信号；④脑白质内斑片状高信号；⑤脑白质内弥漫性高信号，指小灶病变融合成大片，形成遍布于白质区的弥漫性高信号。

(3)脑微出血又称点状出血、陈旧性脑微出血、静息性脑微出血及出血性腔隙，指 GRET_2WI 或 SWI 显示的 2～5mm 小灶样、圆形、性质均一的信号缺失或低信号改变，病灶周围无水肿现象。这些病灶可是新近的出血，也可是陈旧的含铁血黄素沉积。

(4)脑血管周围间隙指围绕在脑穿通动脉和其他小动脉周边的间隙。扩大的血管周围间隙直径通常为 3mm，有时可达 15mm，其典型 MRI 表现为在 FSET_2WI 呈高信号，在 T_1WI 和 T_2FLAIR 呈低信号，边界清晰。与脑皮质梗死相比，血管周围间隙扩大与深部脑梗死的相关性更大，提示其与小血管病有关。

(三)鉴别诊断

CSVD 需与 CADASIL 鉴别。后者中文全称为伴有皮质下梗死和白质脑病的常染色体显性遗传性脑动脉病(CADASIL)，是一种特殊类型的脑小血管病或血管性痴呆病，家族性患病倾向明显，主要临床表现为复发性缺血性卒中和进展性认知障碍，患者多在青壮年时期发病，男女均可，常伴有偏头痛和情感障碍，但无高血压、动脉粥样硬化等异常。50 岁以上发病少见。MRI 显示病变主要发生在脑白质(长 T_2 信号)，提示弥漫性脱髓鞘、白质疏松、多发皮质下梗死小灶(直径＜30mm)、腔隙性脑梗死(直径＜15mm)等异常，多伴有白质萎缩和脑室增大。CADASIL 有时累及基底核和丘脑。

第二节　脑外伤

一、硬膜外血肿

(一)临床表现与病理特征

硬膜外血肿位于颅骨内板与硬脑膜之间，约占外伤性颅内血肿的 30%。出血来源包括：①脑膜中动脉，该动脉经棘孔入颅后，沿着颅骨内板的脑膜中动脉沟走行，在翼点分两支，均可破裂出血；②上矢状窦或横窦，骨折线经静脉窦致出血；③板障静脉或导血管，颅骨板障内有网状板障静脉和穿透颅骨导血管，损伤后出血沿骨折线流入硬膜外形成血肿；④膜前动脉和筛前、筛后动脉；⑤膜中静脉。

急性硬膜外血肿患者常有外伤史，临床容易诊断。慢性硬膜外血肿较少见，占 3.5%～3.9%。其发病机制，临床表现及影像征象与急性血肿有所不同。临床表现以慢性颅内压增高症状为主，症状轻微而持久，如头痛，呕吐及视盘水肿。通常无脑局灶定位体征。

(二)MRI 表现

头颅 CT 诊断本病快速、简单、准确，其最佳征象为高密度双凸面脑外占位。在 MRI 可见血肿与脑组织之间的细黑线，即移位的硬脑膜。急性硬膜外血肿的 MR 信号在多数脉冲序列与脑皮质相同。

(三)鉴别诊断

包括脑膜瘤，转移瘤及硬膜结核瘤。脑膜瘤及硬膜结核瘤病灶可有明显强化，而转移瘤可能伴有邻近颅骨破坏。

二、硬膜下血肿

(一)临床表现与病理特征

硬膜下血肿发生于硬脑膜和蛛网膜之间,是最常见的颅内血肿。常由直接颅脑外伤引起,间接外伤亦可。1/3～1/2 为双侧性血肿。外伤撕裂了横跨硬膜下的桥静脉,导致硬膜下出血。

依照部位不同及进展快慢,临床表现多样。慢性型自外伤到症状出现之间有一静止期,多由皮质小血管或矢状窦房桥静脉损伤所致。血液流入硬膜下间隙并自行凝结。因出血量少,此时可无症状。3 周以后血肿周围形成纤维囊壁,血肿逐渐液化,蛋白分解,囊内渗透压增高,脑脊液渗入囊内,致血肿体积增大,脑组织因受压而出现症状。

(二)MRI 表现

CT 诊断主要根据血肿形态、密度及一些间接征象。一般表现为颅骨内板下新月形均匀一致高密度。有些为条带弧状或梭形混合性硬膜外、硬膜下血肿,CT 无法分辨。MRI 在显示较小硬膜下血肿和确定血肿范围方面更具优势。冠状面、矢状面 MRI 有助于检出位于颞叶之下颅中窝血肿、头顶部血肿、大脑镰及靠近小脑幕的血肿。硬膜在 MRI 呈低信号,有利于确定血肿在硬膜下或是硬膜外。硬膜下血肿在 FLAIR 序列表现为条弧状、月牙状高信号,与脑回、脑沟分界清楚。

(三)鉴别诊断

主要包括硬膜下水瘤、硬膜下渗出及由慢性脑膜炎、分流术后、低颅压等所致的硬脑膜病。

三、外伤性蛛网膜下隙出血

(一)临床表现与病理特征

本病系颅脑损伤后由于脑表面血管破裂或脑挫伤出血进入蛛网膜下隙,常积聚于脑沟、脑裂和脑池。因患者年龄、出血部位、出血量多少不同,临床表现各异。轻者可无症状,重者昏迷。绝大多数患者外伤后数小时内出现脑膜刺激征,如剧烈头痛、呕吐、颈项强直等。少数患者早期可出现精神症状。腰椎穿刺脑脊液检查可确诊。

相关病理过程包括,血液流入蛛网膜下隙使颅内体积增加,引起颅内压升高;血性脑脊液直接刺激脑膜致化学性脑膜炎;血性脑脊液直接刺激血管或血细胞产生多种血管收缩物质,引起脑血管痉挛,进而导致脑缺血、脑梗死。

(二)MRI 表现

CT 显示蛛网膜下隙高密度,多位于大脑外侧裂、前纵裂池、后纵裂池、鞍上池和环池。但 CT 阳性率随时间推移而减少,外伤 24 小时内 95%以上,1 周后不足 20%,2 周后几乎为零。MRI 在亚急性和慢性期可以弥补 CT 的不足。在 GRET_2WI,蛛网膜下隙出血表现为沿脑沟分布的低信号。本病急性期在常规 T_1WI、T_2WI 无特异征象,在 FLAIR 序列则显示脑沟、脑裂、脑池内弧形或线状高信号。

四、弥漫性轴索损伤

(一)临床表现与病理特征

脑部弥漫性轴索损伤(DAI)又称剪切伤,是重型闭合性颅脑损伤病变,临床症状重,死亡率和致残率高。病理改变包括轴索微胶质增生和脱髓鞘改变，伴有或不伴有出血。因神经轴索(轴突)折曲、断裂，轴浆外溢而形成轴索回缩球，可伴有微胶质细胞簇形成。脑实质胶质细胞不同程度肿胀、变形，血管周围间隙扩大。毛细血管损伤造成脑实质和蛛网膜下隙出血。

DAI 患者常有意识丧失和显著的神经损害表现。大多数在伤后立即发生原发性持久昏迷，无间断清醒期或清醒期短。昏迷的主要原因是大脑轴索广泛损伤，使皮质与皮质下中枢失联，故昏迷时间与轴索损伤的范围和程度有关。临床上将 DAI 分为轻、中、重三型。

(二)MRI 表现

DAI 的 MRI 表现有以下几个方面：

1.弥漫性脑肿胀

双侧大脑半球皮髓质交界处出现模糊不清的长 T_1、长 T_2 信号，在 FLAIR 呈斑点状不均匀高信号。脑组织呈饱满状，脑沟、裂、池受压变窄或闭塞，多个脑叶受累。

2.脑实质出血灶

单发或多发，直径多小于 2.0cm，均不构成血肿，无明显占位效应。主要分布于胼胝体周围脑干上端、小脑、基底核区及皮髓质交界部。在急性期呈长 T_1、短 T_2 信号，在亚急性期呈短 T_1、长 T_2 信号，在 FLAIR 呈斑点状高信号。

3.蛛网膜下隙和(或)脑室出血

出血多见于脑干周围，尤其是四叠体池、环池、幕切迹以及侧脑室、三脑室。平扫 T_1WI、T_2WI 显示超急性期或急性期出血欠佳，在亚急性期可见短 T_1、长 T_2 信号，在 FLAIR 呈高信号。

4.可合并其他损伤

如硬膜外血肿、硬膜下血肿、颅骨骨折等。本病急诊 CT 常见脑组织弥漫性肿胀，皮髓质分界不清，其交界处可有散在斑点状高密度出血灶，常伴有蛛网膜下隙出血。脑室、脑池受压变小，无局部占位征象。

(三)鉴别诊断

1.DAI 与脑挫裂伤鉴别

前者出血部位与外力作用无关，出血好发于胼胝体、皮髓质交界区、脑干、小脑等处，呈类圆形或斑点状，直径多$<$2.0cm；后者出血多见于着力或对冲部位，呈斑片状或不规则形，直径可$>$2.0cm，常累及皮质。

2.DAI 与单纯硬膜外及硬膜下血肿鉴别

DAI 并发的硬膜外、硬膜下血肿表现为“梭形”或“新月形”稍高信号，但较局限，占位效应不明显，可能与出血量较少和弥漫性脑肿胀有关。

五、脑挫裂伤

(一)临床表现与病理特征

脑挫裂伤是颅脑损伤最常见的表现形式之一。脑组织浅层或深层有散在点状出血伴静脉淤血，并存脑组织水肿者为脑挫伤；凡有软脑膜、血管及脑组织断裂者称脑裂伤。习惯上将两者统称脑挫裂伤。挫裂伤部位以直接接触颅骨粗糙缘的额颞叶多见。脑挫裂伤病情与其部位、范围和程度有关。范围越广、越接近颞底，临床症状越重，预后越差。

(二)MRI 表现

MRI 征象复杂多样,与挫裂伤后脑组织出血、水肿及液化有关。对于出血性脑挫裂伤,随着血肿内血红蛋白演变,即含氧血红蛋白→去氧血红蛋白→正铁血红蛋白→含铁血黄素,病灶的 MR 信号也随之变化。对于非出血性脑损伤,多表现为长 T、长 T2 信号。由于脑脊液流动伪影,或与相邻脑皮质产生部分容积效应,病灶位于大脑皮质、灰白质交界处时不易显示,且难鉴别水肿与软化。FLAIR 序列对确定病变范围、检出重要功能区的小病灶、了解是否并发蛛网膜下隙出血很重要。

第三节　颅内感染与肉芽肿性病变

颅内感染性疾病包括由细菌、病毒、真菌、寄生虫等引起的脑及脑膜病变。这些病变可以是化脓性或非化脓性、肉芽肿性或非肉芽肿性、囊性或实性、破坏性或增生性以及传染性或非传染性。有些疾病与个人生活史、饮食习惯及居住地关系密切,或与身体的免疫功能状态相关。可谓种类繁多,MRI 表现复杂。一些疾病的影像所见缺乏特征,定性诊断困难。因篇幅所限,不能在此逐一描述。本章列举部分常见的疾病,分述如下。

一、硬膜外脓肿

(一)临床表现与病理特征

硬膜外脓肿为颅骨内板与硬脑膜之间脓液的聚集。多由额窦炎、乳突炎及头颅手术所致,很少由颅内感染引起。临床表现为剧烈头痛、感染部位疼痛及压痛,伴有发热、局部软组织肿胀。如果出现进行性加重的神志改变、脑膜刺激征、抽搐及神经功能障碍,可能提示感染不再仅限于硬膜外腔,脑组织或已受累。如不及时清除积脓,预后不佳。因肿瘤开颅手术而并发硬膜外脓肿者,通常较隐匿,有时被误诊为肿瘤复发。

(二)MRI 表现

脓肿位于骨板下,呈梭形,较局限。病变在 T_1WI 信号强度略高于脑脊液,略低于脑组织;在 T_2WI 呈高信号。脓肿内缘在 T_1WI 及 T_2WI 均为低信号带,为内移的硬膜。注射对比剂后增强 T_1WI 可见脓肿包膜强化。脓肿相邻皮质可见充血、水肿或静脉血栓形成。

(三)鉴别诊断

应注意区分硬膜下感染与非感染性脑外病变。MRI 对于 CT 显示困难的硬膜外脓肿,以及早期诊断与鉴别诊断有帮助。

二、硬膜下脓肿

(一)临床表现与病理特征

脓肿位于硬脑膜下,蛛网膜外。多呈薄层状,广泛扩散并常因粘连而形成复发性脓腔。感染多来自颅骨骨髓炎(鼻窦炎及中耳炎并发症)、外伤、手术污染等,血源性感染少见。临床表现包括头痛、呕吐、发热、痉挛发作、意识障碍以及高颅压和局灶定位体征。脑脊液内蛋白及白细胞可增高,周围血常规白细胞增高。

(二)MRI 表现

硬膜下脓肿多位于大脑半球表面,多为新月形,偶呈梭形,常向脑裂延伸。本病的 MR 信号强度类似硬膜外脓肿,但其内缘无硬膜的低信号带。脓肿相邻皮质可见水肿。

三、脑脓肿

(一)临床表现与病理特征

是由于病原微生物入侵而在脑实质内形成的脓肿。感染途径包括:①邻近感染直接扩散:如耳源性脑脓肿、鼻源性脑脓肿;②开放性颅脑外伤:即损伤性脑脓肿;③血行播散。原发灶不明者被称为隐源性脑脓肿。病理改变一般分为三期:初期为急性脑炎期;中期为脓腔形成期;末期为包膜形成期。在急性脑炎阶段,局部有炎性细胞浸润,由于该部位小血管的脓毒性静脉炎,或动脉被感染性栓子阻塞,使局部脑组织软化、坏死,继而出现多个小液化区,附近脑组织有水肿。在中期,局限性液化区扩大,相互沟通汇合成脓腔,开始含有少量脓液,周围为一薄层不明显且不规则的炎性肉芽组织,邻近脑组织水肿及胶质细胞增生。在末期,脓腔外围的肉芽组织因血管周围结缔组织和神经胶质细胞增生,逐步形成脓肿包膜。但包膜形成快慢不一,取决于炎症的性质、发展的快慢和机体的反应程度。脑脓肿常为单个,也可多房,但散布于不同部位的多发性脑脓肿少见。脑脓肿常伴有局部的浆液性脑膜炎或蛛网膜炎,并可并发化脓性脑膜炎,硬膜下及硬膜外脓肿,特别是继发于邻近结构感染者。

临床表现包括疲劳、嗜睡、高热等急性感染症状,急性脑炎期明显;高颅压症状,视盘水肿、呕吐、头痛、痉挛发作及精神淡漠;局部占位征,额叶可有失语、精神症状,偏瘫及症状性癫痫发作,颞叶可有上视野缺损,感觉性失语及颞骨岩尖综合征。小脑脓肿可有眩晕、共济失调、眼震及脑膜刺激征。顶叶与枕叶脓肿较少。耳源性脓肿多位于颞叶及小脑,血源性脑脓肿之感染源以胸部为多。

(二)MRI 表现

可分为四期。在发病 3 天之内,即急性脑炎早期,MRI 显示病变区长 T_1、长 T_2 信号,边界不清,有占位效应,增强 T_1WI 可见斑状强化。脑炎晚期,一般为第 4～10 天,在增强 T_1WI 出现环形强化病灶。脓肿壁形成早期(第 10～第 14 天),增强 T_1WI 可见明显环状强化,薄壁而完整,厚度均一;脓肿壁形成晚期,即发病 14 天以后,脓肿较小时,壁变厚,水肿及占位效应减轻,增强 T_1WI 呈结节状强化。强化由脓肿壁内层肉芽组织引起。产气菌感染所致脓肿,脓腔内可有气体,形成液平面。典型脓肿在 DWI 呈高信号。

(三)鉴别诊断

脑脓肿的 MRI 表现也可见于其他疾病。应注意与恶性胶质瘤、转移癌、术后肉芽组织形成、慢性颅内血肿以及硬膜外、硬膜下脓肿鉴别。

四、急性化脓性脑膜炎

(一)临床表现与病理特征

为化脓性细菌进入颅内引起的急性脑膜炎症。病理学方面,软脑膜血管充血,大量的炎性渗出物沉积;蛛网膜下隙、脑室管膜与脉络膜中充满炎症细胞与脓性渗出物;小血管常有阻塞,伴发近邻皮质的脑炎与小梗死灶;晚期产生脑膜粘连、增厚并引起交通性或梗阻性脑积水;儿童可发生硬膜下积液或积脓。脓性脑膜炎的颜色因所感染的细菌而异:葡萄球菌时为灰色或黄色；肺炎双球菌时为绿色；流感杆菌时为灰色；大肠杆菌时为灰黄色兼有臭味；铜绿假单胞菌（绿脓杆菌）时为绿色。感染来源可为上呼吸道感染、头面部病灶、外伤污染、细菌性栓子及菌血症等。

临床多急性起病，发热、血中白细胞增高等全身中毒症状明显。除婴幼儿和休克患者外，均有明显的脑膜刺激症状：颈项强直，头后仰，Kernig 征与 Brudzinski 征阳性；可伴有不同程度的脑实质受损的病症，如精神、意识和运动等障碍；腰穿脑脊液压力增高，白细胞增高，多形核占优势；体液培养可找到病原菌。

（二）MRI 表现

早期无异常。随病情发展，MRI 显示基底池及脑沟结构不清，软膜、蛛网膜线性强化。

本病可出现多种并发症：

（1）交通性脑积水：由脑底池及广泛性蛛网膜粘连或脑室壁粘连影响脑脊液循环所致，MRI 表现为脑室变形、扩大，侧脑室前角或脑室周围因脑脊液渗出而出现长 T_1、长 T_2 信号。

（2）硬膜下积液或积脓：MRI 表现为颅骨内板下新月形病变，一侧或双侧，其包膜可强化。

（3）炎症波及室管膜或脉络丛时，增强 T_1WI 可见脑室壁环形强化。

（4）少数引发局限或广泛性脑水肿，局部脑实质可见异常强化，形成脑脓肿时出现相应 MRI 表现。

此外，如果皮质静脉或硬膜窦形成栓塞，也可见相应区域的脑水肿表现。本病晚期可有脑软化及脑萎缩。

五、脑结核

（一）临床表现与病理特征

中枢神经系统结核感染多继发于身体其他部位结核。随着 HIV 感染、吸毒者增多，以及某些地区卫生环境恶劣及营养不良，结核感染有增多趋势。临床表现有身体其他部位结核病灶或结核病史；有发热、体重减轻，血沉增快及颅内压增高征；有明显的脑膜刺激征；有结核瘤发生部位的局灶体征。

中枢神经系统结核感染一般分为三种状况：①结核性脑膜炎；②脑膜炎后遗症；③脑结核瘤。病理改变包括脑脊髓膜混浊肥厚，以脑底为著。在脑表面，特别是大脑中动脉的分布区有很多散在的白色小结节，在脑实质与脑室内可有多发性小干酪样结核灶，蛛网膜下隙有大量黄色胶样渗出液，脑膜血管可呈全动脉炎改变，可有脑梗死。由于大量渗出物沉积，使部分蛛网膜下隙闭锁，蛛网膜粒发炎，使脑脊液吸收障碍，引起交通性脑积水。脑底部的炎症渗出物阻塞了中脑导水管或第四脑室的外侧孔或正中孔，脑脊液循环受阻，脑室压力不断增高，梗阻以上脑室扩张，可形成不全梗阻性脑积水。结核瘤多位于脑的表浅部位，也可在脑的深部，脑膜局部粗糙粘连，为黄白色结节状，质地较硬，中心为干酪样坏死及钙化，周围明显脑水肿。

（二）MRI 表现

1.脑膜炎表现

平扫 MRI 有时见脑基底池内高信号病变，最常见于鞍上池，其次是环池和侧裂池；增强 T_1WI 上基底池病变明显强化，呈现闭塞脑池的轮廓，凸面脑膜也可强化。

2.脑实质表现

粟粒性结核灶散布于大脑及小脑，平扫 MRI 为等信号，增强 T_1WI 明显强化，病灶周边可见水肿带。脑结核瘤表现：平扫 MRI 早期为等信号，可有水肿带；中期为信号略高的圆形病灶，仍伴有水肿带；后期结核瘤钙化，水肿带消失。增强 T_1WI 有两种表现，其一为中心低信号的小环状强化，其二为结节状强化。肉芽肿形成时，多位于鞍上，T_1WI 和 T_2WI 均表现为等皮质信号。有时，增强 T_1WI 显示大环形强化或椭圆形多环形强化，这与囊性或伴有中心坏死的恶性胶质瘤难以区分。

3.继发病变表现

结核病灶周围可有大片水肿带，可有交通性或梗阻性脑积水。脑动脉炎可引起基底核、内囊、丘脑、脑干等部位脑梗死，最常见于大脑中动脉区，MRI 表现为与供血动脉分布区一致的长 T_1、长 T_2 异常信号，偶可见出血。

六、结节病

(一)临床表现与病理特征

本病以进行性、多发性、多器官损害的小结节形成特征。小结节由非干酪性上皮样慢性肉芽肿构成。病因不明，有人认为与免疫功能低下有关。病变可侵及皮肤、淋巴结、眼、鼻腔、腮腺、骨骼、胸腹部内脏器官及神经系统。如仅有中枢神经系统受累，称为孤立型中枢神经系统结节病。最常见的颅内表现是肉芽肿样脑膜炎。最常见病变部位为基底池，特别是三脑室前区，脑的其他部位和脊髓也可受累。病变可经血管周围间隙浸润脑实质。偶尔累及脑血管引起脑梗死。

临床表现多样。在脑神经受损中，以单侧或双侧面神经及视神经麻痹最多见，其他脑神经也可受累。垂体本身及垂体柄或下丘脑肉芽肿可引起激素分泌、电解质及神经精神异常。脑实质受累可出现脑积水及高颅压症状。约 20% 患者出现癫痫。尽管脑神经麻痹及其他神经障碍恢复很慢，但与脑结核相比，结节病呈相对良性过程。患者还可有全身症状及体征。

(二)MRI 表现

脑膜炎可见弥漫性或局灶性脑膜增厚，增强 T_1WI 显示病变明显强化。但如与骨结构关系紧密，有时诊断较难。脑结节病肉芽肿的病灶边界较清楚、质地较均匀，最大可达数厘米，常位于脑底部。病灶信号在平扫 MRI 略高于脑实质，增强 T_1WI 可见孤立或多发的均匀一致性强化，伴有病灶周围水肿。脑室内结节病在 T_1WI 呈脑室周围高信号病变，脑膜受累时可导致脑脊液循环受阻及脑积水，多为交通性。本病有时表现为漏斗增粗及脑神经(尤其视神经)异常强化。并发脑血管炎及继发脑梗死时，出现相应 MRI 表现。

七、单纯疱疹病毒脑炎

(一)临床表现与病理特征

从神经放射学角度看，有两种类型的疱疹病毒感染特别重要。第Ⅰ型：主要影响成人，不及时治疗时 70% 患者留有后遗症，病理特征为分布于脑边缘部的广泛出血性坏死。主要累及颞叶中下部及额叶眶部，脑实质深部如岛叶扣带回也可受累，但一般止于壳核侧缘，很少向前或向后扩展。第Ⅱ型：主要影响新生儿，可造成严重的脑功能障碍，甚至死亡。脑损害的范围更广而不限于脑缘部分，基底核、丘脑及颅后窝结构均可受累，常引起广泛脑软化。Ⅱ型感染大多源自母体产道感染，部分是胎儿时期在母体子宫内感染。宫内感染疱疹病毒导致的先天性畸形与弓形虫病、风疹及巨细胞病毒感染的后遗症相似，故被人称为 T0RCH 综合征。TORCH 英文原意是“火炬”，此词由这些病原体英文名称首字组成，H 代表单纯疱疹病毒。

患者发病前有上呼吸道感染史，约 25%有口唇单纯疱疹病史。临床表现有发热、头痛、呕吐、抽搐，精神症状、意识障碍，由嗜睡至昏迷，严重者发病后 2～3 日内死亡。幸存者遗有癫痫、偏瘫、健忘与痴呆等后遗症。

(二)MRI 表现

对于Ⅰ型单纯疱疹病毒脑炎，MRI 可早于 CT 发现脑组织受累，而且显示的病变范围更广泛；主要表现为双侧颞叶内侧及岛叶皮质明显的长 T_1、长 T_2 异常信号。Ⅱ型单纯疱疹病毒脑炎，MRI 可见病变早期灰质受累犯，T_1 WI 及 T_2 WI 均显示灰、白质对比消失。有时在残存的皮质见非出血性低信号(磁敏感效应)。增强扫描时，病变区可出现弥漫性不均匀强化或脑回状强化。

(三)鉴别诊断

Ⅰ型单纯疱疹病毒脑炎应与脑脓肿、脑梗死、脑肿瘤以及其他的病毒性脑炎鉴别。由蜱传播的脑炎通常病灶多发，边界不清，可累及放射冠、丘脑、脑干及小脑。日本脑炎也可有类似表现，但更倾向于侵及双侧基底核及丘脑，可造成腔隙性脑梗死。EB 病毒脑炎常累及皮质及灰、白质交界区，也可累及丘脑及视神经，病灶多发或是波浪样出现，在旧病灶消退时，又出现新病灶。

八、进行性多灶性白质脑病

(一)临床表现与病理特征

进行性多灶性白质脑病(PML)与乳多空病毒感染有关，好发于免疫功能低下者，尤其是吸毒并 HIV 感染者。病理改变为脱髓鞘改变(因少突胶质细胞受累造成)，出现变异的星形细胞(组织对感染反应)。少突胶质细胞核内可见嗜酸性圆形包涵体。在大多数病例，脱髓鞘发生于大脑半球皮质下白质，有时累及小脑、脑干及脊髓，而灰质很少受累。偶有占位效应、出血及血一脑屏障破坏。临床上多以精神异常起病，继而出现与受累部位相关的局灶体征及症状。PML 一旦发病便持续发展，通常于 6 个月内死亡。目前尚无有效治疗。

(二)MRI 表现

CT 表现为单侧或双侧大脑半球皮质下白质内低密度区，在灰、白质交界处有明显的界线，不存在或很少见占位效应，注射对比剂后通常不强化。脑干及小脑病灶在早期容易遗漏，MRI 在这方面有优势。MRI 显示多发性病灶，侵及范围广，包括半卵圆中心的外侧部，随病情发展，病灶大小及数目增加，可扩展至基底核、胼胝体及小脑脚。MR 信号表现与其他的脱髓鞘病变类似。

九、真菌感染

(一)临床表现与病理特征

慢性或亚急性脑膜炎或脑膜脑炎是颅内真菌感染最常见的表现形式。酵母菌感染常导致单发或多发的肉芽肿或脑脓肿。某些真菌可侵及脑血管引起脑梗死，坏死及出血。也有些真菌可正常存在于人体内，在人体发生慢性疾病，免疫力异常及糖尿病时发病。临床最常见的神经系统真菌感染为新型隐球菌脑膜炎。它可侵犯人类各脏器而形成隐球菌病或真菌病，对脑及脑膜尤其具有亲和性。侵入途径为皮肤、乳突、鼻窦、上呼吸道及胃肠道。随血液进入颅内，在脑膜形成灰色肉芽结节，也可侵入脑室，椎管及大脑皮质及基底核。

临床发病徐缓，多无前驱症状。首发症状常为头痛，大多位于额颞区。初起时间歇发作，逐渐转为持续性，并进行性加重，伴有恶心、呕吐、背痛及颈强直、凯尔尼格征阳性等脑膜刺激征。多数患者有低热，轻度精神障碍。严重者意识模糊甚或昏迷。因颅内压增高，半数病例有中、重度视盘水肿。晚期多因视神经萎缩而致视力障碍，并可出现其他眼部症状及脑神经症状。病情大多持续进展，不经治疗平均生存期为6个月。少数患者病情反复，缓解复发交替。

(二)MRI表现

本病MRI表现类似结核性脑膜炎。因脑基底池及外侧裂为渗出物占据，早期平扫检查可见其失去正常透明度，增强检查见渗出物明显强化。与结核性脑膜炎略不同之处是，基底池受累倾向于一侧，病变分布不对称。并发脑血管受累时可见脑梗死。晚期因脑膜粘连发生交通性或梗阻性脑积水，可出现普遍性或局限性脑室扩大。增强MRI显示肉芽肿病变优于CT。CT显示感染晚期形成的钙化优于MRI。

十、脑囊虫病

(一)临床表现与病理特征

脑囊虫病是人体吞服链状绦虫(猪肉绦虫)的虫卵，经胃肠消化卵化出幼虫，异位于脑膜、脑实质、脑室等处，引起神经系统症状。本病主要分布于我国长江以北，以东北、华北、西北地区多见。中间宿主为猪、狗、牛、羊等，人是绦虫的唯一终宿主。主要感染途径为生食及半生食被绦虫污染的猪肉，或吞服被绦虫卵污染的蔬菜及食物。虫卵在十二指肠中，卵化出囊蚴钻入肠壁，通过肠系膜小静脉进入体循环，再至脑实质，引起病变。脑内的囊蚴被脑组织形成的包囊包绕。包囊周围脑组织改变分为四层，自内向外依次为细胞层、胶原纤维层、炎性细胞层、神经组织层。囊内分两层膜，外层膜为细胞浸润，急性期多为多核及嗜酸性粒细胞，慢性期多为淋巴细胞及浆细胞；内层膜为玻璃体样变。囊内为囊蚴，其内膜上可见小白色的囊虫头节突起；囊蚴死亡液化后，囊内为含大量蛋白质的混浊液体；液体吸收后，囊腔变小，壁皱缩增厚，也可发生钙化。由于囊蚴寄生部位不同，病灶大小、形态各异。脑室内囊蚴一般较大，多呈圆形，直径1～3mm大小，多附着于脑室壁上或浮游于脑脊液中，引起局部室管膜炎，产生室管膜的肥厚及瘢痕性条纹，使脑室变形，脑脊液循环障碍。此外，由于脉络丛受囊虫毒素刺激，脑脊液分泌增加，产生脑积水。脑实质内囊蚴为圆形，多发，豌豆大小，多位于皮质深部及基底核区。脑组织在病变早期因炎症反应而肿胀，晚期脑萎缩。寄生于蛛网膜下隙的囊虫常位于颅底，以脚间池及交叉池多见，呈分支或葡萄状突起。产生慢性蛛网膜炎及粘连。

临床表现包括：①弥漫性脑水肿所致的意识障碍及精神症状；②各种类型癫痫发作及发作后的一过性肢体瘫痪(Todd麻痹)；③多变与波动的锥体束症状、小脑症状、锥体外系症状及脑神经障碍；④高颅压、脑积水及强迫头位等；⑤可见皮下结节，多位于头部及躯干部，数目不等。囊虫也可寄生于肌肉，造成假性肌肥大；⑥囊虫补体结合试验可为阳性。

(二)MRI表现

根据囊蚴侵及部位不同，通常将脑囊虫病的MRI和CT表现分为四型。

1.脑实质型

(1)急性脑炎型:表现类似一般脑炎,主要为双侧大脑半球髓质区异常信号,脑室变小,脑沟、裂、池消失或减少,增强扫描时病灶无强化,中线结构无移位。

(2)多发或单发囊型:在囊尾蚴存活时,囊内容物为长 T_1、长 T_2 信号,与脑脊液类似;囊尾蚴头节为等信号。囊尾蚴死亡后,囊内液体变浑浊,T_1 信号增高,部分呈等信号,与周围脑组织信号类似;病灶周围常见水肿。

(3)多发结节及环状强化型:受囊蚴蛋白刺激,局部肉芽组织增生,平扫 MRI 见脑内大片不规则异常信号,增强 T_1WI 显示结节状或环状强化,病灶周围有水肿。

(4)慢性钙化型:慢性期囊蚴死后继发机化,形成纤维组织并钙化,可发生于囊虫壁或囊内容物。CT 见大脑半球多发点状高密度影,圆形或椭圆形,直径 2~3mm,周围无水肿,中线无移位,增强扫描无强化。MRI 显示钙化不佳。

2.脑室型

囊蚴寄生于脑室系统内,以第四脑室多见,也可见于第三脑室及侧脑室。MRI 见脑室内囊肿,其信号在 T_1WI 略高于脑脊液。因囊壁信号较高,故可分辨囊与周围的低信号脑脊液。同理,囊尾蚴头节在 T_1WI 呈稍高信号结节。

3.脑膜型

主要表现为蛛网膜粘连或交通性脑积水。MRI 显示对称性脑室扩大,蛛网膜下隙变形、扩大,增强 T_1WI 可见脑膜强化,有时见囊壁强化。注意,蛛网膜囊肿多位于颅骨骨突处,在 T_1WI 比 T_2WI 更容易鉴别,FLAIR 序列显示囊肿更清楚。

4.混合型

具有上述两型或更多的病变表现,也可为不同时期病变同时存在的状态。

十一、脑棘球幼病

(一)临床表现与病理特征

脑棘球幼病(棘球蚴病)是因细粒棘绦虫的幼虫—棘球蚴(包虫)寄生于颅内而发病。在我国主要流行于内蒙古、西北及华北一带。畜牧区的狗为其终宿主,虫卵伴随狗粪排出,人食入虫卵后作为中间宿主而出现症状。虫卵在十二指肠中孵化为六钩蚴,经血循环进入颅内而发育成包虫囊。其分布多在大脑中动脉灌注区,顶叶及颞叶多见。包虫囊分内、外两个囊,内囊才是真正的包虫囊,外囊为由包虫寄生于宿主颅内所引起的脑组织反应而形成的一层纤维包膜;两层囊膜之间含有丰富血管供应内外包囊。包囊之体积可长至直径 10cm 以上,容积较大可容百余到几百毫升囊液。原发包囊通常为单个,偶尔为两个,多发极少。包虫死后囊壁可钙化。继发性包囊是由原发囊破裂,种植形成子囊,一般为多发小囊泡,内含胶冻状液体。

临床表现主要为颅内高压、癫痫发作及局部占位性症状。常伴颅外棘球蚴病,肝与肺多见。周围血常规及脑脊液中嗜酸性粒细胞增高。补体结合试验及包囊液皮内试验阳性。

(二)MRI 表现

原发性脑棘球蚴病 MRI 表现为脑内类圆形巨大囊肿,MR 信号类似脑脊液,边界清楚。囊肿周边无明显水肿。囊通常较大,占位效应明显。脑室受压、移位,可伴脑积水。增强扫描时,囊肿与囊壁一般无强化,有时见硬膜外包囊的内侧壁强化,反映局部硬脑膜强化。囊壁钙化时,CT 可见完整或不完整环状高密度。包虫囊破裂时,脑内可见多发类圆形囊肿。有时见头节。

十二、脑血吸虫病

(一)临床表现与病理特征

脑血吸虫病是由寄生在]静脉的血吸虫的大量虫卵,通过血液循环栓塞脑血管引起,或与颅内血窦被成虫寄生及局部虫卵沉积有关。病理改变是结节状的虫卵性肉芽肿,侵及软脑膜及邻近的脑质。多见于顶叶,可继发脑水肿、脑软化、脉管炎及反应性胶质细胞增生。虫卵沉积处的血吸虫肉芽肿周围有丰富的浆细胞浸润,并有大量毛细血管包绕。

临床表现分为急性脑血吸虫病及慢性脑血吸虫病。急性型表现为急性脑膜脑炎,出现高热、嗜睡、昏迷、痉挛发作及脑膜刺激征。慢性型表现为各型癫痫发作,颅内占位及高颅压征。周围血中嗜酸性粒细胞增多,脑脊液中单核细胞及蛋白可轻度增加。大便中可找到虫卵或孵出毛蚴。

(二)MRI 表现

平扫 MRI 可见病变呈大片状长 T_1、长 T_2 信号,部分病灶伴出血改变。在增强 T_1WI,急性期病变可见斑点状强化;慢性期病变多呈肉芽肿样改变,表现为散在、多发的结节状强化。多数病灶周边水肿较重,而占位效应相对较轻。

十三、HIV 脑病

(一)临床表现与病理特征

获得性免疫缺陷综合征(AIDS)是以某种 T 细胞减少、细胞免疫反应丧失为特征的病毒性综合征。

该病毒称为人类免疫缺陷病毒 1 型(HIV－1),是一种亲淋巴性和亲神经性的 RNA 反转录病毒。HIV－1 通过血液、精液及阴道分泌液传播,发生在男性同性恋、静脉吸毒及输入受污染血液者。在数年潜伏期后,患者出现发热、体重下降、淋巴结肿大等症状,最后死于感染及癌症。脑及脊髓受累为 AIDS 主要临床特征,发生率约 40%,尸检所见达 75%。非特异性症状及体征包括头痛、抽搐、精神异常、偏瘫、失语、共济障碍以及脑神经或周围神经障碍。有时,神经症状为首发症状。AIDS 相关的神经系统病变分为病毒直接入侵造成的 HIV 脑病和继发的多种并发症。

HIV 脑病又称艾滋病痴呆综合征,由 HIV 病毒直接侵入脑组织引起。开始侵犯白质,随后累及基底核区、皮质、脑膜,病变相对较轻。病理学改变,在白质内可见弥散性髓鞘苍白(早期脱髓鞘)、稀疏的灶性吞噬细胞浸润灶及空洞变性改变;灰质内有集簇状小胶质细胞结节。常有脑水肿,后期脑萎缩。最初临床症状不典型,可有精神迟缓,注意力不集中,或运动障碍。病程呈亚急性过程,可达数周或数月。晚期出现中、重度痴呆、运动迟缓(尤其儿童)、共济障碍、肌强直、无力、震颤及二便失禁。

(二)MRI 表现

MRI 表现可正常,多数患者有脑萎缩。灶性脑实质损害在 T_2WI 表现为脑室周围白质内多发的斑片状高信号,双侧性分布,可不对称,多不强化,无占位效应。儿童及婴幼儿患者多为先天感染,由于小血管钙化,双侧基底核区可见短 T_2 信号病灶,周围环绕长 T_2 信号。与 CT 相比，MRI在发现信号异常及白质空泡变性方面较敏感。

(三)鉴别诊断

MRI检查有助于鉴别AIDS痴呆综合征与AIDS脑部并发症。前者病灶一般为双侧、弥漫性分布，而后者(如PML、淋巴瘤、弓形虫病)病灶多为局灶性、斑片状。增强扫描时，淋巴瘤及弓形虫病的病灶一般强化，而PML多不强化。此外，AIDS相关的白质病变多发生在中年人，而慢性脑动脉硬化等造成的白质改变主要见于老年人。

十四、AIDS脑部并发症

(一)临床表现与病理特征

HIV病毒感染使AIDS患者处于免疫低下状态，往往导致一些罕见的脑内感染及肿瘤发生，包括原发性淋巴瘤、血管病变等，如继发于细菌性心内膜炎或血管炎的脑栓塞。常见的脑部并发感染为弓形虫病(弓形虫感染)、PML、隐球菌及念珠菌感染、巨细胞病毒和疱疹病毒脑炎、结核、放射菌病、曲霉菌病、球孢子菌病、梅毒等。临床表现方面，AIDS脑部并发症患者的局灶神经征象及意识障碍程度，往往比AIDS痴呆综合征患者明显。

(二)MRI表现

脑内具有团块效应的局限性病灶，在弓形虫病的出现率为50%～70%，在原发性中枢神经系统淋巴瘤为10%～25%，在PML为10%～22%。而隐球菌及巨细胞病毒脑炎往往不形成局限性病灶。弓形虫病所致多发性脑实质病变，常位于基底核区及皮髓质交界区，MRI呈结节状或不规则长T_1、长T_2信号，结节状或环形强化。然而，脑脓肿、结核及淋巴瘤也可有类似表现。发生于AIDS患者的原发性中枢神经系统淋巴瘤，病灶中心坏死的概率多于非AIDS患者的淋巴瘤。PML主要表现为受累脑白质的异常信号，以顶、枕叶多见。巨细胞病毒脑炎主要表现为局部水肿及占位效应，增强T_1WI见室管膜弥漫性强化。平扫MRI往往不能充分显示AIDS并发症的各种病灶，增强T_1WI可提高显示率。

第二章 呼吸系统疾病 MRI 诊断

第一节 肺结核

肺结核是肺部的常见疾病，常规 X 线、CT 对肺结核的影像表现已有较深入的认识，但随抗生素及抗结核药物的广泛应用，结核杆菌不仅产生了抗药性，其病变的表现也发生了一定变化。近年来肺结核发病率有增多的趋势，而且其影像学病变的表现也越来越复杂，越来越不典型，X 线、CT 有时诊断非常困难，而 MR 检查可以提供非常有价值的信息。

初次感染的原发性肺结核常见于婴幼儿和儿童，一般无症状或症状较轻，随预防接种卡介苗的普遍实施，原发复合征已非常少见。继发性肺结核常见于成人，近年有逐渐增多的趋势，临床表现与患者的体质等因素有关，常见症状包括：①全身中毒症状，如低热、盗汗、乏力、午后潮热、消瘦等。②局部症状有：咳嗽、咯血等，并发胸膜炎时可出现胸痛。此外，患者结核菌素试验呈阳性，结核菌可从痰液、支气管吸出物和胃液中检出。

一、MRI 诊断要点

（一）渗出性病变

呈结节状或片状影，病灶边缘模糊，常为多发，T_2WI 呈较高信号，T_1WI 呈等信号，增强扫描强化较均匀。病灶内常可见支气管充气征。

（二）增殖性病变

周围渗出逐渐吸收，病灶边缘逐渐变清楚，T_2WI 信号变低，T_1WI 信号较肌肉高，病灶形态多不规则，可见收缩样改变。

（三）干酪样病变

病灶信号均匀，T_2WI 中央信号较高，增强扫描病灶中央坏死区多无强化。干酪样病变可表现为大片状，甚至累及一个肺时，常伴肺门及纵隔淋巴结肿大。有时与肺癌伴淋巴结肿大及阻塞性肺炎较相似，但肺门及纵隔内淋巴结增强扫描表现为环状强化，而肺癌的淋巴结表现为均匀强化，可资鉴别。结核球是被纤维包裹的干酪样病灶，直径一般大于 2cm，3cm 左右多见，大于 5cm 少见。病灶偶尔也可见长、短毛刺或分叶。但结核球动态增强扫描表现为病灶早期迅速强化（肺动脉供血强化早于支气管动脉供血），然后下降，一般无平台期，延迟扫描病灶周围强化明显，而中央不强化或强化较弱。而肺癌增强扫描，动态强化略延迟，可维持一个平台期，延迟期强化均匀。

（四）空洞

结核空洞可多发也可单发，空洞壁薄者较多见，常为 2～3mm，也可为厚壁。空洞内壁多不规则，空洞内常可见液平面。

(五)纤维化、钙化

纤维化呈索条状或大片状,形态不规则,常呈长毛刺状改变,T_2WI 信号相对较低。大片状纤维化,肺体积缩小有时与肺不张较难鉴别。纤维化并发支气管扩张时,T_2WI 可见聚拢的柱状改变,由于其内有液体聚集,T_2WI 信号较高,诊断较容易。MR 只能显示较大的钙化,T_2WI和 T_1WI 均呈低信号。

(六)支气管内膜结核

影像学一般不能直接显示病灶,只能显示病灶并发的肺不张。在靠近肺门处无肿块,是和肺癌鉴别的重要征象。肺结核一般中上肺叶多见,近年下叶肺结核报道逐渐增多,以右侧多见。

二、鉴别诊断

(一)结核球和周围型肺癌

结核球边缘较光滑,分叶,毛刺较少见,周围常见卫星病灶。结核球多为肺动脉供血,动态增强病灶迅速强化,然后迅速下降,病灶中央不强化。周围型肺癌,肿块常有分叶及短毛刺,胸膜凹陷征也常见于周围型肺癌,周围型肺癌多系支气管动脉供血,动态增强扫描病灶强化较慢,造影剂在病灶内滞留时间长(部分造影剂渗入细胞外液),到达峰值后,可维持一个平台期,延迟期病灶强化均匀。

(二)肺门、纵隔淋巴结核和转移性淋巴结肿大

淋巴结核增强扫描由于中央有干酪样坏死,病灶呈环行强化,转移性淋巴结常呈均匀强化。

第二节　肺癌

肺癌是最常见的肺部原发恶性肿瘤,由于受空气污染及吸烟人数增多,我国肺癌发病率有逐年增多的趋势,在肿瘤的死因中,肺癌在男性居首位,在女性居第二位,发病年龄为 45～75 岁。

一、MRI 在肺癌的诊断中的优势

MRI 对肺癌的诊断价值不如 CT,但 MRI 在肺癌的诊断中有些独到之处。其主要优势是:

(1)MRI 的 T_1WI、T_2WI 及增强扫描等提供更多的信息,有利于肿瘤的鉴别诊断。动态增强扫描可以提供肿瘤血供的动态信息。

(2)MRI 可多方位成像,可清晰显示支气管,更好地显示支气管的阻塞情况。

(3)肿瘤与继发的阻塞性肺不张信号不同,可以较容易地区分肿瘤和肺不张,更明确地显示肿瘤的范围。

(4)对纵隔内淋巴结转移显示优于 CT,对肿瘤的胸膜转移、心包、纵隔侵犯等病变的显示优于 CT。

(5)MRI 血流成像等技术使 MRI 对血管显示较好，能清晰显示肿瘤和周围血管的关系及肿瘤内部血管的情况。

(6)对大量胸腔积液所掩盖的肺癌病灶，以及肺上沟瘤有很高的诊断价值。

二、MRI 诊断要点

(一)中央型肺癌

肺门周围肿块，是中央型肺癌的最直接表现。

1.管腔内型

支气管内可见软组织肿块。

2.管壁型

受累支气管管壁不规则增厚，管腔狭窄甚至梗阻。

3.管壁外型

多发生在肺段支气管，引起肺的阻塞性变化较轻。

和常规 X 线及 CT 检查比，MRI 可以区分肿块和肺不张，T_2WI 肿块信号较肺不张低，增强扫描肿块强化也较周围不张的肺弱。

(二)周围型肺癌

为发生于肺野外围段以下支气管的肿瘤，MRI 表现为实质性肿块可显示肺癌的常见形态学征象，如分叶与毛刺；脐样征；兔耳征。动态增强可为周围型肺癌与其他疾病鉴别提供有价值的信息。当患者有大量胸腔积液时，由于胸积液在 T_1WI 为低信号改变，故可清楚显示中等信号的肿块征象，有利于诊断。

(三)细支气管肺泡癌

结节型表现同周围型肺癌相似；肺炎型表现同肺炎相似，双侧肺野内多发片状异常信号区，可呈毛玻璃状或蜂窝状改变，可以见到“支气管充气征”，患者常有明显的换气障碍，病变进展迅速。弥漫型表现为两肺广泛分布的腺泡结节状阴影，结节可融合。

(四)Pancost 瘤

位于肺上叶的顶部，MRI 可显示肿瘤侵犯胸壁、肋骨。临床上典型表现为臂丛神经痛和 Horner 三联征(患侧瞳孔缩小、上睑下垂和眼球内陷)，称肺上沟瘤综合征。

(五)肺癌转移征象

1.直接蔓延

侵犯邻近脏层胸膜、心包和大血管，还可侵犯邻近胸壁。MRI 对胸膜转移显示非常清楚，T_2WI 胸腔积液呈高信号，胸膜转移结节呈稍高信号，对比非常明显。病灶还可经肺静脉侵犯左心房。

2.淋巴转移

纵隔淋巴结转移常见的部位包括气管旁、主肺动脉窗、肺门、隆突下及食管奇静脉隐窝，在肿块和肺门淋巴结之间有时可见癌性淋巴管炎，肺癌转移淋巴结坏死非常少见，增强扫描多呈均匀强化，是与纵隔淋巴结核的重要鉴别点。

3.血行转移

肺内多发圆形、边缘光滑结节，好发于肺的外周。

第三节　肺动脉栓塞

肺动脉栓塞又称肺栓塞，是指内源性或外源性栓子栓塞肺动脉，引起肺循环障碍的综合征。肺动脉栓塞死亡率高达20%～30%，在西方国家仅次于肿瘤和冠心病，居第3位。在我国肺动脉栓塞并不少见，只是对其认识不足。绝大部分肺动脉栓塞生前未能得到正确诊断，根据国内外尸检报告，肺动脉栓塞患病率高达67%～79%。如果生前能做到及时诊断，得到正确、有效的治疗，病死率可以下降至8%。

MRI诊断要点：

MR检查方法主要包括：常规SE、快速梯度回波、造影剂增强MRA和屏气超快速扫描等，特别是快速梯度回波序列和静脉内注射造影剂MRA检查，屏气在几秒钟内即可获得三维肺动脉的图像，肺动脉的7～8级分支均可清楚地显示，其诊断能力已经接近DSA的水平。

一、中心型肺动脉血栓

血栓常位于左、右肺动脉主干及叶一级的肺动脉，T_1WI、T_2WI呈高或等信号，梯度回波及MRA图像上呈条状低信号的充盈缺损。MR检查可清楚显示中心型肺栓塞和位于肺叶以上肺动脉内的栓子，结合肺栓塞所致心脏大血管的多种继发性改变，如右心室扩大、肺动脉主干扩张等，可准确作出肺栓塞的诊断。MRI还可以根据有无右心室壁的增厚，作出肺栓塞急、慢性期的鉴别。

急性期肺栓塞患者肺动脉扩张和右心室扩大显著，无右心室壁的增厚；而慢性期的肺栓塞患者，在肺动脉高压的基础上均有右心室壁的增厚。肺栓塞主要继发于血栓栓塞性疾病，多见于双下肺，且右侧比左侧多见，其主要并发症为肺梗死。MRI检查在肺栓塞的诊断中占有重要地位。

二、周围型肺栓塞

MR检查不能直接显示栓子，仅见肺内有斑片状异常信号，3D－DCE－MRA也不能显示肺动脉内栓子，但是患者病变区域均可见肺动脉的小分支显示减少。常有肺动脉主干和左、右肺动脉扩张，右心房、室扩大和右心室壁增厚等肺动脉高压的改变。无法判断肺内病变的性质，此时参考核素V/Q检查有一定帮助。幸好，段以下发生栓塞的机会仅占6%。

第三章 心血管系统疾病MRI诊断

第一节 正常MRI解剖

MRI可以多方位、多层面显示心脏和大血管的形态及其组织结构。

一、横轴面

横轴面是最常用的标准体位,它能清楚显示心脏及大血管结构的毗邻关系,了解心脏各个房室间的解剖位置及房室大小。

(一)无名动脉层面

此层面可见5个血管断面,即气管前方的无名动脉、其左侧的左侧颈总动脉、左后侧的左侧锁骨下动脉、最右侧的上腔静脉及前部呈带状的左侧无名静脉。

(二)主动脉弓部层面

可见主动脉弓及其右侧的上腔静脉,主动脉弓后侧可见气管及食管。

(三)主一肺动脉窗层面

气管右前为升主动脉;脊柱左前方为降主动脉,两者间的低密度区为主一肺动脉窗。上腔静脉位于升主动脉右后侧,此层面可以见到奇静脉由脊柱右前方,绕过气管右缘汇入上腔静脉。

(四)左肺动脉层面

又称为气管隆嵴层面。见左右主支气管,升主动脉位于右前部;其左后侧、左主支气管左前方可见向左侧弧形走行的左肺动脉。上腔静脉位于升主动脉右后侧,奇静脉位于降主动脉右侧、脊柱前方。

(五)右肺动脉层面

升主动脉位于右侧前方,升主动脉左侧为肺动脉主干(有时可见肺动脉瓣膜结构),升主动脉左后侧右肺动脉呈弧形绕过升主动脉进入右肺门,升主动脉与右肺动脉干之间为上腔静脉,上腔静脉右侧可见右上肺静脉。左上肺静脉位于左主支气管左前方,左上肺静脉后侧为左肺动脉。降主动脉及其静脉位置基本不变。

(六)主动脉根部层面

见主动脉窦,前部为右冠窦、左后为左冠窦、右后为无冠窦。左冠窦位置略高于其他两窦。自此层面向下胸部降主动脉及其静脉于胸部位置基本同前。此层面以下可以见到冠状动脉主干及分支,相关冠状动脉解剖另外详述。

1.左冠状动脉层面

升主动脉根部居中,前方为主肺动脉干(右心室流出道)。后方为左心房及左房耳,右侧为右房耳,右后方为上腔静脉。左心房两侧可见双上肺静脉连接心房。

2.右冠状动脉层面

此层面较左侧冠状动脉发出层面略低。升主动脉根部居中,其前方为右室流出道,左侧为左心室顶部,右侧为右心房(可见上腔静脉汇入右房),后方为左心房及肺静脉(多为下肺静脉)。此层面可见右窦发出的右冠状动脉主干近段。

(七)左心室流出道层面

由位于左后侧的左心房、左前侧的左心室、右后侧的右心房、右前侧的右心室及主动脉窦一左室流出道结构共同构成“五腔心”层面。此层面可以观察到左心房室间的二尖瓣和右心房室间的三尖瓣。三尖瓣位置略低于二尖瓣。两心房室间可见房间隔和室间隔。左心室的心肌壁较右室厚,腔内可见乳头肌影。右心室腔内在扫描清晰的情况下可以见到腔内前部横行的调节束。前室间沟、左房室沟及右房室沟内分别走行前降支、回旋支和右冠状动脉。

(八)左心室体部层面

可见左右心房、室四个心腔。

(九)左心室膈面

可见呈长圆形的左心室和右侧的右心室,可见少许右心房。

二、心脏短轴像

心脏短轴面图像为垂直于左侧二尖瓣到心尖的连线的层面。短轴面可以清晰显示左心室各壁心肌情况,结合电影观察可以了解心肌收缩和心肌壁增厚变薄情况。短轴面上对于瓣膜、左心室流出道及心尖部的观察略差。

(一)升主动脉根部层面

主动脉根窦部位于中央,可以见到三个主动脉窦,前方为右冠窦、左后侧为左冠窦、右后方为无冠窦。右冠窦发出右冠状动脉,左冠窦发出左冠状动脉。此位置可以显示三个主动脉瓣,在动态观察时可以显示瓣膜开闭状况,多用来协助诊断是否有主动脉瓣受累。

(二)二尖瓣层面

可见左心房室及二尖瓣,亦可见到右前部的右心室和右后侧的右心房,两者间的三尖瓣显示略逊于二尖瓣。

(三)左室体部层面

左室占据纵隔左侧左缘大部,呈椭圆形,此层面可以显示左室前间隔壁、侧壁、侧后壁、后壁及室间隔。左心室腔内类圆形充盈缺损为前、后乳头肌影。应该注意的是短轴面上左室前缘并非心尖部,而是前间隔壁。

(四)左室膈面

可见左右心室。此层面接近心尖,可显示心尖形态,但观察效果不如长轴面。

三、心脏长轴像

心脏长轴面图像包括垂直于室间隔的左室长轴层面(四腔心)以及平行于室间隔沿左侧二尖瓣到心尖连线扫描的层面(两腔心)。主要用来观察瓣膜(主动脉瓣及二尖瓣)、左心室流出道和心尖部情况。

左心室流出道层面可以清楚地显示左心室流出道、主动脉瓣及升主动脉根部。左心室腔内各乳头肌影。并可见左心房、室间的二尖瓣。左心室前缘相当接近心尖部，所以常用来观察心尖部病变。

第二节　先天性心脏病 MRI 表现

先天性心脏病是儿童最常见的心脏疾病，近几年来，随着患病儿童人数急剧增长，先天性心脏病的诊断及治疗面临巨大的挑战。心血管造影检查一直是先天性心脏病诊断的“金标准”，但其为有创性检查，并且易受对比剂剂量的影响和投照体位的限制。无创性影像检查方式如超声心动图、多排螺旋 CT、心脏 MRI 检查在先天性心脏病的诊断方面有极大的优势。虽然心脏 MRI 检查分辨力不及 CT，但因其无辐射性及低对比剂反应，正逐渐成为先天性心脏病重要的检查方式。

一、房间隔缺损

房间隔缺损(ASD)指房间隔构成异常。缺损可以并发或不并发心内膜垫的畸形。ASD 分为原发孔型(Ⅰ孔型)ASD 和继发孔型(Ⅱ孔型)ASD。本节仅讨论继发孔型 ASD。

(一)临床表现与病理特征

ASD 的发生是由于胚胎发育第四周时，原始第一房间隔吸收过度和(或)第二房间隔发育不良，导致的残留房间孔，主要血流动力学改变为心房水平左向右分流，使右心房、室及肺血流量增加。ASD 占先天性心脏病 10%～15%，根据缺损部位不同可分为以下 4 型：

1.中央型或称卵圆窝型

是本病最常见的一种类型，占 75%。位于房间隔卵圆窝处，四周房间隔组织完整。

2.下腔型

占 5%～10%。缺损位于房间隔下方下腔静脉入口处，因其主要由左房后壁构成缺损后缘，故缺损没有完整的房间隔边缘，常并发右下肺静脉畸形引流入右心房。

3.上腔型

又称静脉窦型缺损，占 10%。缺损位于房间隔后上方上腔静脉入口下方，没有后缘，上腔静脉血直接回流至两侧心房，常并发右上肺静脉畸形引流入上腔静脉。

4.混合型

常为矩大缺损，兼有上述两种以上缺损。

(二)MRI 表现

1.直接征象

为房间隔连续性中断。但因房间隔为膜性结构，黑血序列或常规 SE 序列受容积效应的影响，不能明确诊断且容易漏诊。而亮血序列横轴面或垂直房间隔的心室长轴面(即四腔心层面)是显示 ASD 的最佳体位和方法。亦可辅以薄层(以 3～5mm 为宜)的心脏短轴面和冠状面显示 ASD 与腔静脉的关系并确定 ASD 的大小，为临床制定治疗方法提供依据。

2.间接征象

包括右心房、室增大；右心室室壁增厚；主肺动脉扩张，其内径大于同一层面升主动脉内径。正常情况下，同一水平面主动脉与主肺动脉直径之比约为1∶1。

3.MR电影成像

在心房水平可见异常血流的低信号，根据血流方向来判定分流方向，同时可根据低信号血流束的面积粗略估测分流量。

对于单纯ASD可以通过测定左、右心室心排血量，计算分流量。

二、室间隔缺损

室间隔缺损(VSD)是指胚胎第8周，心室间隔发育不全或停滞，而形成的左、右心室间的异常交通，引起心室内左向右分流，产生血流动力学紊乱。

(一)临床表现与病理特征

VSD是最常见的先天性心脏病，约占出生存活婴儿的0.2%和先天性心脏病的20%～25%。按病理解剖，VSD分为漏斗部、膜部、肌部三型：

1.漏斗部VSD

又分为：①干下型VSD，缺损紧位于肺动脉瓣下，位置较高，左室分流入右心的血液可直接喷入肺动脉。易并发主动脉瓣关闭不全；②嵴内型VSD，位于室上嶠，漏斗部间隔内，但与肺动脉瓣有一定距离，左室分流的血液射入右室流出道。

2.膜部VSD

又分为：①单纯膜部VSD：单发而局限于膜部间隔的小缺损，有的呈瘤样膨出；②嵴下型VSD：室上嵴下方的膜部缺损，常较大；③隔瓣下型VSD：缺损大部分位于三尖瓣隔瓣下方。

3.肌部VSD

位于肌部室间隔的光滑部或小梁化部，位置均较低，可单发或多发。

(二)MRI表现

1.直接征象

为室间隔连续中断。以横轴面及垂直室间隔左室长轴面显示最为满意。隔瓣后VSD于四腔心层面可见隔瓣后两心室间交通。嵴上型VSD垂直于室间隔根部，斜矢状面可见主动脉根部与右室流出道之间的圆锥部间隔消失。干下型及嵴内型VSD以短轴面显示为佳，可辅以矢、冠状面。在四腔心层面或五腔心层面经缺损部位平行室间隔采用薄层步进的方法扫描可显示整个缺损的大小形态。

2.间接征象

包括少量分流者，可无其他异常表现；大量分流可见心室增大，室壁增厚，肺动脉增宽，内径大于同一层面升主动脉内径等。

3.MR电影成像

可见心室水平异常血流形成的低信号，依据血流信号判定分流方向及估测分流量，同时有利于发现小的或多发的VSD。对于肌部小VSD仅在心室收缩期清楚显示左向右分流。隔瓣后VSD常并发主动脉瓣脱垂，造成主动脉瓣关闭不全，则在左室双口位电影序列上可直接显示主动脉瓣区异常反流信号及主动脉瓣脱垂情况。经后处理还可测定射血分数、心排血量，评估心脏功能。

三、心内膜垫缺损

心内膜垫缺损亦称房室间隔缺损，是由于胚胎期腹背侧心内膜垫融合不全，原发孔房间隔发育停顿或吸收过多及室间孔的持久存在所导致的一组先天性心内复杂畸形群。

(一)临床表现与病理特征

ECD包括原发孔房间隔缺损、室间隔膜部、二尖瓣前瓣及三尖瓣隔瓣的发育异常。发病率约占先天性心脏病的0.9%～6%。主要分型如下：

1.部分型ECD

包括：①单纯型Ⅰ孔型房间隔缺损；②Ⅰ型房间隔缺损，并发二尖瓣裂；③Ⅰ孔型房间隔缺损，并发三尖瓣裂。

2.过渡型ECD

Ⅰ孔型房间隔缺损，并发二、三尖瓣裂。

3.完全型ECD

Ⅰ孔型房间隔缺损，共同房室瓣，室间隔缺损。

4.心内膜垫型室间隔缺损

包括：①左室一右房通道；②心内膜垫型室间隔缺损。

国外大组病例报道：约61.8%完全性ECD及28%部分性ECD并发21一三体综合征或唐氏综合征。其他并存畸形包括：10%并发动脉导管未闭、10%并发法洛四联症、2%并发右室双出口、3%并发冠状窦无顶综合征，少数可并发完全性肺静脉畸形引流、大动脉转位。

(二)MRI表现

1.直接征象

为房间隔下部及膜部室间隔连续中断。在亮血序列中以横轴面或四腔心层面显示最为满意，可见房间隔下部(即Ⅰ孔型)连续中断，缺损无下缘，直抵房室瓣环，二尖瓣前叶下移，左室流出道狭长。完全性ECD表现为十字交叉消失，左右房室瓣环融成一体，成一共同房室瓣，其上为Ⅰ孔型房间隔缺损，其下为膜部室间隔缺损。左室一右房通道则表现为左室、右房间直接相通。

2.间接征象

包括全心扩大，以右心房室增大为著；右心室壁增厚；中心肺动脉扩张，主肺动脉内径大于同水平升主动脉。

3.MR电影成像

显示房室瓣区异常反流信号，并进行半定量分析；根据房室水平异常血流低信号，估测分流量；并可经后处理测定射血分数、心排血量，评估心脏功能。

四、动脉导管未闭

动脉导管未闭为常见的先天性心脏病之一。

(一)临床表现与病理特征

PDA发病率约9%～21%，男女比例为1∶2～1∶30动脉导管由左侧第六对主动脉弓的背侧部分发育而来，连接于左、右肺动脉分叉处于主动脉弓远端之间。88%于生后8周完全关闭,少数可延迟至1年。持续不闭者即为PDA,导致主一肺动脉水平连续性左向右分流。

PDA按其形态可分为:①柱型:导管两端粗细相仿,也称管状型;②漏斗型:导管主动脉端粗,肺动脉端较细;③窗型:导管短而粗,又称缺损型,此型最少见。

(二)MRI表现

1.直接征象

黑血序列横轴面及左斜矢状面图像显示主动脉峡部与左肺动脉起始部间经动脉导管直接相连通。并可测量导管内径及长度,同时根据形态分型。亮血序列较黑血序列更为敏感,对于细小或管状扭曲的动脉导管,可采用薄层(3～5mm)步进的方法逐层扫描。

2.间接征象

左心房室增大,以左心室增大为著且室壁增厚;升主动脉、主肺动脉及左、右肺动脉扩张。

3.MR电影成像

可显示分流方向,并对分流量进行定量分析。

4.3DCE－MRA

经MIP或MPP重建示主动脉峡部与左肺动脉起始部间经动脉导管直接相连通。通过重建清晰显示动脉导管形态,明确分型;并分别测量动脉导管主动脉端、肺动脉端内径及动脉导管长度。这种方法较直观,临床医生易于接受,为临宋制定治疗方法提供依据。

五、法洛四联症

法洛四联症(TOF)是最常见的发绀型先天性心脏病,占先天性心脏病的12%～14%。

(一)临床表现与病理特征

TOF的主要畸形包括肺动脉狭窄、室间隔缺损、主动脉骑跨和右心室肥厚。其中,由于圆锥室间隔前移所造成的右室漏斗部狭窄及对位异常的高位室间隔缺损为其特征性改变。TOF的血流动力学改变取决于肺动脉狭窄程度和室间隔缺损大小及其相互关系。TOF并存的畸形包括:①多发性室间隔缺损,以肌部室间隔缺损为多;②外周肺动脉发育异常,包括左或右肺动脉起始部或肺内分支狭窄、一侧肺动脉缺如、扩张性改变等;③冠状动脉畸形,左前降支起源于右冠状动脉或右冠状窦、单冠状动脉畸形;④右位主动脉弓,占20%～30%;⑤房间隔缺损;⑥永存左上腔静脉;⑦心内膜垫缺损;⑧其他畸形包括肺动脉瓣缺如、三尖瓣下移畸形、右室异常肌束、主动脉瓣关闭不全等。

(二)MRI表现

(1)黑血＋亮血序列横轴面和斜冠状面可以显示右室漏斗部(即流出道)、肺动脉瓣环、主肺动脉及左右肺动脉主干的发育及狭窄程度。横轴面、四腔心层面及心室短轴面可以清楚显示嵴下型室间隔缺损的大小,右心室壁肥厚,可达到或超过左室壁厚度。正常情况下,左室壁厚度约为右室壁厚度的3倍。对于并存肌部小室间隔缺损可采用薄层步进的扫描方法。在横轴面和心室短轴面上显示升主动脉扩张并可判定主动脉骑跨程度,若骑跨率较大时,取垂直室间隔流出道部左室长轴面(即左室双口位),显示主动脉后窦与二尖瓣前叶之间是否存在纤维连接,这是与法四型右室双出口的鉴别点。

(2)MR电影成像可以显示肺动脉瓣环发育大小、瓣叶数目及开放程度;室间隔缺损分流方向,同时评价右心室功能,对评估预后有较大意义。

(3)3DCE－MRA经MIP及MPR重建，可明确、直观显示两大动脉空间关系，尤其是显示主肺动脉、左右肺动脉主F及分支的发育情况和狭窄程度。同时可以测量并计算肺动脉指数或McGoon指数，对手术术式选择有重要意义。

六、肺静脉畸形连接

肺静脉畸形连接(APVC)又称肺静脉畸形引流，是指肺静脉未能直接与左心房相连，而是直接或通过体静脉系统与右心房连接。

(一)临床表现与病理特征

APVC分为完全型(即全部肺静脉与右心房或体静脉相连)和部分型(部分肺静脉与右心房或体静脉相连)两种类型。完全型APVC占先天性心脏病0.6%～1.5%。根据回流部位可分为四型：

1.心上型

肺静脉汇合成一支总干引流入垂直静脉→左无名静脉→右上腔静脉→右心房。占50%。

2.心内型

直接引流至右心房或冠状静脉窦，占25%～30%。

3.心下型

肺静脉汇合成→支总干经横膈引流入下腔静脉、门静脉或肝静脉，占13%～25%。均因回流受阻而存在肺静脉高压。

4.混合型

各分支分别引流至不同部位，占5%～7%。多为一侧肺静脉连接于左垂直静脉而其余肺静脉连接于冠状静脉窦。

完全型APVC几乎均并存房间隔缺损，25%～50%并发动脉导管未闭，约1/3并发其他畸形，如单心室、永存动脉干、大动脉错位、肺动脉闭锁、主动脉弓发育不全、法洛四联症、右室双出口、无脾综合征、多脾综合征等。

部分型APVC可单独存在，但常并发Ⅱ孔型房间隔缺损。右肺的部分型APVC远比左肺多见。常见的引流部位有下腔静脉、右上腔静脉、右心房、左无名静脉等。其血流动力学改变与心房水平左向右分流相似。

(二)MRI表现

(1)黑血＋亮血序列横轴面和冠状面为最佳体位，辅以斜矢状面可追踪肺静脉走行，显示肺静脉汇合的主干，异常引流途径及引流部位。利用亮血序列的横轴面加四腔心层面可显示两心房形态、大小及心房水平交通情况，以鉴别房间隔缺损与卵圆孔未闭。

(2)MR电影成像可明确显示有无房间交通的右向左分流，并估计分流量。显示肺动脉高压的程度。评价心功能，右心功能不全时肺动脉瓣及三尖瓣区可出现异常反流信号。在追踪肺静脉走行时，如果上述畸形显示不满意或可疑时，可复制相应层面并利用薄层步进扫描方法进行调整，其显示畸形会比黑血或亮血序列更加清楚。

(3)3DCE－MRPV经MIP及MPR重建可明确直观、全面地显示肺静脉走行，异常引流途径、引流部位及有无肺静脉狭窄并存。应利用薄层MIP重建方法，逐一显示四条肺静脉与左心房的关系，以及异常回流的肺静脉与体静脉或右心房的异常交通部位，这是诊断本病的关键，对于临床手术具有指导作用。但应注意，如果在重建过程中发现有遗漏畸形，可重新选择相应层面用MR电影成像证实，避免因容积效应所产生的假象干扰。

七、先天性肺动脉狭窄

先天性肺动脉狭窄(PS)约占先天性心脏病的10%～18%。

(一)临床表现与病理特征

PS根据狭窄部位不同可分为四型：

1.瓣膜型狭窄

最为常见，瓣膜在交界处融合成圆锥状，并向肺动脉内突出，瓣膜增厚，瓣叶多为三个，少数为两个。漏斗部易形成继发性狭窄，肺动脉主干有不同程度的狭窄后扩张。常并发ASD、VSD、PDA等。

2.瓣下型狭窄

较为少见，可分为隔膜型狭窄和管状狭窄。前者表现为边缘增厚的纤维内膜，常在漏斗部下方形成纤维环或膜状狭窄；后者由右心室室上嵴，及壁束肌肥厚形成，常并发心内膜纤维硬化。

3.瓣上型狭窄

可累及肺动脉干、左右肺动脉及其分支，单发或多发。半数以上病例并发间隔缺损、PDA等其他畸形。

4.混合型狭窄

上述类型并存，以肺动脉瓣狭窄并发漏斗部狭窄常见。

(二)MRI表现

(1)黑血及亮血序列轴面、斜冠状面和左前斜垂直室间隔心室短轴像可显示右室流出道、主肺动脉、左或右肺动脉主干的狭窄部位、程度及累及长度。

(2)MR电影成像可显示肺动脉瓣环发育情况、瓣叶数量及狭窄程度，并可显示粘连瓣口开放受限形成的“圆顶”征及低信号血流喷射征。

(3)CE－MRA不仅可直接显示右室流出道，测量中心肺动脉狭窄程度，还可通过重组图像逐一显示段级以上周围肺动脉狭窄，能够有效评价肺动脉的发育情况。

第三节　缺血性心脏病MRI表现

由于冠状动脉阻塞所造成心肌缺血、急慢性心肌梗死以及导致的心脏形态上及功能上的改变，统称为缺血性心脏病。心脏MRI可以对缺血性心脏病进行形态学、局部及整体心功能评价、心肌灌注成像、心肌活性检查等。

一、心肌缺血

(一)心脏形态改变

在心肌缺血比较严重时，可发生心脏形态学改变，主要包括相应供血区域局部心肌变薄，心腔扩大;但在多数情况下,心肌缺血往往无明显形态学改变,而主要表现在功能方面的异常。

(二)心脏功能改变

1.MR 首过心肌灌注成像

在正常情况下,冠脉血管可以通过自身调节使冠脉血流量基本维持在正常水平,即冠脉平滑肌随着冠脉灌注压增加或减少而有相应的收缩或舒张,从而使生理状态下静息时的冠脉血流量保持恒定,心肌灌注无明显变化。当冠状动脉狭窄存在时,通过此处的血流减少,导致心肌灌注减低和心肌氧供减少。灌注减低最初发生在心内膜下心肌,随着冠脉血流的进一步减少,灌注缺损逐渐延展至心外膜,呈透壁性。因此对于左心室功能,首先出现的是舒张功能受损,然后是收缩功能受损。当仅仅出现轻度的舒张功能减低时,心电图(ECG)变化和临床心绞痛症状不一定会出现,而心肌灌注异常会发生在心肌缺血一连串病生理变化的早期,因此节段性心肌灌注异常是评估心肌缺血更为敏感的指标。而且,在同一次扫描过程中,MR 心肌灌注结合形态、室壁运动情况能够对心脏形态功能做出综合准确的评价。

心肌血流灌注异常是因心外膜下冠状动脉或(和)其小血管的狭窄阻塞,导致的心肌缺血所致。重度冠状动脉狭窄(80%～90%)时,在静息状态下可出现灌注异常,而冠状动脉轻一中度(50%～60%)狭窄,由于代偿性血管扩张储备,即小血管进行性扩张,可维持冠状动脉血流,所以静息状态下心肌灌注可无异常变化。此时如应用药物负荷试验,因狭窄冠脉供血区心肌小血管已经处于扩张状态,血管扩张剂不能诱发该处的冠脉血流储备,但可使正常冠脉血管扩张,血流迅速增加,造成冠脉狭窄远端的心肌血流相对或绝对减少,形成“冠状动脉窃血”而诱发心肌缺血。

MRFPMPI 检查是诊断心肌缺血的有效方法。它能反映心肌局部组织的血流灌注情况,结合负荷试验可以判定心肌是否存在缺血。其采用快速 MR 成像序列,在对比剂 Gd－DTPA 首次通过心肌组织时(约持续 10～15 秒)进行快速心脏成像。Gd－DTPA 为顺磁性化合物,缩短组织的 T_1 弛豫时间,在 T_1 WI 上表现为高信号,正常情况下,Gd－DTPA 对比剂到达之前,心脏(心腔及心肌)在翻转预饱和脉冲(如 IR－TurboFlash 序列)后呈低信号,随着外周静脉注入的对比剂首先进入右心室,在右心室腔腔呈高信号,之后 5～6 个心动周期,对比剂进入肺循环,左心室仍为低信号,随后左心室腔出现强化,1～2 个心动周期的延迟后,心肌逐渐从心内膜到心外膜出现信号强度升高,心肌强化的峰值,亦即心外膜完全强化通常出现在对比剂到达左心室腔后的 10 个心动周期内。正常心肌增强是均匀一致的,即自心内膜至心外膜信号强度相同。冠状动脉狭窄时,其供血的局部心肌血流量相对减少,对比剂含量低于正常灌注的心肌组织,故局部心肌信号相对减低,即心肌灌注减低,据此 MRFPMPI 可检测冠状动脉狭窄引起的心肌缺血。

MRFPMPI 检查的图像主要通过目测定性法和定量计算方法进行分析。定性评估方法简便、易行,在临床工作中能够综合快速地评估心肌灌注图像。

根据心肌缺血的程度不同,MRFPMPI 异常可表现为:①静息状态各段心肌灌注正常,负荷状态心内膜下心肌或全层心肌透壁性灌注减低或缺损;②静息状态缺血心肌灌注减低或延迟,负荷状态灌注缺损;③静息状态缺血心肌灌注缺损。灌注减低是指心肌强化高峰期缺血区心肌信号强度低于同层正常心肌呈低强化;灌注缺损是指严重心肌缺血表现为持续固定的极低强化和无强化;但多数灌注减低在灌注后期图像上都会出现强化,即缺血区心肌强化高峰迟于正常心肌,则称灌注延迟。灌注异常区多数与冠脉供血区相吻合。国外有些学者对多例确诊及怀疑冠心病者进行 MRFPMPI 定性分析与冠状动脉造影对照研究,结果显示 MRF-PMPI 检测冠心病的敏感性与特异性分别为 93%和 60%～85%;2003 年北京安贞医院影像科对 33 例经冠状动脉造影确诊冠心病者 MRFPMPI 定性分析与冠状动脉造影对照研究,结果显示 MRFPMPI 检测冠心病的敏感性与特异性分别为 82.35%和 91.67%。

需要注意的是,部分正常病例对比剂到达左心室后的最初几幅图像,其心内膜附近表现为“黑线”信号伪影,通常出现在心肌强化峰值之前,容易误认为灌注异常,这种现象是由于心腔与心肌之间有显著的信号强度差形成化学位移伪影所致。此伪影短暂存在并随心肌强化高峰的到来而消失。此外,正常情况下乳头肌也可表现为低度强化,信号强度低于正常心肌,可能会对图像判定产生混淆。

灌注图像的定性分析需要医生的经验,个体差异较大。而且这种方法通过鉴别不同节段之间相对信号增强差别来做出判断,特别是图像信噪比较低时,可能会出现误差。

心肌灌注半定量或定量评估首先需要利用后处理软件在图像上定义兴趣区(ROI),一些自动计算程序可检测心外膜和心内膜边缘,从而提高了 R0I 勾画的速度。但是,自动程序往往不准确,必需人工纠正这些错误以保证数据的准确性。选取 ROI 需要一定的经验,注意不要将左心室室壁内侧的乳头肌和肌小梁包括在兴趣区中。测量连续图像上每一个兴趣区的平均信号强度,可得到一系列心肌节段和室腔的信号强度时间曲线,计算峰值信号强度、峰值时间、平均通过时间(MTT)及曲线斜率来反映正常与缺血心肌灌注的相对关系。其中峰值信号强度反映了对比剂局部峰浓度,曲线斜率反映了局部对比剂浓度增加引起 T 变化的速度。根据曲线,以未增强前左室心肌和血池信号强度均值为信号基础值,计算出心肌灌注缺损和正常心肌的信号强度增加值与血池信号强度基础值的比值和信号增加的斜率。分析比较得到数值,可以识别心肌缺血的区域。

此外,其他一些方法可以更准确地定量评估血流,如心肌灌注储备(MPR)。MPR 是指冠状动脉扩张条件下与基础条件下心肌血流的比值。冠状动脉狭窄后侧支循环的产生使区域性心肌血流的比值背离冠状动脉血流储备,其背离程度取决于侧支血流的建立水平。因此,区域性心肌灌注储备比值能间接反映冠脉狭窄后侧支血流的建立水平。另外,区域灌注的差异可用相对灌注指数(RPI)来评价,该指数定义为同一状态下,狭窄冠脉供血范围内心肌灌注与远处正常心肌灌注的比值。MPR 和 RPI 同被视为评价心肌缺血严重程度的指标。目前通过 MRI 测定的心肌灌注储备得到的并不是心肌绝对血流量的比值,而是分别反映血流量变化的参数一血容量和血流速度进行测定的比值,是一种半定量的测定。整个心肌心肌灌注储备测定分两步进行:①使用扩冠药物前,即静息状态,进行心脏常规扫描,随后行心肌灌注 MRI 扫描。②注射负荷药物同时行心肌灌注 MRI 扫描,按左室短轴方向相同层面进行重复扫描。在左心室前壁、侧壁、后壁、间壁划定 ROI 区,画出负荷前后的心肌信号强度一时间曲线。心肌灌注曲线的分析和处理是测定心肌灌注储备的关键,测定 MTT、心肌信号的峰值(Sip)、心肌信号强度的最大增加值(SIm)、曲线的最大上升斜率(slope)和心肌信号的峰值所对应的时间为(TP)。临床实验研究以及统计学分析证明 Slope、1/MTT 负荷后与负荷前的比值能够全面反映心肌灌注储备。

但由于使用的MRI设备、扩冠的药物、测定方法的不同，目前临床上MRI心肌灌注测定尚未有统一的正常值及异常值参考范围。

2.MR延迟心肌灌注成像

心肌缺血主要在MRFPMPI上表现异常，而在MRDEMPI表现正常，延迟期扫描心肌内未见异常强化信号。

3.心脏运动功能

室壁运动功能可以正常，亦可出现节段性室壁运动异常。GRE序列心脏电影成像可显示。因为此型冠心病的缺血心肌尚有收缩储备功能，在小剂量<10μg/(kg·min)正性肌力药物，如多巴酚丁胺作用下，缺血心肌收缩功能可正常或减低，射血分数(EF%)可正常或下降。

二、心肌梗死

心肌梗死(MI)是在冠状动脉粥样硬化基础上，伴有斑块破裂、出血，血栓形成或冠状动脉痉挛等原因引起管腔急性闭塞，冠状动脉血流中断或急剧减少，使相应的心肌发生持续而严重急性缺血，最终导致心肌缺血性坏死。可依据病程的长短分为急性心肌梗死(AMI)和陈旧性心肌梗死(OMI)。急性心肌梗死又可依据梗死时间的长短分为急性期(冠状动脉急性闭塞<6小时)亚急性期(冠状动脉急性闭塞<72小时)。而病程大于6周时，则称为陈旧性心肌梗死。

(一)临床表现与病理特征

急性心肌梗死的主要病理改变为，当冠状动脉急性闭塞持续1小时后，心肌细胞肿胀，线粒体异常改变如水肿和内部断裂等变化以及核染色质中出现无定形的絮状物聚集，边缘加深和肌原纤维松弛等。缺血持续2小时后，某些细胞的改变向不可逆性变化发展，如肌原纤维紊乱、线粒体成团聚集。6～8小时后，间质水肿明显，肌内细胞核固缩，然后发生溶解，细胞膜的完整性遭到破坏。8～10天左右，坏死的肌内纤维逐渐被溶解，肉芽组织在边缘首先出现。血管和成纤维细胞继续向内生长，同时移去坏死的心肌细胞。以上过程持续到梗死后的4～6周，到第6周梗死区通常已经成为牢固的结缔组织瘢痕，其间散布有未受损害的心肌纤维。

梗死常常从心室壁内膜下与中层开始，再发展至外层心肌，心内膜薄层心肌受累，直径1～2mm的梗死称为心内膜下梗死。从心内膜至心包贯穿全心壁的梗死称为透壁心肌梗死，可达到7～8mm。病理上根据心肌梗死范围分为三型：

1.透壁性心肌梗死

病变累及心室壁全层，为典型的心肌梗死类型。大多数位于左心室。

2.心内膜下心肌梗死

其特点是心肌坏死主要累及心室壁心肌的内1/3层，并可波及肉柱及乳头肌。最严重的病例，坏死灶扩大融合而成为累及整个心内膜下心肌的坏死，称为环状梗死。患者通常存在三支冠状动脉主干严重的动脉粥样硬化并狭窄，但绝大多数既无血栓，亦无阻塞，这说明严重、弥漫的冠状动脉病变是此型心肌梗死发生的前提。当患者由于某种原因(如休克、心动过速、不适当的体力活动)引起冠状动脉供血不足时，可造成各支冠状动脉最远端供血区域(心内膜下心肌)缺氧，因三大支冠状动脉均严重狭窄，侧支循环几乎不能改善心肌的供血，因而导致心肌坏死。

3.灶性心肌梗死

病灶较小,在临床上多无异常表现,生前常难以发现。为多发性小灶状坏死,病灶分布常不限于某一支冠状动脉的供血范围,而是不规则地分布。

(二)MRI表现

1.心肌形态

在SE序列MR图像上,心肌为中等信号强度,类似骨骼肌的信号强度,呈“灰白色”,明显区别于周围心外膜下脂肪的高信号和相邻心腔内血流的低、无信号(呈“黑色”)。梗死心肌及周围水肿,其T_1及T_2弛豫时间延长,在T_2WI图像上心肌呈高信号。Higgins等研究发现,心肌T_2弛豫时间与心肌含水量的百分比呈线性相关。根据心肌信号强度有无增加可区分梗死心肌及正常心肌。急性心肌梗死发生后,24小时即可在T_2WI上观察到信号强度的增加,7~10天之内梗死区呈高信号强度,而且,梗死区T_2WI权重越大,与正常心肌之间对比越强。然而在急性期梗死心肌周围存在明显水肿,所以高信号面积大于真正的梗死范围。亚急性期心肌信号异常面积与梗死范围大致接近,慢性期由于梗死心肌瘢痕形成,水分含量较低,故心肌信号强度低于正常心肌组织。因此,陈旧性心肌梗死SE序列上表现为低信号,在T_2WI较T_1WI信号减低更明显。

2.心肌厚度

MRI可直接显示心肌,心外膜和心内膜的边界清晰可见。因此,该方法可经精确测量得知心肌梗死后心肌变薄的程度,对于有透壁心肌梗死病史的患者能够确认梗死区是否存在足够的残留心肌,为判定是否适合血管搭桥术提供依据。

陈旧性坏死心肌组织的吸收、纤维瘢痕形成是局部心肌变薄的病理基础,节段性室壁变薄是陈旧性心肌梗死的重要形态学改变。前降支阻塞造成前、侧壁或(和)前间隔壁室壁变薄,右冠状动脉阻塞者,后壁或(和)下壁膈段变薄。SE及GRE序列上判断标准为:梗死区室壁厚度小于或等于同一层面正常心肌节段室壁厚度的65%。透壁陈旧性心肌梗死由于瘢痕形成,室壁明显变薄,静息MRI电影可通过测量室壁厚度来鉴别透壁瘢痕和存活心肌。定义正常人平均舒张末期室壁厚度减2.5个标准差,即舒张末期室壁厚度小于5.5mm则为透壁瘢痕组织。MRI采用这一标准鉴别透壁瘢痕。

3.心肌灌注

包括钆对比剂首过灌注和延迟灌注成像。

(1)MR首过心肌灌注成像(MRFPMPI):显示心肌梗死后瘢痕组织的灌注减低、缺损,但由于梗死心肌存在再灌注,心肌梗死还可表现为心肌灌注正常。灌注正常的梗死心肌是无微循环损伤或损伤较轻的再灌注心肌,小冠脉阻塞伴充分的侧支血流也表现为均匀心肌增强即心肌灌注正常。而且,缺血性心脏病病生理学表现是不均衡的,如梗死可局限于心内膜下区,向心外膜层扩散,且功能可恢复心肌节段(冬眠或顿抑心肌)可位于梗死邻近区。这种现象证明检出存活或不存活心肌和预测功能恢复具有一定困难。因此,单独MRFPMPI检查无法诊断梗死心肌,更无法判断梗死心肌内是否有存活心肌,从而临床无法决定是否采取干预进行血运重建。

(2)MR延迟心肌灌注成像(MRDEMPI):显示心肌延迟强化是心肌坏死的标志,提示心肌细胞死亡，细胞间质容积增加，造影剂排出时间延长。动物实验证明，损伤但仍存活的心肌在心肌梗死急性期(≤7天)：心肌灌注MR首过时相表现为充盈缺损，延迟时相没有明显强化；而死亡心肌在心肌梗死稳定期(≥28天)MR心肌灌注首过时相表现为充盈缺损，延迟时相有明显强化。进一步观察，心肌梗死从急性期向稳定期发展过程中，灌注后延迟时相受损心肌细胞从明显强化到不强化，提示这部分细胞具有生存能力；而延迟时相急性期心肌梗死区心肌细胞的不强化到稳定期心肌梗死的明显延迟强化，表明这样的心肌细胞已死亡。急性亚急性期心肌梗死，可逆性及不可逆性心肌损伤均有可能出现延迟增强，慢性心肌梗死延迟增强仅见于不可逆梗死组织。急性期心肌梗死和稳定期心肌梗死都可能有延迟时相的强化，二者病理学基础不同：前者心肌细胞水肿，而无亚细胞结构的崩解，血供尚存；后者心肌细胞间隙增大，造影剂存留时间长。

心肌梗死表现为心肌信号增强，MR成像空间分辨力较高，可显示和分析心肌增强的透壁程度，可分为以下三种类型：①透壁增强：全层心肌增强，可为均匀增强或中央低或无增强的边缘增强，反映微循环阻塞；②非透壁增强，心内膜下心肌或心内膜下至中层心肌增强，心外膜下至中层或心外膜下心肌无增强，后者属存活心肌；③混合型增强，同一心肌段内透壁和非透壁增强并存。

联合应用MRDEMPI和电影MRI，可以鉴别正常心肌、冬眠心肌和坏死心肌。MRDEMPI显示心肌呈低信号，而心肌运动正常，提示为正常心肌组织存活；MRDEMPI显示心肌呈低信号，电影MRI示节段性运动功能失调，提示为冬眠心肌；MRDEMPI显示心肌呈高信号，电影MRI示心肌节段性功能运动失调，提示为坏死心肌。

三、心肌梗死的并发症

左心室室壁瘤(VA)，包括真性、假性室壁瘤。是心肌梗死的常见并发症之一。两者需相互鉴别，真性室壁瘤常位于前壁及近心尖部，瘤口较大。假性室壁瘤少见，多发于左室后壁和膈段，且瘤口小、瘤体大，因其瘤壁为纤维组织包裹故形态不规则，破口的直径，一般多小于瘤体最大直径的一半。通常叙述的室壁瘤多指真性室壁瘤，其是由于心肌梗死后，病变部位被瘢痕组织所取代，其间心肌纤维消失或仅有少量残余，心室壁明显变薄，丧失收缩力或收缩力减弱，因而膨出，形成膨胀瘤。发生率约占心肌梗死患者的20%；特别是广泛前壁心肌梗死最为多见，多发生于前壁及心尖部，也可见于后壁及膈面，并累及室间隔及乳头肌。其特征性的表现就是矛盾运动，也叫反向搏动，心室收缩时，其他部分收缩，病变处心室壁向外扩张，室壁明显变薄(室壁厚度≤2mm)，舒张期则向内收缩。

左心室附壁血栓形成，冠心病患者血液凝固性增强，容易发生血栓形成和栓塞，容易使梗死部位粗糙的心内膜面形成附壁血栓。由心室内附壁血栓破碎、脱落从而引起脑部及外周动脉系统栓塞，常引起严重的并发症。

室间隔穿孔，导致二尖瓣关闭不全的乳头肌断裂。室间隔穿孔(这里指的是肌部室间隔穿孔)后，胸骨左缘第4肋间出现响亮而粗糙的收缩期杂音(SM)及震颤，类似于先天性心脏病的室间隔缺损。乳头肌断裂后可发生急性乳头肌功能不全，引起二尖瓣关闭不全。

心功能不全亦称心力衰竭，是指由于心排血量减低或心腔不能将静脉回心血液充分排入动脉系统中，或两种情况并存，而引起的动脉系统血流灌注不足，不能适应人体的代谢需要，以及静脉系统出现淤血现象的一种临床综合征，是各种心脏病的最终结局。成人射血分数正常值55%～65%。冠心病心功能不全时，射血分数均有不同程度下降。其EF值≤50%即可诊断。按发生的过程可分为急性和慢性两种，按症状和体征可分为左、右和全心功能不全，或者按照心动周期内不同时相的功能障碍亦分为舒张功能和收缩功能衰竭。心肌梗死时因左室心肌功能受损而引起左心衰竭，病情进一步发展在左心衰竭的基础上，进一步发生肺动脉高压而累及右心系统，以至于全心衰。缺血性心脏病由于心肌收缩功能障碍而引起的心功能衰竭，心排血量减低，心脏增大，EF值下降，属于收缩功能衰竭。

心肌梗死并发症的MRI表现主要包括室壁瘤、左心室附壁血栓、室间隔穿孔破裂等。

一、室壁瘤

主要表现如下。

(1)形态学上于心室舒张期室壁局限性异常膨突，左室壁节段性变薄的范围较大，多累及三个以上阶段，变薄程度较重，尤其陈旧性心肌梗死并发室壁瘤者，室壁厚度可薄至1mm。

(2)MR电影示室壁矛盾运动或运动消失，收缩期增厚率消失。

(3)室壁瘤心肌信号在急性期呈高信号，慢性期呈低信号。

(4)需与左室假性室壁瘤鉴别，真性室壁瘤常位于前壁及近心尖部，瘤口较大。假性室壁瘤少见，多发于左室后壁和膈段，且瘤口小、瘤体大，因其瘤壁为纤维组织包裹故形态不规则，MRI可显示破口的直径，一般多小于瘤体最大直径的一半。

二、左心室附壁血栓

在GRE序列表现为附着于心室壁或充填在室壁瘤内的团片样充盈缺损。SE序列血栓的信号强度随血栓形成的时间(即血栓的年龄)而异。亚急性血栓 T_1WI常表现为中等至高信号，T_2WI呈高信号；而慢性血栓在 T_1WI和 T_2WI均呈低信号。经胸超声心动图易遗漏心尖部室壁瘤内的附壁血栓，SE序列结合MR电影有助于区别附壁血栓及该部的缓慢或停滞的血流。延迟心肌灌注成像，因梗死心肌增强可更清晰地显示心室腔内附壁血栓。

三、室间隔穿孔破裂

主要表现有：①室间隔连续性中断，以横轴面及四腔心层面显示最为清晰；②MRI电影可见心室水平异常血流信号，并判定分流方向及估测分流量。

第四章　消化系统疾病 MRI 诊断

第一节　肝脏疾病

一、原发性肝癌

(一)概述

原发性肝癌为我国常见的恶性肿瘤之一,我国恶性肿瘤的发病率,肝癌在男性居第三位,女性居第四位。近年来世界肝癌发病率有上升趋势,每年死于肝癌者全球约 25 万人,我国约 10 万人,为此肝癌研究受到广泛重视。

(二)病理

国内肝癌病理协作组在 Eggel 于 1901 年提出的巨块型、结节型和弥漫型三型分类的基础上,结合国内诊治现状,提出下列分类:①块状型:单块状、融合块状或多块状,直径≥5cm;②结节型:单结节、融合结节或多结节,直径<5cm;③弥漫型:指小的瘤结节弥漫分布于全肝,标本外观难与单纯的肝硬化相区别;④小癌型:目前国际上尚无统一诊断标准,中国肝癌病理协作组的标准是:单个癌结节最大直径≤3cm,多个癌结节数目不超过 2 个,且最大直径总和应≤3cm。以上分型均可有多发病灶,可能为多中心或主病灶在肝内的转移子灶,在诊断时应予注意。肝癌的细胞类型有肝细胞型、胆管细胞型与混合型,纤维板层样肝癌为肝细胞癌的一种特殊类型。肝癌转移以血行性最常见,淋巴途径其次,主要是肝门区和胰头周围淋巴结,种植性转移少见。我国的肝细胞癌病例约 50%～90%并发肝硬化,而 30%～50%肝硬化并发肝癌。

(三)临床表现

亚临床期肝癌(Ⅰ期)常无症状和体征,常在定期体检时被发现。中、晚期肝癌(Ⅱ～Ⅲ期)以肝区痛、腹胀、腹块、食欲缺乏、消瘦乏力等最常见,其次可有发热、腹泻、黄疸、腹腔积液和出血等表现。可并发肝癌结节破裂出血、消化道出血和肝昏迷等。70%～90%的肝癌 AFP 阳性。

(四)MRI 表现

磁共振检查见肝内肿瘤,于 T_1WI 表现为低信号,T_2WI 为高信号,肝癌的瘤块内可有囊变、坏死、出血、脂肪变性和纤维间隔等改变而致肝癌信号强度不均匀,表现为 T_1WI 的低信号中可混杂有不同强度的高信号,而 T_2WI 的高信号中可混杂有不同强度的低信号。

肿瘤周围于 T_2WI 上可见高信号水肿区。肿瘤还可压迫、推移邻近的血管,肝癌累及血管者约 30%,表现为门静脉,肝静脉和下腔静脉瘤栓形成而致正常流动效应消失,瘤栓在 T_1WI 上呈较高信号,而在 T_2WI 上信号较低。静脉瘤栓、假包膜和瘤周水肿为肝癌的 MRI 特征性表现,如出现应高度怀疑为肝癌。注射 Gd－DTPA 后肝癌实质部分略有异常对比增强。小肝

癌 T_1WI 信号略低但均匀，T_2WI 呈中等信号强度，注射 Gd－DTPA 后可见一强化晕。肝癌碘油栓塞化疗术后，由于脂质聚积于肿瘤内，T_1WI 和 T_2WI 均表现为高信号；但栓塞引起的肿瘤坏死、液化，则 T_1WI 为低信号、T_2WI 为高信号。

（五）诊断要点

（1）有肝炎或肝硬化病史，AFP 阳性。

（2）MRI 检查见肝内肿瘤，T_1WI 呈低信号，T_2WI 信号不规则增高，可呈高低混杂信号。

（3）可见静脉瘤栓、假包膜和瘤周水肿。

（4）Gd－DTPA 增强扫描肿瘤有轻度异常对比增强。

（5）可见肝硬化广]脉高压症象。

（六）鉴别诊断

肝细胞癌需与胆管细胞癌、海绵状血管瘤、肝脓肿、肝硬化结节、肝腺瘤等鉴别。

二、肝转移瘤

（一）概述

肝脏是转移瘤的好发部位之一，人体任何部位的恶性肿瘤均可经门静脉、肝动脉或淋巴途径转移到肝脏。消化系统脏器的恶性肿瘤主要由门脉转移至肝脏，其中以胃癌和胰腺癌最为常见，乳腺癌和肺癌为经肝动脉途径转移中最常见的。肝转移瘤预后较差。

（二）病理

肝转移瘤多数为转移癌，少数为转移性肉瘤。转移癌的大小、数目和形态多变，以多个结节灶较普遍，也可形成巨块。组织学特征与原发癌相似，癌灶血供的多少与原发肿瘤有一定关系，多数为少血供，少数血供丰富。病灶周围一般无假包膜，亦不发生肝内血管侵犯。转移灶可发生坏死、囊变、出血和钙化。

（三）临床表现

肝转移瘤早期无明显症状或体征，或被原发肿瘤症状所掩盖。一旦出现临床症状，病灶常已较大或较多，其表现与原发性肝癌相仿。少数原发癌症状不明显，而以肝转移瘤为首发症状，包括肝区疼痛、乏力、消瘦等，无特异性。

（四）MRI 表现

多数肝转移瘤 T_1与 T_2延长，故在 T_1WI 为低信号，T_2WI 为高信号，由于瘤块内常发生坏死、囊变、出血、脂肪浸润、纤维化和钙化等改变，因此信号强度不均匀。形态多不规则，边缘多不锐利，多发者大小不等。如转移瘤中心出现坏死，则在 T_1WI 上肿瘤中心出现更低信号强度区，而在 T_2WI 上坏死区的信号强度高于肿瘤组织的信号强度，称之为“靶征”或“牛眼征”，多见于转移瘤；有时肿瘤周围在 T_2WI 上出现高信号强度“晕征”，可能系转瘤周围并发水肿或多血管特点所致。转移瘤不直接侵犯肝内血管，但可压迫肝内血管使之狭窄或闭塞，造成肝叶或肝段的梗死，在 T_1WI 上，梗死部位同肿瘤一样呈低信号强度，在 T_2WI 上，其信号强度增高。某些肿瘤如黑色素瘤的转移多呈出血性转移，在 T_1和 T_2加权像上均表现为高信号强度病灶；而胃肠道癌等血供少的肿瘤，于 T_2WI 上转移瘤的信号可比周围肝实质还低。Gd－DTPA 增强扫描在诊断上帮助不大，注射 Gd－DTPA 后，肿瘤周围的水肿组织及肿瘤内部坏死不显示增强。

(五)诊断要点

(1)多数有原发恶性肿瘤病史。

(2)MRI 检查见肝内大小不等,形态不一,边缘不锐的多发病灶,T_1WI 呈低信号,T_2WI 呈高信号,信号强度不均匀。多无假包膜和血管受侵。

(3)可见“靶征”或“牛眼征”“晕征”。

(六)鉴别诊断

肝转移瘤需与多中心性肝癌、多发性肝海绵状血管瘤以及肝脓肿鉴别。

三、肝血管瘤

(一)概述

肝血管瘤通常称为海绵状血管瘤,为肝脏最常见的良性肿瘤,可见于任何年龄,女性居多。随着影像技术的发展,血管瘤为经常遇到的肝内良性病变,其重要性在于与肝内原发和继发性恶性肿瘤鉴别。

(二)病理

血管瘤外观呈紫红色,大小不一,直径 1～10cm 不等,单个或多发,主要为扩大的、充盈血液的血管腔隙构成,窦内血流缓慢地从肿瘤外周向中心流动。边界锐利,无包膜。肿瘤可位于肝内任何部位,但以右叶居多,尤其是右叶后段占总数 1/3 以上,亦可突出到肝外。瘤体内常可见纤维瘢痕组织,偶可见出血、血栓和钙化。

(三)临床表现

绝大部分肝血管瘤无任何症状和体征,查体偶然发现。少数大血管瘤因压迫肝组织和邻近脏器而产生上腹不适,胀痛或可能触及包块,但全身状况良好。血管瘤破裂则发生急腹症。

(四)MRI 表现

MRI 检查见肝内圆形或卵圆形病灶,边界清楚锐利,T_1WI 呈均匀性或混杂性低信号,T_2WI呈均匀性高信号,特征是随着回波时间(TE)的延长肿瘤的信号强度递增,与肝内血管的信号强度增高一致,此点对诊断血管瘤、囊肿、癌肿有帮助,在重 T_2加权像上,血管瘤信号甚亮有如灯泡称为“灯泡征”。病灶周围无水肿等异常。纤维瘢痕、间隔和钙化在 T_2WI 上呈低信号,如并发出血和血栓,则在 T_1WI 上可见高信号影。Gd－DTPA 增强扫描,血管瘤腔隙部位明显增强,纤维瘢痕不增强。

(五)诊断要点

(1)肝内圆形或卵圆形病灶,边界清楚锐利。

(2)T_1WI 呈均匀低信号,T_2WI 呈均匀高信号,Gd－DTPA 增强扫描明显强化,病灶周围无水肿。

(六)鉴别诊断

4cm 以下的海绵状血管瘤需与肝转移瘤和小肝癌鉴别,4cm 以上的较大海绵状血管瘤需与肝癌尤其是板层肝癌鉴别。

四、肝囊肿

(一)概述

肝囊肿为较常见的先天性肝脏病变,分单纯性囊肿和多囊病性囊肿两类,一般认为系小胆管扩张演变而成，囊壁衬以分泌液体的上皮细胞，病理上无从区别。多无症状，查体偶然发现。

（二）病理

单纯性肝囊肿数目和大小不等，从单个到多个，如数量很多，单从影像学角度和多囊肝难以区别，后者为常染色体显性遗传病，常有脾、胰、肾等同时受累。囊内95%成分为水分。巨大囊肿可压迫邻近结构而产生相应改变。

（三）临床表现

通常无症状，大的囊肿压迫邻近结构时可出现腹痛，胀满等症状；压迫胆管时，可出现黄疸。囊肿破入腹腔，囊内出血等可出现急腹症的症状。

（四）MRI表现

MRI检查为典型水的信号强度表现，即 T_1WI呈低信号，T_2WI呈高信号，信号强度均匀，边缘光滑锐利，周围肝组织无异常表现。肝囊肿并发囊内出血时，则 T_1WI和 T_2WI均呈高信号。当囊液蛋白含量较高或由于部分容积效应的关系，有时单纯囊肿在 T_1WI上可呈较高信号。Gd－DTPA增强扫描，肝囊肿无异常对比增强。

（五）诊断要点

(1)肝内圆球形病变，边缘光滑锐利，信号均匀，TWI呈低信号，T,WI呈高信号。

(2)Gd－DTPA增强扫描病变无异常对比增强。

（六）鉴别诊断

肝囊肿有时需与肝脓肿、肝棘球蚴病、转移性肝肿瘤以及向肝内延伸的胰腺假性囊肿和胆汁性囊肿鉴别。

五、肝脓肿

（一）概述

从病因上肝脓肿可分为细菌性、阿米巴性和霉菌性三类，前者多见，后者少见。由于影像检查技术的进步和新型抗生素的应用，肝脓肿预后大为改善。

（二）病理

1.细菌性肝脓肿

全身各部位化脓性感染，尤其是腹腔内感染均可导致肝脓肿。主要感染途径为：①胆管炎症：包括胆囊炎、胆管炎和胆管蛔虫病；②门静脉：所有腹腔内、胃肠道感染均可经门静脉系统进入肝脏；③经肝动脉：全身各部位化脓性炎症经血行到达肝脏，患者常有败血症。致病菌以革兰阴性菌多于革兰阳性菌。肝脓肿可单发或多发，单房或多房，右叶多于左叶。早期为肝组织的局部炎症、充血、水肿和坏死，然后液化形成脓腔；脓肿壁由炎症充血带或（和）纤维肉芽组织形成。脓肿壁周围肝组织往往伴水肿。多房性脓肿由尚未坏死的肝组织或纤维肉芽肿形成分隔。

2.阿米巴性肝脓肿

继发于肠阿米巴病，溶组织阿米巴原虫经门脉系统入肝，产生溶组织酶，导致肝组织坏死液化而形成脓肿。脓液星巧克力样有臭味，易穿破到周围脏器或腔隙如膈下、胸腔、心包腔和胃肠道等。

3.霉菌性肝脓肿

少见，为白色念珠菌的机遇性感染，多发生于体质差、免疫机能低下的患者。

（三）临床表现

细菌性肝脓肿的典型表现是寒战、高热、肝区疼痛和叩击痛，肝大及白细胞和中性粒细胞计数升高，全身中毒症状，病前可能有局部感染灶，少数患者发热及肝区症状不明显。阿米巴性肝脓肿病前可有痢疾和腹泻史，然后出现发热及肝区疼痛，白细胞和中性粒细胞计数不高，粪便中可找到阿米巴滋养体。

（四）MRI 表现

MRI 检查见肝内单发或多发、单房或多房的圆形或卵圆形病灶，T_1WI 脓腔呈不均匀低信号，周围常可见晕环，信号强度介于脓腔和周围肝实质之间。T_2WI 脓腔表现为高信号，多房性脓肿则于高信号的脓腔中可见低信号的间隔，故高信号的脓腔中常可见不规则的低信号区，可能为炎症细胞和纤维素所致。还可见一信号较高而不完整的晕环围绕脓腔，晕环外侧的肝实质因充血和水肿而信号稍高。脓腔可推移压迫周围的肝血管。注射 Gd－DTPA 后，脓腔呈花环状强化，多房性脓腔的间隔亦可增强，脓腔壁厚薄不均。霉菌性肝脓肿常弥散分布于全肝，为大小一致的多发性微小脓肿，脾和肾脏往往同时受累，结合病史应想到这个可能。

（五）诊断要点

（1）典型炎性病变的临床表现。

（2）MRI 检查见肝内圆形和卵圆形病灶，T_1WI 呈低信号，T_2WI 呈高信号，可见分隔和晕环。

（3）Gd－DTPA 增强扫描呈花环状强化。

（六）鉴别诊断

不典型病例需和肝癌、肝转移瘤和肝囊肿等鉴别。

六、肝硬化

（一）概述

肝硬化是以广泛结缔组织增生为特征的一类慢性肝病，病因复杂，如肝炎、酒精和药物中毒、淤胆淤血等，国内以乙肝为主要病因。

（二）病理

肝细胞大量坏死，正常肝组织代偿性增生形成许多再生结节，同时伴肝内广泛纤维化致小叶结构紊乱，肝脏收缩，体积缩小。组织学上常见到直径 0.2～2cm 的再生结节。肝硬化进而引起门脉高压、脾大、门体侧支循环建立以及出现腹腔积液等。

（三）临床表现

早期肝功能代偿良好，可无症状，以后逐渐出现一些非特异性症状，如恶心、呕吐、消化不良、乏力、体重下降等；中晚期可出现不同程度肝功能不全表现，如低蛋白血症、黄疸和广]静脉高压等。

（四）MRI 表现

MRI 检查可以充分反映肝硬化的大体病理形态变化，如肝脏体积缩小或增大，左叶、尾叶增大，各叶之间比例失调，肝裂增宽，肝表面呈结节状、波浪状甚至驼峰样改变。单纯的肝硬化较少发现信号强度的异常，但并发的脂肪变性和肝炎等可形成不均匀的信号，有时硬化结节由于脂变区的三酰甘油增多，在 T_1WI 上出现信号强度升高。无脂肪变性的单纯再生结节，在 T_2WI 表现为低信号，其机制与再生结节中含铁血黄素沉着或纤维间隔有关。肝外改变可见腹腔积液、肝外门静脉系统扩张增粗、脾大等提示门静脉高压症象，门脉与体循环之间的侧支循环 MRI 亦能很好地显示。

(五)诊断要点

(1)有引起肝硬化的临床病史，不同程度的肝功能异常。

(2)MRI 示肝脏体积缩小，肝各叶比例失调，肝裂增宽，外缘波浪状，有或无信号异常。

(3)脾大、腹腔积液、门静脉系统扩张等。

(六)鉴别诊断

需与肝炎、脂肪肝和结节性或弥漫性肝癌鉴别。

七、Budd－Chiari 综合征

(一)概述

Chiari 和 Budd 分别于 1899 年和 1945 年报告了肝静脉血栓形成病例的临床和病理特点，以后将肝静脉阻塞引起的症状群称为 Budd－Chiari 综合征。

(二)病理

可由肝静脉或下腔静脉肝段阻塞引起。主要原因有：①肝静脉血栓形成，欧美国家多见；②肿瘤压迫肝静脉或下腔静脉；③下腔静脉肝段阻塞，多为先天性，亚洲国家多见。其他原因有血液凝固性过高，妊娠，口服避孕药和先天性血管内隔膜等。

(三)临床表现

该病病程较长，同时存在下腔静脉阻塞和继发性门脉高压的临床表现。前者如下肢肿胀，静脉曲张，小腿及踝部色素沉着等，后者如腹胀，腹腔积液，肝脾肿大，黄疸和食管静脉曲张等。

(四)MRI 表现

MRI 可显示肝脏肿大和肝脏信号改变，肝静脉和下腔静脉的形态异常以及腹腔积液等。在解剖上肝尾状叶的血流直接引流入下腔静脉，当肝静脉回流受阻时，尾状叶一般不受累或受累较轻，相对于其他部分瘀血较严重的肝组织，其含水量较少，因此在 T_2WI 上其信号强度常低于其他肝组织。静脉形态异常包括肝静脉狭窄或闭塞，逗点状肝内侧支血管形成和(或)下腔静脉肝内段明显狭窄，以及肝静脉与下腔静脉不连接等，MRI 和腹部 MRA 均能很好显示。MRI 还可鉴别肝静脉回流受阻是由肿瘤所致还是先天性血管异常或凝血因素所致。可清楚显示下腔静脉和右心房的解剖结构，为 Budd－Chiari 综合征的治疗提供重要的术前信息。

(五)诊断要点

(1)有上腹疼痛、肝大、腹腔积液和门脉高压的典型临床表现，除外肝硬化。

(2)IRI 显示肝静脉或下腔静脉狭窄或闭塞，肝脏信号异常、腹腔积液和门脉高压症。

(六)鉴别诊断

本病有时需与晚期肝硬化鉴别。

第二节　胆管疾病

一、胆管癌

(一)概述

原发性胆管癌约占恶性肿瘤的1%,多发生于60岁以上的老年人,男性略多于女性,约1/3的患者并发胆管结石。

(二)病理

病理上多为腺癌。从形态上分为三型:①浸润狭窄型;②巨块型;③壁内息肉样型,少见。据统计8%~31%发生在肝内胆管,37%~50%发生在肝外胆管近段,40%~36%发生在肝外胆管远段。临床上一般将肝内胆管癌归类于肝癌。肝外胆管近段胆管癌即肝门部胆管癌是指发生在左、右主肝管及汇合成肝总管2cm内的胆管癌。肝外胆管远段胆管癌即中、下段胆管癌是指发生在肝总管2cm以远的胆管癌,包括肝总管和胆总管。

(三)临床表现

上腹痛,进行性黄疸,消瘦,可触及肿大的肝和胆囊,肝内胆管癌常并存胆石和胆管感染,所以患者常有胆管结石和胆管炎症状。

(四)MRI表现

胆管癌的MRI表现取决于癌的生长部位和方式,但都有不同程度和不同范围的胆管扩张。根据胆管扩张的部位和范围可以推测癌的生长部位是在左肝管、右肝管或肝总管。MRCP能很好显示肝内外胆管扩张,确定阻塞存在的部位和原因,甚至能显示扩张胆管内的软组织块影,是明确诊断的可靠方法。较大的菜花样癌块MRI表现为肝门附近外形不规则、境界不清病变,T_1WI呈稍低于肝组织信号强度,T_2WI呈不均匀性高信号,扩张的肝内胆管呈软藤样高信号,门静脉受压移位,可见肝门区淋巴结肿大。肝外围区的肝内小胆管癌的MRI表现与肝癌相似。

(五)诊断要点

(1)进行性黄疸、消瘦。

(2)MRI显示肝内胆管扩张,MRCP显示梗阻部位和原因,即扩张胆管内的软组织肿块。

(3)肿块T_1WI呈低于肝组织信号,T_2WI呈不均匀性高信号,胆总管狭窄或管壁增厚。

(六)鉴别诊断

需与胆管系统炎症和结石、原发性肝癌及肝门区转移瘤鉴别。

二、胆囊癌

(一)概述

原发性胆囊癌少见,占恶性肿瘤的0.3%~5%,好发于50岁以上女性,女性与男性之比为4∶1~5∶1。大多有胆囊结石,约65%~90%并发慢性胆囊炎和胆囊结石,可能与长期慢性刺激有关。

（二）病理

病理上腺癌占 71%～90%，鳞癌占 10%，其他如未分化癌和类癌等罕见。腺癌又分为：①浸润型（70%）：早期局限性胆囊壁增厚，晚期形成肿块和囊腔闭塞；②乳头状腺癌（20%）：肿瘤呈乳头或菜花状从胆囊壁突入腔内，容易发生坏死、溃烂、出血和感染；③黏液型腺癌（8%）：胆囊壁有广泛浸润，肿瘤呈胶状易破溃，甚至引起胆囊穿孔。胆囊癌多发生在胆囊底、体部，偶见于颈部。肿瘤扩散可直接侵犯邻近器官（主要是肝脏）和沿丰富的淋巴管转移为主，少见有沿胆囊颈管直接扩散及穿透血管的血行转移。

（三）临床表现

胆囊癌没有典型特异的临床症状，早期诊断困难，晚期可有上腹痛、黄疸、体重下降、右上腹包块等症状。

（四）MRI 表现

MRI 检查见胆囊壁增厚和肿块，肿瘤组织在 T_1WI 为较肝实质轻度或明显低的信号结构，在 T_2WI 则为轻度或明显高的信号结构，且信号强度不均匀。胆囊癌的其他 MRI 表现是：①侵犯肝脏：85%胆囊癌就诊时已侵犯肝脏或肝内转移，其信号表现与原发病灶相似；②65%～95%的胆囊癌并发胆石：MRI 可显示胆囊内或肿块内无信号的结石，并能发现 CT 不能发现的等密度结石。当肿块很大，其来源不清时，如能在肿块内发现结石，则可帮助确诊胆囊癌；③梗阻性胆管扩张：这是由于肿瘤直接侵犯胆管和肝门淋巴结转移压迫胆管所致；④淋巴结转移：主要是转移到肝门、胰头及腹腔动脉周围淋巴结。

（五）诊断要点

（1）长期慢性胆囊炎和胆石症病史，并出现黄疸、消瘦和体重下降。

（2）MRI 检查见胆囊肿块，T_1WI 呈低信号，T_2WI 呈混杂高信号，可见无信号结石影。

（3）可见肝脏直接受侵和转移征象，梗阻性黄疸及肝门和腹膜后区淋巴结转移。

（六）鉴别诊断

胆囊癌需与肝、胰等组织肿瘤侵犯胆囊窝或胆囊感染后的肿块样增厚以及其他胆囊良性病变如息肉和乳头状瘤鉴别。

三、胆石症

（一）概述

胆石占胆系疾病的 60%，胆石可位于胆囊或胆管内，多见于 30 岁以上的成年人。

（二）病理

按化学成分可将胆石分为三种类型：①胆固醇类结石：胆固醇含量占 80%以上；②胆色素类结石：胆固醇含量少于 25%；③混合类结石：胆固醇含量占 55%～70%。胆囊结石以胆固醇结石最常见，其次为混合性结石。

（三）临床表现

与结石的大小、部位及有无并发胆囊炎和胆管系统梗阻有关。1/3～1/2 的胆囊结石可始终没有症状。间歇期主要为右上腹不适和消化不良等胃肠症状。急性期可发生胆绞痛、呕吐和轻度黄疸。伴发急性胆囊炎时可出现高热、寒战等。

(四)MRI 表现

胆石症的 MRI 专题研究不多,很少有用 MRI 诊断胆石症的专题报道,无论胆囊结石或是胆管结石,多是在检查上腹部其他器官时偶然发现。胆石的质子密度很低,其产生的磁共振信号很弱。一般而论,在 T_1WI 上多数胆石不论其成分如何,均显示为低信号,与低信号的胆汁不形成对比,如胆汁为高信号,则低信号的胆石显示为充盈缺损;在 T_2WI 上,胆汁一概为高信号,而胆石一般为低信号充盈缺损。少数胆石可在 T_1 和 T_2 加权图像上出现中心略高或很高的信号区。当结石体积小,没有胆管扩张,且又位于肝外胆管时 MRI 诊断困难。3%~14%的胆囊结石并发胆囊癌。

(五)诊断要点

(1)有右上腹痛和黄疸等症状或无症状。

(2)MRI 检查发现胆囊或胆管内低信号充盈缺损。结石阻塞胆管可引起梗阻性胆管扩张。

(六)鉴别诊断

有时需与胆囊癌、胆癌息肉和息肉样病变鉴别。

四、先天性胆管囊肿

(一)概述

先天性胆管囊肿又称先天性胆管扩张症,女性较男性多见,临床上约 2/3 见于婴儿,原因不明。

(二)病理

Todani 根据囊肿的部位和范围将胆管囊肿分为五型。

Ⅰ型最常见,又称为胆总管囊肿,局限于胆总管,占 80%~90%;它又分 3 个亚型,即ⅠA 囊状扩张,ⅠB 节段性扩张,ⅠC 梭形扩张。

Ⅱ型系真性胆总管憩室,占 2%。

Ⅲ型为局限在胆总管十二指肠壁内段的小囊性扩张,占 1.4%~5.0%。

Ⅳ型又分为ⅣA 肝内外多发胆管囊肿和ⅣB 肝外胆总管多发囊肿,非常罕见。

Ⅴ型即 Caroli 病,为单发或多发肝内胆管囊肿,它又分两个亚型,即Ⅰ型特点是肝内胆管囊状扩张,多数伴有胆石和胆管炎,无肝硬化或门脉高压;Ⅱ型非常少见,特点是肝内末端小胆管扩张而近端大胆管无或轻度扩张,不伴结石和胆管炎,有肝硬化和门脉高压。

(三)临床表现

临床上主要有三大症状:黄疸、腹痛和腹内包块,但仅 1/4 患者同时出现这三大症状,婴儿的主要症状是黄疸、无胆汁大便和肝大。儿童则以腹部肿块为主。成人常见腹痛和黄疸。

(四)MRI 表现

MRI 可以显示囊肿的大小、形态和走行,尤其 MRCP。囊肿内液体在 T_1WI 表现为低信号,T_2WI 呈高信号。

(五)诊断要点

(1)有黄疸、腹痛和腹内包块典型症状。

(2)MRI 和 MRCP 见胆管系统扩张,而周围结构清楚正常,无肿瘤征象。

(六)鉴别诊断

当胆管囊肿发生在肝外胆管,须与肾上腺囊肿、肾囊肿、肠系膜囊肿和胰头假性囊肿鉴别。

第三节　胰腺疾病

一、胰腺癌

(一)概述

胰腺癌是最常见的一种胰腺肿瘤,近年来,其发病率有明显增长趋势,男性多于女性,以50～70 岁发病率高,早期诊断困难,预后极差。

(二)病理

胰腺癌起源于腺管或腺泡,大多数发生在胰头部,约占 2/3,体尾部约占 1/3。大多数癌周边有不同程度的慢性胰腺炎,使胰腺癌的边界不清,只有极少数边界较清楚。部分肿瘤呈多灶分布。胰头癌常累及胆总管下端及十二指肠乳头部引起阻塞性黄疸,胆管及胆囊扩大;胰体癌可侵及肠系膜根部和肠系膜上动、静脉;胰尾癌可侵及脾门、结肠。胰腺癌可经淋巴转移或经血行转移到肝脏及远处器官;还可沿神经鞘转移,侵犯邻近神经如十二指肠胰腺神经、胆管壁神经和腹腔神经丛。

(三)临床表现

胰腺癌早期症状不明显,临床确诊较晚。癌发生于胰头者,患者主要以阻塞性黄疸而就诊;发生于胰体、胰尾者,则常以腹痛和腹块来就诊。如患者有下列症状应引起注意:①上腹疼痛;②体重减轻;③消化不良和脂肪泻;④黄疸;⑤糖尿病;⑥门静脉高压。

(四)MRI 表现

MRI 诊断胰腺癌主要依靠它所显示的肿瘤占位效应引起的胰腺形态学改变,与邻近部位相比,局部有不相称性肿大。肿块形状不规则,边缘清楚或模糊。胰腺癌的 T_1 和 T_2 弛豫时间一般长于正常胰腺和正常肝组织,但这种弛豫时间上的差别不是每例都造成信号强度上的差别。在 T_1WI 约 60%表现为低信号,其余表现为等信号;在 T_2WI 约 40%表现为高信号,其余表现为等或低信号。肿瘤可压迫侵犯周围组织如肝、肾以及压迫或包绕胰后的血管组织。肿瘤侵犯胰导管使之阻塞,发生胰导管扩张,扩张胰管内的胰汁在 T_2WI 为高信号。胰头癌阻塞胆总管,引起胆总管扩张。如出现腹膜后淋巴结转移,则可见淋巴结肿大。癌向胰周脂肪组织浸润,显示为中等信号的结节状或条索状结构伸向高信号的脂肪组织,边界可清楚锐利,也可模糊不清。胰周血管受侵犯表现为血管狭窄、移位或闭塞。脾静脉或门静脉闭塞常伴有侧支循环形成,在脾门和胃底附近可见增粗扭曲的条状或团状无信号血管影。肿瘤内部可出现坏死、液化和出血等改变,在 T2WI 表现为混杂不均的信号,肿瘤性囊腔表现为不规则形的高信号,有时难与囊肿鉴别。

(五)诊断要点

(1)有上腹痛、消瘦、黄疸等临床症状。

(2)MRI 检查见胰腺肿块和轮廓改变,肿块 T_1WI 呈低或等信号,T_2WI 呈高信号或低等信号。

(3)胰周血管和脂肪受侵,淋巴结肿大,胰管和肝内胆管扩张。

(六)鉴别诊断

胰腺癌需与伴胰腺肿大的慢性胰腺炎、胰腺假性囊肿、胰腺囊腺瘤等鉴别。

二、胰腺转移瘤

(一)概述

胰腺实质的转移性肿瘤并不少见,尸检报道胰腺转移瘤发生率占恶性肿瘤的 3%～11.6%。肺癌、乳腺癌、黑色素瘤、卵巢癌以及肝、胃、肾、结肠等部位的恶性肿瘤都可以发生胰腺转移。

(二)病理

胰腺转移癌可以多发,也可以单发,除血行和淋巴转移外,胰腺常被邻近器官的恶性肿瘤直接侵犯。胃癌、胆囊癌和肝癌可以直接侵犯胰腺组织。

(三)临床表现

胰腺转移癌常缺少相关的临床症状和体征。

(四)MRI 表现

胰腺转移癌 MRI 表现与胰腺癌相似,T_1WI 表现为低或等信号,T_2WI 表现为混杂的高信号,可像胰腺癌那样累及邻近器官和解剖结构。胰腺转移性肿瘤单发时,在影像上与原发癌不能区分,发现为多发病灶时应考虑为转移性肿瘤的可能。

(五)诊断要点

(1)有其他部位原发恶性肿瘤病史及相关的临床症状和体征。

(2)MRI 检查见胰腺单发或多发病灶,T_1WI 呈低或等信号,T_2WI 呈混杂高信号。病灶多发、有助于诊断。

(六)鉴别诊断

胰腺转移癌单发时需与胰腺原发癌鉴别。

三、胰岛细胞瘤

(一)概述

胰岛细胞瘤多是良性肿瘤,分功能性和非功能性两种。功能性胰岛细胞瘤中,以胰岛素瘤和胃泌素瘤最常见,前者约占 60%～75%,后者约占 20%。胰岛细胞癌少见。

(二)病理

多为单发性,体尾部多见,头部较少,亦可发生于十二指肠和胃的异位胰腺。体积较小,一般为 0.5～5cm,可小至镜下才发现。圆或椭圆实性小结,质实可钙化,伴出血坏死时质可变软,界限清楚。瘤组织可纤维化、透明变、出血、坏死、钙化。良恶性以有无转移及包膜浸润为标准。

(三)临床表现

无功能性肿瘤往往以腹块为首发症状,多伴有其他腹部症状。功能性胰岛细胞瘤往往因其功能所致症状而就诊,如胰岛素瘤产生低血糖等有关症状,胃泌素瘤产生 Zollinger－Ellison

综合征。化验检查时发现血中相关激素升高。

(四)MRI表现

胰岛细胞瘤的T_1和T_2弛豫时间相对较长,T_1WI为低信号,T_2WI为高信号,圆形或卵圆形,边界锐利。T_1和T_2加权图像上病灶的信号反差很大,非常小的甚至尚未引起胰腺轮廓改变的胰岛素瘤也能检出。胰岛细胞瘤的胰外侵犯和肝转移,MRI同样能很好显示。特别是肝转移与原发灶相仿,即T_1和T_2时间均较长,因此在T_2WI上可呈现为单发或多发、边界清楚、信号强度很高的高信号区,即所谓的"灯泡征",与肝海绵状血管瘤十分相似。因为胰岛细胞瘤的初步普查基于临床和实验室检查,仅有限的患者必需做影像学检查,目前提倡直接使用MRI这样昂贵的影像技术对这些病灶进行影像学普查。

(五)诊断要点

(1)典型的临床症状,激素测定以及阳性激发试验等。

(2)MRI表现为胰腺占位,T_1WI呈低信号,T_2WI呈高信号,二者信号反差大。

(六)鉴别诊断

功能性胰岛细胞瘤结合典型临床表现和化验结果诊断容易,无功能胰岛细胞瘤需与胰腺癌和胰腺转移癌等鉴别。

四、胰腺炎

(一)概述

胰腺炎是一种常见的胰腺疾病,分为急性胰腺炎和慢性胰腺炎。诊断主要依靠临床和实验室检查,影像诊断技术主要用来了解胰腺损害的范围以及观察并发症的发展情况。目前MRI对胰腺炎症性病变的诊断价值不大。

(二)病理

急性胰腺炎的主要病理改变:①急性水肿型(间质型),占75%~95%,胰腺肿大发硬,间质有充血水肿及炎症细胞浸润,可发生局部轻微的脂肪坏死,但无出血,腹腔内可有少量渗液。②急性坏死型(包括出血型),少见,占5%~25%,胰腺腺泡坏死,血管坏死性出血及脂肪坏死为急性坏死型胰腺炎的特征性改变。此型病死率甚高,如经抢救而存活,胰腺的病理发展可能有以下两个途径即:①继发细菌感染,在胰腺或胰周形成脓肿;如历时较久,可转变为胰腺假性囊肿;②急性炎症痊愈后,可因纤维组织大量增生及钙化而形成慢性胰腺炎。

慢性胰腺炎是复发性或持续性炎症病变,主要病理改变为胰腺的纤维化改变,可累及胰腺局部或全部,使胰腺增大、变硬,后期可发生萎缩,常有胰管扩张、钙化、结石及假性囊肿形成,病变可累及胃和十二指肠,使之发生粘连和狭窄,甚至可压迫胆总管,导致胆总管扩张,有时亦可引起脾静脉血栓形成或门脉梗阻。

(三)临床表现

急性胰腺炎的临床症状和体征与其病理类型有关,轻重不一,但均有不同程度的腹痛、伴有恶心、呕吐、发热。坏死性胰腺炎病情较重,可有休克。体检有腹部压痛、反跳痛,严重时有肌紧张,少数可有腹腔积液和腹块体征,实验室检查可发现血清淀粉酶与脂肪酶活性升高。

慢性胰腺炎多为反复急性发作,急性发作时症状与急性胰腺炎相似,表现为腹痛、恶心、呕吐和发热。平时有消化不良症状如腹泻等,甚至可产生脂肪下痢,严重破坏胰岛时可产生糖尿病，病变累及胆管可引起梗阻性黄疸。腹部检查若有假性囊肿形成可扪及囊性肿块。血清淀粉酶活性可以升高或正常。

(四)MRI 表现

急性胰腺炎时，由于水肿、炎性细胞浸润、出血、坏死等改变，胰腺明显增大，形状不规则，T_1WI 表现为低信号，T_2WI 表现为高信号，因胰腺周围组织炎症水肿，胰腺边缘多模糊不清。小网膜囊积液时，T_2WI 上可见高信号强度积液影；如出血，在亚急性期见 T_1WI 和 T_2WI 均为高信号的出血灶。炎症累及肝胃韧带时，使韧带旁脂肪水肿，于 T_2WI 上信号强度升高。慢性胰腺炎时胰腺可弥漫或局限性肿大，T_1WI 表现为混杂低信号，T_2WI 表现为混杂高信号。30％慢性胰腺炎有钙化，小的钙化灶 MRI 难于发现，直径大于 1cm 的钙化灶表现为低信号。慢性胰腺炎也可使胰腺萎缩。胰腺假性囊肿在 T_1WI 表现为境界清楚的低信号区，T_2WI 表现为高信号。MRI 不能确切鉴别假性囊肿和脓肿，两者都表现为长 T_1 长 T_2 信号，炎症包块内如有气体说明为脓肿。

(五)诊断要点

(1)有腹痛、恶心、呕吐和发热等典型临床表现。化验检查血、尿淀粉酶活性升高。

(2)急性胰腺炎 MRI 示胰腺肿大，T_1WI 呈低信号，T_2WI 呈高信号，组织界面模糊，可并发脓肿、积液、蜂窝织炎、出血等。

(3)慢性胰腺炎 MRI 示胰腺体积可增大或缩小，T_1WI 呈混杂低信号，T_2WI 呈混杂高信号，常伴胰腺钙化、胰管结石和假性囊肿。

(六)鉴别诊断

急性胰腺炎若主要引起胰头局部扩大，需与胰头肿瘤鉴别。慢性胰腺炎引起的局限性肿块需与胰腺癌鉴别。慢性胰腺炎晚期所致胰腺萎缩，需与糖尿病所致胰腺改变及老年性胰腺改变进行鉴别。

第五章　泌尿系统疾病 MRI 诊断

第一节　泌尿系统肿瘤

一、肾错构瘤

(一)概述

肾错构瘤即肾血管平滑肌脂肪瘤，是一种常见的良性肿瘤，由不同例的血管、平滑肌和脂肪组织组成。单侧单发多见，中年发病，男多于女。少数伴有脑结节性硬化，中青年发病为主，常为两侧、多发。

(二)病理

肉眼所见：肿瘤位于实质部，皮质多见。呈圆形、卵圆形，边缘清楚，无包膜。直径 3～20cm，平均 9.4cm。切面呈黄色或黄白相间。肾盂、肾盏可受牵拉变形移位，但无破坏。镜下所见：成熟的脂肪组织、厚壁血管和成熟的平滑肌细胞混合而成。三者在不同的肿瘤和肿瘤的不同部位所占比例差异很大。肿瘤内常有出血。

(三)临床表现

早期无症状。后期可有肾区包块、疼痛，偶有血尿、高血压。并发结节性硬化者，还有面部皮脂腺瘤、癫痫和智力低下。

(四)MRI 表现

(1)肿瘤大小不一，呈圆形或卵圆形，边缘清楚。

(2)肿瘤的 MR 信号表现取决于肿瘤内的组织结构，三种组织信号混杂，其中脂肪信号和血管信号具特异性。脂肪组织在 T_1 加权像为高信号，T_2 加权像为中等信号，其内可有分隔。血管呈散在的大小不等的流空低信号。

(3)肿瘤内出血时，其信号强度增高，T_1 加权像与脂肪组织混淆，但 T_2 加权像出血信号较脂肪信号高。

(4)肾盂、肾盏变形移位。

(5)肿瘤可突破肾包膜深入肾周间隙。

(五)诊断要点

肿瘤的良性临床表现；三种组织的特征性信号表现。

(六)鉴别诊断

(1)肾脂肪瘤或分化较好的脂肪肉瘤。

(2)肾癌。

二、肾癌

(一)概述

肾癌即肾细胞癌,又称肾腺癌、肾透明细胞癌,起源于近端肾小管上皮细胞。其发生率占肾脏肿瘤的85%,多见于40岁以上成人,很少见于儿童,男女比例2∶1。

(二)病理

大多数病例为单侧和单发病变。肿瘤多位于肾上腺或肾下极的实质内,边界较清楚,呈圆形或椭圆形,其内可发生坏死、囊变、出血和钙化。组织学分三型:透明细胞型、颗粒细胞型和未分化型,预后依次变差。血道是主要的转移途径,肿瘤经肾静脉播散到全身其他器官。经淋巴道先转移到肾门、腹主动脉和下腔静脉周围淋巴结,进而向腹膜后他处转移。肾癌也可侵犯周围器官。

(三)临床表现

肾癌早期多无明显症状。典型的临床症状为血尿、腹部肿块和腰部疼痛“三联征”。具有典型三联征的病例不足1/3,大部分病例仅具有其中一项或两项症状。部分病例伴有非泌尿系统症状,如高血压、红细胞增多症、高钙血症及性功能紊乱等,由肿瘤的内分泌活动所致。

(四)MRI表现

(1)肾实质内肿物,圆形或椭圆形。肿物较大时突出肾表面,压迫肾盂输尿管时出现肾积水表现。

(2)T_1WI呈低信号,T_2WI呈高信号,且混杂不均,皮髓质信号差异消失。肿物发生坏死、囊变及出血,呈相应的特征性信号改变。

(3)肿物周围低信号环,为肿瘤的假包膜,具有一定的特异性。假包膜在T_2WI较T_1WI清楚。其病理基础是受压迫的肾实质、血管和纤维组织。

(4)增强扫描,肾癌有不同程度的增强,但强度低于正常肾实质。囊变坏死部分无强化。

(5)可以转移至同侧肾脏内,也可突破肾包膜进入肾周脂肪,进而侵犯肾筋膜及邻近器官。淋巴结转移时可见肾门、主动脉及下腔静脉旁淋巴结增大,信号不均,甚至相互融合。肾静脉和下腔静脉瘤栓形成时,可见血管腔内异常信号缺损。

肾癌的MRI分期如下。

Ⅰ期:肿瘤局限于肾包膜内。

Ⅱ期:肿瘤突破肾包膜,但仍局限于肾筋膜囊内。

Ⅲ期:肿瘤侵犯同侧肾静脉、淋巴结及下腔静脉。

Ⅳ期:远处转移或累及除同侧肾上腺外的其他器官。

MRI在判断肿瘤是否突破肾包膜仍有困难,不易区分Ⅰ期或Ⅱ期。

(五)诊断要点

(1)血尿、腹部肿块和腰部疼痛临床“三联征”。

(2)肾实质内异常信号区;肿块周围假包膜征;增强扫描呈不规则不同程度强化;肾盂肾盏变形。

(六)鉴别诊断

(1)肾囊肿出血。

(2)肾盂癌。

(3)肾淋巴瘤。

(4)肾血管肌肉脂肪瘤。

(5)肾转移瘤。

三、肾盂癌

(一)概述

肾盂癌是起源于肾盂或肾盏黏膜上皮的恶性肿瘤，分三种：移行细胞癌、鳞状细胞癌和腺癌。移行细胞癌占90%，男性多于女性，60～80岁高发。预后与细胞分化、浸润、症状长短有关。鳞状细胞癌占8%，可与肾移行细胞癌同时发生。腺癌极少见。

(二)病理

移行细胞癌：肾盂表面粗糙、突起，可有溃疡，向实质浸润。也可呈乳头状突起，有蒂与肾盂相连，表面多有溃疡。常发生输尿管和膀胱转移。鳞状细胞癌和腺癌以向黏膜下和肾实质浸润为主。三者均可引起肾盂、肾盏的扩张、变形和移位。

(三)临床表现

早期即可出现全程血尿，不伴有其他症状。随着肿瘤的生长，相继出现肾区疼痛和肾区包块。

(四)MRI表现

(1)肾盂内实质性肿物，肾盂、肾盏受压呈离心性移位。

(2)肿物边缘光滑，信号强度均匀，T_1、T_2加权像可与皮质信号相等或短T_2信号。

(3)肿瘤可向肾实质内浸润，肾皮髓质分界消失。

(4)输尿管阻塞时，肾盂扩张。

(5)晚期肾门、腔静脉周围可有肿大淋巴结。

(五)诊断要点

(1)临床多以血尿为首发症状。

(2)肿物位于肾盂内，肾盂离心性扩张移位。

(六)鉴别诊断

与突向肾盂的肾癌鉴别。

四、肾母细胞瘤

(一)概述

肾母细胞瘤又称肾胚胎瘤、Wilm's瘤，起源于肾脏内残存的未成熟的胚胎组织，占小儿恶性肿瘤的20%。多见于5岁以下儿童，成人极罕见。男女发病率无明显差异。

(二)病理

肾母细胞瘤可发生于肾脏的任何部位，大部分为单侧性。外观呈巨块形，一般有完整包膜，边界清楚，内部常有囊性变。镜下主要是胚胎性肉瘤细胞和上皮细胞以及它们的过渡形态。分化好的可见肌肉、骨骼和脂肪成分。肿瘤生长迅速，压迫肾组织，引起肾盂肾盏的变形移位。常穿破肾包膜进入肾周组织，或侵犯肾静脉和下腔静脉，易血行转移至肺、肝脏，骨和脑转移少见。

(三)临床表现

常为无症状的上腹部包块,向胁部突出,表面光滑,较固定。肿块较大时牵拉肾包膜引起腹痛和腰痛。肿块压迫肾动脉致肾缺血引起高血压,侵犯肾盂肾盏可出现血尿。

(四)MRI 表现

(1)肾实质内巨大肿块,边缘清晰,呈分叶状。

(2)肿瘤在 T_1WI 上呈中等信号,T_2WI 呈高信号。肿瘤内部坏死囊变呈液性信号,出血时呈高信号。

(3)5%～10%患者双侧肾脏发病。

(4)可有肾门、主动脉旁淋巴结转移,表现为淋巴结肿大融合及信号改变。

(5)增强扫描,肿块明显强化,但强化程度低于正常肾实质。

(五)诊断要点

(1)儿童发病,以腹部肿块为特征。

(2)MRI 显示肾实质巨大肿物,边缘清楚,呈分叶状。

(六)鉴别诊断

(1)巨大肾癌。

(2)肾上腺神经母细胞瘤。

(3)多灶性良性肾肿瘤和囊性肾母细胞瘤鉴别。

五、肾转移瘤

(一)概述

肾转移瘤并不少见,但临床症状不多,常被原发瘤所掩盖。转移瘤的来源依次是:肺、结肠、黑色素瘤、颅内肿瘤、乳房、子宫和睾丸肿瘤,极少数原发灶不明确。

(二)病理

转移瘤位于肾实质内,多数病例为多个肿块,可以双侧发病。肿物往往较小,不改变肾的轮廓,但常伴有坏死。

(三)临床表现

肾转移瘤症状轻,常被原发肿瘤症状掩盖。常在体检 B 超、CT 时发现。

(四)MRI 表现

(1)单侧或双侧肾实质内孤立或多个异常信号区,边缘常不清楚。肾脏多增大,但轮廓多无改变。正常的皮髓质差异消失。

(2)转移瘤信号依组织来源不同呈各种各样表现。一般在 T_1WI 上星等或低信号,在 T_2WI 上呈高信号。

(3)某些转移瘤,如淋巴瘤,见腹膜后淋巴结肿大融合。

(五)诊断要点

(1)原发恶性肿瘤的临床病史。

(2)肾实质内的多发异常信号区,皮髓质差异消失。

(六)鉴别诊断

(1)单发转移瘤和肾细胞癌鉴别。

(2)多发转移瘤与多囊肾鉴别。

六、膀胱癌

(一)概述

膀胱癌人群发病率3.6/10万,男女之比为3.7∶1,40岁以上患者占大多数。约90%病例是移行上皮癌,其次是腺癌和鳞癌。

(二)病理

膀胱癌好发于膀胱三角区,其次是膀胱侧壁。大多数为单发,也可多发,多发者占膀胱癌16%～25%。早期病变呈单纯的乳头状,进而呈息肉状或菜花状,外生性生长,突入膀胱内。后期可向膀胱壁浸润性生长,使膀胱壁增厚或呈结节状。肿瘤表面可坏死形成溃疡。常见的转移淋巴结依次是:闭孔组淋巴结、髂外中组淋巴结、髂内及髂总淋巴结。

(三)临床表现

常见无痛性间歇性肉眼血尿。肿瘤位于膀胱底部颈部时,或肿瘤浸润膀胱壁深层时可出现尿频、尿急、尿痛等膀胱刺激症状。晚期出现排尿困难、尿潴留及膀胱区疼痛等。

(四)MRI表现

(1)肿瘤小于1cm时,仅表现为膀胱壁的局部增厚,信号改变不明显。

(2)较大肿瘤表现为突入腔内肿块,可有蒂或呈斑块状、分叶状。

(3)T_1WI肿瘤信号强度介于尿液和脂肪之间;T_2WI肿瘤信号与尿液信号相似或稍低。

(4)浸润程度的判断:膀胱壁受侵表现为T_2WI低信号环中断、破坏;膀胱周围受侵表现为膀胱壁与周围高信号脂肪界面模糊或高信号脂肪内出现灰色信号团块。前列腺及精囊的浸润表现为与肿瘤相邻部分出现与肿瘤相似的异常信号。

(五)诊断要点

(1)临床表现为间歇性、无痛性肉眼血尿,甚至有尿频、尿急、尿痛等膀胱刺激征。

(2)膀胱壁肿块向腔内突出,向膀胱壁外浸润。

(六)鉴别诊断

(1)膀胱充盈不佳致膀胱壁增厚。

(2)慢性膀胱炎。

(3)盆腔放疗致膀胱壁增厚。

(4)膀胱乳头状瘤。

(5)前列腺增生或前列腺癌。

第二节 泌尿系统感染性病变

一、肾结核

(一)概述

肾结核是一种结核杆菌感染的慢性肾脏疾病,占泌尿系统疾病的14%～16%,占所有肺外结核病的20%。原发病灶大多是肺结核。

(二)病理

早期结核灶位于肾小球,绝大多数能自行修复。当抵抗力低下时病变向髓质发展,在皮髓质交界处形成结核结节,继而干酪坏死,溃破后与肾盂相通,形成空洞。典型结核结节中心为干酪坏死,周围为类上皮细胞及郎格罕细胞,外围为淋巴细胞和纤维组织。肾盂肾盏黏膜受结核菌侵袭增厚,继而溃疡、坏死和广泛的纤维化,致肾盂肾盏变形狭窄,肾盂积水、积脓。晚期病灶内钙质沉积形成钙化。肾结核可扩散至肾周围形成肾周围炎或肾周围寒性脓肿。亦可经尿液蔓延至输尿管和膀胱。

(三)临床表现

(1)消瘦、虚弱、发热、盗汗等全身症状。

(2)可以有血尿、脓尿,伴有腰部钝痛。

(3)膀胱刺激征:尿频、尿急、尿痛占80%以上,且逐渐加重。

(四)MRI表现

(1)早期肾脏体积稍增大,晚期可缩小,形态不规则。

(2)T_1WI皮髓质差异消失,实质内多个大小不等低信号空洞,壁形态不规则;T_2WI呈高信号。

(3)肾窦变形移位,甚至消失。

(4)病变穿破肾包膜进入肾周时,肾周脂肪信号消失,肾筋膜增厚。

(5)增强扫描,病变周围增强,中间无变化,呈典型的"猫爪"样特征。

(五)诊断要点

(1)临床表现为逐渐加重的尿频、尿急、尿痛、血尿、脓尿及结核全身症状。

(2)肾实质内单或多个空洞,壁不规则,肾窦变形。增强后呈"猫爪"样特征。

(六)鉴别诊断

(1)肾囊肿:肾内单个或多个空洞易和肾囊肿混淆。肾囊肿多呈圆形,信号均匀,边缘清楚,增强扫描时无强化。

(2)肾癌:单个肾结核结节早期不易和肾癌鉴别。增强扫描和尿液检查可资鉴别。

(3)慢性肾盂肾炎。

二、肾和肾周脓肿

(一)概述

肾脓肿为肾实质内局限性炎症液化坏死所致的脓液积聚。最主要原因是血行性感染,极少部分来源于尿路系统感染,如肾盂肾炎。肾周脓肿系肾包膜和肾筋膜之间脂肪、结缔组织发生化脓性感染形成脓肿。以右侧多见,大部分是由于肾脓肿穿破肾包膜所致。

(二)病理

早期为肾实质内的多个微小脓肿,伴有周围水肿。小脓肿相互融合形成大的肿块,坏死液化形成大的脓腔。慢性肾脓肿坏死区周围是富含血管的增厚的肉芽组织和纤维层。肾脓肿穿破肾包膜扩散到肾周围形成肾周脓肿。

(三)临床表现

急性起病,持续性高热、腰痛及肾区叩击痛。脓肿向上发展可致同侧胸腔积液,累及腰大肌时，同侧下肢不能伸展。慢性期患者临床症状多不明显。

(四)MRI 表现

(1)急性肾脓肿早期肾脏增大，皮髓质差异消失，T_1WI 上肾实质信号降低。

(2)脓肿形成时，T_1WI 上病灶中央低信号，T_2WI 上高信号；病灶周围在 T,WI 和 T,WI 上均呈低信号。脓肿内出现气体，在 TW1、T,WI 上均为极低信号的小圆形影。

(3)肾周脓肿形成时，表现为肾周围异常信号，其信号特点与肾内脓肿相似。同侧肾筋膜可增厚，腰大肌轮廓模糊。

(4)增强扫描，病变中央无增强，而周围强化明显。

(五)诊断要点

(1)典型的临床表现：持续高热和腰疼。

(2)脓肿中央呈液化组织信号，周围呈肉芽组织和纤维组织信号。

(3)增强扫描时，脓肿中央无强化，周围强化明显。

(六)鉴别诊断

1.肾癌

早期肾脓肿未完全液化和肾癌信号类似。

2.肾囊肿感染

囊肿感染时囊壁增厚，与肾脓肿信号相似。

3.肾结核

MRI 表现相近，临床表现可资鉴别。

第三节　泌尿系统结

泌尿系统结石大多以肾结石为发源地。肾结石向下移动停留在不同部位形成不同的结石，如输尿管结石、膀胱结石和尿道结石。泌尿系统结石极少用 MRI 检查，大多是行其他疾病 MRI 检查时意外发现。

结石按其化学成分分为以下几类。

1.草酸盐结石

占 90%，多数为草酸钙，硬度较大，密度极高。

2.磷酸盐结石

体积较大，硬度小，密度低。

3.尿酸和尿酸盐结石

体积小，硬度和密度较草酸盐结石低。

4.其他结石

极少见。包括胱氨酸结石、黄嘌呤结石、氨苯蝶啶结石、软结石和含胆固醇结石等。

一、肾结石

(一)概述

肾结石是指发生于肾盂肾盏内的结石。肾结石占泌尿系统结石的86%以上,多发生于青壮年男性,男女之比4∶1～10∶1,两侧发病率相等,两侧同时发病者占10%。结石大多位于肾盂和肾下盏内。

(二)病理

主要改变是结石对肾脏的直接损伤、尿路梗阻和继发感染。结石对肾盂肾盏的直接损伤导致黏膜溃疡,最后纤维瘢痕形成。肾结石引起的梗阻多是不完全性的,肾盂肾盏扩张较轻;若结石发生在肾盂、输尿管交界处,则肾盂肾盏积水较重,肾皮质受压萎缩。

(三)临床表现

肾结石的症状取决于结石的大小、形状、部位以及有无并发症等。主要有三大症状:腰部疼痛、血尿和排砂石史。疼痛为钝痛或绞痛,放射到阴部区域,发作时多伴有肉眼或镜下血尿。

(四)MRI表现

(1)微小肾结石MRI不易显示。

(2)在T_1WI和T_2WI上,结石均呈低信号,T_2WI上低信号更为明显,表现为高信号尿液中的暗区。结石成分不同,其信号也有差异。

(3)结石较大阻塞肾盏时,相应近端肾盏扩张,杯口消失。肾盂输尿管交界处结石可致肾盂积水,肾实质变薄。

(4)MRU检查可立体显示肾盂肾盏扩张的部位、程度。

(五)诊断要点

(1)典型的血尿、腰部疼痛和排砂石史三大症状。

(2)在T_1WI、T_2WI上呈低信号以及相应近端肾盂肾盏的继发性扩张。

(六)鉴别诊断

和孤立的肾结核钙化块相鉴别。

二、输尿管结石

(一)概述

输尿管结石绝大部分来源于肾结石,易停留在输尿管的三个生理性狭窄处。中年发病多,男女之比5∶1,两侧发病率无差异。

(二)病理

输尿管结石刺激管壁致局部管壁的溃疡、纤维组织增生,进而管壁增厚、管腔狭窄。结石部位以上输尿管、肾盂肾盏积水扩张,扩张程度与结石大小和发病时间有关。长期梗阻可致肾实质萎缩。

(三)临床表现

主要有突发性绞痛,向阴部和大腿内侧放射,伴有血尿。

(四)MRI表现

(1)输尿管、肾盂积水、扩张,肾实质变薄等。

(2)常规SE序列扫描,扩张的输尿管下部出现低信号块,T2WI图像上更明显。

(3)MRU 图像扩张的输尿管高信号突然中断,下方见低信号的结石影。

(五)诊断要点

(1)典型的症状:突发绞痛和血尿。

(2)肾盂、输尿管扩张,其下部低信号结石。

(六)鉴别诊断

(1)输尿管先天狭窄。

(2)后天输尿管瘢痕。

(3)输尿管肿瘤。

三、膀胱结石

(一)概述

膀胱结石主要发生于老年男性和幼年,女性极少见。可来源于肾、输尿管结石的排泄或由膀胱异物引起。

(二)病理

膀胱结石单个多见,大小不一,小如砂石,大者可占据整个膀胱,形态多为圆形、卵圆形。结石刺激膀胱壁引起膀胱壁充血水肿或出血,甚至形成溃疡。长期的结石梗阻影响尿液的排出,刺激膀胱肌肉纤维组织肥大,引起膀胱壁增厚。长期刺激可诱发膀胱癌。

(三)临床表现

典型症状为疼痛、血尿和排尿困难。疼痛为耻骨联合上或会阴部的钝痛或锐痛,平卧可缓解。排尿困难时轻时重,有时排尿中途尿流突然中断,须改变体位才能继续排尿。黏膜溃疡出血表现为终末血尿。常伴有尿急、尿频症状。

(四)MRI 表现

(1)膀胱内圆形或类圆形异常信号区,T_1WI 和 T_2WI 均为低信号,在 T_2WI 上表现为和高信号尿液形成强烈对比的充盈缺损,边缘锐利清晰。

(2)MRU 三维图像显示结石的全貌,及其引起的上尿路的积水扩张。

(3)膀胱壁可有增厚。

(五)诊断要点

(1)膀胱结石一般不做 MRI 检查,依靠超声、CT 即可确诊。

(2)典型的临床表现:疼痛、血尿和排尿困难。

(3)结石在 T_1WI 和 T_2WI 均为圆形、卵圆形低信号。

(六)鉴别诊断

(1)膀胱内肿瘤并发钙化。

(2)输尿管下端结石。

(3)膀胱壁的钙化。

第四节 肾囊肿性病变

肾囊肿性疾病是指肾实质出现单个或多个囊肿的一大组疾病。以单纯性肾囊肿最常见，其次是多囊肾。肾囊肿的形成可以是遗传性、先天性发育异常或后天获得性，其发生机制仍不十分清楚。

一、单纯肾囊肿

(一)概述

单纯性肾囊肿过去又称孤立性肾囊肿，是骨囊肿性疾病中最常见的一种。绝大部分见于成人，50岁以上人群中50%发现这种囊肿，且随年龄增大比例递增，所以认为本病是后天获得性疾病。男女发病无差异。发病机制过去认为是肾缺血所致，近年认为是肾小管憩室演变而来。

(二)病理

多是单侧性病变，亦可双侧发病。囊肿数目一个至数个，大小不等，呈圆形单房。位于皮质的囊肿常突出肾表面。囊肿壁薄而透明，由一薄层纤维覆以一层扁平上皮组织组成。囊腔与肾盂肾盏不通，腔内含淡黄色液体。感染时囊壁增厚而不透明，继而可纤维化、钙化。囊肿较大时，可压迫肾盂肾盏，使之变形。

(三)临床表现

大部分患者无症状和体征，在腹部影像学检查中偶尔发现。囊肿较大时在腹部可触及包块。囊肿壁破裂时可出现腰痛、血尿。大囊肿压迫邻近血管引起肾组织缺血可致高血压。

(四)MRI表现

(1)病变单个或多个，呈圆形，边缘光滑锐利，较大囊肿可突出肾外。

(2)囊肿内信号均匀，T_1WI呈低信号，T_2WI呈高信号，类似于水。

(3)囊肿感染时，T_2WI囊肿边缘呈低信号环，为增厚的囊肿壁。T_1WI囊肿信号常增高。

(4)囊肿内出血时，其信号因出血时间长短而不同，符合出血的信号变化规律。

(5)囊肿钙化后信号不均匀，其壁和囊肿内在T_1WI、T_2WI可呈不等的低信号。

(6)增强扫描，囊肿内信号无改变。

(五)诊断要点

主要依靠典型MRI表现：囊肿呈圆形，边缘锐利光滑，囊内信号均匀，呈长T_1长T_2信号。临床症状对诊断帮助不大。

(六)鉴别诊断

(1)多发囊肿与多囊肾鉴别。

(2)与并发肾囊肿的遗传性疾病，如结节硬化等鉴别。

(3)恶性肾囊肿。

(4)囊性肾癌。

二、多囊肾

(一)概述

多囊肾为遗传性疾病,按遗传特性分为二型:常染色体显性遗传性多囊肾和常染色体隐性遗传性多囊肾。前者最常见,大多成年发病,但婴幼儿也可出现症状,发病率1%～2%,是后者的10倍。男女发病率相等。后者发生在新生儿至婴儿,病情重,发展快,最后以尿毒症死亡。本文主要论述前者。

(二)病理

囊肿自幼即有,并随年龄增大而不断增大。病理表现为双侧肾脏不对称性肿大,皮髓质内散在大量的大小不等球形、圆柱形及梭形囊肿,直径数毫米至数厘米。肾盂肾盏严重变形扩张。囊与囊之间为多少不等的肾组织。镜下见肾小体钙化,肾小管萎缩及间质纤维化。1/3患者伴有肝囊肿,亦可伴有脾囊肿、胰腺囊肿和脑动脉瘤,甚至恶性肿瘤。

(三)临床表现

新生儿及婴儿发病者,有呼吸困难、血尿、高血压和肾功能衰竭,多数短期内死亡。成人发病者,常见腰部、腹部疼痛,腹部包块,早期就出现镜下血尿,囊肿破裂时出现肉眼血尿。半数以上患者有中度高血压,晚期出现尿毒症。

(四)MRI表现

(1)双侧肾脏内大量大小不等的囊性病变,肾实质呈蜂窝状改变,肾外形呈分叶状。

(2)T_1WI病变呈均匀或混杂低信号,出血时呈高信号,T_2WI呈均匀或混杂高信号。

(3)肾盂肾盏受牵拉、挤压而变形。

(4)增强扫描囊肿壁更清楚,囊内无强化。

(五)诊断要点

(1)婴幼儿发病有典型表现:血尿、高血压和肾功能衰竭。成人发病表现有腹部包块、血尿及高血压。

(2)MRI示双肾大量大小不等的囊性信号,肾脏呈蜂窝状。

(六)鉴别诊断

(1)多发性单纯肾囊肿。

(2)其他遗传性疾病并发多个肾囊肿。

(3)常染色体隐性遗传性多囊肾。

(4)获得性肾囊肿病,如长期透析者出现的多发肾囊肿等。

第六章　骨与关节系统疾病 MRI 诊断

第一节　骨创伤

骨创伤包括骨折、骨挫伤及应力骨折。

骨折是骨的连续性中断，包括骨皮质和骨小梁的折断、扭曲和嵌插。骨折常伴有周围软组织、韧带的损伤及骨髓挫伤。完全性或伴有移位的骨折检查以传统 X 线和 CT 为优势，而对不全性和微细或称之为隐匿性的骨折及周围软组织、韧带损伤、骨髓挫伤、关节及关节软骨损伤等，则 MRI 检查可以弥补传统 X 线和 CT 的不足。

一、MRI 诊断要点

(一)完全性或移位骨折

X 线可见骨折线，骨皮质的折断。T_1WI 和 T_2WI 均为低信号的正常骨皮质的连续性中断，其间夹有 T_1WI 和 T_2WI 高信号影。骨小梁的折断在高信号骨髓内可见 T_1WI 呈线状低信号混在同样为低信号的骨髓水肿中，T_2WI 和 STIR 显示更为清楚，表现为高信号水肿带内的线状低信号影，宽度＞3mm 或骨折端有明显移位。局部软组织有 T_1WI 和 T_2WI 均为高信号的血肿及 T_1WI 低信号而 T_2WI 高信号的水肿相混的混杂信号肿块影。

(二)应力性和微细骨折

T_2WI 呈细线状低信号，局部可伴有轻度骨髓水肿改变。在常规 X 线片上看不到或仅可见局部轻微骨质硬化。

(三)骨挫伤

主要为骨髓水肿，表现为局部 T_1WI 轻微低信号，T_2WI 和 STIR 像高信号，边界不清。

(四)骨软骨骨折

T_1WI 和 T_2WI 可见低信号骨折线通过生长骺板、累及干骺端或骨骺，尤其是 SPGR、GRE 等梯度回波序列显示更佳。另一种骨软骨骨折为骨折线穿过关节软骨。累及生长骺板和(或)骨骺的骨软骨骨折可分为 7 型：骨折通过生长板；骨折通过生长板和干骺端；骨折通过生长板和骨骺；骨折通过生长板、干骺端和骨骺；压缩骨折通过生长板；骨折形成生长板、干骺端和骨骺缺损；骨折通过骨骺并累及关节软骨。

二、MRI 鉴别诊断

生长骺线误为骨折：除应熟悉骨骼的解剖之外，生长骺线在 T_1WI 和 T_2WI 为中等或稍高信号，SPGR 为高信号，而骨折线在 T_1WI 和 T_2WI 均为低信号。

第二节　化脓性骨髓炎

一、概述

化脓性:细菌感染骨髓、骨质和骨膜而引起的炎症称化脓性骨髓炎,是一种常见病,常反复发作,经年不愈。本病的感染途径有以下三种:

(1)细菌从身体其他部位的化脓性病灶经血流传播至骨骼,称血源性骨髓炎。

(2)由开放性骨折直接感染而引起。

(3)邻近软组织感染直接蔓延到骨髓所致。按病程分为急性和慢性。其中,血源性骨髓炎具有典型的病理变化和临床症状,最为常见,危害也最大,本节着重讲述。

本病可见于任何年龄,10岁以下好发,男性多见。生长期管状长骨的干骺端是其好发部位,尤易累及胫骨上、下端,股骨下端和肱骨上端等部位。管状长骨的男女发病率为3.8∶1。也可见于骨干、骨膜甚至于骨骺。

最常见的致病菌是金黄色葡萄球菌,其次是溶血性链球菌,绿脓杆菌、肺炎双球菌等都可引起骨髓炎。

生长期管状长骨的干骺端血运丰富,毛细血管弯曲,细菌易于停留而发生血源性感染。感染常常是由骨髓组织开始。早期出现充血、毛细血管通透性增加及水肿,局部很快有白细胞浸润及渗出液。不久,白细胞被细菌及其产物所破坏并被蛋白溶酶溶解,与坏死组织一起形成化脓性病灶。沿骨松质血管和淋巴管或直接向骨干迅速扩展,脓液充满骨髓间隙。周围软组织同样出现充血及水肿。脓液可突破较薄的骨皮质波及骨膜下,沿骨皮质外扩展,使骨膜与骨干分离。骨膜内层受到刺激开始出现成骨反应。血源性骨髓炎的病理特点是骨质破坏、坏死和新骨形成相互并行。早期以破坏、坏死为主,后期以新骨形成主。

因儿童骺软骨未闭合,对化脓性感染有相当的抵抗力,故化脓性病灶很少能穿破骺板而累及骨骺。但成人骺板已闭合,则失去这种屏障。

二、临床表现

起病急,有明显中毒症状:全身不适,寒战、高热,体温在39℃以上。局部剧痛,皮温升高,有深压痛;当皮肤出现水肿、发红,多表示已形成骨膜下脓肿。脓肿穿破骨膜进入软组织后,压力减轻,疼痛缓解。

化验检查:白细胞计数升高,中性粒细胞升高;血培养可为阳性。

三、MRI表现

早期骨髓的充血、水肿在T_2加权像上表现敏感,为高信号,边界不清;T_1加权像上为低信号。骨膜下的脓肿表现为液性信号。新生的及硬化的骨质T_1、T_2加权均为低信号。皮质性的死骨除硬化骨外,T_1加权呈低到高信号;T_2加权为高信号。Gd－DTPA增强,呈对比性强化。

急性骨髓炎的早期诊断对治疗和预后有决定性的意义。起病10～14dX线片常无明显异常。CT较之可提早发现病灶。核素扫描过去认为较为敏感,起病后48h即可显示。MRI的敏感性更高于核素扫描,虽其信号不具有特异性,但结合临床资料,做到早期诊断是完全有可能的。

四、诊断要点

(1)儿童，急性起病，有寒战、高热等全身中毒症状。

(2)局部持续剧痛，深压痛。

(3)白细胞计数升高。

(4)MR表现为干骺端及骨髓中 T_2 加权边界不清的高信号，T_1 加权低信号。周围软组织呈水肿信号。Gd－DTPA增强为对比性强化。

五、鉴别诊断

(1)软组织感染：临床症状相似，但MRI上不累及干骺端和骨髓。

(2)骨恶性肿瘤特别是尤文肉瘤：临床可有发热、白细胞计数升高，但尤文肉瘤放射治疗颇为敏感，而且主要累及骨干，MRI上 T_1 加权呈大片均匀低信号，边界较清，看不见脓液，但有软组织肿块。

第三节　骨结核

绝大多数(95％以上)骨关节结核继发于肺结核。脊柱结核最为多见，约占76.2％，其次为足骨、手骨，两者共16.62％，说明短骨结核明显比长骨结核多见。掌骨发病率高于指骨，在足部，第一跖骨和大路趾骨结核最常见，为其他跖趾骨发病的总和。骨结核多见于儿童及青年。

一、脊柱结核

脊柱结核是最常见的骨结核，80％以上继发于肺结核，好发于青少年，但目前60岁以上发病率呈明显上升趋势，为另一发病高峰。

(一)MRI诊断要点

1.椎体及附件改变

腰椎是脊柱结核最好发的部位，其次是颈椎和胸椎。多椎体受累是脊椎结核的一个重要特点，而且以椎间盘两侧对应部分为主。亦可经椎旁组织侵犯至不相邻椎体。附件受累机会较少，单纯附件的结核则更少见。信号特点：在T1WI上椎体及附件的破坏呈低至稍高信号，在T2WI上，多数呈不均匀高信号，少数呈稍高信号。椎体变扁或呈楔形、不规则形，且多呈不均匀强化。

2.椎间盘改变

椎间盘改变主要包括椎间盘破坏，椎间隙变窄或消失。在 T_1 WI上多呈低信号，部分可呈稍高信号。在 T_2 WI上多数呈不均匀高信号，少数可呈不均匀等至低信号，在冠、矢状面上低信号裂隙消失。增强扫描呈不均匀强化。

3.椎旁软组织改变

半数以上的脊椎结核有椎旁软组织肿胀或肿块，多数形成脓肿，而且体积较大。增强扫描实性部分有强化，形成脓腔的部分则不强化。脓肿壁增强，多呈环形强化。

4.硬膜囊及脊髓改变

硬膜囊受压较常见,可为椎旁脓肿或变形椎体压迫。脊髓受压水肿在 T_2WI 上呈高信号,边界不清晰。

5.强化特点

受累椎体、椎间盘、椎旁软组织均可有不均匀强化。受累椎体强化早于椎间盘,这与化脓性脊柱炎相反,具有一定特异性。

(二)脊柱结核分型

根据发病部位不同脊柱结核可分为椎体型和附件型,前者常见。椎体型又分为中心型、边缘型和骨膜下型。

1.椎体型

如下所述。

(1)中心型:多见于儿童,以胸椎多见。病变原发于椎体内骨松质。破坏常从椎体中心近前方开始,破坏区较小时仅表现为椎体内不规则骨质缺损,T_1WI 呈低信号,T_2WI 呈高信号,周围骨质可有不同程度的水肿。病变进一步发展可引起椎体塌陷变扁,破坏区内可有不规则的低信号钙化灶,以 T_2WI 明显。由于病变可较长时间局限于椎体内而不侵犯椎间盘,故椎间隙保持正常。后期病变穿破椎体骨皮质时可并发椎旁脓肿,呈 T_1WI 低信号、T_2WI 高信号的梭形块影,脓肿壁可有 T_1WI、T_2WI 均为低信号的钙化。增强扫描脓肿壁强化而脓腔内无强化。

(2)边缘型:也称为干骺型,为最常见类型。多见于成人,以腰椎多见。病变原发于椎体的骨骺部即与椎间盘相邻的上下椎体面。MRI 表现为椎体骨质不同程度的缺损,骨破坏始于椎体的上下面和前缘,骨破坏明显时椎体压缩、楔形变。椎间盘较易受侵犯,椎间盘受累时表现为椎间盘 T_1WI 信号减低、T_2WI 信号增高,椎间盘部分缺损或完全破坏消失,椎间隙变窄以至消失、椎体融合。可并发椎旁脓肿及腰大肌脓肿形成,增强扫描脓肿壁强化,椎体破坏区见不规则强化。

(3)骨膜下型:病变起自椎体前方骨膜下,病变发展破坏椎体前缘骨质及骨膜并侵及前纵韧带,沿前纵韧带下蔓延而形成椎旁脓肿。易侵犯多个椎体,形成多个椎体前缘凹陷形骨质缺损。椎间盘可较长时间保持不受侵犯,故椎间隙变窄可不明显。

2.附件型

脊柱结核的少见表现,多发生于成年人。病变局限于椎弓根、椎板、棘突及横突。表现为附件不规则破坏,易并发椎旁脓肿形成。椎体及椎间盘可保持完整。

其他少见结核有单椎体结核、多椎体破坏而椎间盘完好、多椎体跳跃式受累及棘突单独受累等形式。

脊柱结核的并发改变常有脊柱弯曲、成角畸形。椎旁脓肿常呈梭形、对称性,因重力关系,脓肿可向下发展至远离原发病灶的部位,脓肿亦可向后位于椎管内、硬膜外。病变周围可形成结核性肉芽肿而成不规则实性块影,T_1WI 呈低信号,T_2WI 呈中等或稍高信号,增强扫描明显强化。

二、短骨结核

短骨结核呈明显膨胀性骨质破坏，其内信号不均，T_1WI呈不均匀低信号，T_2WI呈不均匀高信号。骨膜反应增生明显。增强扫描破坏区内呈明显不均匀强化。因邻近软组织较薄，冷脓肿形成后易侵及皮肤形成窦道。

三、长骨结核

长骨结核分为骨骺干骺端型及骨干型。前者表现为骨骺或干骺端内局限性骨质破坏，骨骺破坏区常位于骨骺中央，而干骺端破坏区多位于边缘部，破坏边界较清楚，破坏区内T_1WI呈低信号，T_2WI呈高信号，如有死骨则信号可不均匀，但MRI对显示细小死骨不敏感。一般无骨膜反应增生，无软组织肿块形成。邻近软组织可见萎缩。骨骺结核易累及关节，出现关节结核的表现。骨干结核罕见。

四、鉴别诊断

(一)转移瘤

多发椎体结核需与转移瘤鉴别。转移瘤常为溶骨性或成骨性，可累及附件，而椎体结核较少累及附件。转移瘤侵及软组织时形成软组织肿块，实性，强化明显，常偏于一侧明显，部位邻近病变椎体。

(二)化脓性脊柱炎

在急性期，化脓性脊柱炎与脊椎结核起病早期的MRI表现非常相似，一般认为仅依靠MRI表现难以鉴别二者。但前者多继发于肺结核，而后者多继发于椎间盘穿刺或手术以及身体其他部位的化脓性感染，急性期常有高热、局部剧痛、脊柱活动受限等表现，血液检查常提示白细胞增多，血沉加快。

(三)内生软骨瘤

发生于短骨者亦呈膨胀性骨破坏，需与短骨结核鉴别。但前者邻近软组织常无改变，即使穿破骨皮质突入邻近软组织，其边界亦清楚，无明显骨膜增生，瘤内可见软骨钙化，信号不均匀。

(四)软骨母细胞瘤

单从MRI表现二者较难区别，需结合X线平片或CT检查，软骨母细胞瘤边界清楚，边缘呈花边状，可有硬化边，瘤内可见不同程度的钙化。骨骺结核X线平片上破坏区较模糊，无硬化边。

第四节　骨缺血性坏死

骨缺血性坏死是由多种原因引起骨部分或完全性缺血而导致的一类疾病。最常见于股骨头，亦可见于肱骨头、腕骨等，这里以股骨头缺血性坏死为例介绍本病的MRI诊断。

股骨头是骨缺血性坏死最常见的发病部位。MRI是早期诊断该病最敏感、最特异的影像学方法。

一、MRI 诊断要点

(一)MRI 分型及分期

根据坏死股骨头的信号特点,可将股骨头缺血性坏死分为 4 型,即脂样型、血样型、水样型和纤维型。

1.脂样型(A 型)

其特征为包绕在代表硬化反应缘的低信号以内的病变区,如同正常的脂肪样信号,即 T_1 WI上为高信号,T_2 WI 上为中等信号,形成所谓双线征。此为股骨头缺血性坏死早期的特征性变化。其中,高信号区代表还是以脂肪性骨髓成分为主的坏死区;低信号带或环则代表坏死区与活骨组织的分界。

2.血样型(B 型)

即在 T_1 WI 及 T_2 WI 上坏死区均表现为类似于亚急性血肿的高信号。这表明修复过程已开始,大量的毛细血管增生,此时增强明显强化。

3.水样型(C 型)

当股骨头内的脂质成分被修复过程中增生的肉芽组织或纤维组织替代而减少,以及修复反应造成坏死区组织水肿时,T_1 WI 上表现为低信号,T_2 WI 呈高信号。增强后为不均匀强化。

4.纤维型(D 型)

修复晚期,坏死区完全成为纤维组织或硬化骨组织,因而在 T_1 WI 及 T_2 WI 上均为低信号。增强后为轻度强化(纤维组织)或不强化(骨组织)。

在 MRI 诊断中,一般主张将股骨头缺血性坏死分为 3 期,即早期(脂样型)、中期(包括血样型和水样型)及晚期(纤维型)。

(二)关节腔积液

股骨头缺血性坏死并发关节腔积液的发生率相当高,达 60%～100%。关节腔积液对早期诊断股骨头缺血性坏死有重要意义,而且积液量的增多与病变进展相关,表现为关节腔内长 T_1、长 T_2 信号区。

(三)承重关节面塌陷

属于病变晚期的表现。

(四)关节退行性变

主要表现为关节软骨变性,T_2 WI 上软骨内出现条状或点状高信号区,关节软骨变薄、缺损,关节间隙变窄及骨质增生、骨赘等,这也是属于病变晚期的表现。

(五)增强扫描

是早期发现病变、区分坏死组织与有存活能力组织的有效方法。病变中增强的部分代表有活性的组织,无强化的部分代表早期干性脂肪坏死骨髓、进展期嗜伊红样坏死骨髓及伴小梁微骨折的坏死骨髓。

股骨头坏死的范围与塌陷相关,Steiberg 等将坏死范围概念引入股骨头缺血性坏死分期系统,加以定量,坏死范围＜15%为轻型,坏死范围在 15%～30%为中型,坏死范围＞30%为重型。Betran 等发现,坏死范围＜25%的很少发生塌陷,范围＞50%的病灶塌陷的可能性增加。

二、鉴别诊断

髋关节一过性骨质疏松是一种少见的疾病，以髋部不明原因的疼痛为主要临床症状。X线表现为股骨头、颈部骨质疏松。MRI 显示在股骨头、颈部呈弥漫性信号异常，即 T_1WI 为低信号，T_2WI 呈高信号，而且这种异常信号还向股骨干方向延伸。这与骨髓水肿型的股骨头缺血性坏死的 MR 影像相似，但无关节面的塌陷、变形，且前者为一种自限性疾病，其 MRI 变化可在 6～10 个月内完全恢复正常。因此，MRI 随访对鉴别诊断具有重要意义。

第五节　关节外伤

一、关节脱位

常常由于外伤所致，亦可继发于骨关节、软组织病变。

(一)MRI 诊断要点

1.直接征象

形成关节的各骨失去正常的解剖对应关系。

2.间接征象

(1)关节囊肿胀积液：一般 T_1WI 呈低信号，T_2WI 呈高信号，并有出血时 T_1WI、T_2WI 均为高信号。

(2)肌肉、肌腱及韧带损伤：肌肉 T_1WI 信号减低，T_2WI 信号增高，肌腱、韧带损伤表现为 T_1WI、T_2WI 呈低信号的片状、条状信号增高影，或肌腱、韧带的连续性中断。

(3)邻近骨髓内可出现水肿：呈 T_1WI 低信号、T_2WI 高信号，斑片状。

(二)MRI 误诊分析

因单一方向扫描而未能显示关节脱位：如单纯横断或冠状、矢状扫描而未能显示非扫描方向的关节骨端错位，骨关节的 MRI 检查至少应进行 2 个方向的扫描。

二、关节积液

很多原因包括关节本身的病变如关节感染、结核、关节损伤、肿瘤等，邻近骨质的病变如骨结核、骨肿瘤，以及全身性病变的关节表现如类风湿性关节炎、血友病等均可引起关节积液。不同病变引起关节积液的成分不同，因而在 MRI 上所表现出的信号各异。

MRI 诊断要点：

(1)关节囊肿胀，关节腔内为液体信号，多为 T_1WI 低信号，T_2WI 高信号。如并有出血，在出血的不同时期可表现出不同的信号。可出现液－液平面或脂－液平面，前者因积液中的不同成分沉积分层所致，后者常为外伤后脂肪组织进入关节腔内漂浮于积液上面所致。

(2)视积液形成的原因不同，可有或无关节囊壁增厚，增厚的关节囊增强后呈不同程度的强化。如结核性滑膜炎、色素沉着绒毛结节性滑膜炎常有明显滑膜增厚，前者常为较均匀性地增厚，后者可为结节状或弥漫性增厚，增强扫描明显强化。

三、肌腱、韧带损伤及分级

MRI 由于提供了良好的软组织对比,可以任意层面成像,能够鉴别肌腱、韧带及其周围脂肪组织,能够显示水肿和出血的存在,而且无创伤、无放射线损伤,因此,已经成为诊断肌腱、韧带损伤的首选影像学方法。肌腱、韧带损伤行 MRI 检查的主要目的是明确有无肌腱、韧带损伤以及损伤的位置、程度、范围、修复和手术后变化。

(一)肌腱、韧带损伤的分级

对肌腱韧带损伤的程度,人们采取了很多分级方法,其中最常用的方法是将其分为部分撕裂和完全撕裂。部分撕裂是指撕裂累及肌腱或韧带截面的一部分,延伸至一侧表面或未累及表面;完全撕裂是指撕裂累及肌腱或韧带截面的全部,延伸至两侧表面或者断端分离。亦有学者根据损伤占肌腱韧带截面的百分比将部分撕裂分为两度,<50%为Ⅰ度,>50%为Ⅱ度,并指出这种分度方法更有利于指导临床选择治疗方案。

(二)MRI 诊断要点

1.正常肌腱、韧带的信号特点及其损伤后的信号变化

正常的肌腱、韧带主要由纤维组织构成,其氢质子固定在多肽形成的致密网架上,不能参与 MR 成像,所以在任何序列均表现为低信号。但是,在肌腱、韧带损伤后,多肽网架遭到破坏,氢质子固定状态破坏,氢质子及水肿液使其在所有序列上均表现为信号增高。

2.肌腱损伤的 MRI 表现

如下所述。

(1)部分撕裂:典型的肌腱部分撕裂表现为肌腱内部信号均匀或不均匀增高,可延伸至一侧表面,肌腱增粗或变细,多并发腱鞘积液及邻近组织水肿。一些部分撕裂的肌腱可表现为肌腱内部沿肌腱长轴的高信号带,不累及肌腱的表面。

(2)完全撕裂:典型表现为肌腱与附着点之间或肌腱本身连续性中断,近肌腹端回缩,断裂处肌腱消失,腱鞘内充满积液,而且多并发肌肉及邻近组织内出血或水肿。随着肌腱内部物质的变性过程,肌腱可呈梭形增粗,伴或不伴内部信号强度的增高。

3.韧带损伤的 MRI 表现

如下所述。

(1)部分撕裂:韧带内部均匀或不均匀性信号强度增高,可延伸至一侧表面,并可伴韧带肿胀或变细,表面不规则或模糊,邻近组织水肿或积液。

(2)完全撕裂:韧带连续性中断,呈弯曲波浪状、斑片状或团块状,其内高信号区跨过韧带的全层,信号强度在 T_1WI 上高于软骨,在 T_2WI 上高于水,边缘不规则,韧带增粗。韧带移位也是韧带完全性撕裂的一个非常可靠的征象,准确率达 100%。另外在断裂的韧带周围常见水肿或积液。

4.肌腱、韧带慢性损伤的 MRI 表现

随着肌腱、韧带慢性损伤内部水肿的吸收和组织机化、纤维化,信号强度逐渐降低,变为中等信号或低信号。增粗肿胀的肌腱、韧带变细、萎缩。

(三)误诊分析

(1)先天性变异:如肌腱、韧带附着位置变异、肌腱韧带分叉变异等。

(2)伪影或邻近结构部分容积效应所致的假象。

第六节　骨肿瘤

一、骨肿瘤 MRI 基本征象

(一)骨皮质破坏

正常骨皮质在 T_1WI 和 T_2WI 及其他序列扫描像上均为低信号。肿瘤浸润或破坏骨皮质,在 T_1WI 和 T_2WI 上信号均增高,骨皮质变薄、连续性中断,局部为肿瘤组织取代,或形成软组织肿块。

(二)肿瘤骨

肿瘤细胞分泌的骨基质和类骨质矿物化,T_1WI 和 T_2WI 均为低信号。常见于成骨型骨肉瘤病灶及软组织肿块内,呈条状、针状、大片状低信号影。

(三)肿瘤软骨及瘤软骨钙化

肿瘤软骨多为 T_2WI 高信号的透明软骨,软骨基质钙化在 T_2WI 比较敏感,钙化呈低信号。故常表现为较均匀高信号的肿瘤软骨被低信号的纤维组织间隔分隔成不规则的分叶状,其内或边缘夹有低信号钙化影。T_1WI 多为不均匀等、低混杂信号。增强扫描多呈不均匀条状强化,主要是纤维间隔强化,而瘤软骨强化不明显之故。应当指出的是 MR 对病变较敏感,但对小的钙化则不及 CT,甚至不及常规 X 线片。

(四)骨膜增生

正常骨膜 T_1WI 和 T_2WI 呈线状低信号,与骨皮质紧密相贴而不能区分。骨膜增生使骨膜增厚,信号增高而呈中等信号,与骨皮质分开。可呈多层线状低信号的葱皮状及其他各种形态,或增生的骨膜再被肿瘤突破出现骨膜三角(Codman 三角),其中间为肿瘤组织。

(五)软组织肿块

肿瘤破坏骨皮质突入软组织可形成软组织肿块,大多数的软组织肿块为 T_1WI 低混杂信号,肿瘤内出血则为高、中、低混杂信号。T_2WI 多为中、高混杂信号,其内有时还可出现液一液平面。

(六)病变内液一液平面

肿瘤坏死、囊变、出血后可在病灶内出现液一液平面,表现为病灶内上下 2 种液体信号,多数是病灶出血、坏死、囊变所致,T_1WI 上层为低信号,下层为中等信号,T_2WI 上层为高信号,下层为中等高信号。液一液平面常见于动脉瘤样骨囊肿,但亦可见于其他肿瘤和肿瘤样病变。

(七)骨髓水肿

肿瘤周边的骨髓水肿表现为 T_1WI 低信号和 T_2WI、STIR 高信号,有时可与软组织内水肿连成片。

(八)髓内跳跃性播散

肿瘤在骨髓内播散,特别是跳跃性播散,常规X线,甚至CT均较难以显示,由于骨髓内含有大量的脂肪,T_1WI和T_2WI上均为高信号,而肿瘤骨髓内浸润和跳跃播散表现为与正常骨髓分界清楚的低信号影。抑脂T2WI和增强扫描显示更清楚。

(九)肿瘤累及骨骺

过去曾认为骺板可以阻止肿瘤向关节方向发展,但实际上肿瘤可以累及骺板,甚至穿破骺板累及骨骺,在冠状位或矢状位最易显示T,WI低信号的肿瘤累及骺板,或突破骺板累及骨骺。

二、良恶性骨肿瘤的鉴别诊断

骨肿瘤的MRI征象大多是非特异性的,仅凭常规MRI难以作出定性诊断。随着MRI技术的发展及各种新技术的应用,动态增强灌注骨肿瘤成像及"P波谱分析等对肿瘤的定性诊断极有价值。但必需注意MRI在骨肿瘤的良恶性鉴别诊断中一定要结合X线平片及临床。

(一)MRI增强扫描及MRI灌注成像在骨肿瘤良恶性鉴别诊断中的应用

静态增强扫描可以帮助了解肿瘤的强化程度、区分肿瘤的实体部分和坏死囊变部分,可以为定性诊断提供一定的参考信息。动态增强扫描可计算信号强度－时间曲线(SI－T曲线)的最大线性斜率(SS),能够反映组织血管化和血流灌注的情况,提供血流动力学方面的信息。尤其是MR灌注成像排除了造影剂弥散因素对信号强度的影响,能更准确地反应肿瘤的血流灌注情况,可为肿瘤的良恶性鉴别诊断提供重要的辅助信息。

恶性肿瘤往往比良性肿瘤血供丰富,根据Verstreate等报告SS在良恶性肿瘤之间的差异具有显著性,恶性肿瘤的SS高于良性者,对肿瘤的良恶性具有一定的提示作用。但是,由于其在良恶性肿瘤之间存在较多交叉重叠,某些良性肿瘤可以表现为丰富的血管化和高血流灌注率,ss较高,如海绵状血管瘤;而一些恶性肿瘤又可以表现为低灌注,如部分骨肉瘤、转移瘤等,故其鉴别诊断价值尚存在分歧。而且由于大家使用的扫描序列、时间分辨率、造影剂用量及速度等因素都不尽相同,所以SS在良恶性肿瘤之间的阈值尚缺乏统一的标准。

由于恶性肿瘤血管化分布和血流灌注率具有边缘丰富而中心稀少的特点,良性肿瘤血管分布则比较均匀,进行肿瘤边缘－中心灌注差异率Rrim－cen的计算有助于良恶性肿瘤的鉴别。

此外,MRI动态增强和灌注成像还有助于发现肿瘤的生长活跃区域,以指示活检部位。

(二)^{31}P－MRI频谱在骨肿瘤良恶性鉴别诊断中的应用

通过^{31}P－MRI可以帮助了解多种组织代谢产物[如:磷酸一酯、磷酸二酯,磷酸肌酸、无机磷酸盐、三磷酸核苷等]在骨肿瘤中的含量变化,从而为肿瘤的良恶性鉴别诊断提供有价值的帮助。据Negendank等报道,恶性肿瘤的PME与NTP的峰值比(PME/NTP)及PDE/NTP明显高于良性肿瘤,而其PCr/NTP则明显低于良性肿瘤,其中PME/NTP在良恶性肿瘤之间的交叉重叠最少,均数分别为恶性1.10±0.60和良性0.17±0.17,以良性者的平均数加2倍标准差作为阈值时,其诊断恶性骨肿瘤的灵敏度及特异度分别为100%和93%,具有很高的鉴别诊断价值。

三、骨软骨瘤

骨软骨瘤又叫外生骨疣，是一种常见的良性骨肿瘤。骨软骨瘤可分为单发性骨软骨瘤、多发性骨软骨瘤和骨外骨软骨瘤。

(一)单发性骨软骨瘤

单发性骨软骨瘤是最常见的类型，好发于青少年，男多于女。

1.MRI 诊断要点

如下所述。

(1)发病部位：多见于长骨的干骺端，以股骨下端和胫骨上端最常见，偶可发生于短骨和扁骨。

(2)形态特点：单发性骨软骨瘤呈疣状突起，大小自几厘米至十几厘米，位于干骺端者一般背离关节生长，但亦有与骨干垂直者。分为广基型及带蒂型。前者基底较宽、顶部细小，呈锥形；后者基底细小、顶端较大，呈杵状、圆顶状或菜花状。骨疣是骨的延伸部分，基底部骨皮质及骨松质都是成熟的骨质，分别与发生骨的骨皮质及骨松质相延续。

(3)软骨帽：骨软骨瘤的冠部亦称软骨帽，呈带状，表面光滑，在 T_1 WI 上呈中、低信号，在 T_2 WI 上呈高信号。其厚度一般在 10mm 以下，少数可以达到 13mm。软骨帽下钙化部分呈长 T_1、短 T_2 信号。

(4)邻近组织改变：邻近骨皮质一般无增厚，软骨帽外无软组织肿块形成，周围软组织无水肿。

2.恶变诊断

少于 1% 的单发性骨软骨瘤可以恶变，一般恶变为软骨肉瘤，少数恶变为骨肉瘤或纤维肉瘤。以下情况可提示恶变：

(1)骨骼生长发育停止后，肿瘤突然加快生长。

(2)软骨帽不规则增厚：一般认为年龄越小，软骨帽越厚，但如果＞1cm 则应高度怀疑恶变，但亦有人认为＞2cm 才提示恶变。

3.鉴别诊断

单发型骨软骨瘤应注意与皮质旁型骨肉瘤鉴别，后者基底部骨皮质与发生骨骨皮质不连续，中央没有骨髓信号，而且周围组织有水肿，可资鉴别。

(二)多发性骨软骨瘤

多发性骨软骨瘤又叫遗传性多发性骨软骨瘤、家族性多发性外生骨疣、骨干骺连续症等。

1.MRI 诊断要点

如下所述。

(1)瘤体的形态及信号特点与单发者相似。

(2)受累骨改变：受累骨干骺端或骨干膨胀、增宽。若骨干受累则膨胀、增粗，甚至呈梭形改变。因此，当并发骨干增粗膨胀或干骺端增宽时，即使只有一个小骨软骨瘤，也应想到有多发的可能性。

2.恶变诊断

多发性骨软骨瘤的恶变率约为 20%，远高于单发性者。表现与单发性者恶变相似。

(三)骨外骨软骨瘤

发生于骨骼以外的器官或组织的骨软骨瘤，称为骨外骨软骨瘤或软组织骨软骨瘤，十分罕见。多见于肩部、前臂、腹壁、舌肌、手部、足部、肘部、髋部、大网膜等处。

1.MRI诊断要点

如下所述。

(1)中央部分骨小梁形成完好，呈脂肪信号。其中可见钙化部分，在 T_1WI 和 T_2WI 上均呈极低信号。

(2)软骨部分位于周围，在 T_1WI 上呈中低信号，在 T_2WI 上呈中等信号，可能由于其中含水量增加所致。增强扫描呈不均匀强化，未见间隔。

2.鉴别诊断

与骨化性肌炎鉴别。周边骨化在 T_1WI 和 T_2WI 上呈低信号，构成所谓环带现象，有助于与骨外骨软骨瘤周边的软骨信号相鉴别。

四、骨样骨瘤

骨样骨瘤是一种较为常见的骨肿瘤，好发于青少年，90%发生在10～25岁，男女比例约为2∶1。该病最大的临床特点是患处骨痛，以夜间及休息时为甚，服用水杨酸类药物可缓解。

(一)MRI诊断要点

1.部位

骨样骨瘤最常发生于长骨骨干，亦可发生在短管状骨或不规则骨，根据其发生在骨的部位不同可以分为皮质型、骨膜下型、髓腔型和关节囊内型，以皮质型和骨膜下型最为常见，约占80%。

2.瘤巢

骨样骨瘤在X线平片及CT上的特征性表现是瘤巢，其在MRI上的显示率约为66%。瘤巢一般为单个，少数病例可有2～3个；直径一般为0.5～20cm。表现为边缘清楚的骨质缺损，在 T_1WI 上呈低至中等信号，在 T_2WI 上呈中等至高信号。瘤巢中多数有沙粒状钙化，在 T_1WI 和 T_2WI 上均呈低信号。增强扫描，瘤巢有明显强化，无钙化者呈均匀强化，有钙化者呈不均匀强化，若钙化位于中央则呈环形强化。

3.骨质增生硬化

广泛的骨膜反应和骨皮质增厚是皮质型骨样骨瘤的另一个重要特点，在MRI上表现为低信号或无信号的骨皮质以瘤巢为中心呈梭形增厚，位于骨松质内的瘤巢周围仅有轻微的硬化，在 T_1WI 和 T_2WI 上均呈低信号。

4.反应性水肿

多数病例有瘤周反应性水肿，包括骨髓水肿和周围软组织水肿。表现为边界不清的略长 T_1、长 T_2 信号区，可有轻度强化。

(二)鉴别诊断

1.慢性骨脓肿

有红、肿、热、痛的炎性症状和体征以及反复发作史，好发于长骨干骺端，破坏区内无钙化，不强化或强化不明显；脓肿壁可呈略高信号，增强后可呈不同程度的环形强化，可资鉴别。

2.其他

可有瘤周水肿且破坏区内有钙化或骨化的良性肿瘤有软骨母细胞瘤、骨母细胞瘤等。骨样骨瘤有骨痛症状，夜间加重，服水杨酸类药物可缓解，好发于长骨骨干的骨皮质，一般不大于2cm，有显著反应性骨硬化等有助于鉴别。

五、骨母细胞瘤

骨母细胞瘤常见于30岁以下的青壮年，男性多见。好发于脊柱附件及下肢的胫骨、股骨。临床以局部疼痛及不适为主要症状，与骨样骨瘤不同，夜间疼痛不会加重，服用阿司匹林效果不显著。椎骨病变可引起脊髓、神经根的压迫症状。病理大体呈暗红色或红棕色，伴有沙粒感，瘤骨形成较多时呈黄灰色，质硬。镜下以多量骨母细胞增生为特点，伴有不同程度的骨样组织形成，核分裂象罕见。大多数为良性，少数为恶性，后者也称为侵袭性骨母细胞瘤，镜下可见瘤细胞的异型性，核分裂易见。

(一)MRI诊断要点

好发生于椎体附件，扁骨及长骨干骺端近骨干处次之。一般不累及骺板或骨骺。

1.膨胀性骨质破坏

病变区骨质呈膨胀性破坏，边界清楚，周边常硬化，T_1WI、T_2WI均呈低信号。肿瘤内信号常不均匀，因有不同程度的成骨，T_1WI以低信号为主，T_2WI常为高、低混杂信号。增强后病灶内可有程度不一的强化。膨胀的骨壳完整。

2.肿瘤内骨化

肿瘤内常可出现程度不一的骨化，呈斑点状或全瘤骨化，T_1WI、T_2WI均呈低信号。

3.邻近软组织改变

一般无软组织肿块形成，但邻近软组织常可出现较明显的水肿，表现为T_1WI信号减低，T_2WI信号增高，增强扫描明显强化，但组织的形态常保持，无明显占位效应。

良性骨母细胞瘤好发在脊柱的附件，局限于骨内、伴有硬化边的膨胀性骨破坏，很少侵及软组织。

而侵袭性恶性骨母细胞瘤则更趋向于破坏骨皮质、侵犯软组织，形成软组织肿块。

(二)鉴别诊断

1.骨样骨瘤

瘤体往往<2cm，瘤巢小，而周围反应性骨增生更明显。

2.骨肉瘤

恶性骨母细胞瘤有时难以与骨肉瘤区别。但恶性骨母细胞瘤的骨质破坏常不及骨肉瘤显著，骨肉瘤可见特定形态的肿瘤成骨。

六、软骨黏液样纤维瘤

软骨黏液样纤维瘤是一种少见的良性骨肿瘤，约占原发性骨肿瘤的1%以下，多见于10～30岁。

(一)MRI诊断要点

(1)软骨黏液样纤维瘤最常见于胫骨上端及股骨下端，其次为腓骨上端、跗骨等，亦可见于肋骨、肩胛骨、骨盆等。

(2)病变多位于长骨干骺端，一般不侵及骨骺，典型者偏心性生长，呈与骨之长轴一致的膨胀性骨破坏区，边界清晰，多呈分叶状。内部常见由粗厚骨嵴形成的假分隔。MRI 信号依所含软骨、黏液及纤维组织的比例不同而不同。在 T_1WI 上一般呈低至中等信号(与肌肉组织比较)，在 T_2WI 上多呈混杂高信号，其中软骨组织、黏液组织呈高信号，纤维组织呈低信号；偶可见出血。少数病灶可呈均匀信号。增强扫描多呈不均匀明显强化。局部骨皮质可显著膨胀、变薄，向软组织突出，但边界仍清楚。在骨皮质破坏区有时可见软组织反应性水肿。目前尚未见到有关骨髓水肿的报道。

(二)鉴别诊断

1.骨巨细胞瘤

年龄较软骨黏液样纤维瘤偏大，一般发生于骺板愈合后的骨端，向关节面方向生长，膨胀更明显，鉴别不难。

2.软骨母细胞瘤

病灶多见于愈合前的骨骺，内部常有钙化，病灶周围骨髓及软组织常有反应性水肿，有助于鉴别。

3.单纯性骨囊肿

多见于干骺端中央，呈对称性膨胀，内缘光滑，分叶征象不明显，内部信号均匀，呈水样信号，可资鉴别。

4.其他

此外，骨旁型软骨黏液样纤维瘤尚需注意与骨旁型软骨瘤、骨旁型软骨肉瘤、骨旁型黏液瘤及皮质型转移瘤鉴别。

七、软骨母细胞瘤

软骨母细胞瘤又称为成软骨细胞瘤或 Codman 氏瘤，是一种较少见的良性骨肿瘤，约占原发性骨肿瘤的 0.5%～1%，常见于青少年，80%～88%介于 5～25 岁。

(一)MRI 诊断要点

1.发病部位

凡有骺软骨的部位均可发生，但以四肢长骨为最好发部位，约 98%的软骨母细胞瘤发生于骺板愈合前的长骨骨骺。可累及干骺端，呈偏心性生长。

2.边缘

多呈分叶状，形成地图样边缘，与周围骨髓分界清楚。约 60%病灶周围可见骨硬化环，在 T_2WI 上显示清晰，为厚约 1mm 的极低信号环。分叶状低信号环是本病较具特征性的表现。

3.内部信号

在 T_2WI 上以低至中等信号为主(与肌肉相比)，这是由于其中含细胞成分较多以及钙化所致，不同于含较多透明软骨的一般软骨类肿瘤的高信号，具有一定的特征性。少数病例可有出血。

4.骨皮质改变

约 50%～75%患骨有膨胀，骨皮质变薄，甚至穿破，局部形成软组织肿块。少数病例可见骨膜反应。

5.骨髓及软组织水肿

约 92%的病例出现邻近骨髓水肿。在脂肪抑制 T_2WI 上呈边界不清的高信号区。邻近软组织水肿也较常见,部分病例还可见到邻近关节腔积液和(或)滑囊积液。

6.增强扫描

肿瘤强化形式多样,可为轻度强化、不规则强化或明显强化,骨膜反应及水肿区亦可轻度强化。

(二)鉴别诊断

1.骨巨细胞瘤

发病年龄较大。发生于骺板愈合后的骨端,在 T_1WI 上以中高信号为主,内部无钙化,横向膨胀明显,低信号硬化缘少见,可资鉴别。

2.慢性骨脓肿

有红、肿、热、痛等感染病史,病变范围常较小,多见于干骺端,骨皮质无膨胀,病灶内呈环形强化,无钙化。

3.骨缺血性坏死

骨骺缺血性坏死 MRI 可见环形骨硬化、双线征、关节腔积液等,有时与软骨母细胞瘤难以鉴别,但无膨胀,而当前者出现承重关节面塌陷、软骨下骨质囊性变以及关节退行性变等征象时,则鉴别不难。

八、良性血管瘤

骨的良性血管瘤是骨的血管的肿瘤样增生,较为少见。脊柱是其好发部位,胸椎多见,腰椎次之。血管瘤可分为海绵状血管瘤和毛细血管瘤。以海绵状血管瘤多见。

脊柱血管瘤的典型 CT 表现为网眼状或小蜂窝状改变,侧位 X 线片为栅栏状改变。

(一)MRI 诊断要点

典型椎体血管瘤在 T_1WI 呈中等低信号,低信号区内可见多数增粗骨小梁呈小点状更低信号影,在横断面上为网格状。T_2WI 病灶呈高信号,增加 TE 病灶信号增高。病变可以突入椎管压迫脊髓或马尾神经。

不典型椎体血管瘤椎体受压变扁,栅栏状、网格状改变不可见,但信号仍表现为 T_1WI 中、低信号,T_2WI 高信号影。

(二)少见 MRI 征象

少部分病变内可出现血管流空征象,是诊断血管瘤的特异征象。

(三)鉴别诊断

1.脊柱结核

不规则椎体骨质及椎间盘破坏,椎旁冷脓肿有别于血管瘤。

2.脊柱转移瘤、骨髓瘤等

T_2WI 上,增加 TE,病灶信号下降而有别于血管瘤。

九、巨细胞瘤

巨细胞瘤为较常见的骨肿瘤,多发生于 20～40 岁的成年人。好发部位为长骨的骨端,以股骨下端最常见,其次为胫骨上端和桡骨远端。骨巨细胞瘤的组织起源未明。病理上主要由单核细胞、巨细胞和多核巨细胞构成，根据单核瘤细胞和多核巨细胞的组织学特点，将巨细胞瘤分为3级。1级为良性；2级为交界性，组织活跃；3级为恶性。

(一)MRI诊断要点

1.膨胀性骨质破坏

破坏区偏心性位于骨端，直达关节面下；极度扩张的肿瘤可包绕邻近关节生长。

2.破坏区内肿瘤组织信号特点

一般为 T_1WI低信号，T_2WI稍高或高信号，良性者信号较均匀，恶性者信号一般不均匀，瘤内可出现出血、坏死。增强扫描中度至明显强化。

3.骨包壳可完整和不完整

骨包壳不完整并不代表肿瘤为恶性，良性肿瘤骨包壳也可不完整，但肿瘤有完整包膜，不侵入邻近软组织形成肿块。

4.恶性巨细胞瘤呈侵袭性生长

骨包壳不完整，肿瘤侵入邻近软组织形成肿块。

(二)鉴别诊断

动脉瘤样骨囊肿好发于干骺端，骨质膨胀往往更明显，可见较多骨嵴或纤维分隔自边缘向瘤内伸展，瘤内 T_1WI呈低信号，T_2WI呈高信号，液－液平面征常见，增强扫描明显强化。

十、骨肉瘤

骨肉瘤是最常见的恶性骨肿瘤，好发于青少年，男性多于女性，多发生于长骨的干骺端，膝关节附近干骺端发病率超过总发病率的70%。临床表现为恶性经过。根据肿瘤细胞的主要组织成分不同，病理上骨肉瘤可分为骨母细胞型、软骨母细胞型、成纤维细胞型、混合型及血管扩张型。后者甚少见，且表现特殊，X线平片表现为溶骨性骨质破坏，无硬化，肉眼上病变常表现为多个大的血腔，有少量实质性瘤组织，低倍镜下表现为多发大小、形态不一的血腔，并见较多的破骨细胞型巨细胞。高倍镜下血腔间隔内瘤细胞具多形性，细胞肥大，胞浆丰富，病理核分裂多见，可见有瘤细胞形成的类骨质及骨质。

(一)MRI诊断要点

1.骨质破坏

松质骨多呈溶骨性破坏，破坏区为肿瘤组织所替代，呈 T_1WI低信号、T_2WI高信号。早期皮质骨呈虫蚀状破坏，病变进一步发展，小的破坏区融合为大的破坏区而使骨皮质呈不规则变薄及缺损，肿瘤组织占据破坏区，并侵入软组织形成肿块。

2.骨膜反应

为与骨皮质平行或垂直的线状影，T_1WI、T_2WI均呈低信号。以 T_2WI更易显示，可见Codman三角形成，三角内为软组织肿块充填。

3.肿瘤骨形成

形态及信号强度不一，可位于髓内外，典型表现为 T_1WI、T_2WI均为低信号，但较不成熟的肿瘤骨表现为 T_1WI略低或等信号，T_2WI低或中等信号。

4.软组织肿块

信号可均匀或不均匀，一般 T_1WI呈低信号，T_2WI呈高信号，导致信号不均的因素有瘤骨形成、瘤内坏死、出血等,瘤内可出现液一液平面。

5.瘤周水肿

常见,表现为肿瘤周围组织内片状、羽毛状异常信号影,T_1WI 呈低信号,T_2WI 呈高信号,信号均匀,增强扫描中等度强化,无明显占位效应,与肿瘤分界清楚。

6.邻近结构侵犯

侵犯脂肪、肌肉时表现为肿瘤组织向其内浸润,边缘模糊,增强扫描明显强化。侵犯血管表现为肿瘤包绕血管,血管变扁或闭塞而显示不清。血管受压移位但未受侵犯时则表现为血管位于肿瘤外缘,可变扁,但不被肿瘤包绕。

(二)少见 MRI 表现

1.跳跃性病灶

位于与原发肿瘤同一骨的近侧或关节相对另一骨端的髓腔内。可单发或多发,一般 T_1WI 为低信号,T_2WI 为高信号,增强扫描较明显强化。

2.侵犯骺板软骨(骺线)和骨骺

侵犯骺板软骨首先表现为 T_1WI 和 T_2WI 低信号的干骺端先期钙化带缺损、消失,骺板软骨和骨骺失去正常信号,被肿瘤组织所替代。一般来说,年龄越小,骺板越厚,肿瘤越不容易侵犯骨骺,反之亦然。

(三)其他类型骨肉瘤

1.血管扩张型骨肉瘤

为一种具有特殊影像学表现及病理特点的骨肉瘤。好发年龄同一般骨肉瘤。好发于股骨下端,恶性度高,预后差。MRI 表现为溶骨性破坏,浸润性生长,边缘无硬化,可有骨膜反应增生及 Codman 三角形成,破坏区可呈轻度膨胀性改变,破坏区内可见大小、形态不一的血腔形成,T_1WI 呈中等信号,T_2WI 呈高信号。

2.表面骨肉瘤

表面骨肉瘤与髓型骨肉瘤的起源不同,它发生于骨的表面组织。表面骨肉瘤包括 3 个亚型即骨旁骨肉瘤、骨膜骨肉瘤和高度恶性表面骨肉瘤。

(1)骨旁骨肉瘤:好发于股骨远侧干骺端后侧。病理上典型表现为分化较好的 1～2 级骨肉瘤,主要包括瘤骨、瘤软骨和瘤纤维 3 种成分。以纤维细胞为主,有广泛正常的骨小梁,骨小梁为一层纤维细胞覆盖,软骨成分通常很少。MRI 表现为骨外蘑菇形 T_1WI、T_2WI 均为低信号的块影,呈宽基底或蒂状与骨皮质相连,肿瘤信号的高低与肿瘤骨的分化程度有关,即 T_1WI、T_2WI 上肿瘤骨信号越低,分化越好,恶性度越低;反之,T_1WI、T_2WI 上肿瘤骨信号越高,分化越差,恶性度越高。肿瘤的外周瘤骨少,信号比基底部高。肿瘤向周围生长有包绕骨干的趋势,瘤体范围往往超过其附着的基底部,外缘呈分叶状,较少伴有软组织肿块。瘤体除基底部外与骨干间有一透亮间隙,较少有骨膜反应。

(2)骨膜骨肉瘤:是一种少见的恶性骨肿瘤,起源于骨膜。病理上肿瘤由软骨、骨、骨样组织及纤维组织组成,以低至中度恶性的软骨为主。病变好发于胫骨中段,14～20 岁为好发年龄。MRI 表现为骨表面肿块,位于皮质一侧,与皮质紧密相连,两者之间无间隙,无包绕骨干生长的趋势。肿块内瘤骨较少,呈斑点状、条状或不规则状,近皮质处明显,向外逐渐减少。肿瘤易较早侵犯骨皮质。可见骨皮质增厚,其范围相当于或超过瘤体基底,可有骨质破坏,但骨皮质内侧面及髓腔较少侵犯。常见骨膜反应(常位于肿瘤的边缘部)及 Codman 三角。

(3)高度恶性表面骨肉瘤:肿瘤主要由瘤骨或骨样组织、肿瘤结缔组织与瘤软骨构成,恶性度高,以软骨母细胞为主,无分化好的骨小梁,也无骨膜骨肉瘤所见的软骨岛形成。其组织学表现难以与骨髓型骨肉瘤区别。好侵犯长骨的干骺端及骨干,其 MRI 表现与骨膜骨肉瘤相似,为附着于长骨干骺端和骨干骨皮质表面的软组织肿瘤,其内可见数量不等的钙化或骨化影。骨皮质易受侵蚀,呈不规则或盘状骨质破坏,边界不清楚,骨髓腔容易受侵犯。骨膜反应及 Codman 三角亦常见。

3.骨外骨肉瘤

极少见。表现为骨外的软组织肿块,信号多不均匀,可见不同程度的瘤骨形成。其与邻近骨无明显的关系。瘤骨形成是其定性征象。此型易与骨外软骨肉瘤或骨化性肌炎混淆。

4.继发性骨肉瘤

老年人骨肉瘤可继发于 Paget 病的基础上,形成骨肉瘤的第二发病高峰期,除具有骨肉瘤的一般表现外,还有 Paget 病的表现,预后差。

(四)鉴别诊断

1.急性骨髓炎

以溶骨性破坏为主,骨质增生不明显,邻近软组织肿胀、水肿,可有脓肿形成,但无软组织肿块,软组织内无瘤骨形成。皮下脂肪组织水肿,T_1WI 信号减低,T_2WI 信号增高。

2.纤维肉瘤

纯溶骨性骨破坏,无瘤骨形成,发病年龄较骨肉瘤大。

3.恶性巨细胞瘤

发病年龄较大,发生于骨骺愈合后,病变直达骨端,无肿瘤骨形成,常常呈一定程度的膨胀性骨质破坏。

4.动脉瘤样骨囊肿

血管扩张型骨肉瘤需与动脉瘤样骨囊肿鉴别。二者均可表现为膨胀性骨质破坏,有大小、形态不一的血腔形成,但后者呈明显的恶性表现,膨胀性骨破坏程度不及动脉瘤样骨囊肿,骨皮质易早期穿破而形成软组织肿块。

5.Ewing 瘤

发病年龄较骨肉瘤小,临床上病变发展更迅速,病变沿髓腔蔓延明显,骨皮质穿破部位常见垂直或放射状骨针形成,而骨肉瘤常常可见明显的肿瘤成骨。但有时病变沿髓腔蔓延范围较小时,二者鉴别困难。

十一、软骨肉瘤

软骨肉瘤(CS)是最常见的来源于软骨组织的恶性骨肿瘤,发病率仅次于骨肉瘤。发病年龄以 11～30 岁最多;10 岁以内少见,30 岁以后又逐渐减少;男女比例约 1.8∶1。根据肿瘤发生的部位,软骨肉瘤可分为中央型和周围型 2 种类型。

(一)MRI 诊断要点

1.中央型

如下所述。

(1)发生部位:多位于长骨干骺端骨髓腔及骨松质内,但可延伸至骨干及关节面。其次为骨盆及肩胛骨。

(2)肿瘤轮廓:肿瘤体积一般较大,形状不规则,边缘呈分叶状或地图样,骨皮质膨胀性破坏,常见扇贝样压迹。有时可突破骨皮质在软组织内形成肿块,此时肿瘤一部分位于骨内一部分位于骨外,呈哑铃状,称为哑铃征。肿瘤与骨髓及软组织间分界多不清晰。

(3)内部信号:肿瘤以实性为主,由于软骨基质含水分较多,故在 T,WI 上主要呈低信号,与骨髓高信号形成鲜明的对比;在 TWI 上呈高信号。肿瘤实质常被纤维隔膜分为数叶,但不如软骨瘤分叶明显,纤维隔膜呈弧形或不规则条状长 T、短 T,低信号。肿瘤基质内常见钙化,部分病例可发生黏液变性或出现小囊,亦可出血、坏死。增强扫描,肿瘤可呈周边及间隔强化,而中心软骨核不强化。

(4)瘤周改变:主要包括瘤周水肿及关节腔积液。

1)瘤周水肿:软骨肉瘤周围骨髓及软组织多有明显水肿,呈长 T_1、长 T_2 信号,与正常骨髓及软组织间分界不清,在脂肪抑制 T_2WI 或 STIR 上最容易显示。

2)关节腔积液:大多数软骨肉瘤可见到关节腔积液,表现为关节间隙增宽,其间呈水样信号。

2.周围型

多数由骨软骨瘤恶变而来。MRI 表现为骨软骨瘤的软骨帽增厚,而且厚薄不均匀,一般认为软骨帽厚度$>$1cm 即应高度怀疑恶变,病变发展还可以形成软组织肿块,破坏其原有的骨性基底甚至母体骨。肿块较大者可以包绕骨干,常有瘤周水肿。

(二)鉴别诊断

1.骨肉瘤

骨肉瘤一般没有明显分隔,骨皮质一般无膨胀及扇贝样压迹,骨破坏区内常见片状瘤骨,而骨外软组织肿块中可见片状或针状低信号瘤骨。这些特点有助于将其与中央型软骨肉瘤鉴别。

2.内生软骨瘤

多见于四肢短骨,发生于长骨或骨盆者需与软骨肉瘤鉴别,但其骨膨胀明显,边界清晰,没有骨皮质破坏和软组织肿块,亦无瘤周水肿,可资鉴别。

3.骨软骨瘤

周围型软骨肉瘤多由骨软骨瘤恶变而来,应注意鉴别。

第五篇　超声临床诊断

第一章 甲状腺疾病超声诊断

第一节 解剖概要

一、甲状腺的解剖

(一)甲状腺位置、形态

甲状腺位于颈前部.分为左、右两侧叶及峡部;左、右两侧叶形似盾牌,贴附在甲状软骨、喉及气管上部的前面和两侧;峡部位于第2～4气管软骨环前方,连接左、右两侧叶。峡部厚度一般不超过0.4cm,侧叶长3～5cm,宽2～3cm,厚1～2cm。侧叶的后外侧有颈总动脉及颈内静脉通过。

(二)甲状腺的血管

甲状腺血管丰富,有甲状腺上动脉、甲状腺下动脉、甲状腺最下动脉、甲状腺上静脉、甲状腺中静脉、甲状腺下静脉和甲状腺静脉丛。甲状腺上动脉为颈外动脉起始部的分支。甲状腺下动脉起自锁骨下动脉第一段甲状颈干的分支,先沿前斜角肌内侧缘上行,至第6颈椎平面横突附近转而向内,到达甲状腺后缘,再分为上、下两支。甲状腺最下动脉起自无名动脉或主动脉弓。甲状腺上静脉与甲状腺上动脉伴行,汇入颈内静脉。甲状腺中静脉并非人人都有。甲状腺下静脉自甲状腺峡部两侧下缘和侧叶下极处发出,向下行,注入无名静脉。两侧甲状腺下静脉常于气管前方吻合成静脉丛。

二、检查方法

(一)检查前准备

摘除颈部佩戴饰品及围巾,脱去高领衣物,充分暴露检查区域。

(二)体位

仰卧位为常规检查体位,如颈部过短,可置一小枕头与肩部后,头部后仰过伸位,尽量暴露颈部,增加扫查空间。

(三)仪器与探测方法.

应选用9～12MHz的高频探头扫查。充分暴露颈前区和颈侧区。做甲状腺两侧叶的横断面滑动扫查和纵断面的滑动扫查,以及两侧颈部的淋巴结检查。先显示甲状腺两维声像图,然后加彩色多普勒超声,观察血流情况,并进行各种测量[如长度、厚度、横径、血管内径、流速、流量、搏动指数(PI)、阻力指数(RI)等]。如甲状腺内肿块过大,超出测量范围,可使用腹部探头进行测量。

第二节 甲状腺疾病的超声诊断

一、正常超声表现

1.甲状腺横切呈蝶形或马蹄形分左右两叶，基本对称，中央由峡部相连。

2.甲状腺纵切面位置呈倒八字形，每一侧叶为圆锥形或橄榄形，上尖而下圆。

3.包膜完整，边缘规则，境界清晰。

4.内部分布细弱密集的光点，呈均匀的中等回声。

二、甲状腺肿

(一)单纯性甲状腺肿

单纯性甲状腺肿又称地方性甲状腺肿，是由于缺碘使甲状腺素分泌不足，促甲状腺激素分泌增多导致的代偿性甲状腺肿大，一般不伴明显的功能异常，无全身症状。超声表现如下。

(1)甲状腺呈不同程度对称性、均匀性肿大，包膜光整，形态饱满，体积增大且常较甲状腺功能亢进症(甲亢)时明显，可压迫气管及颈部周边血管。

(2)实质内回声随病程发展有所不同，早期回声接近正常，部分内可见小片状无回声区，内可见后伴彗尾征的点状强回声。发展到后期，甲状腺回声弥漫性减低，增粗。

(3)实质血流信号并无明显增多，甲状腺上动脉无扩张，频谱与正常接近。

(二)结节性甲状腺肿

结节性甲状腺肿是一种良性增生性疾病，约占人群的5%，是由于患者长时间反复缺碘，引起甲状腺反复增生的疾病，因为病变累及范围所处病程的不同阶段使得结节出现不同表现，如结节内出血、囊性变、纤维组织增生、钙化，坏死等，从而有复杂多样的声像图表现。

1.超声表现

(1)二维超声

1)当甲状腺内结节较小时甲状腺大小正常，当结节多发且较大时甲状腺会出现不同程度增大，两侧叶可不对称。

2)甲状腺包膜不光整或光整，腺体内部回声可均匀，尚均匀或不均匀，或者显示散在的点状或条状高回声，内可见单发或多发结节。

3)当为单发结节时，结节边界清晰，内部回声不均。

4)当结节为多发时，结节可相互融合分界不清或彼此独立。

5)结节可表现为不同形式，可呈囊性、囊实性、实性、边缘钙化和内部粗大钙化等。少数腺上皮增生可形成乳头状结构。

(2)彩色多普勒超声结节周围及内部可显示血流信号，当结节为囊性、囊实性，结节内多无血流信号或实性成分内可见少许血流信号。当结节为实性或实性为主时往往周边及内部血流信号较丰富。

2.鉴别诊断

(1)甲状腺腺瘤：甲状腺不大或增大，肿块较大时，单发多见，可有多发，肿块边界清晰，包膜光整，周边有声晕，后方回声可增强，一般无衰减，周围甲状腺实质回声正常，瘤体边缘可见环形血流信号，内部血流信号测得频谱，阻力指数一般小于0.7。

(2)甲状腺癌肿瘤：单发或多发，形态不规则，包膜不完整或无包膜，肿块边界毛糙，向周边组织浸润，内部回声不均，常可见到特征性微小钙化灶，扫查颈部可见同侧淋巴结肿大，淋巴门高回声结构显示不清或破坏。肿块内部血流信号可见丰富或稀疏。

3.临床意义

超声对甲状腺内占位性病变的诊断有重要价值，检查肿块的大小，物理性质，是否对周边组织器官产生压迫或浸润提供依据，对临床治疗方案的制订有重要意义。

三、甲状腺功能亢进症

甲状腺功能亢进症(Graves病)，又称为毒性弥漫性甲状腺肿，简称甲亢，是一种自身免疫性疾病，由于甲状腺激素分泌增加而导致的高代谢和交感神经系统兴奋性增加。主要表现为甲状腺弥漫性肿大，食欲增多但消瘦，脾气急躁，易怒，双手常有细微震颤，心悸，怕热，易出汗，眼球突出而有神。本病多发于女性，以20～40岁多见。

(一)超声表现

1.二维超声

(1)甲状腺呈弥漫性、对称性肿大，包膜尚光整。

(2)甲状腺实质回声增粗、增强，可见条带状强回声。

(3)甲亢患者病情反复者，双侧甲状腺回声不均匀，可显示散在、局灶性低回声，实质内形成强回声光带或出现网络状表现，与桥本甲状腺炎回声类似。

(4)甲亢患者经过治疗后，有时会出现甲状腺功能减退，甲状腺体积缩小。

2.彩色多普勒超声

彩色多普勒超声显示整个甲状腺内出现五彩镶嵌血流信号，呈“火海征”改变。甲状腺上动脉、下动脉流速明显加快，阻力减低.甲状腺内动脉的血流速度增快，呈低阻力型血流频谱。

当然并非所有甲状腺功能亢进症患者声像图都如此典型，甲状腺大小可正常，而实质回声增粗不明显时，一定要再用彩色多普勒超声检查，以免漏诊一些大小正常的甲亢患者。

(二)鉴别诊断

1.桥本甲状腺炎

甲状腺体积可显著增大，以峡部增厚明显，实质回声减低，可见片状低回声区散在分布，实质内可见网络状分布的条索状强回声，腺体内血流可呈类似甲亢的“火海征”表现。甲状腺上动脉流速可高于正常，但低于甲亢患者的流速。

2.亚急性甲状腺炎

病灶侧甲状腺体积可增大，病灶早期内部回声低于周边甲状腺组织，挤压探头患者病灶侧甲状腺可出现疼痛，腺体内低回声病灶周边可见较丰富血流，内部血流信号不明显。

(三)临床意义

甲状腺功能亢进症患者行超声检查可观察甲状腺体积大小及实质血流信号的丰富程度，对药物疗效、病程改变及手术治疗提供一定的指导意义。

四、甲状腺炎

甲状腺炎分慢性淋巴细胞性甲状腺炎及急性化脓性甲状腺炎、亚急性甲状腺炎。

(一)慢性淋巴细胞性甲状腺炎

慢性淋巴细胞性甲状腺炎是1912日本桥本首先报道,又称桥本甲状腺炎、桥本病。慢性淋巴细胞性甲状腺炎为常见的自身免疫性疾病,多发生于中青年女性,男性少见。本病主要以甲状腺弥漫性,不对称性肿大到医院就诊。

1.超声表现

(1)二维超声

1)双侧甲状腺呈弥漫性增大,以前后径增大明显,峡部亦明显增厚。

2)整个甲状腺回声呈弥漫性减低,不均,内有条状高回声,可呈网络状。回声有以下4种类型。①弥漫性低回声型:内夹杂点状或条状高回声带。②网络状回声型:在低回声中出现网络样高回声。③弥漫性小结节型:多发散在分布的小片状低回声区,无包膜,边界清。④散在结节型:实质部分点状回声增强增粗,内显示出低回声或稍高回声结节,大小不等,边界清或不清。

3)病变早期甲状腺弥漫性增大,病程后期由于腺体纤维化可表现甲状腺内高回声带增多,如伴有甲状腺功能减退,可出现体积缩小。

(2)彩色多普勒超声:彩色多普勒超声显示在病变早期甲状腺内血流信号弥漫性增大,病程后期由于腺体纤维化,腺体内血流供应仅轻度增加或无明显增加。甲状腺上动脉血流速度增快,但明显低于甲亢血流速度。

2.鉴别诊断

甲状腺功能亢进症。

3.临床意义

超声检查对桥本甲状腺炎典型图像可进行诊断,对于不典型图像需要结合甲状腺抗体进行诊断,对于合并甲状腺功能亢进症还是甲状腺功能减退则需要结合甲状腺功能做出诊断。

(二)亚急性甲状腺炎

亚急性甲状腺炎又称肉芽肿性甲状腺炎,为病毒感染所致,甲状腺滤泡破裂,胶质进入间质引起异物反应或炎性变化,病程为数周或数月,多见于女性,表现为发热、甲状腺中度肿大和疼痛、局部压痛。

1.超声表现

(1)二维超声

1)病灶侧甲状腺肿大,甲状腺与颈前肌之间的间隙模糊或消失。

2)腺体内散在性或融合性低回声被称为假性囊肿征,为甲状腺滤泡退行性改变,是本病的特征性表现。

3)甲状腺内显示低回声区,形状不规则呈片状,边界较模糊.探头挤压疼痛。

(2)彩色多普勒超声彩色多普勒超声显示病灶内血流无明显改变,周边血流可增多。

2.鉴别诊断

急性化脓性甲状腺炎早期,甲状腺表现类似,病变侧出现局限性肿大,内可见不规则低回声区，边界不清，图像缺乏特异性，必需结合临床病史.相关化验指标才能进一步诊断。

3.临床意义

超声诊断可为临床治疗提供帮助.根据病灶大小及回声改变为临床治疗效果及进一步治疗方案提供依据。

(三)急性化脓性甲状腺炎

本病少见，多为上呼吸道感染所致，少数为血行感染，形成脓肿后，颈部出现明显肿痛及发热症状。

1.超声表现

(1)二维超声：甲状腺局限性肿大，病程早期以低回声为主，随病程发展可出现液性成分，其内可见细小点状回声漂浮，后期病灶呈无回声区表现。病变侧的淋巴结可出现反应增生性肿大。

(2)彩色多普勒超声血流显示病灶内无明显血流，病灶周边血流较丰富。

2.鉴别诊断

(1)亚急性甲状腺炎：本病较常见，与急性化脓性甲状腺炎早期表现极相似，都表现为不规则低回声灶，边界模糊，一挤压探头可出现疼痛。病灶内血流不丰富，周边血流较丰富。

(2)出血性囊肿：突发颈部肿大伴疼痛，超声可见无回声区内出现点状低回声漂浮或沉积。肿块边界清晰。

3.临床意义

超声引导下穿刺抽脓，可化验致病菌，进行针对性治疗，并可抽吸脓液同时进行治疗。

五、甲状腺良性肿瘤

甲状腺良性肿瘤以甲状腺腺瘤多见，腺瘤生长缓慢，一般无自觉症状，多为体检时发现。腺瘤在大小和组织学特征上各不相同，一般有完整包膜，以滤泡性腺瘤和乳头状腺瘤两种常见。结节性甲状腺肿也是常见的良性肿瘤，除此之外，还有甲状腺囊肿、甲状腺实质单纯钙化都属于甲状腺良性病变。

(一)超声表现

1.二维超声

(1)甲状腺内可见单发或多发的圆形或椭圆形病灶，边界清晰，部分周边可见低回声声晕。

(2)病灶内部回声可呈高回声、低回声或等回声，分布欠均匀。

(3)病灶出现囊性变时，表现为囊实混合回声团块，边界清晰，包膜光整，无回声区内透声可，部分透声差。若为腺瘤合并出血，患者多为颈部突发疼痛及肿大就诊，囊性成分内透声差，可见点状低回声沉积或漂浮。

(4)病灶为单纯囊肿时可表现为无回声区，边界清晰，包膜光整，内透声好。当病灶内出现浓缩胶质时，无回声区内可见后伴彗星尾征的点状强回声。

(5)病灶可合并钙化，有时为周边环形或弧形钙化，有时病灶本身即为单纯的实质内钙化。

(6)病灶为单发结节性甲状腺肿时，边界清晰或不清，其内部回声可见等号样强回声，呈“海绵状”改变。

(7)病灶后方回声增强或无变化，出现粗大钙化时后方可见声影。

2.彩色多普勒超声

彩色多普勒超声显示病灶呈周边环绕血流，有时周边及内部均可见丰富血流信号。

(二)鉴别诊断

甲状腺癌：详见本节“甲状腺癌”相关内容。

(三)临床意义

甲状腺良性肿瘤超声图像表现各异，大多数都表现为边界清晰、包膜完整，周边可有低回声声晕，后方回声可增强，彩色多普勒超声显示病灶周边可见环形血流信号。可为临床甲状腺良、恶性肿瘤鉴别提供一定帮助。

六、甲状腺癌

甲状腺癌是人体内分泌系统常见的恶性肿瘤，多见于女性，可发生于任何年龄，年轻人中并不少见。较小的甲状腺癌往往发病隐匿，由体检时发现，若恶性结节小于1.0cm，则称为甲状腺微小癌。近年来，随着高频探头能扫查出小至2～4mm的病灶，大大提高了临床不能触及的甲状腺微小癌的检出率。较大的甲状腺癌质硬，随吞咽移动性差，如侵犯喉返神经往往伴声嘶症状。亦有一部分患者因为颈部触及肿大淋巴结而就诊，从而发现同侧甲状腺内恶性病灶。在组织学中甲状腺癌分为4种：乳头状癌，为低度恶性癌，生长慢；滤泡状癌，较乳头状癌少见，恶性程度高；未分化癌，主要见于老年，恶性程度最高；髓样癌，起源于甲状腺组织内的C细胞。

(一)超声表现

1.二维超声

(1)病灶界欠清或不清，无包膜，边缘毛糙，与周边组织分界不清，有时侵犯周边组织，这种常为乳头状癌的表现。滤泡状癌边界清晰，周边可见低回声声晕，有时厚薄不一。

(2)恶性肿块往往浸润性生长，从而导致病灶形态不规则，呈蟹足样改变，病灶越大，越明显。甲状腺微小癌为圆形或类圆形，纵横径比超过1。滤泡状甲状腺癌形态规则，一般为椭圆形。

(3)病灶内部回声往往呈低回声，在乳头状癌中常见，其内可见散在或堆积的针尖样钙化灶，是甲状腺乳头状癌的特征性表现，病理显示微钙化多为沙砾体所致。甲状腺髓样癌病灶大多呈低回声表现，其内也可有细小点状钙化灶。甲状腺微小癌可为极低回声，滤泡状癌内部回声可呈等至高回声，分布尚均匀，一般无钙化。

(4)癌肿后方回声可衰减、增强或无明显改变。

(5)病灶同侧颈部淋巴结出现转移灶，肿大淋巴结呈圆形或椭圆形，其内淋巴门样高回声结构被破坏，偏心或完全消失，部分淋巴结内可出现囊性变或微小钙化灶。

2.彩色多普勒超声

显示癌肿内血流稍丰富，有时仅表现为病灶周边可见少许血流信号。血管形态不规则，分布杂乱。

3.频谱多普勒

阻力指数增高，呈高阻力型血流频谱，上升陡直。

(二)鉴别诊断

与甲状腺腺瘤鉴别，甲状腺腺瘤的一般形态规则，呈圆形或椭圆形，边界清晰，有完整包膜或声晕，内部回声较均匀，一般不出现针尖样钙化灶，可有粗大钙化，后方回声可增强，无衰减，彩色多普勒超声显示病灶周边可见血流信号。

(三)临床意义

超声可对甲状腺病变的形态、边界、内部回声、后方回声等声像图进行描述，对于鉴别良恶性病变有重大意义。对于典型的恶性病灶及病灶对周边组织的侵犯做出诊断及描述，为临床治疗方式的选择提供依据，同时可了解颈部淋巴结有无转移灶。

第三节　颈部淋巴结

一、颈部标志性结构和淋巴结分区

(一)肩胛舌骨肌

肩胛舌骨肌位于胸骨舌骨肌的外侧，为细长带状肌，分为上腹、下腹，由位于胸锁乳突肌下部深面的中间腱相连。

超声诊断：

(1)声像图横切面显示为类似淋巴结的长圆形低回声。

(2)声像图纵切面可显示条状走行肌纤维，呈低回声，内有高回声纤维分隔。

(二)胸锁乳突肌

胸锁乳突肌位于颈部两侧皮下，大部为颈阔肌所覆盖，是颈部的体表标志。二头分别起自胸骨柄前面和锁骨的胸骨端，汇合后斜向后上方，止于乳突。

超声诊断：声像图肌组织显示为条状低回声，位于颈部大血管的前方。淋巴结常位于其深层。

(三)舌骨和甲状软骨

舌骨位于下颌骨的下后方，呈马蹄形，中间部位称舌骨体。甲状软骨由四边形的两侧软骨板组成。

超声诊断：

(1)舌骨声像图横切面呈马蹄形强回声，纵切呈短条状强回声，后方有声影。

(2)甲状软骨声像图横切面呈左右对称的倒“V”形中等回声。纵切呈条带状中等回声，甲状软骨可因钙化呈强回声，后方有声影。

(四)气管

气管软骨为“C”形软骨环，不完整，缺口向后。声像图横切气管呈半环形低回声，甲状腺两侧叶位于气管旁，峡部位于气管前方。

(五)颈部血管

左颈总动脉起自主动脉弓，右颈总动脉起自头臂干，经胸锁关节后方、食管、气管和喉的外侧上行至甲状软骨上缘高度分为颈内动脉和颈外动脉。颈内静脉与颈内动脉和颈总动脉走行在颈动脉鞘内。应用彩色多普勒血流图容易区分颈部血管和肌肉及淋巴结。某些血管的二维图像可能类似淋巴结，注意应用彩色多普勒血流图鉴别。

(六)颈部淋巴结分区

(1)颈部淋巴结分浅层和深层两组，和肿瘤转移关系密切的深层淋巴结位于颈深筋膜第一层包裹筋膜和最后一层筋膜之间，上起颅底，下与纵隔淋巴结延续。临床上为方便记录，将淋巴结分为七个区(Level)。Level Ⅰ：颏下和颌下区；Level Ⅱ：颈内静脉上组；Level Ⅲ：颈内静脉中组；Level Ⅳ：颈内静脉下组；Level Ⅴ：颈后三角区；Level Ⅵ：颈前区；Level Ⅶ：胸骨上切迹下方的上纵隔区。

(2)超声检查可以颈部标志性的肌肉和骨性结构来区分 7 个区。作为分区标志的结构有：二腹肌、肩胛舌骨肌、胸锁乳突肌、舌骨和锁骨和胸骨上切迹。

(七)正常淋巴结

1.超声诊断

(1)正常淋巴结长径均值(1.2±0.5)cm，短径均值(0.3±0.1)cm。

(2)采用高频探头可显示淋巴结的内部结构，周围的低回声为皮质，中心的高回声为髓质，线条状。

(3)CDFI 示淋巴结内一般无彩色血流信号，偶尔在淋巴结门部见到少量的血流信号。

2.特别提示

(1)淋巴结的一侧较隆凸，有数条输入淋巴管进入；另一侧较凹陷，称为淋巴结门，有 1～2 条输出淋巴管和血管、神经出入。

(2)淋巴结的实质由淋巴组织构成，内部分为表浅部位的皮质和中央部位的髓质。

(3)超声检查仪器：浅表淋巴结的检查应使用 7.5MHz 以上高分辨力超声探头。

(4)超声检查颈部淋巴结，应明确颈总动脉和颈内静脉，了解涎腺(腮腺、颌下腺、舌下腺)、甲状腺、甲状旁腺的正常图像特征及病理图像特点，不应将其内的病变误认为淋巴结。

二、淋巴结疾病

(一)淋巴结转移瘤

1.超声诊断

(1)淋巴结大小：短径增加意义大，形态由正常的长椭圆形变为圆形、类圆形，淋巴结长径短径之比(L/S)常小于 2。

(2)淋巴结内部回声不均匀、无髓质或髓质偏心，伴有囊变、微小钙化注意鳞癌和甲状腺乳头状癌转移。

(3)CDFI 显示淋巴结内部血流杂乱或边缘血流分布为主。

(4)晚期可有淋巴结包膜回声不完整，融合，与大血管浸润粘连。

2.特别提示

(1)组织学上淋巴结的鉴别主要观察指标有淋巴结的正常结构是否破坏，纤维膜是否受侵，分裂指数是否增高。超声检查注意淋巴结髓质与包膜回声有无异常。

(2)应掌握不同部位淋巴结引流区域特点，有助于针对不同肿瘤来源检查可能有转移的前哨淋巴结。

(3)注意头颈部淋巴结常增大,淋巴结内部回声变化比长径增大对转移的诊断更有意义。

(4)转移淋巴结侵犯静脉时,表现为静脉局部变窄,加压或推动淋巴结,二者之间相对运动不存在。

(二)淋巴瘤

1.超声诊断

(1)淋巴结肿大明显,最大径平均约30mm,边界清晰,形态趋向圆形,多数L/S<2。

(2)皮质增宽,髓质偏心或消失。内部为较均匀的低回声。

(3)CDFI示彩色血流丰富,周围型或中心型。

(4)评估放疗、化疗的疗效,典型者表现为淋巴结缩小,数量减少,轮廓不清晰,髓质可辨。

2.特别提示

(1)淋巴瘤常表现为多组多部位淋巴结受累的特点。临床表现为无痛性淋巴结肿大,可伴发热。

(2)淋巴结内部回声由于均匀一致,有时甚至表现为无回声。检查时应开大增益,显示淋巴结内部的回声特点。

(3)淋巴瘤内部很少液化,腹膜后弥漫分布淋巴瘤可表现近似囊性分隔样回声,包绕血管结构。

(三)淋巴结结核

1.超声诊断

(1)淋巴结肿大明显。

(2)外形不规则,表面不光滑,有时众多淋巴结呈串珠样或融合成分叶状包块,淋巴门消失,皮质不均匀增宽,髓质变形、移位或消失,内部回声不均匀。

(3)晚期可出现聚集或散在的无回声或钙化强回声。

(4)CDFI示少数淋巴结皮质有较丰富的血流信号,即中心型。坏死液化时,血流信号减少或消失。边缘环绕性改变较多见。

2.特别提示

(1)结核多见于儿童和青年人,农村多于城市,女性多于男性。

(2)可有低热、盗汗、食欲不振、消瘦等全身表现。

(3)注意颈部触诊可扪及多个大小不等的肿大淋巴结,多位于一侧或双侧胸锁乳突肌前缘、后缘或深层,多无压痛。

(4)后期淋巴结相互融合,或与周围组织及皮肤粘连,晚期液化形成结核脓肿,破溃后可形成窦道。

(5)结核性淋巴结与恶性淋巴结有时单凭超声图像很难鉴别,需结合淋巴结针吸细胞学或组织活检来确诊。

(四)急性淋巴结炎

1.超声诊断

(1)早期淋巴结肿大呈椭圆形,回声均匀,边界清晰。

(2)多发,大小不等,通常>10mm,多数肿大淋巴结 L/S>2。少见融合。

(3)淋巴结门部或髓质明显增宽,居中。皮髓质一致性增长,多数结构清晰。

(4)回声。皮质呈低回声较均匀。如脓肿形成完全液化,可见无回声,内壁多不整齐,腔内有散在点状回声,可流动。

(5)CDFI 血流信号主要呈淋巴门型,水草状或规则树枝状,周边见不到血流信号。脓肿形成内无血流信号。

2.特别提示

(1)急性颈淋巴结炎以化脓性感染最多见,小儿易发。

(2)如急性淋巴结炎未控制,可发展成淋巴结周围炎,甚至蜂窝织炎,表现为淋巴结周围软组织增厚,层次模糊,压痛明显。

(3)急性淋巴结炎很少钙化,如淋巴结肿大,超声发现内有钙化,注意与结核性淋巴结炎或甲状腺癌转移鉴别。

(4)出现液化,注意与鳃裂囊肿鉴别,鳃裂囊肿多形态规则,边界清晰,无回声,如囊肿合并感染或出血,内可见点状强回声。

(五)亚急性坏死性淋巴结炎

1.超声诊断

(1)病初双侧颈部淋巴结肿大,包膜清晰,皮质回声减低,髓质呈线状高回声。

(2)CDFI 淋巴结内可见规则的彩色血流信号,呈树枝或草丛状。

(3)治疗后淋巴结大小形态逐渐恢复正常,淋巴结髓质高回声可见,CDFI 血流信号减少。

2.特别提示

(1)亚急性坏死性淋巴结炎,又名坏死性淋巴结炎,组织细胞性坏死性淋巴结炎,菊池病。是非肿瘤性淋巴结肿大性疾病,属淋巴结反应性增生。病因不清,可能与病毒感染有关。多见于青壮年女性多于男性。

(2)临床呈亚急性经过,持续性发热,应用抗生素治疗无效。有自愈性。以双侧颈部淋巴结肿大为主,可有疼痛或压痛。血 WBC$(3.5\sim4.5)\times10^{9}/L$,可见少量异型淋巴细胞,血沉快,少数有轻度贫血或蛋白尿表现。

(3)确诊依病理检查:表现为被膜及皮质浅层多灶性坏死,不同程度的组织细胞增生,无中性粒细胞浸润。

(4)超声表现不特异。

第二章　心脏及大血管疾病超声诊断

第一节　风湿性心脏瓣膜病

一、二尖辩狭窄

单纯二尖瓣狭窄占风湿性瓣膜病的25%～40%，约2/3为女性。早期主要为瓣叶在交界处互相粘连、融合，随着病变的进展，瓣膜增厚.粗糙、硬化，腱索缩短、粘连。

按病变程度与形态变化，二尖瓣狭窄可分为两型。①隔膜型：前叶无病变或病变轻，活动尚佳。②漏斗型：前、后瓣叶明显增厚及纤维化，腱索乳头肌明显粘连及缩短，整个瓣膜形成漏斗状，常伴有明显的关闭不全。

二尖瓣狭窄造成左心房血流进入左心室受限，淤积于左心房，左心房扩大.肺静脉扩张，进一步造成肺动脉高压，右心室肥厚。

(一)超声诊断

1.二维超声

瓣膜不同程度增厚、纤维化、钙化，交界处粘连，瓣膜活动受限，前瓣呈圆顶状运动，瓣口面积变小。在舒张早期瓣膜最大开放时，从二尖瓣口短轴图可测量瓣口的几何面积：最轻度狭窄时，瓣口面积小于或等于2.5cm^2；中度狭窄，瓣口面积为1.5～1.0cm^2；重度狭窄，瓣口面积小于1.0cm^2；最重狭窄，瓣口面积小于0.5cm^2。

2.M型超声

二尖瓣前叶于舒张期呈“城墙样”或“斜墙样”改变，EF斜率减低、平直。轻度粘连时，二尖瓣E、A峰仍存在。舒张期前、后叶运动呈同向运动，但少数患者因粘连较轻，也可呈反向运动。

3.多普勒超声

可见舒张期从左心房起自狭窄二尖瓣瓣口至左心室的多彩血流信号，于二尖瓣瓣口下取样获得湍流频谱。

4.其他

(1)左心房扩大：这是二尖瓣狭窄时最重要的心脏解剖结构方面的继发改变，左心房扩大与二尖瓣瓣口狭窄程度呈正比。左心房前后径大于38mm，容积大于50mL。

(2)肺静脉扩张：从心尖四腔图显示肺静脉明显扩张。肺静脉扩张是二尖瓣狭窄时重要的继发病变。

(3)右心室扩大和肺动脉扩张：继发于肺动脉高压之后。

5.并发症的超声诊断

(1)心房颤动：在二尖瓣狭窄中的发生率为40%～50%。从M型超声心动图的二尖瓣回声图像观察房颤最为清晰,表现为前瓣的 EF 间距宽窄不等,A 波消失。

(2)左心房血栓:发生率约为 25%,在二维超声上表现为轮廓清晰的团状回声图像,形状不规则,边界规整或不规整,基底部较宽与左心房或左心耳壁紧密相连。左心耳的血栓用经食管探头可检出。

(二)鉴别诊断

超声技术诊断二尖瓣狭窄具有很高的特异性,与其他疾病的鉴别并不困难。须注意的是,左心房黏液瘤与左心房血栓的鉴别。主要鉴别点:黏液瘤根部大多附着在房间隔上,左心房血栓基底部宽,附着在左心房其他壁上的居多。

(三)临床意义

超声心动图对诊断风湿性二尖瓣狭窄有着绝对优势,能观察二尖瓣开放的面积,瓣叶的钙化程度,检测各心房和心室的大小及内部结构、附壁血栓等,对风湿性二尖瓣狭窄病变的定性及定量等方面均起到了很大的作用。

二、二尖辩关闭不全

二尖瓣关闭不全约占风湿性二尖瓣疾患的 1/3,瓣膜硬化限制了瓣膜的活动,以及腱索缩短都是产生关闭不全的原因。反流血流使左心房扩张,舒张早期左心室充盈迅速及充盈过度,也发生扩张。

(一)超声诊断

1.二维超声心动图改变

(1)可观察到二尖瓣前、后瓣在收缩期不能合拢,不能合拢可能是全部或部分性的。

(2)左心房、左心室扩大:是本病在房、室结构方面的继发表现,具有辅助诊断意义。

2.彩色多普勒超声血流显像

显示收缩期二尖瓣口出现自左心室向左心房方向反流的血流信号,由于反流血流速度高,血流信号常呈五彩镶嵌色,检出彩色的反流血流信号是定性诊断瓣膜关闭不全最重要的依据。

3.频谱多普勒超声

左心房内二尖瓣上检测到收缩期的负向高速血流频谱,呈湍流频谱特征:频谱顶峰圆钝,频谱增宽,内部充填。

4.彩色多普勒超声

血流显像技术判断反流量反流血流彩色信号从瓣口进入左心房达左心房近端 1/3 者为少量反流。达左心房的一半为中量反流。达左心房的一半以上为大量反流,面积越大,说明反流量越多。

(二)鉴别诊断

主要与非病理性反流相鉴别。非病理性反流不引起左心房、左心室扩大,二尖瓣膜也无较明显的病理性改变。

另外,扩张型心肌病、肥厚型心肌病和主动脉瓣反流等疾患,左心室舒张晚期压力可明显升高,如超过左心房压,可出现二尖瓣反流,但二尖瓣无明显的病理改变。

(三)临床意义

彩色多普勒超声是诊断瓣膜关闭不全的主要技术,频谱多普勒超声在定量判断上有重要作用,而二维超声和M型超声只有辅助诊断的意义。

三、主动脉辫狭窄

单纯性主动脉瓣狭窄的病因为风湿性心肌炎的,占10%～20%,其余多是由于老年性退行性变所引起。正常主动脉瓣口面积约3cm²,当瓣口减小到正常的1/4或更小时,才出现严重症状。

(一)超声诊断

1.二维超声及M型超声

(1)主动脉瓣因风湿病变而增厚、钙化,显示为回声增强,活动受限,严重狭窄病例,常无法区分瓣口的开放和关闭。M型超声可显示瓣膜开放呈粗条状回声,但M型超声判断瓣口大小及关闭活动时常有假象,因此只可作为二维超声的辅助诊断。主动脉瓣二瓣化和四瓣化畸形,可在二维超声主动脉短轴图上观察到。

(2)左心室呈向心性肥厚,后期也可扩张。

(3)升主动脉显示狭窄后扩张。

2.彩色多普勒超声血流显像

在心尖五心腔图上显示五彩镶嵌的高速射流从主动脉瓣口向升主动脉延伸,由于正常时主动脉瓣口面积只有3cm2,狭窄时瓣口更小,因此彩色多普勒超声血流显像有时对瓣口的狭窄性射流显示不清晰,尤其重度狭窄时,其诊断意义不如频谱多普勒超声。

3.频谱多普勒超声

从心尖五心腔图上,取样容积置主动脉瓣上,可检测到收缩期高速射流频谱,重度狭窄时,从瓣下左心室流出道也可检测到狭窄性射流,但最大的射流速度仍需在瓣上处检测。主动脉瓣狭窄时的射流频谱特点:峰值速度可大于400m/s,血流加速时间短,减速时间长,频谱增宽,频谱内部呈充填状。正常压差小于0.67kPa(5mmHg);中度瓣口狭窄时压差可达2.7～6.7kPa(20～50mmHg);重度狭窄时压差可达6.7～19.95kPa(50～150mmHg)。

(二)鉴别诊断

本病主要与先天性主动脉瓣上和瓣下结构异常造成的狭窄相鉴别。二维超声可显示瓣下或瓣上的异常结构,如纤维隔膜、纤维肌性增生性狭窄和漏斗状狭窄,频谱多普勒超声检测狭窄性射流最大流速的位置,也有助于鉴别瓣膜性狭窄、瓣下狭窄、瓣上狭窄。

(三)临床意义

频谱多普勒超声与二维超声联合应用可确定诊断,彩色多普勒超声可以帮助判断有无关闭不全。

四、主动脉瓣关闭不全

单纯主动脉瓣关闭不全少见,只占慢性风湿性心脏病总数的3%～5%。由于出现舒张期主动脉瓣口反流,左心室代偿性扩张,也可有肥厚,左心室收缩增强。

(一)超声诊断

1.二维超声及M型超声

(1)主动脉瓣显示增厚、纤维化、钙化,活动受限。

(2)主动脉瓣不能合拢。

(3)二尖瓣前瓣或前后瓣均有舒张期振动。由于反流血流冲击二尖瓣前叶,用M型超声可清晰显示二尖瓣的振动运动,振动频率高而振幅低。二尖瓣前叶振动运动有较重要的辅助诊断意义。

(4)左心室扩大,主动脉增宽,是主动脉瓣关闭不全的重要辅助诊断依据。

2.彩色多普勒超声血流显像

在舒张期显示起自主动脉瓣口向左心室流出道延伸的反流血流信号。由于反流血流速度高,多呈五彩镶嵌。心尖五腔图显示的反流血流朝向探头,反流束以红色信号为主。

3.频谱多普勒超声

从心尖五腔图检测,反流血流为舒张期正向射流频谱,频谱幅度高,峰值速度常大于或等于4m/s,频谱的顶峰呈斜坡状,频谱增宽,频谱内部充填。由于左心室舒张期容量增大,左心室收缩增强,收缩期经主动脉瓣口的血流速度也增快。

(二)鉴别诊断

主要与非病理性反流相鉴别,非病理性反流主动脉瓣无较明显的病理性改变。二尖瓣狭窄合并主动脉瓣关闭不全时,须注意不要把两者的彩色多普勒超声血流显像及频谱多普勒超声混淆。

(三)临床意义

彩色多普勒超声血流显像可用于确定诊断,敏感性及特异性均高,但需与非病理性反流鉴别。频谱多普勒超声可协助定性、定量诊断,而二维超声和M型超声只有辅助诊断作用。

五、联合瓣膜病

联合瓣膜病又称多瓣膜病,是指两个或两个以上瓣膜病变同时存在。临床上风湿性心脏病常以复杂的联合瓣膜病变的形式出现,最常见的是二尖瓣病变与主动脉瓣病变共存,三尖瓣和肺动脉瓣的病变几乎不单纯出现。

(一)超声诊断

联合瓣膜病主要是把多种病变的超声所见综合分析判断。其中彩色多普勒超声血流显像对显示各不同瓣膜的狭窄性或反流性射流具有更大的优势性。二维超声所显示的瓣膜结构及房室、大血管的扩张等变化,对确定联合瓣膜病也有重要意义。须引起注意的是,当一种或两种病变较明显,而第二或第三种病变较轻时,如不进行全面检查,有时会被遗漏。因此,对风湿性心脏瓣膜病变,对四个瓣膜及有关的房、室及大血管均应全面检查,单纯一个瓣膜一种病变的风湿性心脏病占少数,而联合瓣膜病占多数。

(二)鉴别诊断

与感染性心内膜炎、瓣膜黏液样变性、马方综合征等鉴别,亦常同时损及两个瓣膜。

(三)临床意义

超声心动图对诊断风湿性联合瓣膜病有着绝对优势,能观察各个瓣膜开放的面积及瓣叶的钙化程度,检测各房室的大小及内部结构、附壁血栓等,对风湿性联合瓣膜病变的定性及定量等方面均起到了很大的作用。

六、人工瓣膜

人工瓣膜自1960年首次成功用于临床,在心脏瓣膜病的治疗上发挥了非常重要的作用。

(一)分类

人工瓣膜的种类繁多,曾使用过的有40多种,但常用的只有20多种。根据制作人工瓣膜的材料划分,人工瓣膜可分为两大类:生物瓣与机械瓣。

1.生物瓣

用生物组织经过特殊处理而制成的人工瓣即为生物瓣。其基本结构是以金属合金为支架,支架外包涤纶纺织物,把以生物组织做成的瓣镶在支架上。生物瓣主要用猪和牛的组织作为生物材料。

(1)猪瓣:猪瓣很常用,是用猪的主动脉瓣经特殊处理而制成。

(2)牛心包瓣:牛的心包组织与人的心包类似,因此具有较好的生物学特性,把经过戊二醛处理的牛心包制成瓣叶并镶在金属支架上,牛心包瓣的血流动力学性能优于猪主动脉瓣,其临床应用越来越多。

2.机械瓣

用非生物性材料制成的人工瓣即机械瓣,按其结构形状,可分为笼球瓣.笼碟瓣、侧倾碟瓣(斜碟瓣)及双叶瓣四种。

(二)超声诊断

1.二维超声

可以显示人工瓣的结构,如瓣环(瓣支架)轮廓、大小、位置,但不能显示瓣支架的完整影像。对瓣叶的显示,由于受到金属瓣架、金属瓣叶(片)产生的反射的干扰,生物瓣及机械瓣的瓣叶都只能片断地成像,用经食管超声(TEE)能较佳地显示。对机械瓣的瓣环开裂、瓣膜(碟片)的异常,由于人工瓣膜的金属混响及声影,不管是经胸、经食管,用二维超声都难以清晰成像。

2.人工瓣膜异常

人工瓣膜换瓣术后早期(术后30天内)的异常主要有:人工瓣膜机械故障,瓣叶撕裂,乳头肌、腱索卡入瓣口;缝合线剩留过长,卡入瓣口内;腱索残留过长卡入瓣口内;心内膜长入瓣口内等。这些急性人工瓣功能障碍,常需要再次手术治疗。

晚期(术后30天以后)的人工瓣异常主要有:人工瓣膜损坏或退行性变(生物瓣)、人工瓣膜感染、瓣周漏、机械瓣的急性功能障碍等。表现为生物瓣的瓣叶增厚、粘连、钙化、穿孔、脱垂、赘生物等病变,机械瓣可有瓣开口狭窄、瓣架偏移、瓣片脱位、瓣周漏等异常。

(三)临床意义

超声心动图检查,特别是经食管超声心动图检查是无创技术中检测人工瓣膜正常功能及诊断人工瓣膜病变的最佳方法,可较清晰地显示人工瓣膜的结构,多普勒超声技术用以检测瓣口血流速度、瓣口的反流血流及瓣周漏。

第二节　非风湿性心脏瓣膜病

一、二尖辩脱垂

二尖瓣脱垂是指收缩期二尖瓣关闭时，瓣膜的部分或全部膨向左心房，超过二尖瓣环水平，常合并二尖瓣关闭不全。原发性二尖瓣脱垂的病因为二尖瓣黏液样变性，瓣叶松弛，边缘皱折。继发性二尖瓣脱垂常继发于腱索退行性病变、乳头肌梗死、感染性心内膜炎、外伤、风湿性心瓣膜病等所致的腱索断裂，其严重程度与腱索断裂的部位、范围有关。

(一)超声诊断

1.二维超声

(1)二尖瓣叶冗长，脱入左心房，并超过瓣环平面。腱索断裂者可见受累的瓣叶在收缩期脱入左心房，严重时二尖瓣叶可呈连枷样运动，瓣叶上有时可见断裂腱索回声，二尖瓣前后叶对位、对合不良。

(2)左心房、左心室不同程度扩大，左心室壁运动幅度增大，左心室容量负荷增加。

2.M型超声

脱垂的瓣叶收缩期呈“吊床样”曲线。

3.彩色多普勒超声

在左心房内见收缩期蓝色为主、多彩镶嵌偏心的反流束，该反流束向脱垂瓣叶的对侧行走，即前叶脱垂，反流束沿后叶行走；后叶脱垂，反流束沿前叶行走。

4.频谱多普勒超声

可检测收缩期高速湍流频谱。

(二)鉴别诊断

二尖瓣脱垂具有较典型的表现，一般不容易和其他疾病混淆，需要鉴别的是何种原因引起的脱垂及其部位、范围和程度。

(三)临床意义

超声可以明确二尖瓣脱垂的部位、范围、程度，二尖瓣反流量的大小及房室腔的变化，可为临床手术方式的选择、效果的评估和术后随访等方面提供帮助。

二、感染性心内膜炎

感染性心内膜炎是由细菌、真菌或其他微生物经血液循环侵入心内膜或心瓣膜引起的炎症。常发生于原有风湿性心瓣膜病或先天性心脏病患者，主要累及二尖瓣和主动脉瓣，在瓣膜上形成溃疡、穿孔及赘生物，并可波及腱索或乳头肌。由于瓣膜和(或)腱索病变，可引起或加重瓣膜关闭不全。房室瓣的赘生物多位于心房面，主动脉瓣的赘生物多位于心室面。

(一)超声诊断

1.二维超声

(1)心脏瓣膜、室壁、动脉壁上可见赘生物，呈团块状、息肉状或绒毛絮状中等强度回声，直接附着于其上或有蒂相连，随血流飘摆于心腔内或大动脉内。极少数赘生物由于纤维化或钙化，活动度可不明显。

(2)瓣叶可见穿孔和(或)腱索断裂，瓣叶呈现连枷样运动或瓣叶脱垂改变。继发瓣周或心肌内脓肿时，于相应部位显示无回声区。

2.彩色多普勒超声

彩色多普勒超声可见瓣膜出现关闭不全的相应改变。如有原发心脏疾病，如风湿性心瓣膜病、先天性心脏病等则出现相应的变化。

(二)鉴别诊断

感染性心内膜炎应与瓣叶严重纤维化、钙化，心腔内黏液瘤和小的血栓等进行鉴别。瓣叶严重纤维化、钙化回声可与赘生物相似，但赘生物一般无钙化，回声则不增强，边缘较毛糙，而瓣叶严重纤维化、钙化团块，通常运动受限；黏液瘤的特点是较均匀，边界清晰，活动幅度一般较大；小的血栓一般回声低，活动度小，随心壁活动而活动。

(三)临床意义

超声是无创性诊断感染性心内膜炎赘生物形成的重要方法，同时还能诊断其并发症，如瓣周脓肿、人工瓣膜的瓣周漏、瓣叶穿孔和心脏内瘘道。少数疑有但不能确诊者可做经食管超声心动图检查。

第三节 冠状动脉疾病

一、冠状动脉解剖概要

冠状动脉是供应心肌的动脉血管。在正常情况下，冠状动脉有左、右两支，分别开口于升主动脉的左、右冠状动脉窦。

(一)左冠状动脉

左冠状动脉主干内径为 4～5mm，长 5～20mm，从升主动脉发出后，在肺动脉主干后方向左下方行走，在肺动脉主干和左心耳之间沿左侧房室沟向前下分为前降支和回旋支。

1.左前降支

为左冠状动脉主干的延续，沿前室间沟下行，再绕过心尖切迹到达心脏后壁，在后室间沟下 1/3 处与右冠状动脉的后降支相吻合。前降支发出左圆锥支、斜角支、左心室前支、右心室前支和室间隔前支等分支，供血区域有主动脉和肺动脉主干根部、部分左心房壁、左心室前壁、部分右心室前壁、大部分心室间隔(上部和前部)、心尖区和前乳头肌等。

2.左回旋支

从左冠状动脉主干发出后，沿左房室沟前方紧贴左心耳底部向左向后行走，再经心脏左缘下行到达膈面。回旋支发出的分支变异较多，主要分支有数支左缘支、左心室后侧支和沿左房室沟的房室支。房室支有时(约占 10%)较长，并从其末端发出后降支和房室结动脉。30%的左回旋支尚发出窦房结动脉。回旋支的供血区域有左心室侧壁和后壁、左心房，有时还供血到心室膈面、前乳头肌、后乳头肌、部分心室间隔、房室结、房室束和窦房结。

(二)右冠状动脉

自右冠状动脉窦发出后贴近右心耳底部、沿右房室沟向外向下走行,到达房室沟的心室、心房及心房间隔与心室间隔后方交接处时分成两支。右后降支在后心室间沟走向心尖区,另一支较小的房室结动脉转向上方。右冠状动脉的主要分支有右圆锥支、右心房支、窦房结支、右心室前支、右心室后侧支、后心室间隔支、后降支和房室结动脉等。右冠状动脉供血区域包括右心房、窦房结、右心室流出道、肺动脉圆锥、右心室前壁、右心室后壁、心室间隔下 1/3 和房室结。右冠状动脉占优势者尚供血到部分左心室和心尖部。

二、室壁节段和冠状动脉血供关系

心室不同部位的心肌接受冠状动脉不同分支的血液供应。当冠状动脉因粥样硬化性病变导致血管狭窄和(或)痉挛时,可引起其供血区域的心肌缺血而导致局部心肌的运动异常。因此,超声心动图可以通过评价心室的室壁运动异常来间接评价心肌血供状态并推测冠状动脉病变部位。

左心室室壁节段的划分方法包括 20 节段法、16 节段法和 17 节段法等。

(一)20 节段划分法

将胸骨旁左心室长轴切面分为 3 段,即基底段、中间段、心尖段。沿左心室短轴环,在基底段和中间段的室壁,再每隔 45°划分 1 段,各分为 8 个节段,在心尖水平分为 4 个节段,共计 20 段。

这种方法可以构成一球面的左心室节段系统,这个系统像一个靶图,将异常节段标在靶图中,又称牛眼图,可以很容易显示异常节段室壁占整个室壁的比例,估测病变程度。

(二)16 节段划分法

该法在长轴切面把左心室壁分为基部、中部、心尖部,在短轴切面把左心室壁分为前壁、下壁、后壁、侧壁,而心尖部短轴切面仅分为 4 段即前壁、后间隔、下壁侧壁,共计 16 段。这种划分法与冠状动脉血供分布密切结合,又使各段容易在超声心动图 2 个以上的常规切面中显示出来。

其中,心尖侧壁和心尖下壁为冠状动脉供血重叠区,心尖侧壁可由左前降支或左回旋支供血,心尖下壁可由左前降支或右冠状动脉供血。在判断心尖侧壁的供血冠状动脉时,如果心尖侧壁室壁运动异常的同时伴有室间隔或左心室前壁的室壁运动异常,则心尖侧壁划为左前降支供血节段;如果伴有左心室后壁或后侧壁的室壁运动异常,则心尖侧壁划为左回旋支供血节段。同样,在分析判断心尖下壁的供血冠状动脉时,如果心尖下壁室壁运动异常的同时伴有下壁运动异常,则心尖下壁划为右冠状动脉供血节段;如果伴有室间隔或左心室前壁的室壁运动异常,则心尖下壁划为左前降支的供血节段。

(三)17 节段划分法

20 节段和 16 节段划分法均不包括心尖顶部,即没有心腔的真正心肌心尖段。近年来超声方法评价心肌灌注的各项技术逐步应用,心尖顶部心肌段日益受到关注。因此,美国心脏病学会建议几种心脏影像学检查方法统一采用 17 段心肌分段方法,其命名及定位参考左心室长轴和短轴 360°圆周,以基底段、中部—心腔段及心尖段作为分段命名,沿左心室长轴从心尖到基底定位。17 节段划分法实际上是在 16 节段划分法的基础上把心尖单独作为一个节段。

三、冠状动脉疾病的病理和临床

冠状动脉粥样硬化性心脏病(简称为冠心病)是最常见的冠状动脉疾病之一,在我国的发病率和死亡率呈现快速上升趋势。冠心病的病理基础是冠状动脉粥样硬化斑块形成并逐步进展导致冠状动脉管腔狭窄甚至闭塞,冠状动脉血流量降低,心肌的血氧供需失衡而导致心肌组织的缺血坏死。当管腔狭窄程度达到50%时即可引起冠状动脉血流储备的减低,管腔内径减少达到70%时可引起静息状态下的心肌缺血。一过性心肌缺血可出现心绞痛,而持续性心肌缺血将导致心肌梗死,心肌细胞出现不可逆性坏死,最终梗死局部形成瘢痕。心肌缺血或梗死均会导致心肌灌注、功能和形态的改变,为临床检测提供了基础。

心肌梗死时,梗死区域心肌坏死导致局部室壁变薄和运动异常的同时还可引发心脏瓣膜和心室整体形态和功能的改变,导致各种并发症的发生。常见并发症包括:乳头肌功能不全或断裂、室间隔穿孔、心室游离壁破裂、假性室壁瘤、室壁瘤、附壁血栓和栓塞等。

(一)乳头肌功能不全或断裂

指二尖瓣及其腱索本身正常但由于心肌梗死导致乳头肌功能不全或断裂而引起的二尖瓣关闭不全,发生率为10%~50%。乳头肌功能不全较多见,可引起二尖瓣脱垂。乳头肌断裂较少见,以继发于隔面心肌梗死的后乳头肌断裂较多见,可以呈部分或完全断裂。完全断裂者由于急性左心衰竭通常在24h内死亡,部分乳头肌断裂者存活时间较长,但常并发顽固性心力衰竭。

(二)室间隔穿孔

高危因素包括初发心肌梗死、65岁以上高龄、高血压和女性,好发于没有心绞痛病史和单支病变患者。最常伴发于前间壁和前侧壁心肌梗死,穿孔位置最常见于心尖后部室间隔。

(三)心室游离壁破裂

发生率约为3%,其高危因素和室间隔穿孔相似。常见于左旋支阻塞导致的后侧壁梗死。开始时心内膜下裂隙细小、迂曲,开口很小,心包内可见少量渗出。此时及时诊断和实施手术,存活率可达60%,而无手术治疗者病死率达100%。

(四)假性室壁瘤

较少见,是心室游离壁破裂后由心包、血栓包裹血液形成一个与左心室相通的囊腔,多由右冠状动脉阻塞所致,发生在左心室后壁和侧壁者多见。由于较真性室壁瘤容易破裂,及时诊断和治疗对挽救生命至关重要。

(五)室壁瘤

较多见,发生率8%~22%。85%~95%发生在心尖部并可扩展至前壁,下后壁较少见。

(六)附壁血栓

是心肌梗死最常见的并发症之一,发生率为20%~60%,存在室壁瘤者发生率可高达44%~78%。最常发生于室壁瘤内,若无室壁瘤,则几乎全部发生在心尖部。超声诊断附壁血栓的敏感性和特异性均较高。

四、冠心病的超声检查方法

(一)冠状动脉病变的超声检测

1.血管内超声

血管内超声是将无创的超声诊断技术和有创的心导管技术结合起来提供血管壁组织结构

和血管腔几何形态的新技术。该技术利用导管将一高频微型超声探头导入血管腔内进行探测,再经超声成像系统来显示血管组织结构和几何形态的解剖信息。由于超声探头直接置于血管腔内探测,因此,血管内超声不仅可准确测量管腔及粥样斑块的大小,更重要的是它可提供血管壁和粥样斑块的大体组织信息,在冠心病的诊断和介入治疗方案选择以及疗效评估方面具有重要价值。作为一种有创的方法,血管内超声目前在临床上主要应用于以下几方面。

(1)冠心病诊断方面

1)可明确冠状动脉造影不能确定的狭窄。冠状动脉造影怀疑存在狭窄,需要进一步确认是否有必要进行冠状动脉的重建时;或冠状动脉造影结果和临床表现不符合时,可借助血管内超声进行诊断。

2)评价心脏移植术后的冠状动脉病变。心脏移植术后由于免疫排斥反应导致血管内膜弥漫性增生,但常规冠状动脉造影常显示正常,而血管内超声检查可检测内膜增生的程度。

3)观测冠状动脉粥样硬化的进展和消退。在冠状动脉粥样硬化的早期,由于冠状动脉重塑现象的存在,冠状动脉造影常常显示为正常。而血管内超声检查可提供冠状动脉粥样硬化的进展情况,反映冠心病的一级和二级预防措施对冠状动脉粥样硬化病变的治疗效果。

4)评价血管壁的张力和顺应性。血管内超声可连续地、直接地监测血管活性物质对冠状动脉血管张力的影响。利用这一特性,可以对不同程度冠状动脉粥样硬化状态下的血管内皮功能的变化进行研究,并观察各种药物及介入性治疗对冠状动脉血管张力的影响。

(2)冠心病介入治疗方面

1)指导确立最合适的治疗方案。根据血管内超声检查的回声强度的不同,可将粥样斑块分为富含脂质的低回声斑块(软斑块)和富含纤维成分的高回声斑块(硬斑块)两种,根据不同的病变情况可选择与之相适应的治疗方案。

2)正确选择器具的大小。一般情况下器具大小的选择是以冠状动脉造影上的正常节段为参考的。由于冠状动脉重塑等原因,半数以上冠状动脉造影显示正常的节段存在粥样斑块,这就使得根据冠状动脉造影选择的器具型号偏小。根据血管内超声选择合适的器具进行治疗,可在不增加并发症的前提下提高最小管腔直径,从而减少再狭窄的发生率。

3)确定介入性治疗的终点。对于正常的冠状动脉,冠状动脉造影和血管内超声所测管腔的径线基本一致,但在存在粥样硬化尤其是在介入性治疗所致斑块破溃或夹层形成等情况下,两者常不一致。虽然冠状动脉造影上显示了满意的扩张效果,但血管内超声却仍显示有较多的斑块残存,需进一步扩张或安装支架。不少研究表明:按血管内超声所测管腔的大小决定治疗终点,可获得更大的最小管腔直径(MLD),并使得再狭窄的发生减少。

4)确定网状支架的位置及扩张效果:网状支架的应用虽然减少了介入性治疗的近期及远期并发症,但支架内再狭窄的发生率可高达25%～45%,而其中相当一部分并不是真正的支架内再狭窄,而是支架置入时所谓的“亚理想置入”造成的。造成亚理想置入的常见原因包括扩张不充分、支架的型号偏小、支架从病变部位滑脱、支架的变形等。由于冠状动脉造影不能辨认支架置入部位的狭窄是否为亚理想置入所致,因此,对于支架内再狭窄病例,应行血管内超声检查以确定其狭窄的具体原因及相应的治疗方案。

2.经胸超声

(1)二维超声心动图可清晰显示左、右冠状动脉的起始部以及左冠状动脉的前降支和回旋支。

(2)彩色多普勒冠状动脉血流成像技术可探测心肌内冠状动脉血流，尤其是对左前降支远端血流的显示有较高的成功率，可作为冠状动脉造影的重要补充。

(二)缺血心肌的超声检测

冠心病导致的主要病理改变是受累心肌血流灌注减低和室壁运动异常。应用心肌声学造影可以观察缺血部位心肌的灌注状态；也可通过多种超声技术对室壁运动进行定性和定量评价。

1.心肌声学造影(MCE)

是近年来应用于临床的超声新技术，将声学造影剂经周围静脉注入后可产生大量微泡。新一代声学造影剂的微泡直径为4～6pm，流变学特性与红细胞相似，结合MCE成像技术，可清晰地显示心肌的灌注状态，评价心肌血流灌注程度.范围，用于检测缺血心肌、评估冠状动脉狭窄程度及冠状动脉血流储备、评价心肌梗死溶栓或冠状动脉介入治疗后心肌再灌注效果，以及评价心肌存活性，为血运重建术适应证的选择提供决策等。

MCE的分析方法：

(1)目测法：属定性和半定量分析方法。通过声学造影获得心肌灌注图像，使心肌组织回声增强，根据显影增强的效果分为0～3级。局部组织血供丰富区域显影明显增强，而缺血部位组织血流灌注较差，局部造影显影增强较弱。

(2)定量分析：心肌显影的二维灰阶及能量谐波成像的彩色视频密度由暗到亮分为0～255级。微泡造影剂进入冠状动脉循环后迅速产生心肌成像，并达到峰值强度(PI)，随后逐渐消退。对MCE观察区域进行定量分析并绘制时间强度曲线可得到定量指标：峰值强度(PI)、注射造影剂到出现心肌造影增强的时间、造影开始增强到峰值的时间(AT)、造影峰值强度减半时间(PHT)、造影持续的时间和曲线上升下降速率及曲线下面积等。曲线下面积及PI反映进入冠状动脉血管床的微泡数总量，可用于评估心肌血流量。

时间强度曲线可计算出区域性心肌血流分布和心肌灌注情况。

当声学造影强度处于一个稳态后，微泡进入或离开某一部分心肌循环的量是相同的，脉冲间隔时间与视频强度之间呈指数关系，符合公式：$y=A(1-e^{-\beta t})$。y是脉冲间期t时间的视频强度(VI)；A是局部组织能蓄积的最大微泡数量，反映的是局部微血管密度，代表了毛细血管容积；是曲线上升平均斜率，即造影剂微泡的充填速度，反映的是局部血流速度；两者的乘积$(A\times\beta)$即反映了局部心肌血流量(MBF)。缺血心肌的$(A\times\beta)$减低，当标化后的$(A\times\beta)$值<0.23时提示局部心肌坏死。MCE显示顿抑心肌的峰值强度(PI)较正常心肌无明显差别，再灌注早期由于反应性充血，PI值轻度增加，而此时心肌收缩功能减低，由此提示存活心肌。

由于实时MCE能对心肌内感兴趣区的再灌注强度曲线进行分析，并对峰值强度、曲线斜率等参数进行测量，因此能定量局部心肌的血流量，提高MCE对存活心肌判断的准确性。许多研究将MCE与PET、SPECT等临床采用的其他检测存活心肌的方法进行比较，证实MCE在判断存活心肌方面有着极高的准确性。

2.室壁运动分析

冠状动脉粥样硬化导致的缺血心肌节段性室壁运动异常是冠心病在二维超声心动图上的特征性表现，具体可表现为：①室壁运动幅度减低、消失、反常运动；②室壁运动时间延迟；③室壁收缩期增厚率减低、消失或负值；④心肌收缩时的应变及应变率减低。超声评价室壁运动异常的主要方法如下。

(1)目测分析：多采用美国超声心动图学会推荐的16节段室壁运动记分法进行半定量分析。

1)将左心室分为基底段、中段和心尖段，基底段、中段各分为6个节段，而心尖段再分为4个节段。

2)每个节段依据室壁运动情况分派一个分数：正常为1分，运动减弱为2分，无运动为3分，矛盾运动为4分，室壁瘤为5分。

3)通过计算室壁运动计分指数来评价节段性室壁运动异常程度。

(2)组织多普勒成像：可以直接测量心肌在长轴方向上的运动速度、位移、时相等信息，对节段室壁运动进行定性和定量评价。

(3)超声斑点跟踪技术：能够定量评价心肌的纵向应变、径向应变、圆周应变以及心室的扭转运动，更加客观、准确地评价室壁运动。

(4)实时三维成像技术：能够对整个心室室壁运动进行同步分析，全面评价各室壁节段的运动状态，可获取的参数包括：左心室节段的局部心搏量和局部射血分数、左心室整体射血分数以及左心室各节段运动的同步性分析等，可进一步提高冠心病患者左心室局部收缩功能定量评价的准确性。

3.负荷超声心动图

负荷试验的理论基础是增加心脏负荷时心肌耗氧增加，如果冠状动脉有狭窄导致冠状动脉血流储备减低时将不能提供足够的血氧供应而导致心肌缺血。随着负荷的增加，心肌缺血时发生一系列病理生理改变，其出现顺序依次为灌注异常、代谢异常、舒张功能异常、节段性室壁运动异常、ECG缺血改变、胸痛。由此可见，负荷超声心动图结合超声心肌造影和室壁运动定量分析技术可以早期、敏感地发现负荷状态下心肌缺血导致的灌注异常和心肌收缩和舒张功能异常，为确立冠心病诊断提供依据。负荷超声心动图分运动负荷试验和非运动负荷试验两种，运动负荷试验包括踏车试验及平板试验，非运动负荷试验包括药物试验、起搏试验、冷加压试验、过度换气试验等，其中药物试验又包括多巴酚丁胺试验、腺苷试验、双嘧达莫试验等。

(1)多巴酚丁胺负荷试验的原理：多巴酚丁胺是异丙肾上腺素衍生物，是人工合成的儿茶酚胺类药物，具有较强的Br受体兴奋作用，即正性肌力作用。经研究证实，静脉滴入1～2min后开始生效，8～10min达高峰，血浆半衰期约2min，停药后5～10min作用消失。静脉注射2.5～10μg/(kg·min)时可使心肌收缩力增强，心排血量增加，左心室充盈压、肺毛细血管楔压和中心静脉压下降，以此可检出存活心肌。当应用20μg/(kg·min)以上时可使心率增快，血压增高，心肌需氧量增加，流向狭窄冠状动脉的血流量减少，使该血管供血的心肌缺血，从而检出缺血的心肌。

(2)多巴酚丁胺剂量及用法：起始浓度为5μg/(kg·min)，每3min递增至10μg、20μg、

30μg/(kg·min)，最大剂量为30～50μg/(kg·min)。经超声心动图各切面观察每一剂量及终止后5min的室壁运动，并记录血压、心率及12导联心电图。

(3)终止试验标准：多巴酚丁胺达峰值剂量；达到目标心率；出现新的室壁运动异常或室壁运动异常加重；出现心绞痛；心电图ST段下降≥2mV；频繁室性期前收缩或室性心动过速；收缩压≥220mmHg，或舒张压≥130mmHg，或收缩压比用药前降低≥20mmHg；出现不能耐受的心悸、头痛、恶心、呕吐等不良反应。若出现室壁运动异常，则可诊断为冠心病。

以往对多巴酚丁胺负荷试验结果的判定多采用对节段心肌功能视觉评价上，以计算室壁运动记分指数(WMSI)为评判标准，带有明显的主观性和经验依赖性，当图像质量较差时，不同观察者之间得出的结论差异明显，诊断准确性低。随着超声新技术的开展，在多巴酚丁胺负荷超声心动图基础上结合多种新方法以提高诊断率，主要有：

1)与声学造影结合：通过注入声学造影剂使左心室造影，增强对心内膜边界的辨认，提高视觉评价的准确率，并且通过心肌灌注成像判断心肌活性，两者的结合能同时实现收缩储备和心肌灌注的评价，使对心肌活性的判断更客观准确。

2)与应变率成像等局部定量分析技术结合：可测量所有心肌节段的心肌运动的量化指标在静息状态与负荷状态下的变化情况，特别是采集二维原始图像的VVI技术和二维应变技术的应用，避免了多普勒技术角度、帧频及噪声的影响，提高了试验的准确性。

(三)存活心肌的超声检测

1.存活心肌

是指顿抑心肌和冬眠心肌。顿抑心肌指严重短暂的心肌缺血缓解后受损心肌功能延迟恢复的状态，而冬眠心肌指长期低血流灌注使受损心肌收缩功能适应性减低以维持细胞活性。两者共同特点是心肌代谢存在，心肌细胞膜完整，具有收缩储备，对正性肌力药物有收缩增强的反应。

2.评价存活心肌的意义

临床上评价冠心病患者是否有存活心肌具有重要意义，因为再血管化治疗仅能提高具有存活心肌患者的生存率，而无活性的心肌经再血管化治疗后功能也不能恢复。超声评价存活心肌的常用方法包括小剂量多巴酚丁胺负荷超声心动图和心肌声学造影。

3.评价存活心肌的方法

(1)小剂量多巴酚丁胺负荷超声心动图：起始浓度为2.5μg/(kg·min)，每次递增2.5μg/(kg·min)，至10μg或15μg/(kg·min)，每个剂量维持5min。也有应用多巴酚丁胺3μg、5μg、10μg/(kg·min)，每个剂量维持5min的方法。

小剂量多巴酚丁胺负荷超声的注意事项包括：

1)心肌梗死患者对小剂量多巴酚丁胺耐受性好，多数患者不出现副作用。

2)必需注意观察室壁运动的改变，尤其是心肌梗死节段，但对正常节段也应注意观察，因部分患者有多支血管病变，在负荷后也可能出现新的室壁运动异常。

3)在试验过程中，应注意有无室性心律失常和心肌缺血表现。

4)禁忌证为：心肌梗死后病情不稳定，仍有心肌缺血表现者，有频发严重心律失常者，左心室腔内血栓者，高血压控制不佳者，不能耐受多巴胺类药物者。

出现以下改变有利于诊断存活心肌:①收缩活动减弱的节段负荷后较前增强。②无收缩活动的节段负荷后出现收缩变厚、位移增加。③收缩减弱的节段在小剂量时较前改善,但随着剂量增加,出现收缩活动再次减弱。

(2)心肌声学造影:心肌微循环的完整性是 MCE 检测存活心肌的基础。微循环的完整性包括解剖结构的完整以及功能状态的完整,后者即微循环扩张储备功能的完整性。在冠状动脉缺血及再灌注过程中,心肌微循环的有效灌注是确保心肌存活的先决条件,MCE 即通过评估心肌的灌注和微血管的完整性来识别存活心肌。如果心肌声学造影表现为正常均匀显影或部分显影,则提示为存活心肌,而坏死心肌由于局部微血管的破坏,再灌注后出现无复流现象,MCE 表现为灌注缺损。

(四)心肌梗死并发症的超声检测

心肌梗死或缺血导致各种并发症发生时,往往引起心脏瓣膜和心室整体形态和功能发生明显改变,因此,常规二维超声心动图和多普勒超声心动图一般能够较准确地检测到相应改变而确立诊断。特殊情况下也可应用心肌声学造影等技术确立诊断,如心尖部附壁血栓的诊断。

五、冠心病的超声表现

(一)缺血心肌的超声表现

(1)心肌声学造影:缺血区造影剂充盈缓慢、显影强度减低;定量参数 PI 和(A×β)减低。

(2)二维超声:缺血心肌节段表现为运动幅度减低。

(3)负荷超声心动图:负荷状态下新出现的室壁运动减低、原有室壁运动异常的加重。

(4)定量分析技术:组织多普勒成像表现为缺血心肌节段收缩期速度 S 减低、收缩延迟,舒张早期速度 E 减低、房缩期 A 增加、E/A<1;应变和应变率成像显示缺血局部收缩期应变和应变率均减低。

(5)心肌缺血可导致乳头肌功能不全,引起二尖瓣脱垂和关闭不全的超声表现。

(6)长期慢性心肌缺血时,可引起左心甚至全心扩大,室壁运动普遍减低,心室收缩和舒张功能减低,常合并二尖瓣、三尖瓣关闭不全。

(二)梗死心肌的超声表现

1.急性心肌梗死

梗死节段室壁厚度和回声正常;室壁收缩期变薄,出现运动减低、消失或呈反常运动;非梗死区室壁运动一般代偿性增强。

2.陈旧性心肌梗死

梗死节段室壁变薄、回声增强;室壁运动消失或呈反常运动;非梗死区室壁运动一般无代偿性增强;由于左心室重塑常可见左心室扩大和形态异常。

3.心肌声学造影

梗死区造影剂充盈缺损、周边缺血区造影剂强度减低。

4.左心室功能

一般常合并左心室收缩和舒张功能的异常;功能异常程度与梗死面积密切相关,梗死面积较大时常常合并左心室形态改变和整体收缩功能的减低。

(三)心肌梗死并发症的超声表现

1.乳头肌功能不全或断裂

乳头肌断裂时可见二尖瓣活动幅度增大、瓣叶呈连枷样活动，左心室内可见乳头肌断端回声；乳头肌功能不全时，二尖瓣收缩期呈吊床样脱入左心房；CDFI 可显示二尖瓣大量反流；常合并左心扩大和室壁运动增强。

2.室间隔穿孔

室间隔回声中断，常邻近心尖部，缺损周边室壁运动消失；CDFI 可显示过隔室水平左向右分流。

3.假性室壁瘤

室壁连续性突然中断，与心腔外囊状无回声区相通，瘤颈较小，收缩期左心室腔变小而瘤腔增大，CDFI 可见血流往返于心室和瘤腔之间。

4.室壁瘤

局部室壁明显变薄、回声增强，收缩期室壁向外膨出，呈矛盾运动。

5.附壁血栓

左心室心尖部无运动或矛盾运动，心尖部探及团状或带状的血栓回声，活动度小，新鲜血栓回声近似心肌，陈旧性血栓可回声增强。

(四)冠心病的超声鉴别诊断

(1)冠心病导致的心肌缺血应该注意和其他冠状动脉病变导致的心肌缺血鉴别：如冠状动脉先天性起源异常或冠状动脉瘘、川崎病等，主要依据病史和冠状动脉病变情况确定。

(2)冠心病心肌缺血或心肌梗死合并较严重的心功能不全时应注意与扩张型心肌病、酒精性心肌病等相鉴别。

一般扩张型心肌病和酒精性心肌病左心室壁运动普遍降低，而冠心病所导致左心室扩大、心功能不全为节段性室壁运动异常，其余室壁运动幅度尚可或增强，注意询问病史和参照冠状动脉造影等临床相关资料有助予鉴别。

(3)心肌梗死并发症的鉴别：诊断心肌梗死并发二尖瓣关闭不全、室间隔穿孔、附壁血栓等并发症时，应注意和其他原因(如瓣膜病、先天性心脏病、心肌病等)导致的类似超声表现相鉴别。紧密结合病史和其他临床资料有助于鉴别。

六、超声检查在冠心病诊疗中的临床价值

随着超声心动图技术的不断发展和完善，超声检查不仅可以提供形态学和血流动力学信息，而且可同时提供心肌血流灌注和功能的评价，极大程度上拓宽了其在临床诊断和治疗中的应用领域。与其他影像学技术(如放射学和核医学)比较，超声具备无创、费用低、便于移动等优势，在心血管疾病的诊断方面有独到的诊断价值。

(1)血管内超声对冠状动脉硬化斑块的评估在冠心病患者的介入性治疗和疗效评价中具有指导意义，是冠状动脉造影技术的重要补充。

(2)经胸超声心动图能够对心脏形态和功能进行全面评价，在心肌梗死及其并发症的诊断以及心脏功能评价中是首选的影像学手段。

(3)负荷超声心动图在缺血心肌诊断、存活心肌评价中具有重要价值，尤其在结合心肌局

部功能定量评价新方法(如应变和应变率成像、超声斑点追踪成像等)基础上,能够进一步提高其诊断效能。

(4)心肌声学造影在缺血心肌诊断、存活心肌评价中具有一定的实用价值。

第四节　主动脉疾病

一、主动脉夹层

(一)病理与临床

主动脉夹层是指主动脉内膜和中层剥离撕开形成的主动脉壁中层血肿,发病率为0.005‰~0.02‰,男女之比约为2∶1,可发生于任何年龄段,50岁左右多见。

主动脉夹层的形成与主动脉壁中层的囊性变性坏死有关,各种引起主动脉壁胶原及弹性组织退化、断裂、囊性变或中层营养血管破裂形成壁内血肿的病变均可导致主动脉夹层形成。最常见的病因是高血压病,其次是Marfan综合征及其他一些疾病,如二瓣化主动脉瓣、主动脉缩窄、主动脉发育不良、动脉粥样硬化、梅毒性主动脉炎、主动脉脓肿、创伤等。

最常发生内膜撕裂的部位是升主动脉,其次是主动脉弓及降主动脉。大多数主动脉夹层发生于主动脉瓣上5cm处的升主动脉和左锁骨下动脉处的降主动脉起始部。临床常用DeBakey分型方法,根据内膜撕裂的部位及夹层累及的范围,可将主动脉夹层分为以下3型:

DeBakeyⅠ型:破口位于升主动脉或主动脉弓部,累及升主动脉、主动脉弓、降主动脉全程,有时甚至延至髂动脉或颈动脉。

DeBakeyⅡ型:破口位于升主动脉,但局限于升主动脉,少数累及部分主动脉弓。

DeBakeyⅢ型:破口位于左锁骨下动脉远端,累及胸主动脉(DeBakeyⅢa型)或腹主动脉(DeBakeyⅢb型)。如血肿向上逆行扩展则称为逆行性夹层。

此外,另一种常用的分型方法是Stanford分型,夹层累及升主动脉,无论范围如何,统称为StanfordA型;夹层仅累及降主动脉,称为StanfordB型。

临床表现通常为剧烈的持续性疼痛、休克等症状。如病变累及大的分支,则引起相应器官的缺血。主动脉夹层破裂常常危及生命。近端的主动脉夹层需要立刻手术,但远端的夹层如未出现持续性疼痛或明显的危害重要器官的临床症状,可药物治疗。

(二)超声表现

1.M型超声心动图

可得到提示性诊断,一般不能确诊。主要表现为升主动脉扩张,腔内出现与主动脉壁平行的回声带,但容易造成假阳性和假阴性的诊断。

2.二维超声心动图

①主动脉腔内撕裂的内膜,回声呈线状或条索状,随心动周期摆动;②撕裂的内膜将增宽的主动脉分为真腔和假腔;③部分患者可观察到入口及出口,内膜回声连续中断,断端呈飘带样运动;④将探头置于不同部位,可观察到不同部位的主动脉病变,但部分患者透声条件差,须

经食管超声心动图检查确诊。

3.多普勒超声

可观察到破裂口处的血流。一般真腔的血流相对较快，颜色较亮，假腔的血流缓慢，颜色较暗；真腔与假腔的色彩一般不同，两者之间有撕裂的主动脉内膜。通常收缩期血流从真腔流入假腔，舒张期从假腔流入真腔，部分患者可有多个破口。此外，大多数患者存在主动脉瓣关闭不全，可探及瓣口反流。频谱多普勒可探及破口处收缩期由真腔流入假腔的高速血流频谱。

4.区分真腔与假腔

(1)假腔一般较宽，形态可不规则，假腔中常可见自发显影或附壁血栓；真腔一般较窄，形态相对规则。

(2)收缩期真腔管径和面积增大，假腔管径和面积减小，游离的内膜向假腔方向运动；舒张期真腔管径和面积减小，游离的内膜向真腔方向运动。

(3)收缩期真腔内血流速度较快，假腔内血流速度缓慢。

(4)入口处收缩期血流从真腔流入假腔，速度较高，舒张期血流从假腔流入真腔，速度较低；出口处收缩期血流从假腔流入真腔，速度较低。

5.经食管超声心动图

具有很高的敏感性，尤其对于图像质量欠佳的患者，可弥补经胸超声心动图的不足。改变探头深度、方向及角度可显示主动脉不同节段的长轴或短轴切面及不同水平内膜撕裂的情况，内膜常呈螺旋状或套叠样上升，呈漂浮状。短轴切面可以清晰显示真、假腔的大小，及破裂口的部位。假腔中血流淤滞，常可见云雾状影，有时可见附壁血栓。

6.实时三维超声心动图

随着超声新技术的发展，实时三维超声心动图尤其是经食管三维超声心动图的发展为诊断主动脉夹层提供了更为准确、方便的方法。能从不同的方向和角度观察内膜撕裂的部位、方向和程度，更直观地显示夹层的空间结构，具有广泛的临床应用前景。

(三)鉴别诊断

应注意与高血压和冠状动脉粥样硬化患者的主动脉增宽、内膜增厚所形成的伪像相鉴别。此外，当假腔内充满血栓并和撕裂的内膜融为一体时，与主动脉瘤合并附壁血栓难以鉴别，此时需多切面仔细观察。

(四)临床价值

主动脉夹层起病急，病死率较高，因此早期诊断具有重要的作用。超声心动图是临床诊断主动脉夹层首选的方法，但少数患者经胸超声图像质量较差，显示剥脱的内膜有困难，此时应结合经食管超声心动图检查，能很清晰地显示动脉及内膜结构，对明确诊断、分型及判定破口位置等具有极大的临床价值。但对于远端夹层诊断仍有一定的局限性，应结合其他影像学检查方法，如增强 CT 等。

二、主动脉缩窄

(一)病理与临床

主动脉缩窄(COAo)是指主动脉弓至肾动脉之间任何部位的主动脉发生不同程度的狭窄，发病率占先天性心脏病患者的 1.1%～14.0%，常合并主动脉瓣畸形和室间隔缺损等其他心脏畸形。缩窄部位多发生于左锁骨下动脉至动脉韧带之间的主动脉峡部。其发病机制可能与动脉导管闭合时平滑肌收缩累及主动脉壁有关,也可能与胚胎发育期主动脉血流减少有关。多数缩窄范围较为局限,约1cm,内径为2～5mm,严重者可接近闭锁。缩窄部位的主动脉中层常出现增厚和折叠,多位于主动脉后壁,也可呈环形向主动脉腔内突起,形成局部的偏心性狭窄。少数可表现为某段较均匀的管状狭窄,称之为管状发育不良。

根据缩窄部位与动脉导管之间的关系,一般分为导管前型和导管后型。导管后型较为多见,患者一般为成年人,侧支循环通常较充分,临床症状相对较轻。导管前型多见于婴幼儿,缩窄通常位于主动脉峡部或向主动脉弓方向延伸,范围较广,程度较重,常合并其他心血管畸形。

血流动力学状态取决于缩窄类型、程度、侧支循环程度及体肺循环阻力等。可引起左心室心肌肥厚,甚至心力衰竭,狭窄近端血压升高、血管扩张,远端血供减少、血压下降。下肢血压明显低于上肢。临床表现与缩窄类型及程度等有关。病变较重且复杂者出现临床症状较早,患者常出现下半身缺血的症状,如下肢乏力、疲劳、发冷及间歇性跛行等。

(二)超声表现

1.二维超声心动图

可清晰显示病变的部位、程度及继发性改变。胸骨上窝主动脉弓长轴切面是诊断本病最重要的切面。

主动脉缩窄的诊断标准:①头臂干与左颈总动脉之间血管内径小于(等于)升主动脉内径的60%;②左颈总动脉与左锁骨下动脉之间血管内径小于(等于)升主动脉内径的50%,或左锁骨下动脉开口后的降主动脉内径小于(等于)升主动脉内径的40%。

典型的主动脉缩窄可出现以下改变:①缩窄部位管腔明显变细或可见隔膜结构;②缩窄远端主动脉扩张。此外,当患者存在以下情况之一时,提示可能存在主动脉缩窄:①二尖瓣轻度或重度狭窄伴乳头肌位置异常及左心室肥厚;②左锁骨下动脉至左颈总动脉之间的距离明显增大。

2.多普勒超声心动图

彩色多普勒超声心动图显示缩窄前彩色血.流汇聚,缩窄处血流速度加快呈五彩镶嵌状,缩窄后血流为多彩扩散的湍流。连续多普勒扫查时,频谱峰值、持续时间和形态与缩窄程度和压差有关,缩窄越重,峰值速度越高,时间越长,持续至舒张期,甚至全心动周期。腹主动脉搏动幅度减低,其内血流呈缺血样改变,表现为舒张期连续血流频谱形态,收缩期峰值血流速度减低。

3.经食管超声心动图

可清晰显示缩窄部位,评价缩窄远端扩张情况及并发症。

4.术后评价

主动脉缩窄患者术后主要评价远端腹主动脉血流是否接近正常,有无降主动脉的瘤样扩张或夹层动脉瘤形成。并根据外科手术方式对手术部位检查,评价手术效果。

(三)临床价值

常规经胸超声心动图常无明显改变,少数会出现左心室心肌肥厚,容易漏诊。因而检查时注意观察胸骨上窝切面，提高对主动脉缩窄的检出率，进一步明确缩窄的部位、远端的血管扩张情况，同时评价血管发育情况，为外科治疗方案的选择及术后评价提供重要的参考依据。

第五节　心肌病

心肌疾病是以心肌病变为主要表现的一组疾病，分为原发性心肌病和特异性心肌病两大类。原发性心肌病又可分为三类：扩张型心肌病；肥厚型心肌病；限制型心肌病。

一、扩张型心肌病

扩张型心肌病以左心室扩大或右心室扩大或全心扩大为特征，并伴有心力衰竭。由于心室扩大，房室环也因而增大，常引起房室瓣关闭不全。

(一)超声诊断

1.二维超声及 M 型超声

(1)心脏各腔室均有不同程度扩大，常以左心室扩大为主，多呈球形扩张，左心室流出道增宽。M 型超声显示二尖瓣前叶至室间隔距离增大。

(2)室间隔和室壁厚度可正常或略变薄，室壁运动呈弥漫性减弱。

(3)各瓣膜开放幅度减低。典型的扩张型心肌病二尖瓣 M 型曲线呈“钻石”样改变。

2.彩色多普勒超声

(1)各房室内血流速度减慢，彩色暗淡。

(2)多组瓣膜反流，以房室瓣明显。

3.频谱多普勒超声

(1)瓣口血流速度减低。

(2)瓣口反流可见湍流频谱。

(二)鉴别诊断

扩张型心肌病应与冠心病及各种病因所致的继发性心肌病(如酒精性心肌病、糖尿病性心肌病、肾病性心肌病、围生期性心肌病、甲亢性心肌病)等相鉴别。冠心病也可发生腔室扩大，但以节段性室壁运动异常为特点，可出现代偿性运动增强或正常的节段。其他继发性心肌病均有明确的病因。

(三)临床意义

应用超声心动图在排除一些特异性心肌病的基础上可对扩张型心肌病做出诊断，并可了解病变程度及功能状况，对疾病预后做出评价。

二、肥厚型心肌病.

肥厚型心肌病的主要病理改变为心肌非对称性肥厚，以室间隔的非对称性肥厚最为常见。根据心肌肥厚的部位不同可分为室间隔肥厚型、心尖肥厚型、前侧壁肥厚型.左心室后壁肥厚型、普遍肥厚型等。根据肥厚的心肌是否造成流出道梗阻分为梗阻型和非梗阻型。

(一)超声诊断

1.二维超声及 M 型超声

(1)梗阻型

1)非对称性心肌肥厚以室间隔上部肥厚最为常见,室间隔厚度常大于 15mm,而左心室后壁无明显增厚,室间隔与左心室后壁厚度之比大于 1.3,一般在 1.5 以上。

2)室间隔异常增厚部分呈纺锤样凸向左心室流出道,造成左心室流出道狭窄,常小于 20mm(正常 20～30mm)。

3)二尖瓣前叶收缩期向室间隔方向移动,M 型超声表现为 CD 段前拱,称 SAM 征。

(2)非梗阻型

1)室间隔(IVS)和(或)左心室壁明显增厚。

2)肥厚心肌运动幅度及收缩期增厚率均减低。

3)无左心室流出道狭窄。

2.多普勒超声

(1)梗阻型收缩期左心室流出道出现蓝色为主的五彩镶嵌血流,频谱多普勒超声为收缩期射流频谱,呈“匕首”样单峰曲线。

(2)非梗阻型左心室流出道收缩期为蓝色层流。

(3)梗阻型左心室腔中部与主动脉瓣之间血流速度增加,压力阶差增大,压力阶差达到 30mmHg 者为轻度狭窄,达到 50mmHg 者为重度狭窄,两者之间为中度狭窄。

(二)鉴别诊断

肥厚型心肌病应与高血压性心脏病和主动脉瓣下狭窄相鉴别。高血压性心脏病可有室间隔肥厚,但厚度一般在 1.5cm 以内,心肌回声均匀,没有左心室流出道狭窄。主动脉瓣下狭窄虽可使室间隔增厚,但在主动脉瓣下可清楚显示膜性或肌性局限性增厚。

(三)临床意义

超声可以明确肥厚型心肌病心肌肥厚的部位和程度、左心室流出道有无狭窄及狭窄的程度、二尖瓣反流情况等,为临床的诊断治疗提供帮助。

三、限制型心肌病

限制型心肌病是指以心内膜及心内膜下心肌纤维化增厚,引起舒张期心室顺应性降低,充盈受限,心脏舒张功能严重受损的心肌病。

(一)超声诊断

1.二维超声及 M 型超声

(1)心内膜回声明显增强、增厚,多呈弥漫性,心内膜下心肌也有回声增强。

(2)心室腔明显缩小,心尖部心腔多闭塞,左心房、右心房明显扩大。

(3)心室各壁不均匀性增厚,M 型超声显示室壁运动幅度和收缩期增厚率均明显减小。

2.多普勒超声

(1)各房室腔血流速度缓慢,彩色暗淡。二尖瓣血流 E 峰速度增加,A 峰速度减低,E/A 比多增高(≥2.0)。

(2)心房内出现花色反流束,呈湍流频谱。

(二)鉴别诊断

限制型心肌病应与缩窄性心包炎相鉴别,但有一定的困难,通过测定心内血流速度以及肺静脉和肝静脉血流频谱,结合二尖瓣环组织多普勒超声运动速度,可能有助于鉴别缩窄性心包炎和限制型心肌病。

(三)临床意义

限制型心肌病的超声改变与缩窄性心包炎很相似,两者的鉴别很难,单纯依靠超声不能确诊,需要心内膜活检。

第六节　心包疾病

一、缩窄性心包炎

(一)超声诊断

(1)二维超声心动图典型表现为心包膜局限性或弥漫性增厚、粘连,回声增强,部分患者可出现心包钙化。心室舒张受限,室间隔呈“抖动样”运动。双心房扩大,双心室相对减小。下腔静脉增宽,内径随呼吸变化率<50%。

(2)脉冲多普勒显示左室舒张期充盈受限,表现为二尖瓣 E 峰血流速度升高,EDT 缩短。吸气时二尖瓣 E 峰血流速度减低,呼气时增高,三尖瓣频谱变化相反,吸气时 E 峰血流速度增高,呼气时减低。

(二)特别提示

(1)多继发于急性或慢性心包炎,起病隐匿,发病时已有心包缩窄改变。可确定的病因中,结核在我国占首位,近年来放射性心包炎及心包手术引起的缩窄性心包炎明显增加。有的患者同时存在心包积液,是心包积液缩窄性心包炎的混合型。

(2)超声心动图对缩窄性心包炎的检出很大程度上依赖操作者的经验。二维超声心动图发现心包增厚、粘连是缩窄性心包炎最直接的征象,剑突下切面一般对心包增厚的程度有较好的显示。

(3)由于心包增厚,胸腔压力与心腔压力脱节引起的房室瓣血流速度随呼吸变化为缩窄性心包炎的诊断提供有力的证据。此外,由于心室压力的急剧变化引起的室间隔抖动样运动及由于心包限制引起的心室舒张受限也是诊断的重要依据。

二、心包积液

(一)超声诊断

(1)诊断主要依赖于二维超声心动图,可显示心包腔内无回声区。少量心包积液多出现在左心室后壁后方,大量心包积液时心脏在心包腔内摆动。有时无回声区内可见条索样纤维素沉积回声。

(2)二维超声心动图定量心包积液。

1)微量心包积液:心包腔无回声区宽约 2~3mm,局限于房室沟附近的左室后下壁。

2)少量心包积液:心包腔无回声区宽约 3～5mm,局限于左室后下壁。

3)中量心包积液:心包腔无回声区宽约 5～10mm,主要局限于左室后下壁,也可存在于心尖区和前侧壁。

4)大量心包积液:心包腔无回声区宽 10～20mm,包绕整个心脏,可出现心脏摆动征。

5)极大量心包积液:心包腔无回声区宽 20～60mm,出现明显心脏摆动征。

(二)特别提示

(1)正常情况下,心包腔内含有 10～50mL 液体。心包积液时,心包腔可向内侧、外侧及心尖方向扩大,但心底部上方及心房后方很少发生液体积聚。

(2)当心包积液迅速增长时,即使少量也可出现心脏压塞,超声心动图主要表现为舒张期右心室和右心房塌陷、室间隔异常运动、下腔静脉内径增宽,且内径随呼吸变化率＜50%等。

(3)有时需注意与胸腔积液鉴别。

三、心包肿瘤

(一)超声诊断

(1)二维超声心动图典型表现为心包附加回声。根据肿瘤不同性质,可表现出不同的形态、边界及内部回声。

(2)最常见心包囊肿,好发于右心室的心包内,壁层心包向外呈袋状膨出,多为圆形单囊,囊壁平滑,内呈无回声。随访过程中,心包囊肿的大小可有变化,偶尔囊肿破裂,可消失。

(3)原发性心包肿瘤较罕见,多为恶性肿瘤。心包内不规则团块,回声强弱不均。团块内有形状不规则、边界模糊的低回声区,提示肿瘤内出血坏死。心包膜增厚且不光滑。肿瘤内可有血流信号。可引起心包积液和/或心脏压塞。肿瘤常浸润部分心室壁,导致室壁收缩活动异常。

(二)特别提示

(1)超声心动图为检出本病的主要方法,尤其是剑突下各个切面为最佳切面。

(2)恶性肿瘤转移至心脏时,心包为最常累及的部位。可引起心包积液、积液缩窄性心包病变、缩窄性心包炎或离散的心包肿块。

第七节 心脏肿瘤

一、概述

(一)超声诊断

1.二维超声心动图

超声心动图已成为最重要、最简便可靠的无创性检查方法,尤其是二维超声可对心脏肿瘤的部位、大小、活动性、与周围结构之间的关系及其并发症和疗效,甚至对某些肿瘤的性质等,提供比较详尽的诊断和鉴别诊断资料,成为检查心脏肿瘤的首选方法。

2.多普勒超声心动图

可检测肿瘤内血流情况，对肿瘤性质判定有一定的意义。

(二)特别提示

(1)心脏肿瘤指发生于心脏内的肿瘤，分为原发性和继发性两类，后者多见。

(2)原发性心脏肿瘤可分为良性肿瘤和恶性肿瘤，良性肿瘤比较多见，包括黏液瘤、脂肪瘤、横纹肌瘤、畸胎瘤、心包囊肿等。恶性肿瘤的发生率低，包括血管肉瘤、恶性间皮瘤、横纹肌肉瘤、淋巴肉瘤及黏液肉瘤等。

(3)黏液瘤是最常见的心脏肿瘤，约占所有心内肿瘤的20%～30%。

二、黏液瘤

(一)超声诊断

1.二维超声心动图

心腔内附加团块样弱或等回声，表面可呈分叶状，常以蒂附着于房间隔卵圆窝处，或心房壁和房室瓣上。黏液瘤回声一般均匀一致，以弱回声为主，如瘤体内有坏死或纤维化，可表现为瘤体内局限性液性暗区或回声增强。动态观察时，黏液瘤多较软，其形态随心动周期有明显改变。有蒂的黏液瘤活动度较大，左心房黏液瘤舒张期瘤体往往堵塞于二尖瓣口，收缩期瘤体返回左房。

2.多普勒超声心动图

瘤体堵塞瓣口时，可导致瓣口血流速度增快，呈五彩镶嵌色。

(二)特别提示

(1)好发于左心房，多附着于房间隔上。绝大多数为单发(95%)，极少数可多发。

(2)超声心动图对心脏黏液瘤的诊断有特殊价值，已成为目前诊断心脏黏液瘤的首选方法。在检查时应对心脏黏液瘤的部位、个数、大小、形态、活动度、蒂的大小、房室瓣口梗阻程度及其与心内周围结构关系等方面进行系统、全面地观察，判定黏液瘤附着部位时，可选择经食管超声切面，为手术治疗提供详细的资料。

(3)鉴别诊断主要包括左房内血栓形成、黏液肉瘤、横纹肌肉瘤等。左房血栓多发生在左房的后壁、左心耳内，基底较宽无蒂，形态不整，回声强弱不均，活动度较小或无活动度。动态观察时不易变形或移位。一般伴有原发性心脏疾病，如风湿性二尖瓣狭窄和心房颤动等。

第三章　腹部疾病超声诊断

第一节　肝脏疾病

一、肝脏局限性病变

(一)肝囊肿

肝脏非寄生虫性囊肿可分为先天性、潴留性或退行性变引起，其中以先天性最常见。

1.临床表现

多无临床症状，一般是偶然发现，囊肿较大时可对邻近组织产生压迫而出现症状。

2.超声表现

(1)典型的囊肿呈圆形或类圆形无回声区，囊壁呈菲薄均匀的强回声，内壁光滑，外壁与正常肝组织界限分明。

(2)囊肿两侧壁可出现“回声失落现象”，并因回声反射和折射而出现侧壁声影。

(3)囊肿后方回声因囊液透声良好而产生增强。

(4)肝囊肿以单房为多，也可见多房性囊肿，表现为囊肿腔内见纤细的带状强回声。

(5)肝囊肿可单个或多个，有时形态可不规则，可为邻近的囊肿相互沟通后形成。

(6)囊肿合并感染、出血时，表现为囊腔内出现漂浮的弥漫性点状或团状低回声，囊壁增厚，边缘不规则。

(7)继发征象

1)小的囊肿不引起肝脏内部结构的受压或外部形态的改变，大的囊肿则可引起肝大、肝内血管移位。

2)当其位于肝门区压迫胆管系统时，则引起肝内胆管扩张。

3)巨大的肝囊肿可引起右侧横膈抬高和胃肠受压等征象。

3.鉴别诊断

超声诊断肝囊肿的敏感性较高，可发现直径＜1cm 的囊肿，准确率达 98%，但仍需与以下情况鉴别：

(1)正常管腔结构：肝静脉、下腔静脉、胆囊及扩张胆管的横断面也可呈圆形或类圆形无回声区，但旋转探头或连续扫查，圆形无回声区可变成管状。

(2)肝包虫囊肿：单囊型的肝包虫囊肿需与肝囊肿鉴别，前者囊壁较厚，其内见细沙砾样稍强回声，鉴别困难时，需结合流行病学及卡氏皮肤过敏试验。

(3)某些恶性肿瘤的肝脏转移：如卵巢囊腺癌肝内转移可为无回声区，单囊，壁不规则，厚薄不均，囊内可见组织碎片和脱落细胞引起的回声。

(4)囊状血管瘤：彩色多普勒血流显像可见血流信号。

(5)肝内胆管囊状扩张症:多为肝内多发性囊性病变,并相互连通,可资鉴别。

(二)多囊肝

多囊肝是一种先天性发育异常,有遗传性及家族史,常伴有其他脏器的囊肿,包括肾脏、脾脏和胰腺,其中约50%伴有多囊肾。

1.临床表现

一般无临床症状,体检或无意中扪及上腹肿块所发现。囊肿较大时可对邻近组织产生压迫而出现症状。

2.超声表现

(1)典型的多囊肝表现为肝普遍增大,肝脏切面形态失常,肝包膜回声凹凸不平,肝内见数目甚多、大小不等、形态不一的圆形或类圆形无回声区,囊壁薄。

(2)多囊肝常与多囊肾、多囊脾等其他内脏的多囊性病变合并存在,故常应检查这些器官。

3.鉴别诊断

(1)先天性肝内胆管囊状扩张症:肝内胆管呈囊状扩张,沿胆管走行分布,囊与囊之间相互连通并在肝门处与肝外胆管交通。肝脏周边多为正常肝组织,常伴有肝外胆管的囊状扩张。

(2)多发性肝囊肿:散在分布,数目较少,囊肿之间可见正常的肝组织。

(三)肝脓肿

肝脓肿分为细菌性和阿米巴性两类。细菌性肝脓肿来自血源感染,也可由胆道系统、门脉系统及肝脏邻近器官感染蔓延引起;阿米巴性肝脓肿是由阿米巴原虫经门脉血流到达肝脏,引起肝组织的液化坏死所致。

1.临床表现

(1)细菌性肝脓肿起病急骤,常有高热、寒战、右上腹痛、肝脏肿大、肝区叩击痛等。

(2)阿米巴性肝脓肿起病缓慢,一般在阿米巴痢疾发病后1～3个月发病,临床症状轻微。

2.超声表现

根据肝脓肿的病变时期不同,声像图可有以下几种表现:

(1)肝脓肿炎性早期:此时脓肿尚未形成。

1)二维超声:肝脏体积增大,病变部位呈不均匀的低或中等回声,形态呈圆形或类圆形,与周围肝组织之间可见不规则低回声带,边界不清,无包膜,内可有粗大的光点或不规则稍强回声团。后方回声可增强。

2)CDFI:显示病灶周边及内部可见丰富的彩色血流信号。

3)频谱多普勒:多呈正常的肝动脉型频谱。

(2)肝脓肿形成期:随着病程进展,脓肿区开始出现液化、坏死。

1)2D

a.脓肿液化不全时,内呈蜂窝状,不规则无回声区内夹杂光点和强回声团。有脓肿壁存在,但不平整,边缘也不平滑,后壁和后方回声轻度增强。

b.脓肿完全液化时,一般无回声较均匀,仅有少许光点回声。无回声区周边轮廓清晰,有的外周可见回声增强带,即脓肿壁,厚约3～5mm,壁的内缘不平整,呈“虫蚀状”,外侧壁则因脓肿周围的肝组织炎症性及反应性变化,可出现回声减低或回声稍增强、致密,其分界常常不明显。后壁和后方回声增强,有内收的侧边声影;当脓液稠厚并含有大量脱落的坏死组织时,常呈不规则分布的低回声,周围为纤维组织包裹而呈一圈较清晰的回声增强带;有时脓腔内探及分层现象,浅层呈无回声或稀疏低回声,深层呈不规则增强回声,翻动身体时,分层消失,出现一片弥漫漂浮移动的回声,静卧后再次恢复。

2)CDFI:脓肿液化后,在脓肿的周边或壁上可检出较丰富的彩色血流信号。

3)PW:阻力指数降低的动脉型血流,也可有连续的静脉型血流显示,但无畸形的或高速的动静脉瘘血流显示。阿米巴性肝脓肿检测的血流信号较少,也可无血流信号显示。

(3)肝脓肿吸收期:脓肿逐渐被吸收,体积缩小,液性暗区内出现斑片状或条索状强回声,脓肿壁逐渐增厚,腔逐渐缩小直至消失。此时病变2D上呈一边界清晰的实性稍强回声团块,随访观察直至病灶消失,较大的脓肿有时不能完全被吸收,囊壁可发生纤维化、钙化。行CDFI未见异常彩色血流信号。

超声造影(CEUS):

1)肝脓肿完全液化后的典型的增强表现为:动脉相病灶周边环状增强,中央无增强;门脉相周边为环状高增强或等增强,中央无增强;延迟相增强的部分无明显消退。

2)肝脓肿液化不全时,于各时相见病灶内部呈分隔增强或网状增强,肝脓肿所在的肝段可因炎症反应增强高于其他肝段。

3.鉴别诊断

(1)原发性肝癌:肝脓肿早期液化不完全时内有实质回声,特别是坏死物较多、脓汁黏稠时容易误诊为占位。鉴别要点是肝癌多数合并肝硬化,癌肿液化的暗区位于中央部位,壁较厚且不规则,周边实质部分多有高速高阻的动脉血流。动态观察肝脓肿可在短期内继续液化为典型的肝脓肿。

(2)肝包虫囊肿:肝脓肿形成期易混淆。肝包虫囊肿壁厚但规整,呈双层,无回声区内可有子囊,囊壁上无血流信号。

(四)肝破裂

肝破裂是肝脏受外力作用出现破裂或在某些病理情况下发生自发性破裂。多为外伤性,可为开放性或闭合性。

1.超声表现

(1)二维

1)肝包膜下血肿:在肝包膜与肝实质之间出现边界清晰的梭形无回声区,其前缘向肝外突出,后缘压迫肝实质发生内陷现象;后方回声增强;陈旧性血肿内出现微小回声点或低回声团块、条索,随访可逐渐缩小直至消失。

2)真性破裂:肝包膜回声连续性中断或不平整,伴有向肝实质伸展的不规则无回声或低回声区,右侧膈下、肝肾间隙及盆腔均可见无回声区。

3)中央型肝破裂:未形成血肿时无阳性表现,或局部有不规则回声增强带;形成血肿时,肝内有边界不清的不规则低回声区,其内有小片状无回声区及不规则回声增强带;形成较大血肿时出现大片不规则无回声区。

(2)CDFI

1)肝内出现的血肿无回声或低回声区内一般无血流信号显示。

2)有假性动脉瘤形成时则在无回声区周边见增多的血流信号,内探测到搏动的动脉血流进入瘤内,无回声区内见五彩血流。

(3)PW

1)肝外伤部位可测得正常肝动脉血流频谱。

2)有假性动脉瘤形成时,进入的动脉频谱与正常动脉频谱无异,瘤内为杂乱的低速频谱。

(4)CEUS

1)三相均无增强。

2)清晰显示血肿与正常肝组织之间的界限,更准确地反映损伤的程度。

3)若有活动性出血时,造影后表现为血肿内有不规则条状的异常增强区;向肝外活动性出血时,腹腔积液内可显示造影剂回声,有时可见造影剂由肝破裂处向肝外溢出。

2.鉴别诊断

(1)假性动脉瘤:行 CDFI 假性动脉瘤内可见红、蓝相间的血流信号,或可检出伸入其内的血管,PW 呈高速湍流频谱。而血肿内无彩色血流信号。

(2)肝脓肿:肝包膜完整,肝实质内无回声区外周可见纤维组织形成的壁包绕,伴后壁和后方回声增强。

(五)肝棘球蚴病

肝棘球蚴病是由棘球绦虫幼虫寄生于肝脏引起的慢性寄生虫病,主要分布于畜牧区,是一种严重的人畜共患的疾病。

1.超声表现

由于肝棘球蚴病病程较长,且不同的病理阶段声像图有不同的改变,复杂多样,国内目前无统一标准,根据发病过程大致分为以下几型:

(1)2D

1)单囊型:肝内可见单个或分隔状无回声区,边界清晰,壁较厚,约 0.3～0.5cm,有时囊壁可分辨为双层;部分囊内见细颗粒状强回声沉积,变动体位可见飘动现象;囊肿后方回声增强。

2)多囊型:肝内可见较大的无回声区,内有较多厚壁样分隔,形成多个大小不一的子囊,囊内透声差,可见点状、片状强回声;偶见子囊中又含有更小的囊,形成特有的“囊中囊”征象。

3)实质型:较少见,是肝棘球蚴病自然衰亡的表现,内囊破碎、液化、机化,呈较强的不均质团块样回声。

(2)CDFI:通常周边及内部均无血流显示,有时病灶旁的肝内静脉受挤压时可见其绕行。

2.鉴别诊断

(1)肝囊肿:单囊型大囊内无子囊时,需与肝囊肿鉴别。前者囊壁较厚,囊内可见点状强回声沉积;后者囊壁纤细光滑,囊内透声好,囊内无沉积物回声。

(2)肝癌或肝血管瘤:实质型棘球蚴病回声增强不均或伴有钙化时不易鉴别,需结合流行病史及血清补体结合试验。

(3)如怀疑有肝棘球蚴病囊肿时,切勿做穿刺抽液检查,以免导致囊液外溢而种植。

(六)肝门静脉海绵样变

门静脉海绵样变是各种原因导致门静脉主干和/或分支完全或部分性阻塞后,在其周围形成大量侧支静脉或阻塞后再通,是一种保护性代偿机制。可为先天性发育异常和后天性阻塞。

1.超声表现

(1)2D

1)闭塞部位的门静脉主干或分支的正常结构消失,或隐约可见,后天性者管腔内可见不均匀、形态不规则的中等或稍强回声团块充填。

2)在肝门附近可见迂曲的、呈网状交错的管状无回声结构,粗细不均,呈"蜂窝状",内径可达1.0cm。

3)常伴门脉高压的一系列表现,如脾肿大、腹水等。

(2)CDFI:门静脉旁"蜂窝状"结构内见红蓝交错的彩色血流信号。

(3)PW

1)均为低速的连续平坦的静脉型,V_{max}在5~10cm/s以内。

2)有动一静脉瘘时可见明亮的高速血流。

2.鉴别诊断

先天性胆管囊状扩张和胆总管长期闭塞所致的肝内外胆管扩张也可在门脉周围显示迂曲的扩张的管状结构,行CDFI即可鉴别。

(七)肝血管瘤

肝血管瘤是肝内最常见的良性肿瘤,本质上是一个缓慢流动的血湖,一般认为是一种血管的先天性畸形。在组织学上分为海绵状血管瘤、硬化性血管瘤、血管内皮细胞瘤、毛细血管瘤,其中以海绵状血管瘤为多见。

1.临床表现

一般无临床症状。

2.超声表现

(1)2D:国内外学者按回声类型分为4种。

1)强回声型:此型最多见。病灶边界与正常肝组织分界清晰,略突出于肝组织,呈浮雕征,病灶内部回声明显增强,光点分布均匀,部分内可见筛网状无回声区,病灶后方回声无衰减。

2)低回声型:较少见。病灶边界清晰,周边可见似包膜样强回声,内部呈网格状低回声,病灶后方回声增强。

3)混合回声型:较少见。病灶边界较清晰,内部回声强弱不等,呈粗网状或蜂窝状,间有无回声区。

4)无回声型:极少见。病灶边界清晰,内无网状结构,仅见分隔样回声,无回声区内可有细点状回声,后方回声增强。

肋弓下或剑突下较大的肝血管瘤经探头加压后,瘤体前后径变小,回声稍增强,放松探头则恢复原状。

(2)CDFI:一般肝血管瘤的瘤内彩色血流信号显示率较低,较大或生长较快的血管瘤内可有彩色血流,呈斑点状或短线状。

(3)PW:主要为平稳的门静脉型血流,少数可检出动脉型血流,但一般血流速度和阻力指数(RI)均较低,RI 小于 0.6。

(4)CEUS

1)典型表现模式为“慢进慢出”。动脉相,病灶边缘部或整体呈结节状增强或呈环状增强;门脉相,从病灶的部分或整个外周向中央呈向心性填充,星团絮状增强;延迟相,病灶整体增强无明显消退,表现为均匀的等或高增强。

2)不典型表现:①动脉相病灶快速整体高增强,增强一直延续到门脉相和延迟相。②动脉相见病灶周边环状增强,门脉相向心性填充不明显,延迟相中央无增强。

3.鉴别诊断

(1)肝癌:强回声肝血管瘤应与小肝癌鉴别,后者多有慢性肝病史及声像图改变,随访观察变化较快;低回声或混合型肝血管瘤不易与肝癌鉴别,若周边出现低回声声晕,则较支持肝癌诊断。行 CEUS 也可鉴别。

(2)肝囊肿:肝囊肿比无回声肝血管瘤的囊壁回声更纤细,囊内回声更清晰。

(3)肝脏其他实质性病变:与肝腺瘤、肝肉瘤、肝炎性假瘤等鉴别。

(八)原发性肝癌

原发性肝癌(PHC)是原发于肝细胞或肝内胆管上皮细胞发生的恶性肿瘤,是我国常见的恶性肿瘤之一,常与病毒性肝炎、肝硬化.真菌及其毒素、高浓度的亚硝酸胺类化合物有密切联系。从组织学上分为肝细胞癌(HCC)、胆管细胞癌(CC)及混合型肝癌,以 HCC 多见。原发性肝癌在大体上可分为四型:

(1)巨块型:最多见,可为单独巨块,或由许多密集结节融合而成,肿瘤直径>5cm。

(2)结节型:单发或多发,直径不超过 5.0cm。

(3)弥漫型:最少见,癌结节较小,无包膜与边界,数目众多.弥漫分布于全肝,大多伴有肝硬化。

(4)小癌型:单个结节最大直径不超过 3cm,或多个结节不超过 2 个,相邻两个癌结节直径之和在 3cm 以下。

1.临床表现

早期多无明显症状,出现症状时已属中晚期。主要表现为肝区疼痛、消化功能障碍、乏力和消瘦、低热且使用抗生素无效、进行性肝大和黄疸等,晚期出现腹水、恶病质、出血等。血清甲胎蛋白(AFP)升高是诊断肝癌的一个重要实验室指标。

2.超声表现

(1)2D

1)肝脏形态、大小:早期病变较小,肝脏形态可无明显改变,较大病变可使肝脏局限性肿大,或使肝脏形态失常。

2)病变区回声特征

a.部位:病灶可出现在任一肝叶内,单个或多个,也可弥漫于全肝的小结节。

b.形态:可为圆形、椭圆形、分叶状或不规则形,多数呈膨胀性生长,实时立体观察球体感强。

c.大小:病灶可大小不等。

d.边界:多数结节周围完整或不完整包膜,使边界清晰,周边伴声晕,但边缘多不规则,部分呈蟹足样或毛刺样向外浸润性生长而边界不清。

e.内部回声:病灶可呈强回声型、等回声型、低回声型、混合回声型和弥漫型。

f.后部与后方回声:小的低回声病灶后方回声可轻度增强,大的病灶后部和后方回声常有衰减。侧声影为肿瘤两侧壁的后方出现的带状声影,为纤维包膜所致。

3)继发征象

a.肿块周边的血管受压绕行、移位、变窄,甚至中断,有的表现为抵达病灶边缘的小血管管状回声突然中断。

b.胆管受压闭塞或狭窄后扩张。

c.肝内韧带或肝包膜受挤压移位、变形,局部隆起。

d.肝内转移:部分肿块旁可见小的结节为卫星病灶,也可在较远的肝组织内出现转移灶,可多个,结节小,呈圆形,可呈低回声或强回声。

e.肝外邻近的组织脏器受压如膈肌受压局限性抬高,右肾受压移位等。

f.静脉内瘤栓:门静脉内瘤栓较常见。晚期病变在门静脉或肝静脉、下腔静脉内发生瘤栓时,表现为管腔内为低至中高回声的实质性团块充填,内径明显增宽,管壁不平整,连续性中断或消失。门静脉主干或左右支阻塞时,可在其周围出现呈蜂窝状的管状无回声,即门静脉海绵样变性。肝静脉或下腔静脉阻塞时称为“布加综合征”。

布加综合征:通常泛指因为肝脏与右心房间发生肝静脉或下腔静脉阻塞时引发肝静脉回流受限而出现的一系列症状,病因不是很明确,大多数病程缓慢,极少急性发病。临床表现无特异性,可有腹胀、食欲缺乏、腹痛、全身疲乏无力,以及部分伴双下肢肿胀、肝脾肿大和腹水。超声表现为下腔静脉或3支肝静脉内存在膜样回声或受压狭窄或管腔内血流信号减少或消失,狭窄处血流变细,呈五彩血流信号,狭窄远端管腔扩张、逆流等。肝内出现交通支等相应的侧支循环表现,是与慢性肝硬化的主要鉴别点。

g.肝外转移征象:晚期肝门、上腹部及腹膜后淋巴结肿大,表现为多个圆形或类圆形低回声结节,可互相融合成团块状。总之2D上肝癌根据内部回声和在肝内分布情况分为:

低回声型:多见小肝癌,通常病灶直径小于3cm。病灶内部回声低,分布不均匀,形态呈近圆形,边界清晰,边缘较整齐,多数外周有声晕征环绕或可见薄的圆形强回声带。有时可见后方回声轻度增强,边缘侧声影向外散。低回声提示肿瘤细胞生长活跃。肝癌经介入治疗后,如周边尚有小的低回声区,常提示残留有存活的瘤组织,如治疗后新出现周边低回声区则提示有存活的瘤组织生长。

等回声型:较少见,多见于小肝癌或单个结节型肝癌,直径3cm左右。

内部回声呈等回声,边缘有声晕或强回声带,易于识别也容易漏诊。

强回声型:最为多见,直径大于3cm,多见于结节型或块状型肝癌。病灶内部回声呈强回声,分布不均匀,呈结节状或分叶状。有的外周可有声晕征或高回声光带;有的中央部回声强而近外周部分回声稍低;有的显示多个强回声光团互相融合,光团之间有低或稍强回声带间隔,呈“镶嵌型”或“瘤中瘤”。

混合型：常较大，为多个回声强弱不一的结节融合而成，或强回声内有形态不规则的单个或多个无回声区。

弥漫型：肝内弥漫分布细小结节，大小为数毫米至数厘米，回声强弱不等，分布杂乱，可呈斑块状，边界不清晰。

(2)CDFI

1)肝动脉和门静脉血流变化：肝动脉内径明显增粗，容易检测；门静脉内径增宽，血流量增加，而血流速度减慢。

2)病变区血流特征：瘤内丰富的彩色血流信号。检出率高，明显高于肝脏其他良性病变；瘤内血流呈线条状、分支状簇状或网篮状，瘤周血流呈环状。

3)静脉内瘤栓：瘤栓内检测出动脉血流信号，与血栓鉴别。

(3)PW

1)瘤体多为高速高阻型动脉频谱，V_{max}＞40cm/s，可达 1.5m/s，当超过 60cm/s 时，常提示动一静脉瘘的存在；通常 RI＞0.6～0.7，PI＞0.9。

2)静脉内瘤栓呈动脉型频谱，RI＞0.6。

(4)CEUS

1)绝大多数表现为典型的“快进快出”模式。动脉相，病灶呈均匀或不均匀高增强；门脉相，病灶周围的肝实质逐渐增强，而病灶的增强却迅速消退；延迟相，病灶因内增强消退而回声强度更低，边界清晰可辨。门静脉内瘤栓也可表现为快进快出，以此与血栓鉴别。

2)延迟相全肝扫查可发现常规超声未能显示的卫星病灶或肝内其他部位的小癌灶。

3)早期肝癌或小肝癌由于可以是门静脉供血或与肝动脉一起双重供血而表现不典型，此时在动脉相增强不明显，门脉相显著增强，延迟相迅速消退。

4)乏血管型肝癌在造影剂进入后全过程均低于周围肝实质，动脉相时仅有少部分增强。

5)胆管细胞癌血管不如肝细胞癌丰富，动脉相病灶增强较弱或环状增强，门脉相也是快速消退为低增强但减退速度相对较慢，延迟相为低增强。

3.鉴别诊断

(1)肝血管瘤：肝血管瘤无声晕征，多数不合并肝硬化，瘤内可检测出静脉型频谱或低速低阻的动脉型血流频谱，R1＜0.6。少数少见的低回声血管瘤与小肝癌难以鉴别，CEUS 有助于鉴别诊断，必要时可在超声引导下穿刺活检。

(2)肝脓肿：早期肝脓肿或液化不全且脓液黏稠时超声表现为低回声结节，与肝癌相似，在结节边缘亦可检测出动脉型血流，但 RI 多在 0.5 左右，必要时结合临床，且行 CEUS 可帮助鉴别。

(3)局灶性结节性增生(FNH)：FNH 中央可见星状回声或向外周呈放射状强回声，在强回声内可检测到动脉型血流，RI＜0.6，鉴别困难时行 CEUS，也可在超声引导下穿刺活检。

(4)肝硬化再生结节：肝硬化再生结节一般数目较多，回声较均匀，血流信号不明显，行 CEUS 可帮助鉴别，必要时可在超声引导下穿刺活检。

(5)转移性肝癌：转移性肝癌常出现特征性的牛眼征等。

(九)转移性肝癌

转移性肝癌是指肝外的恶性肿瘤转移到肝脏而继发的肝脏肿瘤。

1.临床表现

与 HCC 相似,但比 HCC 症状相对较轻,往往以原发器官癌肿为主要表现。

2.超声表现

(1)2D

1)肝脏形态、大小:当病变孤立较小时,肝脏形态可无明显改变,较大病变可使肝脏肿大.形态失常,或呈不规则形。

2)转移性肝癌的回声特征。

形态:形态多样,可单个或多个,或弥漫分布。

内部回声:可表现为强回声、低回声、无回声或靶形征、有钙化的强回声等。特征性表现为牛眼征或靶形征,即结节呈强回声,外周有 0.5～lcm 的无回声晕环,声晕的内外环均清晰可辨,有的在强回声中央见小的无回声区。

边界:边界清晰。

3)一般不合并肝硬化。

4)继发征象:与 HCC 相似,但较少侵入门静脉、肝静脉和下腔静脉。

(2)CDFI

1)肝动脉和门静脉血流变化:肝动脉内径明显增粗,容易检测;门静脉内径增宽,血流量增加,而血流速度减慢。

2)转移性肝癌的血流特征:检出率低于 HCC,且主要位于肿瘤的外周,呈绕行状。

(3)PW:频谱与 HCC 也相似,RI>0.6,V.x.>40cm/s,很难鉴别时可参考 CEUS。

(4)CEUS:表现多样性,典型的动脉相病灶无增强或周边环状增强,门脉相快速消退,至延迟相呈低增强。

3.鉴别诊断

(1)肝血管瘤:强回声转移性肝癌易与肝血管瘤混淆,肝血管瘤无声晕征,多数不合并肝硬化,瘤内可检测出静脉型频谱或低速低阻的动脉型血流频谱,R1<0.6。

(2)肝囊肿:需与无回声型转移性肝癌鉴别,见肝囊肿章节。

(3)非均质性脂肪肝:无占位效应,也不会出现肝内管道结构被移位等继发性改变。

(4)HCC:多为单发,多发时不易鉴别可行 CEUS.

(十)肝脏局灶性增生结节

肝局灶性结节性增生(FNH)非真性肿瘤,易与肝细胞腺瘤等实质性肝占位病变混淆,以引起临床重视。

1.临床表现

约 35%以上的患者有腹痛、扪及肿块和肝脾肿大,绝大多数无任何症状,无出血倾向。

2.超声表现

(1)2D:表现为形态欠规则.边界清晰的均匀强回声或低回声、等回声,并发出血时为混合性回声,典型时病灶中心部位可见细条索状强回声,并向周围呈放射状排列。

(2)CDFI:病灶内探及丰富的血流信号。

PW:呈动脉型,RI约在0.5～0.6左右。

CEUS:有重要价值。动脉相,极早阶段即出现自中央向周边放射状高增强带,随后病灶整体均匀高增强,中央偶见少许无增强区;门脉期和延迟期病灶持续高增强或少许造影剂被廓清而呈低增强。

3.鉴别诊断

声像图多变,国内常规对本病认知度不高.易误诊。

(1)肝细胞癌:低回声结节型肝癌周围有声晕及后方回声轻度增强;巨块型肝癌瘤内测及较丰富的动脉血流信号,但丰富程度不及FNH。

(2)肝血管瘤:强回声型时边界清晰浮雕状;低回声型时瘤内呈筛网状;混合回声时不易鉴别,可借助CEUS。

(3)肝腺瘤:声像图相似,但肝腺瘤内显示易出血、坏死的声像图改变,且有口服避孕药史。

(4)肝硬化再生结节:有肝硬化基础,结节较小,多在1.5cm以下。

(十一)肝腺瘤

肝腺瘤(HA)较少见,为肝脏的良性肿瘤,分为肝细胞腺瘤和来自胆管细胞的腺瘤等,通常所称肝腺瘤指的是肝细胞腺瘤。临床上以女性多见,尤以育龄妇女、孕妇更为多见,可能与口服避孕药等使血中雌激素增高有关。

1.临床表现

较小时一般无症状,较大并瘤内出血时,表现为急性腹痛,常伴有寒战、高热,且可反复发作;肿瘤破裂时剧烈腹痛、出现腹膜刺激征和休克症状。

2.超声表现

(1)2D

1)大小不等的圆形或类圆形,边界清晰,外周可见完整的强回声包膜包绕。

2)肿瘤较小时内部多为较均匀的低回声,也可略高于周围肝实质回声,肿瘤较大时内部回声不均,低回声内有多处斑片状强回声和不规则的液性暗区,提示肿瘤有出血、坏死纤维化和液化。

3)后方回声多无变化或稍增强。

4)多为单发。

(2)CDFI:大多数肝腺瘤内无血流信号或斑点状彩色血流信号。

(3)PW:频谱呈低速的连续性静脉血流。

3.鉴别诊断

肝腺瘤与其他肝实质性病变影像学表现相似,鉴别困难,常需与FNH、肝血管瘤、肝细胞癌等鉴别,行CEUS可以帮助良恶性的鉴别,必要时穿刺活检。

(十二)肝母细胞瘤

肝母细胞瘤较少见,是由肝脏胚胎组织发生的恶性肿瘤,多见于3岁以下婴幼儿,是儿童期最常见的肝脏恶性肿瘤,成人极为罕见。

1.临床表现

临床上常因腹部膨隆或扪及上腹部肿块而就诊，并可有消瘦、厌食、腹痛等表现。血 AFP 阳性。部分患者以性早熟为始发症状。

2.超声表现

(1)2D

1)肝脏明显肿大，形态失常，轮廓不规则，肝表面向外隆起。

2)肝内混合性光团，多为单个，类圆形、卵圆形或分叶状，边界清晰，可有完整的包膜光带回声。其内部回声强弱不均，常有不规则的稍强回声和无回声，分布杂乱，有钙化时可见强回声光斑伴声影。

3)门静脉、肝静脉可有瘤栓，回声较强，管径增宽。

4)肝外转移常首先至腹腔和腹膜后淋巴结，最常见部位为肝门区淋巴结，呈低回声的圆形结节。

(2)CDFI：在光团的周边及内部均可探及彩色血流信号。

(3)PW：为动脉型，速度很快。

3.鉴别诊断

主要与右肾母细胞瘤、右肾上腺神经母细胞瘤和肝内其他占位病变鉴别。

(十三)肝脏肉瘤

肝脏肉瘤时原发于肝脏的恶性间叶细胞肿瘤，很少见，种类较多。

1.超声表现

肝脏常常肿大，肝内多发或弥散分布的大小不一的类圆形团块，边界清晰，边缘较规则，内部回声因组织类型不同而不同。如肝血管肉瘤内可见分隔状的不规则无回声区，间隔厚薄不规则，可呈团块状；纤维肉瘤与平滑肌肉瘤则为相对均匀的稍强回声，中央可有坏死液化形成的不规则液性暗区；未分化肉瘤以囊实性为主，强回声内有许多散在的液性暗区，也可大部分液化以囊性为主；肝恶性间叶瘤内回声可均匀或不均匀。血管肉瘤内可探及动脉型频谱；纤维肉瘤和间叶肉瘤多为少血管型。

2.鉴别诊断

肝脏肉瘤需与肝癌、来自腹膜后的肉瘤等鉴别；肝血管肉瘤需与较大的肝海绵状血管瘤、原发性肝癌和肝转移癌伴有囊性变、肝脓肿液化期、囊腺瘤、棘球蚴病等鉴别；尤其是较大的海绵状血管瘤鉴别，后者的间隔光带基本规则、平滑，厚薄较均匀，少有实性团块。

二、肝脏弥漫性病变

(一)脂肪肝

脂肪肝是一种常见的肝脏异常，系因肥胖、慢性感染、酗酒、糖尿病、中毒等引起的肝细胞内脂肪堆积。正常肝脏脂肪含量约 5%，脂肪肝时肝内脂肪含量增加至 40%～50%，或全肝 1/3 肝小叶的肝细胞内出现大量脂肪颗粒，近年发病年龄趋向广泛，长期脂肪肝可发展为肝硬化。

1.临床表现

轻度脂肪肝无独特的临床症状，大多患者血脂过高，可逆转；重度时可有右上腹痛等临床表现。

2.超声表现

(1)2D:根据脂肪浸润范围分为两类。

1)弥漫性脂肪肝

a.肝脏体积常增大,形态饱满,肝包膜光滑,下缘角变钝,右叶下缘角>75°,左叶下缘角>45°。

b.肝内回声前1/3～2/3区域呈弥漫性密集的细小光点,回声明显增强,成为“明亮肝”,后区回声衰减,整个肝区内透声差,似有一层薄雾。

c.肝内血管稀少,段支以下分支难以显示,但不出现血管移位或受压中断。

2)非均匀性脂肪肝

a.弥漫型:表现为肝脏大部分呈典型的弥漫脂肪肝表现,仅于肝左内叶或右前叶靠近胆囊窝附近显示为局限的低回声区,蟹足样向周围延伸,代表残留的正常肝组织,呈不规则片状或近圆形,边界可清晰或模糊,无包膜。

b.叶段型:表现为回声增强范围与肝脏解剖分叶分段相符,呈扇形或地图状延伸至肝表面,其内可残存部分正常肝组织,显示为不规则的低回声区。

c.团块型:临床上多见,表现为肝内出现一个或多个回声增强区,形态欠规则,边界清晰。

d.小叶间脂肪堆积:表现为不规则的片状低回声,边界清晰,可呈三角形、长条形或类圆形等多种不规则形态,无球体感,内部回声均匀,正常肝内管道可穿越通过。

(2)CDFI:弥漫均匀性脂肪肝和弥漫非均匀性脂肪肝,肝内血流显示稀少,且变细,或不显示;叶段型和团块型脂肪肝,肝内血管按正常走行分布,分支可穿过片状的异常回声区。

(3)PW:无明显异常,严重时肝内静脉血流速度降低,呈连续性频谱。

(4)CEUS:与正常肝实质三个时相一致。

3.鉴别诊断

局限性的脂肪肝需与肝内占位性病变鉴别:

(1)肝细胞癌:在弥漫型非均匀性脂肪肝中,残留正常肝组织低回声与肝癌有相似的声像图表现,前者多呈不规则形,无球体感,其余肝实质回声呈弥漫性增强;而肝细胞癌有球体感,外围有声晕和后方回声增强,若两者鉴别困难时可行CEUS或穿刺活检。

(2)转移性肝癌:常有原发瘤史,多发性,强回声瘤后方回声衰减,低回声瘤主要表现为牛眼征。

(3)肝血管瘤:病灶网络状明显,周围有强回声厚壁样改变,并见有小血管穿入,当鉴别困难时,CEUS有较大帮助。

(二)淤血肝

1.临床表现

主要为右心衰竭的表现,如肝淤血引起肝大、右季肋部不适和腹痛;胃肠道淤血可见食欲不振,恶心、呕吐;患者多有发绀尿量减少和下肢浮肿,心脏扩大及颈静脉怒张.并可出现黄疸。

2.超声表现

(1)2D

1)早期淤血肝显示肝脏各径线增大，肝实质回声稍有减弱，肝静脉和下腔静脉管径轻度增宽，管腔内出现细小点状回声，呈烟雾状；脾脏肿大不明显。

2)淤血肝发生肝硬化后，肝脏各径线测值相应变小，肝表面比较光滑或偶有细结节状突起，肝内回声增强、增多，但分布均匀，肝静脉各支管径明显增宽、扩张，可达 1.2cm 以上，下腔静脉亦增宽，管径随呼吸周期变化减弱或消失。

3)脾脏可轻度肿大。

4)可有腹水。

(2)CDF1 及 PW：显示肝静脉三相波不典型。

3.鉴别诊断

(1)脂肪肝：肝实质回声增强，肝静脉回声与淤血肝相反，管径变细，数目减少，其他肝内管系结构管径也可减小。

(2)门脉性和坏死后性肝硬化：两者无慢性充血性心功能不全病史。

(三)弥漫性肝脏病变

弥漫性肝脏病变是目前较为是常见的肝脏疾病，通常指的是由病毒性肝炎、血吸虫、药物性中毒肝炎及酒精性肝病所致的一种肝细胞受损病变。其中血吸虫性肝病是由于血吸虫寄生于人体引起细胞与体液免疫均参与的疾病，主要病变是由虫卵引起肝脏与肠的肉芽肿形成，而以肝脏损害最为严重。

1.临床表现

(1)病毒性肝炎：食欲减退、疲乏无力、全身不适、肝区不适，部分患者可有发热、黄疸等，部分肝功能异常，有皮肤黏膜出血现象和腹水等。

(2)血吸虫性肝病：患者有流行区接触史；急性患者皮肤有痒感，并出现粒状红色丘疹，多畏寒、发热，伴有干咳，偶有痰中带血，可有腹痛、腹泻及食欲不振，肝脾肿大且有压痛；慢性表现为消瘦、贫血和体力减退，易形成血吸虫性肝硬化。

2.超声表现

(1)急性肝炎

1)肝脏肿大，肝左.右叶上下径可明显增大，包膜光滑，边缘较锐利，肝下缘角变得圆钝。

2)肝实质回声呈点状低回声。

3)肝内门静脉分支管壁回声明显。

4)可见胆囊壁增厚、囊内胆汁充盈不佳、囊壁层次清晰。

5)可伴脾肿大。

6)随着相伴炎症的消退而自行恢复。

(2)慢性肝炎

1)肝脏轻度肿大，包膜轻微不规则，其边缘尖锐。

2)肝表面光带可凹凸不平。

3)肝实质回声呈点状低回声改变，有时较正常杂乱、粗大且明显。

4)肝内血管壁回声减弱或不清,肝静脉变细。

5)门静脉内径可增宽,PW可检测血流增速,可伴脾肿大。

(3)重症急性肝炎

1)肝脏各径线缩小,并伴腹腔积液;

2)肝表面欠光滑,肝实质呈现弥漫性回声不均;

3)胆囊壁明显增厚。

(4)血吸虫性肝病

1)2D。

急性期:肝脏形态可正常,各径线测值轻度增大,肝边缘稍变钝,肝内回声增强,增粗,分布不均匀,少数在肝区见散在的边界模糊且不规整的细小低回声区;脾脏轻度增大。

慢性期:肝左叶增大.右后叶萎缩,形态失常,肝表面粗细不等结节状突起,肝内回声增强、增粗,后期肝内见较多的形态不规则、厚薄不一致,纵横交织的条索状强回声带,呈地图样改变。

2)CDFI:肝内门静脉、肝静脉血流变细、变窄,走向异常;血吸虫性肝硬化时可有相应的门脉高压血流改变。

3.鉴别诊断

肝细胞癌:结节型肝癌的癌肿周围多有低回声晕,而血吸虫并硬化结节边缘不规整,外周为增生结缔组织回声,无声晕;弥漫型肝癌门静脉内极易显示癌栓回声。

(四)肝硬化

肝硬化是一种常见的慢性疾病,是由多种原因引起肝细胞变性、坏死,继而出现纤维组织增生和肝细胞的结节状再生,这些改变交替进行,导致肝脏的小叶结构和血液循环系统逐渐改建,形成假小叶,随之肝脏质地变硬,形成肝硬化。主要分型:门脉性、坏死后性、胆汁性。

1.临床表现

(1)代偿期:多数无明显不适或有身体倦怠,易疲劳、腹胀等症状。患者可出现蜘蛛痣、肝掌和男性乳房发育。

(2)失代偿期:腹水,晚期可进行性黄疸,食道静脉曲张、肝昏迷。

2.超声表现

(1)2D、CDFI、PW

1)肝脏大小和形态:早期肝脏肿大,切面形态正常,表面尚光滑;后期肝脏各个径线测值显著小于正常,各叶比例失调,切面形态失常,肝表面呈波浪状、锯齿状.驼峰状等;肝缘角变钝或不规则。

2)肝实质:早期仅表现为肝内回声增强增粗,后期肝内回声更粗大,见斑点状、条索状的强回声且分布不均匀。出现再生结节时可见圆形的低回声团,边界清晰。

3)肝内外血管:肝硬化后期,肝内血管粗细不均匀,纹理紊乱。

门静脉:门静脉主干及左右分支管径增宽,主干内径超过1.3cm,早期门脉血流可无明显改变;引起门脉高压时PW显示血流速度减慢,小于15~20cm/s;严重门脉高压时血流速度极慢或难以检测或出现离肝血流;出现门静脉血栓时,CDFI表现为门静脉内血流变细、充盈缺损或无血流显示，腔内见片状或团状低回声，常见于门脉高压断流术脾切除后；亦可能严重时血管扭曲和变形，门静脉管腔变细或不能显示，而门脉周围可见管状、蜂窝状无回声，CDFI 显示无回声，内点状、网状彩色血流信号，称为门静脉海绵样变性。

肝静脉：肝静脉变细或粗细不均匀，表现为迂曲或粗细不均的蓝色血流信号或无血流信号显示，PW 检测正常肝静脉的三相型波消失呈二相或单相或呈无波动型类似门静脉血流频谱，称假性门静脉型。

肝动脉：肝动脉代偿性增粗，内径可达 0.4～1.0cm，CDFI 易于显示，PW 检测血流速度加快。由于肝内动脉与门静脉分支之间有广泛交通，可出现肝内肝动脉一门静脉短路，CDFI 显示肝内局部出现明亮的花色血流，PW 检测出门静脉内的血流信号呈现搏动性，甚至出现门静脉逆流显像。脾动脉可增粗，速度加快。

4)门脉高压

a.门静脉主干、脾静脉.肠系膜上静脉内径增宽，肝静脉变细；脾脏肿大，厚径和长径均增大，包膜回声增强、增粗。

b.胃左静脉扩张：在胃底和食管下端附近可见迂曲、扩张的管状无回声区，正常平均内径约 0.2cm，门脉高压时内径＞0.5cm，其内充满彩色血流信号，PW 为持续的静脉型。

c.脐静脉重新开放：于门静脉左支囊部沿肝圆韧带内上行至脐部可见管状无回声，其内见持续的离肝血流信号，PW 呈低速频谱。

d.脐周腹壁静脉曲张：脐周腹壁内成丛状、团状、串珠样的管状无回声区，内见彩色低速静脉型血流频谱，出现动一静脉瘘时见彩色的高速血流频谱。

e.脾门附近和腹膜后侧支循环形成：表现为粗细不均的迂曲管状无回声内充满彩色血流信号，频谱为持续的静脉型。

f.门静脉海绵样变性：在第一肝门附近见网状交错的管状或圆形无回声呈蜂窝样，肝内门静脉可因纤维化闭锁，呈条索状强光带回声结构。

g.小网膜增厚：因迂曲扩张的胃左静脉、书张的淋巴管以及小网膜水肿所致。

h.胆囊壁水肿：增厚，呈双边影。

i.腹水：腹腔内见不规则的无回声区，内见肠管漂浮，少量时在肝肾间隙处可探及。

(2)CEUS：肝硬化再生结节的增强模式为各时相等增强，少数动脉相高或低增强，门脉相和延迟相为等增强。

3.鉴别诊断

(1)弥漫性肝癌：弥漫性肝癌多在肝硬化基础.上发生，结节直径多在 1.0～2.0cm 左右，弥漫性分布，结节回声均匀且边界不清晰，与肝硬化鉴别十分困难.鉴别要点是弥漫性肝癌的门静脉分支内多可能观察到癌栓回声。

(2)原发性肝癌：单发时与肝硬化再生结节鉴别也很困难，CEUS 可以提供帮助。

(3)脂肪肝、肝血吸虫病、肝吸虫病等弥漫性肝病：可结合临床病史。

(4)先天性肝纤维化：此病有家族倾向，多见于婴幼儿和青少年。

三、移植肝

随着肝移植手术的广泛开展，各种用于评价移植物状况的影像技术不断被采用。超声成像因其具有以下优势而成为肝移植术前术后评价肝实质、肝周及血流状况的首选。

(一)肝移植术前评价

肝移植术前检查重点：

(1)门静脉、脾静脉、肠系膜上静脉通畅与否，腔内有无血栓形成。同时测量肝外段门静脉的内径及长度。

(2)确定肝动脉是否通畅，确定肝动脉的走行及有无变异。

(3)确定下腔静脉内有无血栓。

(4)判断有无门一腔静脉侧支循环存在，重点评价肝门周围侧支循环的状况。

(5)肝内有否占位病变。

(6)腹水的定量与半定量。

(7)患肝体积(大小)的估测。

(8)脾脏大小的测量。

(二)肝移植术后超声检查内容

1.肝实质

回声是否均匀，肝内有无液性暗区，有无坏死，有无新生物等。

2.肝周间隙、盆腔、腹腔

有无积液、积血，及其定量定性。

3.胆道系统

有无梗阻(特别是吻合口)，胆管内有无沉积物或结石。

4.肝动脉

确定肝内及肝外段肝动脉是否通畅，并分析其血流频谱。

5.门静脉

管腔是否通畅，血流速度频率是否正常(特别是吻合口处)。

6.肝静脉

血流是否通畅，血流速度频谱是否正常。

7.下腔静脉

血流是否通畅，频谱是否正常，特别要注意上下吻合口处。

(三)肝移植术后并发症

1.肝周积液和积血

非常常见，积液常见的部位为右肝下间隙、右膈下、肝包膜下、左肝下间隙等。主要是血肿和渗出性的包裹性积液，胆漏和脓肿相对少见，但临床症状明显。肝内肝裂间积液和右肾上腺血肿是肝移植术后具有特殊性的两种肝周积液特例，它们的形成与肝移植手术本身有直接相关。

2.肝实质内局灶性异常回声改变

一般是继发于其他的并发症。如肝动脉狭窄和血栓形成慢性排异反应等。

3.肝动脉异常

(1)肝动脉血栓：肝门区及肝内肝动脉血流信号消失；肝外动脉分支内直接探到动脉血流

信号消失,有时可观察到肝动脉肝外段血流信号中断;肝外动脉消失,肝内动脉信号搏动减弱,肝内动脉频谱幅度下降;肝门区直接看到侧支循环形成;肝内动脉 RI＜0.5,减低,加速时间(SAT)延长＞80ms;其他继发征象,如肝缺血梗死、胆汁漏、脓肿、肝内胆管扩张等改变。

(2)肝动脉狭窄:肝动脉局部血流信号呈明亮的五彩样镶嵌信号,V_{max}＞2m/s;肝内流速减低,频谱圆钝型,上升段平缓,加速时间延长,SAT＞80ms,RI＜0.5.

(3)假性动脉瘤形成:局部囊性搏动性包块,CDFI 囊内红蓝相间彩色血流信号,频谱呈来回型的动脉频谱。

4.门静脉异常

门静脉频谱出现搏动心改变,提示存在动一静脉瘘。

5.下腔静脉和肝静脉

三相波消失。

6.胆道并发症

如胆道狭窄。

7.排异反应

急性排异最常见。超声上出现门静脉周围的环形水肿带和肝静脉的三相波消失可诊断。

第二节　胆囊和胆道疾病

一、正常胆囊与胆管

(一)胆囊

1.超声诊断

(1)胆囊的纵切面呈梨形或长条形,横断面呈椭圆形。

(2)正常胆囊轮廓清晰,囊壁光滑整齐,胆囊腔内呈无回声,后方回声增强。

(3)胆囊分胆囊底、胆囊体、胆囊颈和胆囊管四部分,胆囊颈指向肝门,邻近门静脉右支。胆囊体部贴于肝脏的胆囊窝,底部游离于肝下缘邻近腹前壁。

(4)正常胆囊长径一般不超过 9cm,前后径多不超过 3cm。观察胆囊张力,前后径更敏感。

(5)测量胆囊壁厚度应选择体部的前壁,一般不超过 2～3mm。

2.特别提示

(1)胆囊检查应空腹 6～8h 以上。如需要观察胆囊收缩功能,可于脂餐后 45～60min 复查。注意脂餐前后测量胆囊均应测最大切面。胆囊大小应测量外壁为准。

(2)胆囊位于肝脏脏面胆囊床内,颈上部呈囊性扩大,称 Hartmann 袋,胆囊结石常滞留于此处。超声检查疑诊结石应嘱患者变换体位观察。

(3)如胃肠气体较多,影响胆囊显示,可饮水 500mL 或缓泻后检查。

(4)超声未显示胆囊,首先询问有无胆囊切除病史,是否进食后,再仔细观察胆囊是否萎缩,有无胆囊充满型结石、胆囊积气,胆囊位置有无变异等情况,诊断胆囊缺如应慎重。

(二)胆管

1.超声诊断

(1)肝内胆管内径 2mm 以内,正常可不显示。

(2)肝外胆管上段容易显示,在肝门发出与门静脉伴行,呈无回声。内径一般小于伴行门静脉的 1/3。肝外胆管下段由于胃肠气体的干扰不易显示。胆总管内径 3～8mm。

2.特别提示

(1)肝内胆管经多级汇合形成左、右肝管,左、右肝管出肝后,在肝门部汇合形成肝总管。肝总管与胆囊管汇合形成胆总管。

(2)胆总管分为 4 段:十二指肠上段、十二指肠后段、胰腺段、十二指肠壁内段。胆总管探查、取石及引流手术在十二指肠上段进行。

二、胆囊疾病

(一)急性胆囊炎

1.超声诊断

(1)胆囊横径增大、张力增高。

(2)胆囊壁增厚,呈双边影征,厚度>3mm。

(3)胆囊内沉积物回声分布不均,呈云雾状,常伴结石或嵌顿。

(4)穿孔时,胆囊壁局部膨出连续性中断,周围局限性积液。

(5)超声墨菲征阳性。

(6)胆囊收缩功能差或丧失。

2.特别提示

(1)临床特点:右上腹持续性痛,墨菲征阳性,可出现轻度黄疸。

(2)病理:单纯性胆囊炎、化脓性胆囊炎、坏疽性胆囊炎。

(3)胆囊壁增厚的鉴别

1)单纯性胆囊炎:黏膜充血水肿,炎性渗出,壁稍增厚。

2)化脓性胆囊炎:胆囊壁全层增厚,脓性渗出,形成脓肿。

3)坏疽性胆囊炎:囊内压增高,血运障碍,组织缺血坏死,胆囊可穿孔。

胆囊壁增厚还可见于肝硬化、低蛋白血症、急性肝炎等,鉴别时需结合病史、临床表现(如胆囊区压痛)及肝功能结果等。

(4)超声检查中将探头放置胆囊的位置,嘱患者深吸气,如患者疼痛加剧或突然屏气,即提示超声墨菲征阳性。尽管文献中报道急性胆囊炎患者中出现墨菲征的敏感性个体差异性很大,但是超声检查时该体征阳性有助于急性胆囊炎的诊断。

(二)慢性胆囊炎

1.超声诊断

(1)胆囊壁稍增厚、毛糙,随病程迁延胆囊内径可增大,略饱满,囊壁厚度>0.3cm。

(2)胆囊管因炎症闭塞,胆囊腔透声差,可见点状、团状回声,提示胆囊功能不全。

(3)后期,胆囊萎缩,囊腔变小,其内充满结石,可形成“囊壁一结石一声影”三合征(WES征)。胆囊严重萎缩,胆囊收缩功能丧失,超声难以发现和识别胆囊。

2.特别提示

(1)临床特点:慢性胆囊炎是急性胆囊炎反复发作.迁延的结果,病程长者90%伴有胆结石。临床症状不典型,多有胆绞痛史。脂餐试验显示胆囊收缩功能差或无收缩功能。

(2)病理:胆囊壁不同程度增厚,与周围组织粘连,病程长胆囊可萎缩。

(3)鉴别诊断:应注意排除伪像,并与其他胆囊壁增厚鉴别;要与胆囊癌鉴别;胆囊萎缩出现三合征时,要与十二指肠内气体回声相鉴别。

(4)萎缩的胆囊在肋下斜切面显示困难,需结合肋间等多切面扫查,注意与胃肠道气体相鉴别。

(三)胆囊结石

1.超声诊断

(1)典型表现:胆囊内可见形态稳定的强回声团,随体位变化而移动,其后有声影。

(2)充满型胆囊结石:呈"囊壁一结石一声影"三合征。

(3)胆囊内颗粒较小的结石,沉积于胆囊后壁,声影不明显;胆囊内泥沙样沉积结石,流动明显,后方多伴声影。胆囊附壁结石呈点状高回声,后方有彗尾征,不随体位改变移动。胆囊颈部嵌顿结石在体位改变后,结石不移动.伴胆汁淤积.胆囊肿大。

2.特别提示

(1)病因及病理:多与感染有关,改变胆汁的酸碱度,胆道上皮细胞脱落、胆汁淤滞,与细菌共同形成结石的核心,使胆红素钙沉淀,形成结石。

(2)鉴别诊断

1)对充满型结石、胆囊颈部结石嵌顿、过度肥胖或高位胆囊,应注意仔细观察,防止漏诊;改变超声探查方向或患者改变体位以及饮水后减少肠气干扰有助于胆囊显示。

2)注意排除肠腔气体强回声造成的胆囊结石伪像。肠气形态不稳定,不清晰,其后方见多次反射可鉴别。

3)胆囊内蛔虫、胆汁淤积、黏稠脓团表现为胆囊内中等或低回声,常无后方声影,如有移动性,常移动较慢。

(3)胆囊结石观察方法:位于胆囊颈部的结石,体位改为右前斜位、立位或俯卧位观察移动性;泥沙样结石,坐位或立位容易观察移动性。如发现胆囊内未见胆汁无回声区,可嘱患者进食后45～60min重复观察胆囊,如发现胆汁充盈,有助于观察胆囊腔。

(4)超声对结石的诊断准确率可达到95%。

(四)胆囊息肉

1.超声诊断

(1)腺瘤样息肉:直径5mm左右,结节状等回声附壁,表面光滑,无明显蒂。大于10mm癌变的概率较高(3%～13%)。

(2)炎性息肉:直径5～10mm,多发、宽蒂,多伴胆囊炎或胆结石。

(3)胆固醇性息肉。通常直径小于10mm,多个高回声附着胆囊壁上,窄蒂,多伴彗尾征。

2.特别提示

(1)临床特点:一般无特殊临床症状,可伴有胆囊结石或慢性胆囊炎。胆固醇性息肉并非真正的肿瘤，多伴有一定程度弥漫性胆固醇沉积，蒂为黏膜上皮增生所致。

(2)鉴别诊断：息肉样胆囊癌形态不规则。胆囊腺肌增生症壁内有小囊性回声和彗尾样强回声。附壁小结石与胆固醇性息肉类似，应注意鉴别。

(3)经肋间及肋下斜切面检查发现胆囊壁上隆起后，左右侧卧改变体位，观察隆起是否移动来确定其与胆囊壁的相对关系，无相对移动的为息肉。

(五)胆囊癌

1.超声诊断

(1)小结节型：乳头状或息肉状，多大于1cm，宽基底，回声不均，表面平滑，属早期胆囊癌。

(2)蕈伞型：实性肿块或局部隆起，宽基底，形态不规则，回声不均，已侵及浆膜下层。

(3)厚壁型：囊壁不均匀增厚，回声强弱不等，多侵犯全层，基底部可显示彩色血流信号。

(4)弥漫型：肿瘤占据全部胆囊，囊壁消失，内部回声紊乱，可引起上段胆道梗阻。

2.特别提示

(1)临床特点：多有慢性胆囊炎和胆囊结石病史，右上腹持续性隐痛，食欲不振，恶心呕吐，黄疸持续性加重，发热、腹水等。

(2)病理：浸润型及乳头型两种。浸润型多见，晚期浸润邻近组织，恶性度高，发生转移较早。癌组织可直接浸润肝脏、十二指肠、横结肠，也可血行转移至肺、乳房、卵巢、脊柱等处，可出现腹水及消化道出血等症状。

(3)鉴别诊断：胆囊良性病变引起的囊壁局部增厚或隆起性病变如慢性胆囊炎.胆囊腺肌增生症、良性腺瘤、胆固醇性息肉.炎性息肉等。慢性胆囊炎的壁增厚是均匀性增厚，内壁规则，厚度不如厚壁型胆囊癌显著。胆囊内结石、浓稠胆汁、脓团、凝血块等，可通过移动性鉴别。应与肝脏、横结肠肿瘤相鉴别。

(4)多切面观察胆囊区肿瘤形态、大小、数量及类型，并注意观察其与胆囊壁、肝脏薄膜等的浸润关系。

(5)弥漫型胆囊癌与肝肿瘤鉴别，其内如发现结石有助于胆囊癌的诊断。

(六)胆囊腺肌增生症

1.超声诊断

(1)弥漫型：胆囊壁全层显著增厚，多大于5mm。

(2)局限型：病变较轻且局限，仅表现为胆囊壁局部隆起。

(3)节段型：多位于胆囊体部，对称性狭窄，呈葫芦状。

(4)增厚的囊壁内回声不均，散在分布多个小的无回声区，囊内可见斑点状高回声伴彗尾征。

(5)伴结石或胆泥。

2.特别提示

(1)临床特点：高龄女性多见，约80%伴慢性胆囊炎和/或胆结石。

(2)病因：目前多数人认为发病可能与胆囊肌收缩力异常、胆囊内压力增高、肌层组织增生肥厚有关。

(3)病理：又称胆囊腺肌瘤病，增生的胆囊黏膜组织陷入肥厚的肌层内，形成胆囊壁内的憩室病变，即罗阿窦（R－A 窦），憩室内可含有浓缩胆汁。

(4)鉴别诊断：可通过脂餐试验与慢性胆囊炎鉴别。与厚壁型胆囊癌鉴别需短期、动态观察。胆囊息肉样病变有蒂。

(5)超声检查可从形态学和功能试验两方面反映胆囊改变、壁内罗－阿窦形成及胆囊收缩功能亢进等特点有助于诊断。

三、胆管疾病

(一)结石

1.肝外胆管结石

(1)超声诊断

1)胆总管内可见强回声团阻塞管腔，梗阻近端胆管扩张，内径＞0.8cm，管壁增厚，回声增强。

2)较大结石强回声团的后方伴声影。

3)位于胆总管末端、十二指肠壶腹部的可伴主胰管扩张。

(2)特别提示

1)临床特点：多见于中老年人，有长期反复发作的胆道感染史，病情严重程度与梗阻部位、程度和感染的轻重有关。

2)病理：一部分在肝外胆管腔内形成，另一部分由肝内胆管或胆囊内结石下降至胆总管内形成。胆石的梗阻可引起梗阻性黄疸和化脓性胆管炎。

3)鉴别诊断：胆管周围的高回声结构和病变；肝外胆管肿瘤如胆管癌、壶腹癌；胆管内的血凝块、胆泥脓栓、气体等。

4)胆总管增宽与胆总管中上段的结石较易诊断，但受胃肠气体影响，胆总管末端结石较难诊断，经肝门部沿胆总管长轴向胰头钩突部移行区域的扫查至关重要，最好能显示胆总管末端与十二指肠乳头交界处。

2.肝内胆管结石

(1)超声诊断

1)胆管腔内高回声团，泥沙结石可类似软组织肿块图像，后伴声影。

2)阻塞部位以上胆管扩张，平行管征、分叉状。

3)胆管内胆汁淤积或炎症感染时，肝内可有多发脓肿。

(2)特别提示

1)病理：部分肝内胆管结石可引起肝内胆管梗阻，近端胆管扩张、黄疸。感染性炎症可使胆管壁充血、水肿、溃疡形成和出血。炎症修复可导致胆管壁增厚，管腔狭窄，小胆管闭锁、胆汁淤滞，出现肝实质损害。

2)鉴别诊断

a.静脉石不伴胆管扩张。

b.肝内积气，气体闪动，胆管不宽。

c.肝镰状韧带和肝圆韧带多切面扫查可鉴别。

d.先天性肝内胆管扩张症（Caroli 病）发病早，肝内胆管多发囊状扩张，合并肝外胆管囊状扩张，单纯肝内胆管结石继发的胆管扩张多为胆管均匀增宽。

3)经肋间或肋下斜切面扫查显示肝内胆管结构及回声，左、右肝管走行需清晰显示。

(二)胆管癌

1.超声诊断

(1)乳头型：乳头状回声，突入扩张管腔内.边缘不规则，后无声影。

(2)团块型：圆形或分叶状高回声区，肿块在扩张胆管内，浸润管壁，分界不清。

(3)截断型或狭窄型：肿块阻塞、浸润胆管及周围组织，边界不清，扩张胆管远端被截断或锥形狭窄。

(4)病变阻塞以上胆管显著扩张，囊状或串珠样。

(5)肝门部、胰腺周围、腹主动脉旁等淋巴结转移。

2.特别提示

(1)临床特点：以梗阻性黄疸最突出，早期即出现黄疸，呈持续性加重，同时常伴有上腹痛。临床症状轻重与癌肿部位、病程有关。

(2)病理：腺癌多见，偶见鳞癌和未分化癌。分为硬化型，结节型、乳头型和浸润型。

(3)沿肝内胆管走行清晰显示肿块的位置及肝内外胆道扩张程度与走行、形态改变，准确判定梗阻的部位和周围浸润、转移病灶，对梗阻性黄疸的诊断具有重要的实用价值。

第三节　脾脏疾病

一、先天性脾异常

(一)副脾

由胚胎期一些脾脏组织胚芽未融合而形成，其发生率可达15%～40%，主要分布于脾门和脾尾区。通常为单个，也有多发者。大小一般为0.5～2.0cm，个别可达3～4cm。

1.临床表现

多无临床症状，较大者左上腹可触及包块。

2.超声表现

副脾大多位于脾门区，形态为圆形或类圆形的实质性回声，包膜清晰完整，回声与主脾回声一致。脾肿大或脾切除术后，副脾也可增大。彩色多普勒血流显示副脾内可见有与脾相通的血流信号。

3.鉴别诊断

(1)脾门淋巴结：肿大的淋巴结回声更低，不均匀，包膜不如副脾清晰.可显示淋巴门回声且不与脾脏回声相连。

(2)胰尾、左肾上腺的肿瘤：形态不规则，回声与脾脏不相同，不均匀，呼吸运动时移动方向、幅度与脾不一致。以水充盈胃作声窗，对胰尾肿瘤的观察大有帮助。

（二）游走脾

脾位于正常位置以外的腹腔其他部位，称为游走脾或异位脾，较少见。主要是由于脾韧带松弛、脾蒂过长或肿大脾脏的牵引作用所致，脾不在脾窝内，或位置不固定，脾脏可随体位的改变游走。

1.临床表现

临床症状不典型，多为查体意外发现，可能因一定程度扭转而引起腹部不适。严重扭转时可产生急腹症症状。

2.超声表现

脾区探不到脾脏回声，腹腔其他部位探测到与脾脏形态，轮廓、回声相同的肿块。彩色多普勒可显示脾门动静脉血流，脾内血管呈树枝样分布。

（三）多脾综合征

多脾综合征为罕见的先天性多脏器畸形综合征，特征为多个小脾，数目2～4个，常有左侧双器官，并发先天性心脏畸形或伴其他脏器畸形。多脾症的发生可能因胚胎期脾始基芽融合不全或异位脾芽形成，或部分脾组织脱离主脾发育而成。发生部位约半数在脾门，少数在胰尾周围。

超声表现：常于脾门区显示多个大小相似的脾脏，少数于胰尾部探及包膜完整、内部回声与正常脾脏类似的近圆形的低回声或弱回声，可与脾脏完全分离或有结缔组织相连。CDFI可显示出入脾门的血流信号。常有下腔静脉肝段缺如，而引流入奇静脉。腹主动脉位于脊柱前方，扩张的奇静脉位于其左后方。并发先天性心脏病出现相应超声表现。

（四）脾缺如

脾缺如多见于脾切除手术后，少数为先天性缺如，脾未发育。脾区和腹腔其他部位探测，均未显示脾脏图像。

（五）先天性脾脏反位

先天性脾脏反位与肝脏或其他内脏反位同时存在。在右季肋区显示脾脏回声。

二、脾脏弥漫性肿大

弥漫性脾肿大（简称脾肿大）的原因很多，可分为：①感染性脾肿大，包括急性和慢性炎症如病毒性肝炎、血吸虫病等；②非感染性脾肿大：淤血性脾肿大，如肝硬化门脉高压慢性右心衰等；血液病性脾肿大，如白血病、淋巴瘤等；脾肿瘤等引的脾肿大。上述各种病因的脾肿大均可导致脾功能亢进。

（一）临床表现

脾脏弥漫性肿大多为全身性疾病的一部分，轻度肿大时，无明显临床症状。肿大明显时，会压迫周围脏器（如胃），引起腹胀、食欲不振等，体检时可触及左上腹包块。

（二）超声表现

1.二维超声

脾脏体积增大，长径大于11cm、厚径大于4cm，或者脾脏面积指数大于20cm。在没有脾下垂时，下极超过肋下，或上极接近或超过脊柱左侧缘（即腹主动脉前缘）。脾脏内部回声，感染性者回声增强；血液病性者回声减低；淤血性者为低回声或中等回声，且脾静脉扩张、迂曲，内径大于 0.8cm。在小儿脾脏，脾/左肾长轴比率大于 1.25。

2.超声对脾肿大的分度

(1)轻度：脾测值超过正常范围，仰卧位深吸气时，脾下极不超过肋弓下缘 3cm。

(2)中度：仰卧位深吸气时主，脾下极超过肋弓下缘 3cm，但不超过脐水平线。

(3)重度：脾下极超过脐水平线，脾周围器官受压移位或变形。

彩色多普勒超声：脾门及脾实质内血管增多、增粗，脾门静脉内径可达 1.0～2.0cm。脾动静脉血流速度加快，血流量明显增加。不同原因引起的脾大，其增加的程度也有一定差异。门脉高压引起的脾脏肿大，脾静脉血流量显著增加。

（三）鉴别诊断

诊断脾肿大时应注意与肿大的左肝叶、腹膜后或左肾巨大肿瘤、胃内液性暗区、脾窝积液辨别。肝大的肝左叶回声与脾回声极为接近，容易被误认为脾脏的一部分，应仔细辨认肝、脾间的界线。上腹部手术后、肺气肿、肠胀气的患者，脾脏不易清晰显示，容易将胃内液性暗区和脾窝积液误认为脾脏。

三、脾脏占位性病变

（一）脾脏囊肿

脾囊肿分为真性囊肿、假性囊肿和包虫囊肿。真性囊肿比较少见，其囊内壁衬有分泌细胞，可与多囊肝、多囊肾伴发，一般无症状。假性囊肿可继发于损伤后血肿、炎症性积液与脾梗死所致的局部液化性病变，其囊壁由纤维组织构成。包虫囊肿由棘球蚴虫引起，囊壁由纤维组织和薄胚膜构成，可有钙化，囊内常有子囊，多与肝及其他器官的包虫囊肿并存。

1.临床表现

小的囊肿不引起临床症状，大的囊肿因压迫周围脏器而出现左上腹不适、胀痛、消化不良等症状。肋缘下可触及肿大的脾脏，若囊内继发感染则会出现发热和腹痛。

2.超声表现

较大的囊肿可引起脾脏增大，将脾实质回声挤压成不规则形；位于边缘的囊肿可使局部外隆。脾实质内可见一个或多个囊肿，其后方回声增强。真性囊肿壁薄而光滑、规则，囊内常为无回声。假性囊肿，囊壁往往毛糙，不甚规则，囊内可见弥漫性分布的点状或斑片状回声。包虫囊肿的囊壁较厚，常可见斑点状钙化，囊内常有子囊形成的分隔样回声。囊肿周围脾实质一般回声均匀。囊肿内无血流信号。

3.鉴别诊断

根据脾内典型的囊肿声像图改变不难诊断，还需与脾肿瘤、胰尾部囊肿、脾包膜下血肿等鉴别。

（二）脾血管瘤

脾血管瘤为脾脏最常见的良性肿瘤，多为海绵状血管瘤，偶为毛细血管瘤，不如肝血管瘤常见，分为结节型和弥漫型两种。

1.临床表现

患者一般无明显临床症状，多为检查时发现。

2.超声表现

脾内出现一个或数个圆形或椭圆形的实质回声，边界清晰、规整，周围一般无声晕、包膜。内部可为高回声、低回声或混合回声，分布均匀或呈蜂窝状。当有纤维化时，回声呈现不均匀性增高。弥漫性脾血管瘤，可使脾脏不同程度肿大和外形改变。多数未能显示瘤体内的彩色血流，个别在瘤体周边可见点状或短线状血流，一般为静脉血流频谱。

3.鉴别诊断

脾错构瘤：临床罕见，呈圆形的实质性中等偏高回声.边界清晰，规整，内部回声不均匀，后壁回声清晰，无衰减。脾错构瘤是脾脏独有的多血管型良性肿瘤，彩色多普勒显示瘤内血供丰富，可测及动脉血流及门脉样血流。

(三)原发性脾脏淋巴瘤

原发性脾脏淋巴瘤是一种罕见的恶性淋巴瘤，是指病变首发于脾脏，而无脾外淋巴组织受侵。脾脏本身是一个很大的淋巴造血组织，常为恶性淋巴瘤侵及的部位。尤其是 HD 晚期极易侵及脾脏。

1.临床表现

左上腹部疼痛及肿块是最常见的症状，部分患者伴有低热、食欲减退、恶心、呕吐、贫血、体重减轻或乏力等。

2.超声表现

当肿瘤组织在脾实质内局限性生长时，脾实质内出现单个或多个边缘清晰、光滑的低回声圆形肿块，无包膜，内部回声均匀或不均匀，当肿瘤内部发生液化坏死时，声像图表现为肿块内出现无回声区。当肿瘤呈弥漫性浸润生长时，脾脏可明显增大，内，部回声减低，无明显的占位病变特征。彩色多普勒显示瘤体内及周边均可探及丰富的高速动脉血流，可达 90cm/s。

3.鉴别诊断

脾脏良性病变除错构瘤外均显示为少血供，错构瘤内多为丰富的门脉样血流.而淋巴瘤以动脉血流为主，且血流速度峰值相对较高，转移瘤瘤内一般无血流信号。通过其血供特点，并结合二维图像对良恶性肿瘤的鉴别有重要意义。

(四)脾转移恶性肿瘤

临床少见，原发灶多为肺、胃、胰腺、结肠，其次为绒毛膜上皮癌、恶性黑色素瘤及乳癌等，多属血行转移，少数经淋巴逆行转移，亦可由邻近脏器癌肿直接侵入。

1.临床表现

表现为原发病相应的临床症状及脾脏肿大。

2.超声表现

脾脏有不同程度肿大，实质内可见团块状回声，内部回声可表现为无回声、低回声、高回声或混合型回声，分布不均，周围水肿或有较多血管者呈牛眼征。CDFI：显示肿块周边绕行的动静脉血流，瘤本内无血流显示。

3.鉴别诊断

需与原发性脾脏淋巴瘤、脾错构瘤相鉴别。

(五)脾梗死

脾梗死是由于风湿性瓣膜病、细菌性心内膜炎等多种疾病造成脾动脉分支的突然栓塞所致。梗死的病灶常为多发，表现为尖端朝向脾门的楔状分布，多在脾实质的前缘部，梗死局部组织水肿、坏死，逐渐机化、纤维化形成瘢痕。如果血栓含有感染细菌则引起败血性梗死，往往可形成脾脓肿。

1.临床表现

表现为左季肋区突发性疼痛并进行性加重，向左肩部放射。疼痛的轻重与梗死所产生的腹膜刺激和脾周围炎的范围有关，梗死范围较大或合并感染者，可伴发热。

2.超声表现

梗死早期表现为脾实质内，特别在脾前缘近脾切迹处出现一个或多个楔形或不规则形低回声区，楔形底部朝向脾包膜，尖端指向脾门，边界清楚。随病程延长，其内部回声逐渐增高，不均匀，并可见斑片状强回声。若梗死灶坏死液化则表现为不规则无回声区，可发展为假性囊肿。陈旧性梗死灶纤维化钙化时，病灶回声明显增强，后方可伴声影。彩色多普勒显示病变区无血流信号。

3.鉴别诊断

对于不典型的病例，应注意与脾脓肿、脾棘球蚴病、脾海绵状血管瘤相鉴别。脾梗死并非占位性病变，很少引起脾包膜和形态的改变，CDFI 有变化，动态观察其变化，有助于鉴别诊断。

(六)脾结核

脾结核为全身性血行播散性结核的一部分，它可表现为弥漫的粟粒样结核结节，也可表现为慢性局灶性病变如结核瘤、结核脓肿。

1.临床表现

表现为一般结核病的毒血症状，如发热盗汗、消瘦、脾区隐痛和脾脏肿大。

2.超声表现

急性粟粒性结核时，脾脏出现许多散在分布的微小结节，直径 0.2～0.5cm。治愈后可残留或演变为多数点状强回声，可有线状声影。局灶性脾结核常呈单发或多个低回声结节，有时酷似肿瘤，其中可伴有小片无回声区和斑点状、斑块状强回声，后者常伴有声影。脾脏轻度或中度肿大。

3.鉴别诊断

(1)脾脓肿：常单发，边界清晰，壁较厚。囊内液性暗区可见密集点状或絮状回声。脾结核以多发为主，边界多不规则，内部回声杂乱，其特点为有坏死、增生、钙化斑等不同病程的声像图表现同时存在。

(2)脾梗死：其所致凝固性坏死也可在脾内形成强回声区，但范围较大，呈楔形，尖端指向脾门，易于鉴别。

(3)脾原发性恶性淋巴瘤：常伴有全身淋巴结肿大及肝转移，结合病史容易诊断。

(七)脾脓肿

脾脓肿多来自血行感染，为全身感染疾病的并发症。常继发于伤寒、败血症和腹腔化脓性感染,脾中央破裂、脾梗死、脾动脉栓塞术后均可继发感染形成脓肿。

1.临床表现

脾脓肿的临床表现、症状及体征无特异性,多表现为畏寒、发热、脾区疼痛,患有感染性疾病及脾脏外伤史患者出现腹痛加重,高热持续不退。

2.超声表现

脾脓肿的早期诊断较为困难,有脓肿形成后,超声显像可清晰显示病灶,诊断较为容易,其声像图的特征为:

(1)脾大,脾内回声增强。

(2)早期脾实质内出现单个或多个圆形或不规则形的回声增高或减低区,随病程进展,病灶内坏死液化,表现为形态不规则的无回声区,壁较厚、粗糙、边缘不整齐,脓肿内有气体生成时,可有斑点状强回声。

(3)彩色多普勒,脓肿的厚壁上可显示丰富的血流信号。

(4)动态观察,脾内无回声区可进行性增大。

3.鉴别诊断

脾淋巴瘤表现为低回声团块,转移瘤表现为低回声或高回声团块,有时与脾脓肿不易区别。动态随访观察,脾脓肿在短期内变化较大。还需与脾血肿相鉴别。

四、脾破裂

脾是腹部内脏最容易受损的器官,在腹部脏器钝挫伤中,脾破裂约占 20%～40%左右。大多数为被膜和实质同时破裂。少数受伤时被膜未破仅有实质破裂,以后脾被膜破裂内出血称延迟性破裂。临床上可分为包膜下破裂、中央破裂和真性破裂。

(一)临床表现

患者腹部有直接外伤史,左上腹疼痛,继而呈弥漫性全腹疼痛,但上腹痛最明显。有时伴有恶心、呕吐,出血较多时,可在短期内发生休克。

(二)超声表现

1.脾包膜下血肿

脾大小、形态正常,脾脏包膜下可见形态不规则的低回声区或无回声区,多为月牙形,无回声区内可见细弱光点飘浮。

2.中央破裂

脾体积增大,局部回声紊乱,密度不均,可出现不规则回声增强或减低区,也可出现不规则的无回声区。

3.真性破裂

脾包膜边续性中断,局部回声模糊.脾实质回声紊乱,密度不均,脾周围及腹腔内均可出现无回声区。

(三)鉴别诊断

脾破裂需与脾脓肿相鉴别,脾脓肿时脾内回声增强,实质内可见边界清晰的低或无回声区,壁较厚,内壁不整齐。脾破裂有外伤史,脾内回声不增强,脾内无回声边界模糊,脾被膜连续性中断。

五、脾萎缩

脾脏长径＜5cm，厚＜2cm，内部回声增粗、增强，提示脾缩小和功能下降，多见于老年人，以及疱疹性皮炎、系统性红斑狼疮、甲亢等病的患者。

第四节　胰腺疾病

一、正常胰腺

(一)超声诊断

(1)胰腺大小：正常胰腺的测值标准尚不统一，一般在胰腺长轴切面测量胰腺的前后径，胰头≤2.5～3cm，胰体≤2.0cm，胰尾≤2.0cm。主胰管内径不超过3mm。

(2)测量位置：胰头在下腔静脉的前方，不包括钩突；胰体在腹主动脉或肠系膜上动脉的前方，胰尾在腹主动脉左缘或脊柱左缘。

(3)横断面胰腺形态：蝌蚪形，哑铃形，腊肠形。

(4)胰腺轮廓清晰，边缘规则，内部回声均匀，稍高于正常肝实质回声。

(5)胰周血管走行规则。

(二)特别提示

(1)胰腺位于后腹壁，胃后方，检查时以胰腺后方的脾静脉来定位胰腺。

(2)胰腺头低尾高，横切面扫查时应注意探头倾斜(右低左高)以便显示胰腺全长。患者平卧、半坐位均可，空腹6～8小时以上检查为宜，必要时饮水500mL充盈胃腔再观察。

(3)纵切面扫查显示胰腺上下缘和钩突。胰尾指向脾门，可以脾为声窗，从左侧肋间观察胰尾。

(4)肥胖者或老年人，胰腺回声受脂肪或纤维组织影响常为高回声。

二、胰腺疾病

(一)急性胰腺炎

1.超声诊断

(1)胰腺弥漫性或局限性肿大，轮廓不清。

(2)内部回声减低为主，可有高回声或无回声。局限性炎性肿块可逐渐缩小或自行吸收消失。

(3)胰周可见低回声区，病程早期为渗出水肿改变。

(4)胆系异常。胆源性胰腺炎可见胆囊结石或炎症改变。

(5)可并发腹水、胸腔积液。胰腺区亦可呈气体样强回声，胰腺不显示。

2.特别提示

(1)急性胰腺炎常与胆石症伴发，发病机制包括胰酶激活、自身消化和炎症反应等过程。

(2)临床表现：突发上腹痛、恶心、呕吐、发热，轻者可无并发症而短期自愈。重者起病急骤，甚至休克。实验室检查血、尿淀粉酶升高。

(3)急性单纯性胰腺炎超声可无异常发现;急性重症胰腺炎有典型表现,超声可用于动态观察胰腺的变化。

(4)积液易发生部位。小网膜囊(胰腺前方)、肾前间隙等。

(5)局限性肿大的胰腺炎与胰腺肿瘤的鉴别:胰腺炎肿块内可见胰管回声,胰腺癌肿块内无胰管回声。胰腺炎症和肿瘤的临床表现不同。

(二)慢性胰腺炎

1.超声诊断

(1)胰腺轻度增大或局限性增大。

(2)胰腺腺体轮廓不清,边界常不规整,与周围组织界限不清。

(3)内部回声增高或减低,分布不均。

(4)常合并胰管扩张、假性囊肿、胰管结石及胆系炎症等。

2.特别提示

(1)病因:约半数由急性胰腺炎反复发作演变而成。常见原因为酗酒、胆石症。

(2)病理:胰腺纤维化,局灶性坏死,胰管和胰实质的局限性脂肪坏死处可有钙沉积。胰管常有多发性狭窄和囊状扩张,囊内常有结石或钙化。

(3)可有腹痛、糖尿病和吸收不良综合征、黄疸、腹部包块。

(三)胰腺结石

1.超声诊断

(1)胰管扩张,串珠状、囊状,胰管内数个强回声团,后方伴有或无声影。

(2)慢性胰腺炎超声表现。

(3)胰腺实质内强回声。

(4)常合并胰管扩张。部分合并胰腺癌。

2.特别提示

(1)病理:胰腺结石为较少见的疾病,男性多见,多发生于40～50岁。

(2)临床将胰腺结石部位和特性分为两类。胰管结石为真性结石。胰实质钙化为假性结石。可同时存在。

(3)酗酒、慢性复发性胰腺炎是胰腺结石的常见病因。

(四)胰腺囊肿

1.超声诊断

(1)真性囊肿:胰腺内无回声,囊内壁光滑,内部回声清晰。

(2)假性囊肿。囊肿大小不一,多位于胰腺前方、下方,囊内壁不光滑,内部回声不清晰,可见碎屑回声。

(3)CDFI内无彩色血流显示。

2.特别提示

(1)真性囊肿少见,无症状。一般较小,分先天性囊肿(多囊胰)、潴留性囊肿、寄生虫性囊肿、增生性囊肿4种。由胰腺组织本身所形成。

(2)假性囊肿多见,约占胰腺囊肿的一半,外伤或急性胰腺炎后,由于胰液外渗、渗液与血液混合包裹而成，囊壁为纤维组织。

(3)假性囊肿是胰腺炎最常见的并发症之一。

(五)胰腺癌

1.超声诊断

(1)胰腺局限性肿块，肿块形态不规则，边界不清，呈蟹足样浸润。

(2)内部多呈不均匀低回声。

(3)压迫征象：压迫胆管、胰管，可见胆管.胰管扩张；胰头癌可压迫下腔静脉、门静脉及肠系膜上静脉。

(4)转移征象：包括肝内转移灶，呈低回声，有声晕，可多发。周围淋巴结、脾静脉可有转移。

(5)腹水。

2.特别提示

(1)胰腺癌是胰腺最常见的恶性肿瘤。病理为致密的纤维化和硬化性改变。

(2)多发生于胰头(60%～70%)，其次为胰体尾或全胰受累。胰腺淋巴引流丰富且缺乏胰周包膜，较易出现淋巴结或脏器转移。

(3)多见于40岁以上男性。早期无症状，胰头癌常直接侵犯或压迫胆总管，出现进行性阻塞性黄疸。胰体尾癌常出现持续性腹痛、腰背痛或上腹深部肿块。

(4)超声检查时要结合临床，注意全面扫查胰体尾部及钩突，胰尾及钩突的肿块易漏诊。

(5)胰头癌致梗阻性黄疸需与壶腹癌和胆总管下段癌鉴别。

(六)胰岛素瘤

1.超声诊断

(1)体积小，平均1～2cm。

(2)肿瘤表现为胰腺内部均匀低回声，边界清晰，形态规则。

(3)常位于胰腺体尾部。

2.特别提示

(1)胰岛细胞多位于胰体尾部，故胰岛素瘤亦多位于该处。

(2)临床有典型的发作性低血糖症状。

(3)由于肿瘤小，超声检查时要结合临床，未显示肿瘤者，亦不能排除本病。

第五节　腹膜后、肾上腺疾病

一、腹膜后疾病

(一)腹膜后肿瘤

腹膜后肿瘤主要来自腹膜后间隙的脂肪、结缔组织、肌肉、筋膜、血管、神经、淋巴组织等，不包括原在腹膜后间隙的各器官，(肾、胰、肾上腺及输尿管等)的肿瘤。腹膜后肿瘤有良性和恶性两大类。恶性肿瘤约占60％～80％，常见者有脂肪肉瘤、纤维肉瘤、神经纤维肉瘤及恶性淋巴瘤等；良性肿瘤中以纤维瘤，畸胎瘤等为常见。一般而言，腹膜后肿瘤，囊性者常为良性，实质性者多为恶性。

1.临床表现

(1)腹部肿块：腹膜后肿瘤部位深，早期多无症状，当肿瘤发展到一定程度，产生压迫脏器及胀痛时始被发现腹部包块。良性者增长缓慢.恶性者发展迅速，肿块多偏一侧。

(2)压迫症状：胃肠道受压时，可有恶心、呕吐及饱胀感；直肠受压时可有大便次数增多及肛门部胀感，甚至大便变形及排便困难；泌尿系受压常见症状如尿频、尿急、排尿困难或血尿，输尿管受压可致肾盂积水，血管受压则下肢水肿。

(3)疼痛：腹膜后肿瘤出现疼痛是由于包膜张力增大或压迫侵犯刺激神经表现为腰背痛，会阴部痛或下肢痛。

(4)全身症状：出现消瘦、乏力、食饮减退，甚至出现恶病质。少数有内分泌功能的肿瘤，可出现相应的症状。

2.超声检查

(1)肿块境界较清晰，呈圆形或椭圆形，也可称分叶状或形态不规则，体积常较大，可形似拳头大。肿块后缘贴近后腹壁、向前推移腹膜腔器官，甚至抵达前腹壁。

(2)平滑肌肉瘤、纤维肉瘤、脂肪肉瘤、神经母细胞瘤、恶性畸胎瘤等实性肿块，边界不规则，可无包膜或有较强类似包膜回声。内部回声不均，强弱不等，多为低回声。瘤体可因中心坏死、出血.钙化、囊性变等，出现肿块内部不规则无回声或低回声区。

(3)恶性淋巴瘤位于脊柱及腹主动脉前方两侧，多数表现为大小不等类圆形，境界清晰弱回声或类似无回声团块，无后壁回声增强。若数个肿大淋巴结融合成块，可出现分叶状，内部有线状分隔回声。位于肠系膜根部的腹膜后淋巴瘤体积较大，也可因缺血、坏死呈不均质回声。间接征象可见腹后壁大血管移位、受压及肠系膜上动脉与腹主动脉所形成夹角变化。

(4)腹膜后肿块随呼吸移动性小，在吸气鼓腹过程中无移动或移动度小，而腹腔器官吸气时越过肿物向下移动，呼气时恢复原位。肿块较大时常伴有腹膜后血管受压变细、变形及移位等现象。

(5)频谱及彩色多普勒检测：部分恶性肿瘤瘤体内动、静脉血流信号丰富，频谱多普勒检测为低阻型血流；良性肿块仅囊壁有少许血流，内部则无血流。

3.鉴别诊断

(1)腹部肿块伴腰痛钝痛及腔器组织压迫症状。

(2)肿块深而固定，胸膝位检查时肿块固定于后腹膜而无下垂移动感。

(3)B超、CT或腹膜后充气造影提示肿块位于腹膜后。

(二)腹膜后血肿

腹膜后血肿是指腹膜后器官和血管损伤出血后，血液在腹膜后间隙扩散而形成。最常见的原因是骨盆及脊椎骨折，约占50％～60％。腹膜后血肿未合并脏器损伤者宜保守治疗，血肿多可自行吸收。

1.临床表现

临床症状因损伤部位、严重程度和出血多少而异。多数患者有腹痛、背痛和血肿区压痛，肠麻痹较常见。盆腔腹膜后间隙血肿可出现直肠刺激症状，有里急后重感和大便次数增多，直肠指诊常可触及血肿。急性大量出血则可导致失血性休克症状。

2.超声表现

腹膜后间隙出现无回声或低回声肿块，肿块前后径＜上下径，血肿壁可较厚而不规则，如有血块形成则产生较多回声，随访观察可见血肿逐渐吸收演变过程，附近脏器可因血肿挤压而移位。

3.鉴别诊断

(1)囊性淋巴管瘤：多见于婴幼儿，无外伤史。呈单房或多房无回声区，有完整的包膜回声。

(2)腹膜后脓肿：无外伤史，如为化脓性感染，多有寒战、发热、白细胞升高等表现，腰部和髂窝可触及压痛性肿块。若为结核性脓肿，多来源于脊柱结核，其内容物主要是干酪样坏死组织，内部呈中等强度或弱回声，超声显示脓肿部位与X线脊柱破坏部位一致，可资鉴别。

二、肾上腺疾病

(一)皮质醇增多症

皮质醇增多症又称库欣综合征，是由于肾上腺皮质增生或肿瘤所引起。多发生于中青年，女性多于男性。

1.临床表现

主要表现为满月脸、向心性肥胖、水牛背、紫纹、多毛、痤疮、高血压、继发性糖尿病和骨质疏松等。

2.超声表现

超声表现随其病因不同而异。皮质增生，声像图往往不容易显示，有时可见肾上腺弱回声区厚度增大(正常厚度＜1.0cm)，形态饱满；肾上腺皮质结节样增生则出现类似小肿瘤的弱回声去；皮质腺瘤直径一般为2～4cm，显示圆形或椭圆形内部呈均匀细点状低回声，有明亮包膜回声；腺癌的瘤体较大，大多为圆形或椭圆形，也可显示边界不规整，呈分叶状，内部回声不均匀。

3.鉴别诊断

(1)肝癌

右侧肾上腺较大肿瘤，往往从下面突向肝右叶，在切面图像上有时候易误认为肝右叶或尾状叶肿瘤，但在深呼吸运动时肾上腺肿瘤与肝脏上下移动没有一致性，以及肿瘤具有明亮边界以资鉴别。

(2)肾肿瘤

较大的肾上腺肿瘤可压迫肾脏，使之移位和变形，有时易误认为肾上部肿瘤，但肾上腺肿瘤具有边界，而肾肿瘤则与肾实质无明确分界。

(3)脾及胰尾肿瘤

左肾上腺肿瘤于背部纵切图上要与脾鉴别，并应与胰尾肿瘤鉴别，大的肾上腺肿瘤使脾静脉向前移位,胰尾肿瘤则使脾静脉向后移位。

(4)胰头部肿瘤

右肾上腺肿瘤还应注意与胰头部肿瘤鉴别,前者使下腔静脉向前移位,后者使下腔静脉向后受压。

(二)嗜铬细胞瘤

嗜铬细胞瘤起源于肾,上腺髓质、交感神经节或其他部位的嗜铬组织,其中发生在肾上腺髓质约占90%。肿瘤多数为单侧,属良性,棕黄色,有包膜,内部常有囊性病变。约有2%的嗜络细胞瘤为恶性,可转移到肝、淋巴结.骨、肺等器官。

1.临床表现

陈发型高血压或持续性高血压有阵发性加剧。临床表现是突发性发作心悸、气短、头痛、出汗。发作时血压可骤升至26.6kPa以上,持续时间长短不一,一般持续十分钟至数小时,也有长达数天才下降。按摩压迫肿瘤或其他刺激因素可以诱发出现上述症状。

2.超声表现

瘤体呈圆形或椭圆形,直径多数为3～5cm,边界回声明亮,内部为均匀的中等或弱回声,有时可见肿瘤内出现圆形或椭圆形的无回声区,这是囊性病变的证据。内部出血者在肿瘤内部出现不规则无回声区。10%～15%的嗜络细胞瘤可位于肾上腺之外,常在肾门、腹主动脉旁、髂动脉两侧发现,也有移位于膀胱内、胸腔及纵隔内,如发现肝转移,应考虑其为恶性。

3.鉴别诊断

(1)肝癌:右侧肾上腺较大肿瘤,往往从下面突向肝右叶,在切面图像上有时易误认为肝右叶或尾叶肿瘤,但在深呼吸运动时肾上腺肿瘤与肝脏上下移动没有一致性,以及肿瘤具有明亮边界以资鉴别。

(2)肾肿瘤:较大的肾上腺肿瘤可压迫肾脏,使之移位或变形,有时易误认为肾上腺肿瘤,但肾上腺肿瘤具有边界,而肾肿瘤与肾实质无明确边界。

(3)脾及胰尾肿瘤:左肾上腺肿瘤于背部纵切面上要与脾脏鉴别,并应与胰尾肿瘤鉴别。大的肾上腺肿瘤使脾静脉向前移位,胰尾肿瘤则使脾静脉向后移位。

(4)胰头部肿瘤:右侧肾上腺肿瘤还应注意与胰头部肿瘤鉴别,前者使下腔静脉向前移位,后者使下腔静脉向后移位。

(5)其他:许多解剖结构及其变异,可误认为肾上腺肿瘤,如在左侧脾脏内侧缘的突起、副脾、扭曲扩大的脾血管,还有如邻近的十二指肠、空肠肠袢等切面图像也能造成假象,此种情况可用饮水避免胃肠道干扰,可有助于鉴别。

第四章　妇产科疾病超声诊断

第一节　概述

一、解剖与生理概述

女性内生殖器官包括阴道、子宫、输卵管及卵巢，后两者称为附件。

（一）女性内生殖器官解剖

1.阴道

阴道位于子宫下方，上端包绕宫颈，下端开口于阴道前庭后部。阴道分前壁、后壁上下两端；阴道壁由黏膜.肌层和纤维层构成，有很多横向皱襞称阴道皱襞，具有较大伸展性；阴道黏膜色淡红，表面为复层鳞状细胞所覆盖；阴道黏膜受性激素影响有周期性变化。幼女及绝经后妇女的阴道黏膜菲薄，皱襞少，伸展性小，易受创伤和感染。

环绕子宫颈周围的腔隙称阴道穹窿，后穹窿顶端与子宫直肠陷凹紧邻，为腹腔最低部分。当子宫直肠陷凹有积液时，可经阴道后穹隆穿刺或引流。

2.子宫

子宫位于下腹小骨盆腔中央、膀胱与直肠之间。正常成人子宫呈倒置梨形，长 7～8cm，宽 4～5cm，厚 2～3cm，重量 40～50g；子宫腔容量约为 5mL。

子宫分为子宫体、峡部及子宫颈。子宫位于两侧输卵管口之间的部分称为子宫底，子宫底两侧为子宫角；子宫下部呈圆柱状的结构即为子宫颈，子宫颈部与宫体相连部分稍狭细，称子宫峡部，在非孕期长约 1cm。宫体与宫颈的比例因年龄而异，一般婴幼儿期为 1∶2，青春期为 1∶1，生育期为 2∶1，绝经后为 1∶1。

子宫壁由内向外依次为内膜、肌层及浆膜层。内膜自青春期开始随卵巢激素发生周期性变化增殖与脱落，形成月经；肌层由平滑肌构成，浆膜层即覆盖于子宫的腹膜脏层。腹膜脏层沿宫壁下行至阴道后穹窿上部时，折向后上方覆盖直肠形成一腹膜凹陷，即子宫直肠陷凹。

子宫腔呈上宽下窄的三角形。子宫峡部上端为解剖学内口，下端为组织学内口，即宫颈内口，因黏膜组织在此处由内膜转变为宫颈黏膜。宫颈管黏膜上皮细胞呈高柱状，黏膜层内有许多腺体，能分泌碱性黏液，形成宫颈管内黏液栓。宫颈阴道部则为鳞状上皮覆盖，表面光滑。

子宫位置由一系列子宫韧带固定，通常子宫略呈前倾前屈位。

子宫血供主要来自子宫动脉。子宫动脉起自髂内动脉，于腹膜后沿盆侧壁下行，距宫颈约 2cm 处从前上方横行穿越输尿管到达子宫外侧缘，分支供应子宫。子宫动脉进入子宫肌层后分支行于外 1/3 肌层内，继而发出垂直分支，进入子宫内膜后弯曲形成螺旋动脉。

3.卵巢

卵巢为女性生殖腺，产生卵子和激素。卵巢左右各一，位于子宫底后外侧盆腔侧壁髂内动脉和髂外动脉分叉处的下方。

卵巢呈扁椭圆形，正常成年妇女卵巢大小约为4cm×3cm×1cm，重5～6g。绝经后卵巢可缩小至生育期卵巢体积的1/2。

卵巢由卵巢皮质及髓质构成，皮质位于外层，是卵泡所在区域，由数以万计的始基卵泡及致密结缔组织构成；卵巢髓质为卵巢中心部位，内含疏松结缔组织及丰富血管。卵巢表面并无腹膜覆盖，而由一层纤维组织构成的白膜覆盖。

卵巢血供来自卵巢动脉及子宫动脉卵巢支。卵巢动脉于肾动脉起点稍下方起自腹主动脉，沿腰大肌前方下行至骨盆腔，越过输尿管进入卵巢门供应卵巢。子宫动脉上行至子宫角处分出卵巢支供应卵巢。

4.输卵管

输卵管为一细长弯曲的管状结构，左右各一，是卵子与精子受精的场所。输卵管位于子宫底两侧，走行于阔韧带上缘，其位置移动度较大。

输卵管全长8～14cm，由内向外分为间质部、峡部、壶腹部及伞部。间质部又称壁内部，位于子宫壁内，长约1cm，管腔狭小；峡部位于间质部外侧，长2～3cm，管壁较厚、管腔小；壶腹部长5～8cm，管腔较大，卵细胞常在此受精；伞部是输卵管末端，长约1.5cm，开口于腹腔，呈漏斗状，漏斗周缘有许多指状突起称为输卵管伞，有拾卵作用。

(二)女性内生殖器官生理

1.卵泡的生长发育

卵泡生长发育过程经历了始基卵泡、窦前卵泡（或次级卵泡）、窦状卵泡（或三级卵泡）：和成熟卵泡4个阶段。

始基卵泡形成于胚胎4个月至生后6个月时，为最基本的生殖单位；其发育至形成窦前卵泡约需9个月；窦前卵泡继续生长发育主要受尿促卵泡素(FSH)调控，其发育至窦状卵泡约需70d。必需在促性腺激素刺激下，窦状卵泡才能继续发育成为排卵前卵泡，即成熟卵泡，需时约15d。

2.卵巢周期

卵巢为女性的生殖腺，育龄妇女卵巢生理功能主要包括：①每个月排出一个有受精能力的卵细胞，卵巢结构和功能发生周期性变化，即卵巢周期；②分泌性激素，维持早期胚胎发育。卵巢周期分为卵泡期、排卵期、黄体期。

(1)卵泡期：指卵泡发育至成熟的阶段(月经周期第1～14日)。育龄妇女每月发育一批卵泡，一般只有一个优势卵泡成熟并排卵，其余卵泡在其发育的不同阶段退化，称之为卵泡闭锁。

(2)排卵期：在垂体释放的促性腺激素(LH)的刺激及卵泡内各种水解酶、纤溶酶、前列腺素等共同作用下，卵泡破裂，卵母细胞及包绕它的卵丘颗粒细胞一起被排出，称为排卵，多发生在月经周期第14日。排卵可由两侧卵巢轮流发生，也可由一侧卵巢连续发生。

(3)黄体期：排卵后至月经来潮前为黄体期(月经周期第15～28日)。排卵后卵泡液流出，卵泡壁内陷，卵泡颗粒细胞和泡膜细胞向内侵入形成颗粒黄体细胞和泡膜黄体细胞，周围由卵泡外膜包绕；同时基底膜外的毛细血管及成纤维细胞迅速增殖，并穿入基底膜内。一般在排卵后5d内先后形成血体及黄体，排卵后的7～8d，黄体体积和功能达到高峰，直径1～2cm，外观色黄。

若卵子未受精，垂体促性腺激素进一步下降，黄体在排卵后9～10d开始退化，黄体细胞逐渐萎缩，血管减少，周围结缔组织与成纤维细胞侵入并取代黄体，外观色白，称之为白体。退化的黄体转变为白体需8～10周的时间。黄体功能衰退后激素分泌功能减退，月经来潮，卵巢中新的卵泡发育，开始新的卵巢周期。

3.月经周期中子宫内膜的周期性变化

正常育龄妇女生殖系统呈周期性变化，以子宫内膜的变化最为突出。每月子宫内膜脱落一次，即为月经周期，平均时间长为28d。月经周期是下丘脑一垂体卵巢轴功能的反复表现及生殖道靶器官子宫内膜结构功能周期性变化的结果。

子宫内膜在结构上分为基底层和功能层。基底层与子宫肌层相连，对月经周期中的激素变化无反应；功能层靠近宫腔，由基底层再生而来，随卵巢激素变化而呈现周期性变化，根据其组织学变化分为增殖期、分泌期和月经期。

(1)增殖期：月经周期第5～14日，月经期后子宫内膜仅余基底层，在卵巢卵泡期雌激素的作用下，内膜逐渐开始修复，内膜腺体和间质细胞呈增生状态。

月经周期第5～7日为增殖早期，子宫内膜较薄；月经周期第8～10日为增殖中期，间质水肿明显，腺上皮细胞增生活跃，腺体数目增多、增粗、增长，螺旋动脉逐渐发育；月经周期第11～14日为增殖晚期，内膜进一步增厚，表面高低不平，腺体更长呈弯曲状，组织水肿更明显，螺旋动脉呈弯曲状，管腔增大。

(2)分泌期：月经周期第15～28日，与卵巢黄体期相对应。排卵后卵巢黄体继续分泌雌激素及孕激素，在孕激素作用下，子宫内膜呈分泌反应。

排卵后第1～5日，即月经周期第15～19日，子宫内膜继续增厚，腺体更长，弯曲更明显，间质水肿，螺旋动脉继续增生、弯曲；月经周期第20～23日，子宫内膜厚度达高峰，并呈锯齿状，间质高度水肿，螺旋动脉进一步增生、弯曲；月经周期第24～28日，卵巢黄体退化，螺旋动脉迅速增长，也更弯曲。

(3)月经期：月经周期第1～4日。由于雌、孕激素撤退，螺旋动脉阵发性痉挛及扩张，远端血管及组织缺血坏死，内膜功能层崩解脱落出血，形成月经。

二、超声检查技术

二维及彩色多普勒超声成像技术的发展，使超声检查成为妇科疾病不可替代的首选影像检查；高分辨率的经阴道超声又在很大程度上提高了超声检查对妇科疾病的诊断能力。超声诊断的准确性与合理选择检查方法有很大关系。

(一)经腹超声检查法

经腹超声扫查范围广泛、切面及角度灵活，能够完整显示盆腔器官全貌，是最常用的妇科超声检查方法之一。适用于所有要求盆腔超声检查的妇女。

其局限性包括易受腹壁厚度、膀胱充盈程度及肠道胀气等因素影响。

1.检查前的准备

受检者需饮水500～1000mL，使膀胱充盈。膀胱充盈以中度为适宜(即充盈膀胱达子宫底部或宫底上方1～2cm处)。

2.检查体位

受检者常规取平卧位。

3.仪器

选用凸阵探头,探头中心频率多为3.5MHz。对于较瘦患者或儿童患者,也可应用高频的腔内探头或线阵探头直接置于腹壁进行扫查。

4.检查方法

(1)暴露下腹部,涂抹适量耦合剂,探头直接置于腹壁皮肤进行扫查。

(2)首先进行子宫矢状切面扫查,于子宫矢状切面上测量子宫长径、前后径及内膜厚度。

(3)将探头旋转90°进行横切面扫查,测量子宫横径;观察子宫及两侧附件情况,并测量卵巢大小。注意卵巢位置变化较大,卵巢最大切面多在盆腔斜切面上获得。

(4)扫查过程中根据病灶或感兴趣区域灵活移动探头,改变扫查方向与角度,以获得病灶及感兴趣区域的最佳图像。

5.检查技巧

(1)强调膀胱充盈要适度。膀胱过度充盈时,盆腔正常器官被向后推移,不在最佳观察区域内,且可使子宫受压变形;同时患者因膀胱过度充盈而非常不适。膀胱充盈不佳时,无法推开肠管,导致盆腔脏器因肠气干扰不能清楚显示。

(2)扫查范围要大,以避免漏诊位置较高的病变。

(3)观察肿物与周围脏器关系时,应充分利用探头加压、移动连续扫查.嘱患者改变体位等手法进行观察,以了解肿物与周围脏器间的活动情况。

(二)经阴道超声检查法

经阴道超声检查(TVUS)是将超声探头置入人阴道内进行超声检查,也是目前最常用的妇科超声检查方法之一。由于经阴道探头频率高,与盆腔器官更接近,图像分辨率佳,能更好地显示子宫、卵巢及盆腔肿块的结构特征及血流情况,且不受肠腔气体干扰和腹壁声衰减的影响,适用于能进行经阴道检查的所有患者,特别是对后位子宫、宫腔内病变(如内膜病变、黏膜下肌瘤、妊娠物残留等)、异位妊娠、辅助生育技术监测卵泡以及对老年患者、肥胖患者等,TVUS均明显优于经腹超声检查;此外,TVUS引导下穿刺也是目前介入性超声最常用的方法。

其局限性包括经阴道探头频率高,穿透力有限,聚焦深度<10cm,对较大盆腔肿块或位置较高的卵巢难以显示,须结合经腹超声检查观察。

对无性生活者、阴道畸形、阴道炎症、老年性阴道明显萎缩患者及月经期不应进行TVUS。

1.检查前的准备

受检者检查前需排空膀胱。

检查者备好阴道探头及避孕套。对阴道出血患者,确因诊断需要必需进行TVUS时,检查者应准备好消毒避孕套。

2.检查体位

受检者常规取膀胱截石位。必要时用枕头垫高臀部或嘱受检者将手置于臀部下以抬高臀部。

3.仪器

选择经阴道腔内探头,探头中心频率多为7.5MHz。

4.检查方法

(1)阴道探头顶端涂适量耦合剂,套上一次性乳胶避孕套,并检查避孕套与探头间无气泡存在。

(2)操作者右手持探头,左手轻轻分开阴唇,将探头缓慢置入阴道内,探头顶端抵达阴道穹窿部。子宫后位时探头置于后穹窿,前位时置于前穹窿。

(3)扫查时利用旋转、倾斜、抽送等基本手法对盆腔内结构进行矢状切面、横切面及斜切面扫查。于子宫矢状切面上测量子宫长径、前后径及子宫内膜厚度;将探头旋转90°,于横切面测量子宫横径。

(4)然后将探头移向子宫左侧或右侧,扫查左、右附件区,观察双侧卵巢及周围附件区情况。卵巢位置变化较大,应转动探头多切面寻找,并于卵巢最大切面上测量卵巢大小。

(5)扫查过程中根据病灶或感兴趣区域灵活移动探头,改变扫查方向与角度,进行多切面扫查,以获得病灶及感兴趣区域的最佳图像。同时要注意子宫直肠陷凹及附件区有无积液。

5.检查技巧

(1)探头置入阴道后,可以参照膀胱位置进行定位,通过子宫与膀胱的位置关系判断子宫为前位、中位或后位。

(2)检查过程中,可采用推拉、移动探头的方式推开肠管,并可利用探头推动或加压观察肿物的软硬度,与周围组织结构间的相互移动性等。

(3)病灶或脏器位置较高时,可用左手在腹壁加压.使病灶更接近阴道探头。

6.注意事项

(1)月经期一般应避免进行TVUS,如确因诊断需要必须对子宫出血或月经期妇女进行经阴道超声检查时,应注意无菌操作。

(2)阴道探头应定期消毒。

(三)经直肠超声检查法

经直肠超声检查法是指将腔内探头置于直肠内进行超声检查的方法。主要用于男性前列腺疾病诊断。妇科方面用于经腹超声检查图像显示不清、但又不能进行经阴道检查的患者,如处女膜未破、阴道畸形或老年性阴道萎缩等。

1.检查前的准备

检查前受检者需排空大小便。一般采用检查前晚服用泻药的方法(如服用酚酞2片),检查当天早上空腹,必要时还可于检查前加用2支开塞露。

2.检查体位

受检者取左侧卧位,左腿伸直、右腿屈曲。有时也可采用膀胱截石位。

3.仪器

采用经直肠探头,多数仪器经直肠探头与经阴道探头为同一探头。探头频率与经阴道探头一致。

4.检查方法

探头套好乳胶避孕套后，应在避孕套上加适量耦合剂作为润滑剂，以方便将探头置入直肠内。扫查方法和观察顺序与经阴道扫查相似。

(四)经阴道介入性超声

经阴道超声引导下进行盆腔穿刺可增加定位的准确性，避免损伤。

治疗性穿刺适用于卵巢内异症囊肿(巧囊)治疗.辅助生殖中穿刺取卵未破裂型异位妊娠局部药物治疗、卵巢单纯性囊肿穿刺治疗及盆腔脓肿输卵管积水治疗等。

穿刺并发症包括误穿大血管形成血肿、肠管损伤，如慢性盆腔炎或子宫内膜异位症常与肠管粘连，穿刺不慎时可能损伤肠管；操作者应严格掌握 TVUS 引导下盆腔穿刺术的适应证与禁忌证，严格操作规程，防止并发症发生。

三、正常超声表现

(一)子宫

1.形态、位置

子宫位于膀胱后方，矢状切面呈倒置梨形，宫底横切面近似三角形，体部横切面呈椭圆形。

根据长轴切面上宫体与宫颈、宫颈与阴道的相对位置关系判断子宫的倾、屈角度。正常子宫呈前倾前屈位，即宫颈与阴道、宫体与宫颈均形成向前的倾斜角度。过度前屈子宫指宫体与宫颈间向前夹角<90°。后位子宫的后倾后屈子宫指宫颈倾斜向后宫体与宫颈角度亦向后，若宫体与宫颈向后的纵轴角度<90°，则为过度后屈子宫。

2.声像图表现

(1)宫体：子宫体为均质实性结构，肌层呈均匀低回声。矢状切面上呈倒置梨形，宫底横切面呈倒三角形，两侧为宫角，宫体横切面呈椭圆形。

(2)内膜：宫腔居中，呈线状强回声，宫腔线周围为内膜回声层。内膜回声随月经周期改变。

1)月经期：内膜厚度 1～4mm，回声不均，宫腔内可见无回声区。

2)增殖期：内膜受雌激素作用增生变厚，厚度 4～8mm，呈中等回声；有时可见内膜基底层呈线状强回声而功能层呈低回声，与宫腔线的强回声一起形成“三线征”。

3)分泌期：内膜在孕激素作用下继续增厚，厚度 7～14mm，血管增殖、腺体分泌，内膜功能层回声增强，使内膜全层呈较均匀一致的强回声。

由于子宫肌层的收缩，增殖期和分泌期 TVUS 时常见内膜涌动现象。

(3)子宫颈：宫颈肌层也呈均匀低回声，但回声水平一般较宫体肌层强。宫颈管位于宫颈中央、纵切呈梭形，回声常偏低。前位、中位子宫的宫颈在宫体的下方，而后位子宫的宫颈则位于宫体的上方，此时容易将子宫颈误诊为子宫前壁肌瘤等，应注意识别图像。

3.CDFI 表现

(1)TVUS 时多可见子宫外 1/3 肌层内的弓形动、静脉。放射状动脉在生育年龄妇女可能显示，而内膜的螺旋动脉生理情况下仅在分泌晚期或早孕时显示。

(2)子宫动脉：宫颈水平两侧可显示子宫动、静脉，子宫动脉沿子宫体侧缘上行，同时向子宫肌层发出第一级分支弓形动脉，弓形动脉发出垂直于子宫长轴、辐射状分布的放射状动脉，放射状动脉进入子宫内膜，弯曲呈螺旋状称螺旋动脉。子宫动脉血流频谱特征非妊娠期表现为高速高阻型血流，妊娠期血流阻力随孕周增加渐下降。

4.子宫大小测量

以清楚显示子宫轮廓及宫腔线为标准矢状切面，测量子宫长径和前后径；测量子宫横径时应先找到宫底最大切面（呈三角形，左右为宫角），然后将探头稍向下移，即两侧宫角处横切面的稍下方（呈椭圆形），显示子宫底内膜后，测量子宫最大横径。

育龄妇女子宫正常参考值：子宫长径为 6.0～8.5cm，横径为 3.0～5.0cm，前后径为 2.0～4.0cm；经产妇子宫各径线均较未产妇及初产妇大约 1cm。需要指出的是，关于子宫大小不同书籍间描述有一定差异，对于育龄妇女子宫正常参考值可以简单记忆为 7cm×5cm×3cm。

5.绝经后子宫的超声表现

绝经后子宫体萎缩变小，但宫颈缩小不明显；子宫肌层回声可不均或回声减低，浆膜下肌层内有时可见斑点状或短条状强回声，为弓状动脉钙化所致。绝经后子宫内膜萎缩变薄，呈线状，内膜正常参考值为＜5mm。

(二)卵巢

1.形态、位置

卵巢位于子宫底后外侧、盆腔侧壁髂内、外动脉分叉处的下方，借卵巢固有韧带连于子宫角。矢状切面上卵巢位于充盈膀胱的后外侧。卵巢位置变化较多，一般采用经阴道扫查时在髂内动脉前方容易寻找到卵巢，辨认卵巢最主要的结构特征是卵巢实质内有卵泡回声；但绝经后妇女的卵巢无卵泡，辨别较困难。

卵巢为椭圆形实质性器官，月经周期中卵巢的大小可有变化，主要由于卵巢内卵泡发育和排卵所致。

2.扫查技巧

卵巢位置变化较多，需熟练掌握扫查技巧。

(1)经腹超声检查时，可将探头置于检查侧的对侧，以充盈膀胱做透声窗检查卵巢。若经腹超声不能显示卵巢，应进行 TVUS，一般可以清晰显示卵巢。

(2)TVUS 时，将探头侧向盆壁，于髂血管附近容易获得卵巢斜冠状切面图像；双侧卵巢往往不在同一平面上，需移动探头分别观察。

(3)子宫不在中线而偏于一侧时，同侧卵巢也往往向上移位，应在较高位置寻找。后位子宫时卵巢往往偏于腹侧并与宫体同一水平，需改变探头方向多角度扫查方可显示。

3.声像图表现

卵巢呈扁椭圆形，周围皮质呈低回声，皮质内可见大小不等、边界清楚、壁薄的圆形无回声区，为卵泡回声；卵巢中央部为髓质，因不含卵泡而回声略高。由于卵泡内含有卵泡液，有一定张力，成熟卵泡可突向卵巢表面，有时成熟卵泡内可见一小而薄壁的无回声区，为卵丘回声。

卵泡大小随月经周期变化，月经第 5 日起超声图像可显示卵泡，于一侧或两侧卵巢内见 1～2 个或数个小卵泡；随着月经周期推移，卵泡渐增大.当一侧卵巢内出现直径达 1.3cm 以上的卵泡并迅速发育者，为优势卵泡，而其他小卵泡则逐渐萎缩。优势卵泡的生长速度为 1～2mm/d，直径达 1.8～2.5cm 时即成为成熟卵泡。

排卵为一瞬间过程，超声难以直接观察到卵泡破裂的过程，但可根据间接征象判断是否排卵。①优势卵泡消失；②血体形成：卵泡破裂后迅速缩小，并由于血液充盈形成血体结构，内为不凝血，表现为卵巢皮质内边界不清.壁稍厚的混合回声区；③CDFI显示卵巢血体周围环状血流信号，为低阻型血流频谱；④盆腔积液：由于卵泡液流出，一侧卵巢周围或子宫直肠陷凹可见少量积液。

黄体的声像图表现：排卵后血体大约持续72h，随着颗粒细胞或卵泡膜细胞长入而形成黄体。黄体的声像图表现根据排卵后血体内出血量和时间等有较大变化，超声常见为壁稍厚的无回声区，无回声区内部有点状或网状回声，CDFI特点为无回声区周边见环绕的低阻血流；有时因为出血量较多可表现为类实性结构，应注意鉴别。月经后期若无妊娠，黄体萎缩，体积缩小。若黄体增大，直径＞2.5cm时即为黄体囊肿，黄体囊肿直径有时可达到6.0cm甚或更大。

4.卵巢的CDFI特点

正常卵巢内血流随卵巢不同功能期呈周期性改变，TVUS可较准确评价卵巢血供情况。月经周期第1～7天，双侧卵巢内血流很少；从第9天开始进入卵巢活动期，优势卵泡发育，卵巢血流开始丰富；黄体形成后黄体周围血管增生，囊壁上血管明显扩张，形成环绕黄体的低阻血流。

5.卵巢大小测量

卵巢测量应包括三径线，即长径、横径、前后径。找到卵巢最大长轴切面，测量卵巢长径及前后径；将探头旋转90°，获得卵巢最大横切面，测量卵巢横径。正常卵巢体积在生育年龄最大，绝经后逐渐缩小。育龄妇女卵巢正常参考值约为4cm×3cm×1cm。

(三)输卵管

由于输卵管细而弯曲，位置不固定，周围被肠管遮盖，正常情况下不能清楚显示。当盆腔积液或腹水时，输卵管被无回声的液体所衬托，可以清晰地显示，表现为边界回声稍强的弯曲管状结构，下方常可见卵巢回声。

第二节　子宫疾病

一、子宫先天发育异常

子宫先天性发育异常是生殖器官发育异常中最常见的，临床意义亦比较大。受某些因素影响，两侧副中肾管在演化过程的不同阶段停止发育，形成各种子宫发育异常，包括子宫未发育或发育不全(无子宫、始基子宫、幼稚子宫)、两侧副中肾管会合受阻(残角子宫、双子宫、双角子宫)以及副中肾管会合后中隔吸收受阻所致的纵隔子宫等。

(一)子宫未发育或发育不全

1.病理与临床

(1)先天性无子宫：两侧副中肾管向中线融合形成子宫，如未到中线前即停止发育，则无子宫形成;先天性无子宫常合并先天性无阴道;卵巢可正常。临床表现为原发闭经,但第二性征正常。

(2)始基子宫:两侧副中肾管向中线融合后不久即停止发育,导致子宫发育停留在胎儿期,子宫很小且多数无宫腔或虽有宫腔但无内膜。无月经。

(3)幼稚子宫:青春期以前的任何时期,子宫停止发育,导致青春期后子宫仍为幼儿时期的大小。幼稚子宫临床表现为原发闭经、痛经、月经量过少、不孕等。

(4)单角子宫:一侧副中肾管发育完好,一侧未发育所致。发育完好的一侧形成单角子宫,该侧有一发育正常输卵管。约65%合并残角子宫畸形,常伴同侧肾发育异常。

临床表现包括痛经或原发不育等;妊娠时可能引起流产或难产。

(5)残角子宫:一侧副中肾管发育正常(发育侧子宫),另一侧副中肾管中下段在发育过程中停滞,形成不同程度的残角子宫。表现为发育侧子宫旁一小子宫及其附件,小子宫有纤维组织束与发育侧的单角子宫相连。

残角子宫类型:残角子宫可分为无内膜型及有内膜型,后者根据其内膜腔与发育侧宫腔是否相通分为有内膜相通型与有内膜不相通型。当内膜有功能的残角子宫与发育侧子宫腔不相通时,月经来潮后即出现周期性下腹疼痛症状,经血逆流至腹腔可发生子宫内膜异位症。

残角子宫妊娠:残角子宫妊娠早期多无症状,有症状时与输卵管间质部妊娠相似。由于残角子宫壁肌层发育不良,肌壁较薄,不能随胎儿生长而相应增长;如未能及时发现和诊断,随着胚胎生长发育,常在妊娠3～4个月时自然破裂,引起大出血危及孕妇生命,因此,及时诊治非常重要。

2.超声表现

(1)先天性无子宫:纵切或横切扫查时下腹部均探查不到膀胱后方的子宫图像。常合并无阴道,双侧卵巢表现可正常。

(2)始基子宫:子宫表现为一很小的条索状低回声结构,子宫长径<2.0cm,宫体.宫颈分界不清;无宫腔回声线及内膜回声。双侧卵巢表现可正常。

(3)幼稚子宫:子宫各径线均明显小于正常,前后径(即子宫厚径)<2.0cm,宫颈相对较长,宫体与宫颈之比为1∶2;内膜薄。双侧卵巢表现可正常。

(4)单角子宫:子宫外形呈梭形,横径较小,宫腔内膜呈管状,向一侧稍弯曲,同侧可见正常卵巢。当二维超声上子宫横径小或位置偏于一侧时应怀疑到单角子宫。事实上,二维超声上较难诊断单角子宫,而必需依靠三维超声才能作出较明确的诊断。

(5)残角子宫

1)盆腔内见一发育正常子宫其一侧可见一低回声包块,回声与子宫肌层相似,但与宫颈不相连。易与浆膜下肌瘤混淆。

2)内膜不相通型残角子宫,月经初潮后即形成残角子宫腔积血,表现为一相对正常子宫的一侧有中心为无回声的囊实性包块。

3)残角子宫妊娠:正常子宫一侧上方见圆形包块,内见胎囊及胎芽,周围可见肌层回声;较大时见成形胎儿,但宫壁较薄。因此,超声特点为发现偏向一侧盆腔的妊娠包块,另一侧见相对正常的子宫。妊娠囊周围内膜层与正常宫颈管不相通。正常子宫腔内可见厚的蜕膜回声

(内膜增厚)或假孕囊回声。

3.临床价值

超声检查是诊断子宫未发育或发育不全的主要影像检查方法。由于此类畸形患者常因合并先天性无阴道,或有阴道但处女膜未破(无性生活)而不能进行经阴道超声检查,因此,经直肠超声检查法是此类子宫发育异常的最佳检查途径,对临床诊断帮助很大。

此外,残角子宫妊娠是需要特别引起注意的,避免漏、误诊的关键是要提高对此种异位妊娠的认识。

(二)两侧副中肾管会合受阻

1.病理与临床

(1)双子宫:两侧副中肾管发育后未完全会合,形成两个分离的子宫体和宫颈,附有各自的输卵管。常伴有阴道纵隔或斜隔。双子宫的宫颈可分开或相连。

双子宫可无临床症状,月经正常,妊娠期分娩过程可无并发症。有症状者表现为月经过多、痛经、易流产、胎儿宫内发育迟缓(IUGR)等。

(2)双角子宫:两侧副中肾管已大部会合,但子宫体仍有部分会合不全,子宫体在宫颈内口水平以上的某一部位分开,导致子宫两侧各有一角突出,称双角子宫。

双角子宫妊娠结局较差,有较高的流产率、早产率。

(3)弓状子宫:为子宫底部未完全会合,宫底部中央区有轻度凹陷的宫壁向宫底.宫腔轻微突出,是最轻的一种子宫发育异常。

2.超声表现

(1)双子宫:可见两个完全分开的子宫,横切面观察尤为清楚,两子宫间有深的凹陷,均有内膜、肌层和浆膜层;多可见横径较宽的双宫颈,两个宫颈管回声彼此相邻但完全分开。偶也可为双子宫单宫颈。

(2)双角子宫:子宫外形异常,上段分开、下段仍为一体,横切面上可见两个分开的宫角,中间凹陷呈“Y”形或“马鞍形”;宫腔内膜回声也呈“Y”形。三维超声表现:三维超声冠状切面可以直观显示子宫底中央的凹陷及两侧的子宫角,整个子宫外形呈“Y”形或呈蝶状、分叶状;宫腔内膜也呈“Y”形或蝶状。

(3)弓状子宫:子宫外形、轮廓正常或仅宫底处略凹陷;子宫横切面见宫底部肌层增厚,此特点在三维超声冠状面上显示更清楚,可见宫底部内膜呈弧形内凹;若在三维超声冠状面上于两侧宫角内膜处做一连线,计算宫底处子宫内膜弧形内凹的垂直距离(内凹的深度),弓状子宫时此深度＜1cm;这一点有助于部分纵隔子宫相鉴别。

3.临床价值及注意事项

超声检查是子宫先天性发育异常首选检查方法及主要诊断手段,特别是三维超声成像大大提高了超声对子宫发育异常的诊断能力,对临床帮助很大。

(三)两侧副中肾管会合后中隔吸收受阻

1.病理与临床

纵隔子宫:两侧副中肾管会合后,中隔吸收的某一过程受阻,使中隔完全性或部分性未吸收,即形成不同程度的子宫纵隔,称纵隔子宫,是最常见的子宫发育异常。子宫外形、轮廓正常。

纵隔子宫分为2种类型:①完全纵隔子宫,纵隔由子宫底直至子宫颈内口或外口,未吸收的中隔将子宫腔完全分为两半,即有2个子宫腔;此型常伴有阴道纵隔。②不全纵隔子宫,纵隔终止于子宫颈内口以上任何部位。

纵隔子宫可导致不育、自然流产、习惯性流产、宫颈功能不全、早产、IUGR等。

2.超声表现

(1)二维超声表现

1)子宫外形、轮廓正常,但宫底横径较宽。

2)横切面时见2个宫腔内膜回声,间以一带状低回声,即中隔回声。

3)若纵隔延续至宫颈,见2个完整的宫腔内膜回声,为完全纵隔子宫;若两侧内膜回声在宫腔中部或下部汇合,则为不完全纵隔子宫。

(2)三维超声表现

1)纵隔(中隔)三维超声成像的冠状面图像上子宫体中央可见一清晰的与子宫肌壁回声相似的低回声带(纵隔),自子宫底部向下延伸达到(完全纵隔子宫)或未达到宫颈(不完全纵隔子宫)。三维超声不仅可以清晰显示宫腔中的纵隔长度,鉴别完全性与不完全性纵隔子宫,还可以显示纵隔的形态、厚度等。

2)内膜,由于完全纵隔子宫的纵隔达到宫颈,因此,宫腔内膜回声呈很深的"V"形或彼此平行;不完全纵隔子宫的纵隔未达到宫颈,宫腔下段为一个宫腔,因此,宫腔内膜回声呈"Y"形,两内膜所成夹角常<90°。

3.鉴别诊断

1)子宫发育异常与子宫肌瘤的鉴别:①双子宫可能误诊为子宫肌瘤,子宫肌瘤向外突使子宫外形改变也可能误诊为双子宫。鉴别要点是子宫肌瘤结节内无宫腔内膜回声,回声水平通常较正常子宫肌层回声低。②残角子宫时,由于有一相对正常的子宫回声,可能将残角子宫误诊为子宫浆膜下肌瘤或阔韧带肌瘤,应仔细观察其回声水平与子宫肌层的一致性与子宫相连情况及有无内膜回声。

(2)双角子宫与双子宫的鉴别:双角子宫表现为子宫底中央凹陷,呈2个形状完整的宫角(常呈锐角,有时膀胱可见"V"形切迹),宫体仍有部分是融合的;而双子宫则见2个完全分开的完整宫体,两宫体间常见肠管回声。

(3)双子宫与纵隔子宫的鉴别:前者外形为2个完全分离的子宫,后者外形正常或仅宫底处略凹陷,易于鉴别。

(4)双角子宫与纵隔子宫的鉴别:双角子宫内膜形态与部分纵隔子宫很相似,尤其需要仔细鉴别。双角子宫外形异常,子宫底中央明显凹陷,呈双角表现,而纵隔子宫宫底形态正常或略凹陷,可资鉴别。

(5)弓状子宫与部分纵隔子宫的鉴别:两者的子宫外形、轮廓均呈正常表现或宫底轻度凹陷,二者的鉴别诊断需依靠三维超声成像。三维超声冠状面上于两侧宫角内膜处做一连线,计算宫底处子宫内膜弧形内凹的垂直距离(内凹的深度),弓状子宫此深度≤1cm;而部分纵隔子宫此深度>1cm。

4.临床价值

(1)经阴道探头更靠近子宫，对双角子宫、残角子宫、纵隔子宫及一些复杂子宫畸形观察更佳；经腹超声可以观察整个子宫外形、轮廓，对双子宫等外形的观察会更全面。因此，二者结合可提高对子宫畸形的诊断准确性，避免不必要的漏诊或误诊。

(2)三维超声成像提供子宫冠状面，能更准确、直观地显示宫腔内膜结构，较好地对纵隔子宫进行分型判断，为手术治疗提供可靠参考资料，是纵隔子宫最佳的诊断手段。

(四)先天性阴道斜隔综合征

1.病理与临床

阴道斜隔综合征指双子宫、双宫颈时，阴道内隔膜自宫颈一侧斜行附着于阴道壁一侧(阴道斜隔)，影响该侧宫腔、宫颈通畅性；多伴有斜隔侧的泌尿系畸形(肾缺如)。

临床表现为初潮后痛经、下腹部坠痛、白带多、有异味或经期延长等。

2.超声表现

(1)横切面显示 2 个完全分离的子宫体回声，两侧子宫可对称或大小不一；两宫腔内均见宫腔内膜回声；一侧宫腔(斜隔侧)常伴有明显积液(即积血)。

(2)一侧(斜隔侧)子宫下方见一边界清楚的无回声区，内见稀疏至密集的点状回声，其上方可见与之相连的宫颈及宫体回声，有时可见包块与宫颈管及宫腔内积血的相连关系，该包块即为阴道内斜隔上方积血所致的囊性包块。

(3)腹部检查见一侧肾缺如，多为宫腔积血侧(斜隔侧)肾缺如。

(4)经会阴超声检查可观察阴道内斜隔走行及其距宫颈外口距离等。

3.鉴别诊断

处女膜闭锁：也可表现为宫颈下方囊性包块，但阴道斜隔综合征有双子宫畸形，并伴一侧宫腔积液、一侧肾缺如。经会阴超声有助明确阴道内斜隔的诊断。

4.临床价值

超声检查以其准确、快捷、实时、无创等优势成为本病的首选诊断方法。超声不仅能显示子宫及宫颈的数目、形态、阴道积血情况，还能准确诊断肾缺如。

(五)三维超声在子宫发育异常中的诊断作用

二维超声，特别是经阴道二维超声可以提供子宫、宫颈、附件区域及部分阴道的清晰图像，在女性生殖道发育异常中的诊断价值是不容置疑的，但由于二维超声无法显示子宫冠状切面，在一定程度上限制了其对子宫发育异常的诊断能力。三维超声成像是对二维超声的一个很好补充。

三维超声成像的子宫冠状切面可显示整个子宫外形轮廓、宫腔内膜回声及宫腔形态，操作可重复性强，能更清晰、直观、立体的观察子宫及内膜的空间位置关系，较准确地对子宫先天性发育异常进行分类及鉴别诊断。国内外文献报道，三维超声对子宫发育异常的诊断敏感性和特异性均较高(92％～100％)，能为临床治疗和手术提供更为准确的信息。特别是对纵隔子宫、双角子宫、弓形子宫等在二维超声检查上不易鉴别的子宫发育异常，三维超声有较强的诊断与鉴别诊断能力，是目前诊断子宫发育异常的最佳影像检查方法之一，值得推广应用。

二、子宫肌层病变

(一)子宫肌瘤

1.病理与临床

子宫肌瘤是女性生殖器官中最常见的良性肿瘤，育龄妇女中发生率高达 20%～25%。子宫肌瘤发生原因尚不清楚，多数学者认为与长期和过度雌激素刺激有关。

根据子宫肌瘤与子宫肌壁的关系可分为 3 类。

(1)肌壁间肌瘤：最多见，肿瘤位于子宫肌层内，周围有正常肌层受压形成的假包膜包绕。

(2)浆膜下肌瘤：肌壁间肌瘤向子宫表面方向发展，大部分突出于子宫表面，肌瘤表面仅覆盖一层浆膜；当肌瘤向外生长，形成仅有一蒂与子宫相连时，称带蒂浆膜下肌瘤。

(3)黏膜下肌瘤：靠近宫腔的肌壁间肌瘤向宫腔方向生长，使肌瘤大部分或完全突向宫腔内，肌瘤表面覆以子宫内膜。

肌瘤大小不一，大者可达 10cm 以上，使子宫明显增大、变形；小者仅黄豆大小，不改变子宫形态；数目上，子宫肌瘤常多发，甚至可多达几十上百个。

病理上，子宫肌瘤为实性肿瘤.质地较子宫硬，表面并无包膜但有肌瘤压迫周围肌纤维所形成的假包膜；肌瘤供血主要来自假包膜；肌瘤切面可见瘤内平滑肌组织排列致密，呈旋涡样或编织样结构。

临床症状与肌瘤生长部位、大小、数目及并发症相关。①小的肌瘤多无症状，由超声检查发现。②经量增多、经期延长是子宫肌瘤最常见的症状，最易发生于黏膜下肌瘤和多发肌壁间肌瘤。③腹部包块多见于较大的浆膜下肌瘤或肌壁间肌瘤较大时。④肌瘤恶性变时，表现为短期内迅速增大，伴有阴道不规则出血，若绝经期后肌瘤不缩小，反而继续增大时，尤应警惕。

妊娠期子宫肌瘤：妊娠期子宫血供丰富，肌瘤组织充血、水肿、肌细胞肥大，因此，妊娠时肌瘤常见增大(少部分肌瘤妊娠期可无明显变化)；肌瘤变性也常见于妊娠合并的肌瘤，妊娠期特别要注意肌瘤的红色样变性，这是一种特殊类型的肌瘤坏死，可能由于子宫肌瘤增长较快，瘤体内的血供受阻，引起肌瘤充血、水肿，进而缺血、坏死，坏死区域血红蛋白至血 t 管壁渗透到瘤组织内而产生红色，故称红色样变性。其多发生在 6cm 以上的妊娠期肌瘤，患者可有发热、腹痛并伴有呕吐，局部明显压痛及白细胞增多。此外研究发现，早孕期肌瘤会增加流产危险性。

2.超声表现

(1)声像图特点

1)子宫肌瘤以低回声为主，回声可不均匀，有时可见肌瘤特有的螺旋样回声排列；部分肌瘤后方回声有衰减或伴声影，使瘤体后边界显示欠清；肌瘤较大发生坏死、囊性变时，出现明显回声不均区域或无回声区。

2)肌瘤伴钙化时，于肌瘤内见灶状、团块状、半环状或环状强回声区，后方伴声影，有时整个肌瘤呈中强回声为弥漫性钙化的表现。肌瘤钙化更多见于绝经后。

3)肌壁间小肌瘤并不引起子宫形态与大小的明显变化；较大肌壁间肌瘤使子宫体积增大，官腔线可因肌瘤受压、变形、移位；较大肌瘤及多发肌瘤常向子宫表面突出，使子宫形态失常，表面凹凸不平。

(2)CDFI表现:肌瘤病灶周边的假包膜区域常可见半环状、环状或条状血流;肌瘤内部的彩色血流信号多分布在病灶周边区域,表现为病灶周边区域内条状或星点状散在分布的血流信号。

(3)黏膜下肌瘤的超声特点:宫腔内见低回声或中等回声区,使宫腔内膜回声受压移位;完全突向宫腔内的黏膜下肌瘤表现为宫腔内实性低回声病灶,内膜回声则包绕在病灶周围。最好用经阴道超声观察,以鉴别黏膜下肌瘤与内膜息肉等。宫腔生理盐水造影对鉴别黏膜下肌瘤与内膜息肉很有帮助,并可以确定肌瘤的准确位置及肌瘤向宫腔内突出的百分比,为临床选择宫腔镜下切除或其他手术方式提供较大帮助。

(4)浆膜下肌瘤的超声特点:表现为向子宫表面明显突出的低回声区,边界清、形态规则;或表现为完全位于子宫外但有蒂与子宫相连的低回声包块,多数情况下可通过经腹或TVUS的仔细观察找到肌瘤与子宫相连的蒂部,且CDFI下可发现肌瘤的血供来自子宫。

(5)妊娠期肌瘤红色样变性:超声表现以低回声为主,间以不规则无回声的混合回声区,为囊实性包块的特点。

(6)绝经后肌瘤:多数肌瘤在绝经后趋于稳定或缩小,但较常见钙化。这种钙化多由于肌瘤营养缺乏所致,钙化有时可仅表现为肌瘤回声弥漫性增强,并无声影。此外,激素替代治疗的绝经后妇女,其肌瘤可能增大。绝经后患者肌瘤快速增大时,应警惕肌瘤恶变或子宫肉瘤的可能性。

3.鉴别诊断

(1)子宫腺肌瘤:子宫肌瘤与子宫腺肌瘤的鉴别,不论临床还是超声上都比较困难,领仔细判断。

1)包膜回声:子宫肌瘤有假包膜边界较清楚,占位效应较明显;而腺肌瘤无包膜,无明显占位效应,病灶与周围肌层分界不清。

2)部位、数目和大小:子宫肌瘤可发生于子宫各部位,多发、数目不等,大小不一,小者仅数毫米,大者可达10cm以上;而腺肌瘤多发生于子宫后壁,以单发为主,平均大小在4cm左右。

3)内部回声:肌瘤以低回声、等回声为多见,多数回声较均匀,可伴钙化;而腺肌瘤多以稍强回声多见,内部回声明显不均,见条索状或短线状强回声,有时可见小囊性区域,不伴钙化。

4)子宫形态:肌瘤因部位及数目不同,常致子宫表面形态不规则或凹凸不平,腺肌瘤多数不突出于子宫表面或仅轻度突出。

5)CDFI:肌瘤周边可见环绕或部分环绕血流信号,而腺肌瘤并非真正的肿瘤,周边血供不丰富,内部血供可稍丰富,有时可见正常血管穿行。值得注意的是约有半数子宫腺肌症患者同时合并子宫肌瘤,这两种疾病常同时存在增加了鉴别诊断的难度。

(2)卵巢肿瘤:带蒂浆膜下肌瘤完全向外生长,可能误诊为卵巢实性肿瘤,特别是肌瘤内部发生缺血、变性坏死、钙化等改变时,其声像图表现呈现多样化,更易误诊为卵巢肿瘤。鉴别要点是弄清楚肿块与子宫的关系,如能找到浆膜下肌瘤与子宫相连的蒂,则可明确诊断;TVUS对蒂的观察优于经腹超声,仔细观察肿物内血流情况及血供的来源,尽量寻找蒂部血流,有助二者的鉴别;但TVUS观察范围有限,必需结合经腹超声以避免漏诊远离子宫的带蒂浆膜下肌瘤。当然,找到同侧正常卵巢结构也是鉴别诊断的要点。

(3)内膜息肉：黏膜下肌瘤需与内膜息肉鉴别。黏膜下肌瘤多为低回声区，内膜受压移位；而内膜息肉回声多为中强回声，若在月经周期的增殖期观察，内膜息肉的中强回声周边有低回声的增殖期内膜包绕，易于鉴别；此外，CDFI也有助二者的鉴别，息肉常见滋养血管自蒂部伸入病灶中央，而黏膜下肌瘤则以周边血流为主。

(4)子宫畸形：双角子宫或残角子宫有时可能误诊为子宫肌瘤。鉴别要点是双角子宫或残角子宫回声与子宫肌层回声一致，且可见宫腔内膜回声，而子宫肌瘤的回声较正常子宫肌层回声低，且无宫腔内回声。

4.临床价值及注意事项

超声检查是子宫肌瘤诊断与随诊的最佳影像检查，准确.详细的超声报告对临床制定手术方案有很大帮助。超声诊断子宫肌瘤时尚需注意以下几点。

(1)子宫肌瘤的超声报告应尽量详细描述肌瘤大小、位置、数目以及血流情况等。近子宫表面的小肌瘤仅使子宫轮廓轻度变形，应注意观察避免漏诊；CDFI评价肌瘤血流对临床决策有一定帮助。

(2)浆膜下肌瘤的蒂部通常有丰富血流信号，由子宫进入肿块内，应仔细寻找肿块与子宫连接部有无蒂，并不断改变声束与扫查角度，若能显示一支或数支血流由子宫穿入肿块内，即可判断其为浆膜下肌瘤。

(3)对小肌瘤的识别，对浆膜下、黏膜下及变性肌瘤等较复杂情况的观察以及寻找肌瘤的蒂与血供来源等，TVUS都明显优于经腹部超声；但对巨大肌瘤、多发较大肌瘤，需经腹超声才能更全面观察。

(二)子宫腺肌症

1.病理与临床

正常情况下，子宫内膜覆盖于子宫体腔面，如因某些原因，使子宫内膜在子宫内膜区域以外的其他部位生长，即称为子宫内膜异位症。根据其发生的部位不同，可分为腹膜子宫内膜异位症、卵巢子宫内膜异位症及子宫腺肌症。

子宫肌腺症指子宫内膜组织(包括腺体和基质组织)弥漫性或局灶性侵入子宫肌层内形成的一种病症，是子宫内膜异位最常见的形式之一。这种异位的子宫内膜随雌激素水平变化产生周期性少量出血，形成弥漫性分布的局部微小囊腔。如入侵的子宫内膜仅局限于子宫肌层的某一处，形成一局灶性的内膜异位病灶，则称为子宫腺肌瘤。近年来子宫肌腺症的发病率呈不断上升趋势，已成为妇科常见病、多发病，特别是由于其与不育密切相关，正日益受到临床重视。

大体病理上，子宫均匀性增大、质硬，但很少超过孕12周大小。一般为弥漫性生长，即弥漫型子宫腺肌症，多累及后壁；剖面上子宫肌壁明显增厚且硬，肌层组织内见增粗的肌纤维和微小囊腔，腔内可含有陈旧性积血。子宫腺肌瘤则表现为局灶性病灶，与子宫肌瘤易自肌层内剥出的特点相反，很难将腺肌瘤自肌层内剥出。

子宫腺肌症镜下表现为子宫肌层内异位内膜小岛，内膜小岛由典型的子宫内膜腺体与间质组成，伴有周围纤维组织增生。

子宫肌腺症多见于30～45岁的妇女，主要临床症状包括进行性痛经、月经量增多、经期延长及不育。妇科检查时发现子宫均匀性增大、质地较硬,有时有压痛。子宫腺肌瘤的局部结节触诊也较硬。

2.超声表现

(1)弥漫型子宫腺肌症

1)子宫呈球形弥漫性增大;前后壁肌层常呈不对称性增厚,多为后壁增厚更明显;或仅表现为后壁或前壁的明显增厚。

2)受累肌层回声增强、明显不均,见紊乱的点状或条索状强回声,间以蜂窝状样小低回声区,有时也可见散在的小无回声区,仅数毫米。

3)后方常伴有放射状或栅栏状细条

(2)子宫腺肌瘤:子宫肌层内局灶性不均质中等回声区,边界不清,回声结构特点与弥漫性子宫腺肌症相似,病灶处子宫可有局限性隆起。

(3)子宫腺肌症常合并卵巢内异症:受累卵巢有内膜异位囊肿的相应表现。

3.鉴别诊断

(1)弥漫性子宫腺肌症与子宫多发肌瘤:子宫肌瘤表现为子宫内多个大小不等的低回声结节,与子宫肌层分界较清,且子宫增大伴形态轮廓改变,见多个突起;而子宫腺肌症时子宫呈弥漫性增大饱满,外形轮廓规则,肌层呈弥漫性不均质回声,根据这些超声特点不难鉴别弥漫性子宫腺肌症与子宫肌瘤。

(2)子宫腺肌瘤与子宫肌瘤:对育龄妇女有进行性痛经、病灶边界欠清、内部回声明显不均或见小囊者应首先考虑子宫腺肌瘤。

4.临床价值及注意事项

(1)根据声像图表现,结合临床病史、症状、体征及妇科检查,超声可对大多数子宫腺肌症作出判断,特别是对有典型声像图表现的弥漫性子宫腺肌症,超声完全可以作出较明确的诊断。因此,超声在子宫腺肌症的诊断中正发挥着越来越重要的作用。

(2)TVUS 能清楚观察子宫内部回声结构,有利于发现微小的囊性病灶,且 CDFI 观察也优于经腹超声,诊断困难时应进行 TVUS 检查,尤其是对过度肥胖、术后盆腔脏器粘连所致的解剖结构不清或肠胀气等患者,应采用此检查方法。

(3)部分子宫腺肌症患者同时合并子宫肌瘤,给诊断带来困难,应仔细观察子宫形态、回声及 CDFI 表现,并结合临床资料综合判断。

(4)误、漏诊原因包括:①是对子宫腺肌病超声特征认识不足;②仅采用经腹超声检查,加上受肠气、肥胖等因素干扰,导致漏、误诊;③满足单一的诊断,对腺肌症常与子宫肌瘤同时存在的情况缺乏足够了解;④对局灶性腺肌瘤的声像图特征观察不充分,未能仔细辨认其边界及内部回声。应进行全面、仔细、多方位的扫查,并结合临床综合判断以减少漏诊和误诊。

(三)子宫肉瘤

1.病理与临床

子宫肉瘤是一组起源于子宫平滑肌组织或子宫肌层内结缔组织的子宫恶性肿瘤。多发生于 40～60 岁绝期前后的妇女。

子宫肉瘤组织学成分复杂,包括子宫平滑肌、内膜间质、结缔组织、上皮或非上皮等成分。

分类繁多，且分类仍未统一。有学者按发生部位分为子宫平滑肌肉瘤、子宫内膜间质肉瘤、淋巴肉瘤等；按组织来源又主要分为间质来源及上皮与间质混合来源的混合型两类，间质来源包括子宫平滑肌肉瘤及内膜间质肉瘤，上皮与间质混合来源常见的如恶性中胚叶混合瘤（又称为恶性苗勒管混合瘤，即子宫癌肉瘤）。

大体病理上，肿瘤体积较大，多位于肌壁间，可有较清楚假包膜或呈弥漫性生长，与肌层完全分界不清；切面呈鱼肉样，肌瘤典型的螺旋样或编织样结构消失；瘤内常见出血、坏死。

阴道不规则出血为其最常见临床症状。表现为月经不规律或绝经后阴道出血；下腹疼痛也是较常见的症状，这是由于肿瘤增大迅速或瘤内出血.坏死或肿瘤穿透子宫壁所致；下腹部常可扪及腹部包块；其他症状包括压迫症状（如尿频、尿急或尿潴留、大便困难、下肢水肿）。

子宫肉瘤虽罕见，但恶性程度高，较早血行转移以及复发率高，预后差。

2.超声表现

(1)二维超声表现

1)典型表现为子宫内形态不规则（或呈分叶状）、边界不清、回声不均的混合回声包块，内部回声为不规则无回声、低回声或中强回声相间分布，有时呈蜂窝样或网格样表现。

2)病灶以单发多见，少数表现为多发病灶。

3)病灶质地较软，探头加压可见变形。

4)子宫正常肌层变薄或受侵犯。

(2)CDFI:典型表现为内部及周边较丰富的血流信号，不规则且方向紊乱，（杂乱彩色血流）；可探及高速低阻型动脉频谱。

3.鉴别诊断

(1)子宫肌瘤：①子宫肌瘤形态规则.呈圆或椭圆形，而子宫肉瘤形态不规则；②子宫肌瘤以实性为主，见旋涡样回声结构，而子宫肉瘤多以囊实性包块为主，呈蜂窝样；③肌瘤边界清晰，肉瘤则边界模糊；④肌瘤的 CDFI 呈周边分布，边缘或可见环状或半环状血流，而肉瘤内部可见丰富血流，且多见杂色血流。

(2)子宫内膜癌：子宫内膜间质肉瘤可表现为位于黏膜下的病灶，需与子宫内膜癌进行鉴别。内膜癌多呈宫腔内不均匀中强回声，病灶内很少见无回声区。而黏膜下子宫内膜间质肉瘤一般多呈息肉状或实性肿物，回声不均匀常见病变坏死液化形成的无回声区。但文献报道约半数分化较好的内膜间质肉瘤可以局限于内膜层，呈内膜不均匀增厚，超声上很难与Ⅰ、Ⅱ期内膜癌鉴别，诊断性刮宫有助明确诊断。

4.临床价值

影像学检查仍是子宫肉瘤主要的术前诊断方法，超声为首选检查方法。根据超声表现及其他影像学检查结果，结合临床症状、体征及诊断性刮宫，可在术前对一部分病例做出诊断。

三、子宫内膜病变

(一)子宫内膜息肉

1.病理与临床

子宫内膜息肉是妇科常见疾病，其形成可能与炎症、雌激素水平过高相关。

大体病理上，息肉可单发或多发，呈卵圆形或舌形向宫腔内突起；病灶小者仅 1～2mm，一般体积多在 1cm 以下，最大者可达 5cm，充满整个宫腔；息肉质地柔软，表面光滑，呈粉红色；有蒂，蒂粗细、长短不一，蒂较长时息肉可突向宫颈管或阴道内；息肉表面可有出血坏死，亦可合并感染。子宫内膜息肉由子宫内膜腺体及间质组成，表面被覆一层立方上皮或柱状上皮；息肉中央部分形成纤维性纵轴，内含血管。

临床上，本病可发生于青春期后任何年龄，常见于 35～50 岁妇女。较小息肉常无临床症状。较大者或多发者常见症状为：①月经改变，如月经过多、经期延长、月经淋漓不尽等。②阴道不规则出血，如经间出血或血性白带。③绝经后阴道出血。④息肉突入宫颈管或阴道内时，易发生坏死、感染等，引起不规则出血及脓性分泌物。

2.超声表现

(1)二维超声表现

1)典型单发内膜息肉表现为宫腔内中强回声或中等回声区，与肌层分界清楚，呈卵圆形或舌形，回声常不均。

2)宫腔内膜线局部变形或消失。

3)增殖期内膜呈低回声时观察，可见息肉的中等回声与正常内膜的低回声分界清楚。

4)多发内膜息肉则更多表现为子宫内膜回声增厚、不均，见多个中强回声区，与正常内膜分界欠清。

5)合并宫腔积液时，则形成自然的宫腔造影表现，内膜息肉显示清晰。

(2)超声检查时机：由于增殖晚期与分泌期子宫内膜明显增生，声像图上表现为中强回声，与息肉回声相近，超声上难以清楚显示内膜息肉；增生早期子宫内膜较薄且呈低回声，与内膜息肉回声差别较大，此时检查，内膜息肉易于为超声检出。因此，超声检查较合适的时机是月经干净后第 1～7 天。

(3)少数息肉病灶内可见多个小无回声区，为腺体扩张囊性变的表现，常见于绝经后妇女的内膜息肉。

(4)CDFI：典型表现为自息肉蒂部伸入息肉中央区的短条状彩色血流信号。

3.鉴别诊断

内膜息肉需与黏膜下肌瘤、内膜增生、内膜癌等子宫内膜病变鉴别。

(1)黏膜下子宫肌瘤：①黏膜下子宫肌瘤多呈圆形，而息肉以椭圆形多见；②肌瘤多以低回声为主，较明显球体感，后方可伴衰减，而息肉呈中等或中强回声，不伴衰减；③肌瘤致内膜基底层变形或中断，息肉时内膜基底层完整无变形。生理盐水宫腔超声造影有助明确诊断。

(2)子宫内膜增生：多表现为内膜均匀性增厚，宫腔线居中，不难与息肉鉴别。但当内膜增生表现为内膜不均匀性增厚时，则较难与多发小息肉鉴别。内膜囊性增生也难以与内膜息肉的囊性病变区分。

(3)子宫内膜癌：内膜癌的内膜回声明显不均、与肌层分界不清，CDFI 可见内膜癌病灶内及受浸润肌层处有丰富的彩色血流信号。但息肉体积较大且形态不规则、回声不均匀时难以与内膜癌鉴别。

4.临床价值

超声检查是子宫内膜息肉的首选影像检查方法，经阴道超声观察内膜更清晰，对于具有典型超声表现的息肉病灶，经阴道超声多可明确诊断。生理盐水宫腔超声造影对子宫内膜病变鉴别诊断有很大价值，有助鉴别内膜息肉、黏膜下肌瘤、内膜增生及内膜癌，当然，确诊仍需宫腔镜检查和刮宫病理检查。

（二）子宫内膜增生症

1.病理与临床

子宫内膜增生指发生在子宫内膜的一组增生性病变，是由于内源性或外源性雌激素增高引起的子宫内膜腺体或间质增生；其具有一定的癌变倾向，子宫内膜增生、不典型增生和子宫内膜癌，无论是形态学还是生物学上都呈一连续演变的过程。但研究表明，绝大多数子宫内膜增生是一种可逆性病变或保持长期良性状态，仅少数发展为癌。

病因学上，内源性雌激素刺激包括：①不排卵见于青春期、围绝经期或内分泌失调、多囊卵巢综合征等，卵巢不排卵时子宫内膜持续性受到雌激素作用，无孕激素拮抗。②肥胖。③内分泌功能性肿瘤。外源性雌激素刺激包括：①雌激素替代疗法，若替代疗法仅用雌激素则会刺激内膜增生，需同时联合应用孕激素以避免内膜增生。②三苯氧胺等抗雌激素作用的药物应用，在雌激素低的条件下，三苯氧胺又有微弱的类似雌激素作用。

大体病理上，一般可见子宫内膜普遍增厚，可达 0.5～1cm 以上（指内膜实际厚度，而超声测量的为双层内膜厚度），表面光滑，柔软。

组织学上一般将子宫内膜增生分类为单纯增生、囊性增生、腺瘤样增生及不典型增生，按病变程度不同，不典型增生又可分为轻、中、重三度。重度不典型增生有时与内膜高分化腺癌较难鉴别。

子宫内膜增生可发生于任何年龄段，青春期、生殖期、围绝经期或绝经期均可发生，以＞40岁更多见。而子宫内膜不典型增生主要发生在生育年龄段妇女。月经异常是本病突出症状之一，以不规则出血为最常见，一般为无排卵性功血；因内分泌失调造成长期不排卵使此类患者生育力低、不育。

2.超声表现

（1）子宫内膜增厚：生育年龄段妇女内膜厚度＞15mm；绝经后妇女的内膜厚度≥5mm。内膜增厚常为弥漫性，也可为局灶或不对称性增厚。

（2）内膜回声：内膜呈均匀强回声，宫腔线清晰、居中；有时回声不均匀，见小囊性区域，为囊状扩张的腺体，又称内膜囊性增生。

3.鉴别诊断

（1）内膜息肉

1）内膜息肉表现为宫腔内中强回声区，一个或多个，宫腔线不清或变形；内膜增厚则多表现为均匀强回声，宫腔线居中。

2）可选择在月经干净后 1～7d 进行超声检查，此时内膜处于增殖期，易于识别息肉的中强回声；但对于月经异常不规则出血的患者，有时则较难鉴别内膜增生与息肉。

3）CDFI 上如可见滋养血管自蒂部伸入息肉内则可能有一定帮助。

4）绝经后妇女的内膜息肉较难与内膜增生鉴别。

5）宫腔生理盐水超声造影检查可鉴别内膜增生息肉并明确诊断。

(2)子宫内膜癌:多发生于绝经后妇女,常有阴道不规则出血。超声检查见局部或弥漫性宫腔内不均匀性中强回声区;但早期内膜癌可仅表现为内膜不均匀性增厚,与单纯内膜增生难以鉴别;诊断性刮宫是明确诊断的最佳检查方法,对绝经后阴道出血妇女内膜厚度≥5mm时,应进行诊刮以避免漏诊内膜癌。

4.临床价值

超声检查是子宫内膜增生首选的影像检查方法。经阴道超声能够更好地观察内膜病变,特别是对绝经后妇女应强调采用经阴道超声评价。宫腔生理盐水造影在进一步评价内膜病变方面价值较大,有助鉴别局灶性病变和弥漫性异常。

但超声检查难以鉴别内膜增生与早期内膜癌、增生与小息肉等,均需通过诊断性刮宫及病理检查来明确诊断。

(三)子宫内膜癌

1.病理与临床

子宫内膜癌又称为子宫体癌,是女性生殖器官最常见恶性肿瘤之一,仅次于子宫颈癌,占女性生殖道恶性肿瘤的20%~30%。过去20年中子宫内膜癌的发病率呈明显上升趋势。发病率升高与内外环境因素均可能有关。

可以肯定雌激素和内膜癌的发生有密切关系,雌激素长时期持续刺激,引起子宫内膜的过度增生、不典型增生,进而发生内膜癌。

子宫内膜癌的危险因素包括:肥胖、糖尿病、高血压三者可能与高脂饮食有关,而高脂饮食与子宫内膜癌有直接关系。其他危险因素包括:多囊卵巢综合征;月经失调;分泌雌激素的卵巢肿瘤如颗粒细胞瘤、卵泡膜细胞瘤等;外源性雌激素。

大体病理上,子宫内膜癌表现为癌组织局灶性或弥漫性侵犯子宫内膜组织,局灶性者病变多位于子宫底部和宫角,后壁较前壁多见。早期局部病灶表现为内膜表面粗糙,可无明确肿物表现;当肿块向宫腔内生长时,形成突向宫腔的菜花状或息肉状肿块。

内膜癌虽可发生于任何年龄,但平均年龄在55岁左右。主要表现为阴道不规则出血或绝经后出血。由于50%~70%患者发病于绝经之后,因此,绝经后出血是最常见的症状;未绝经者,则表现为不规则出血或经量增多、经期延长等。其他症状还包括阴道异常分泌物。

2.超声表现

(1)子宫内膜增厚:绝经后妇女未用激素替代疗法时,若子宫内膜厚度≥5mm,视为内膜增厚。子宫内膜癌的早期病灶可仅表现为内膜轻度增厚,且回声尚均匀,难与内膜增生鉴别,需诊断性刮宫。若内膜厚度<5mm,内膜癌的可能性小。

(2)病灶回声特性;子宫内膜癌病灶局灶性或弥漫性累及官腔,回声表现为局灶性或弥漫性不均匀中强回声或低回声;中央出现坏死出血时可呈低回声或无回声区。内膜癌病灶形态通常不规则。病灶较大时,子宫肌层受压变薄。

(3)病灶边界:内膜癌病灶可以有清楚的边界。但当肿瘤浸润肌层时病灶与肌层分界不清,局部受累肌层呈低而不均匀回声,与周围正常肌层界限不清。

(4)当病灶位于宫颈内口附近或累及宫颈、或癌肿脱入宫颈管引起阻塞时,可出现宫腔积液。

(5)CDFI 病灶内可见较丰富点状或短条状血流信号，有肌层浸润时，受累肌层局部血流信号也可增加。

3.鉴别诊断

(1)内膜增生：①内膜增生时内膜多呈较均匀性增厚，而内膜癌回声则不均匀、不规则；②内膜增生时增厚内膜与肌层分界清，而内膜癌累及肌层时分界不清；③内膜癌病灶及受浸润的肌层内有较丰富的血流信号，对鉴别诊断也有较大帮助。当然，早期子宫内膜癌与内膜增生在超声上是较难鉴别的。

(2)晚期子宫内膜癌偶尔需与多发性子宫肌瘤鉴别。多发性子宫肌瘤结节周边可见假包膜，子宫内膜回声正常，而晚期内膜癌内膜增厚明显，与肌层分界不清。

内膜癌的超声诊断与鉴别诊断应密切结合临床病史，对有不规则阴道出血的中老年妇女，尤其是绝经后妇女，超声发现内膜增厚、回声异常时应高度警惕子宫内膜癌的可能性。

4.临床价值

经阴道超声是目前评价子宫内膜癌最好的检查途径，尤其对绝经后妇女强调采用经阴道超声评价内膜癌。但尽管如此，早期子宫内膜癌与内膜增生及息肉的鉴别仍比较困难，必需进行诊断性刮宫才能明确诊断。因此.诊刮仍是目前临床获得内膜癌病理诊断及制定治疗方案的必要手段。

四、子宫颈癌

(一)病理与临床

子宫颈癌是最常见的妇科恶性肿瘤之一，其发病率有明显地域差异，在发展中国家其发病率仍居妇女恶性肿瘤第一位，而在欧美等发达国家中其发病率远低于乳腺癌。

早婚、性生活过早、性生活紊乱、多产等是宫颈癌的高危因素，也与患者经济状况、种族及环境等因素有一定关系。近年研究发现，人乳头状病毒(HPV)感染与宫颈癌发病有密切关系，HPV 感染也成为宫颈癌的主要危险因素。

病理学上，宫颈上皮内瘤变(CIN)是一组与宫颈浸润癌密切相关的癌前病变的统称，包括宫颈不典型增生及宫颈原位癌，反映了宫颈癌发生中连续发展的过程，即宫颈不典型增生(轻→中→重)→原位癌→早期浸润癌→浸润癌的一系列病理变化。

宫颈癌好发部位在宫颈管单层柱状上皮与宫颈外口鳞状上皮间的移行区域。宫颈浸润癌中 90%为鳞状细胞癌，约 5%为腺癌，其余 5%为混合癌。

大体病理上，宫颈浸润癌可分为 4 种类型：即外生型、内生型、溃疡型及宫颈管型，前 3 种类型常向阴道内生长，阴道窥器检查时容易观察到病灶。后一种类型病灶发生于宫颈管内，多为腺癌，可向上累及宫体。

临床表现上，宫颈癌早期常无症状。宫颈浸润癌的主要症状包括：①接触性出血。②阴道排液，早期为稀薄水样液，晚期合并感染时可见脓性恶臭白带。③肿瘤侵犯周围器官时可出现尿道刺激症状、大便异常、肾盂积水等。妇科检查时可见宫颈肥大、质硬及宫颈口处肿物。

子宫颈细胞学检查，特别是薄层液基细胞学(TCT)是早期宫颈癌诊断的必要手段。

子宫颈癌的分期：

0 期：即原位癌(CIS)，肿瘤仅局限于宫颈上皮内。

Ⅰ期：病变局限于子宫颈部位。依肿瘤侵犯程度分Ia与Ib两期。

Ⅱ期：病变超出宫颈，但未达盆壁。阴道浸润未达阴道下1/3。

Ⅲ期：病变浸润达盆壁，阴道浸润达阴道下1/3。

Ⅳ期：病变浸润已超出真骨盆，或已浸润膀胱、直肠(IVa)，甚至发生远处转移(IVb)。

(二)超声表现

首先需指出，声像图上并不能显示宫颈不典型增生与宫颈原位癌，而且宫颈浸润癌早期因病灶较小，宫颈大小、形态、宫颈管梭形结构等仍可无异常表现；随着肿瘤增大，宫颈形态学改变较明显时，超声检查特别是经阴道超声检查有助宫颈浸润癌及病变范围与宫旁浸润情况的判断。宫颈浸润癌的超声表现包括以下几点：

(1)宫颈增大，宫颈管回声线中断。

(2)宫颈区域可见实性肿物，外生型肿瘤表现为宫颈外口处呈不均质低回声的实性肿物；内生型肿瘤则表现为宫颈肌层内不规则低回声区，与周围组织分界不清，有时可见蟹足状表现；宫颈腺癌时可见宫颈管回声弥漫性增强(较宫颈肌层回声强)，呈实体性结构。

(3)侵犯周围组织的表现：宫颈癌侵犯阴道时，阴道与宫颈分界不清，阴道缩短；侵犯宫体时，子宫下段内膜和肌层与宫颈界限不清；侵犯膀胱时，可致膀胱后壁回声连续性中断或可见肿物向膀胱内突起，与宫颈分界不清；肿物压迫输尿管时，可致肾输尿管积水。宫旁转移时则表现为子宫颈两侧混合回声包块。

需要注意的是对向阴道内生长的宫颈浸润癌，经阴道超声检查时可能出现接触性出血，应注意尽量小心操作、动作轻柔，避免接触性出血，特别是较多量的出血。

(4)CDFI：宫颈肿块内见丰富血流信号，呈散在点、条状或不规则状；可见低阻型动脉频谱，RI可＜0.40。

(三)鉴别诊断

目前，临床有很好的辅助检查手段来诊断子宫颈癌，即子宫颈细胞学检查(TCT)，因此，宫颈癌的诊断并不困难。超声上需要与宫颈浸润癌鉴别的主要是宫颈炎性改变，如慢性宫颈炎、宫颈肥大等，慢性宫颈炎可表现为宫颈增大、变硬，但无肿物的局灶性表现，可助鉴别。慢性宫颈炎与早期宫颈癌的鉴别仍主要依靠宫颈细胞学检查。

(四)临床价值

(1)超声检查尤其是经阴道超声检查对了解宫颈癌病灶的浸润范围及盆腔内转移情况有很大临床价值，如了解宫腔内、膀胱、直肠受侵及宫旁受侵等情况，为临床分期及治疗提供帮助。

(2)对宫颈管型宫颈癌，经阴道超声结合彩色多普勒超声检查(CDFI)可对宫颈管病变作出较早期诊断，有较大的临床价值。

(3)宫颈癌放射治疗(放疗)期间，超声随诊观察、评价宫颈癌病灶大小的变化.血流改变等有很大临床价值。

CT、磁共振(MRI)及正子放射断层摄影(PET)检查对了解子宫颈癌周围脏器浸润情况也有帮助。

第三节　卵巢疾病

一、卵巢瘤样病变

卵巢瘤样病变是指一组病因、病理、临床表现各异的疾病，多发生于生育年龄段妇女。根据世界卫生组织(WHO)的分类，卵巢瘤样病变主要包括滤泡囊肿、黄体囊肿、黄素化囊肿、内膜异位囊肿、多囊卵巢、卵巢冠囊肿等。

(一)滤泡囊肿

1.病理与临床

滤泡囊肿是由于卵泡不破裂，滤泡液聚集所形成的卵巢单纯性囊肿，是最常见的卵巢生理性囊肿。正常生理情况下卵泡发育为成熟卵泡并排卵，若卵泡不破裂排卵，致卵泡液积聚则形成囊状卵泡，当其直径＞2.5cm 时即称为滤泡囊肿。滤泡囊肿多发生于单侧且单发，表面光滑，向卵巢表面局部隆起，囊壁薄而光滑，内含液体清亮。滤泡囊肿直径多＜5cm，少数达 7～8cm，甚至 10cm 以上。

患者一般无自觉症状，由妇检或超声检查偶尔发现。囊肿 4～6 周可自然吸收、消失。个别患者由于持续性卵泡分泌雌激素，可引起子宫内膜增生及功能性子宫出血，偶可见滤泡囊肿破裂或扭转所致急腹症。

2.超声表现

(1)滤泡囊肿声像图表现呈典型单纯性囊肿的特点：于一侧卵巢上可见无回声区，边界清楚、光滑，壁薄，后方回声增强，多数直径＜5cm，但少数较大，甚至＞10cm。

(2)生理性囊肿在生育年龄妇女常见，尤其是年轻女性。多数在 1～2 个月经周期消失(最多 4～5 个月经周期)，因此，随诊观察囊肿变化非常重要。常间隔 6 周复查，观察到囊肿缩小以至消失，可明确诊断。

(3)CDFI：内部无血流信号。

3.鉴别诊断

(1)卵巢内异症囊肿(巧囊)：经阴道超声检查时巧囊内常见密集点状回声，且巧囊不会在数月内自行消失，因此，随诊观察可资鉴别。

(2)卵巢冠囊肿：也具有单纯性囊肿的特点，但其不是生理性囊肿，不会自行消失。

(3)黄素囊肿：发生在妊娠期或滋养细胞肿瘤时以及辅助生殖促排卵治疗时。

4.临床价值

超声不仅是卵巢滤泡囊肿的首选检查方法，也是随诊的最好方式。多数患者可通过超声及超声随诊得到准确诊断，从而避免进行其他不必要的影像检查。

(二)黄体囊肿

1.病理与临床

黄体囊肿也属生理性囊肿，是由于黄体吸收失败或黄体出血所致，较滤泡囊肿少见，也多单侧发生。正常或妊娠期黄体直径＜2cm，若黄体直径达 2～3cm，称囊状黄体；直径＞3cm 时则称黄体囊肿，囊肿直径很少>5cm，偶可达10cm者。黄体囊肿常伴有出血，因此，黄体腔内多为褐色液体或凝血块。多数在1～2个月经周期自行消失。

临床上，黄体囊肿多发生于生育年龄段妇女，一般无明显自觉症状，患者可能诉月经延迟，常在行妇检或超声检查时发现囊肿。

卵巢黄体或黄体囊肿破裂：可由于性交、排便、腹部受撞击等外力引起，也可自发性破裂。由于黄体囊肿位于卵巢表面，张力大，质脆而缺乏弹性，内含丰富血管，发生破裂时，极易出血，血液积聚于盆腹腔，刺激腹膜引起腹痛，这是为什么黄体囊肿破裂易致急腹症，而成熟卵泡排卵并不引起急腹症的原因。应该充分认识到卵巢黄体或黄体囊肿破裂是妇产科较常见的急腹症之一，以避免不必要的漏、误诊。其临床症状主要表现为月经中后期腹痛，疼痛程度不一，出血多者可伴休克。一般无阴道出血。文献报道，多数黄体破裂发生于黄体囊肿。

2.超声表现

(1)黄体囊肿超声表现变化较大，取决于囊内出血量多少及出血时间长短。无出血的黄体囊肿声像图表现与滤泡囊肿相似；出血性黄体囊肿囊壁稍厚，囊内见网状中强回声及散在点状回声；或可见血凝块的团块状中等回声等各种血液不同时期的表现。于月经周期的不同时期(如2周后或6周后)随诊可明确诊断，随诊观察可见囊内回声改变，囊肿缩小以至消失。

(2)CDFI：囊壁可见环状血流信号，频谱呈低阻型；囊内无血流信号。

(3)黄体囊肿破裂时，早期可仍为黄体囊肿的回声表现，TVUS可见卵巢包膜不完整；随之出现卵巢囊性或混合性包块，包块边界不清；或表现为附件区一囊实性包块，内见边界不清的卵巢及黄体回声。临床表现为急腹症，易误诊为宫外孕破裂。

3.鉴别诊断

(1)卵巢肿瘤：黄体囊肿出血时呈混合回声表现，需与卵巢肿瘤鉴别。鉴别要点：黄体囊肿出血时见网状、点状及团块状回声，随诊观察时可见囊内回声变化较大，囊肿大小也呈缩小趋势，且囊内无血流信号等，均有助鉴别。

(2)黄体囊肿破裂的鉴别诊断：超声上黄体囊肿破裂应与宫外孕、急性盆腔炎、卵巢囊肿或肿瘤扭转相鉴别。①宫外孕：卵巢黄体囊肿破裂腹痛均发生于月经中后期且往往在性生活等外力作用后，血绒毛膜促性腺激素(HCG)阴性；而宫外孕一般有停经史及不规则阴道出血，血绒毛膜促性腺激素(HCG)升高，经阴道超声上可见宫外孕形成的附件包块与卵巢相邻但能分开，内大多可探及低阻型血流。密切结合临床与超声表现，一般不难鉴别。②急性盆腔炎：常有发热、腹痛、白带增多，血白细胞升高等急性感染表现，盆腔内混合回声包块形态不规则，边界不清，后穹隆穿刺为非血性液体，卵巢多未见明显异常等可资鉴别。

4.临床价值

超声检查不仅是黄体囊肿的首选检查方法，也是最好的随诊方式。多数患者可通过超声及超声随诊得到准确诊断。

(三)卵巢子宫内膜异位囊肿

1.病理与临床

卵巢子宫内膜异位症是指具有生长功能的子宫内膜组织异位到卵巢上，与子宫腔内膜一样发生周期性的增殖、分泌和出血所致的囊肿。由于异位到卵巢的子宫内膜没有一个自然引流的途径,从而在局部形成一个内容物为经血的囊性包块,因其内容物似巧克力,又称巧克力囊肿,简称巧囊。卵巢子宫内膜异位是内膜异位症最常见的形式,约 80%的子宫内膜异位症累及卵巢。

卵巢内异症多发生于育龄妇女,以 30～45 岁为多见,与异位到子宫肌层的内异症(子宫腺肌症)一样,卵巢内异症的发病率近年来也呈明显上升趋势,成为妇科的常见病、多发病,也是女性不育的重要原因之一。其发生学说包括子宫内膜种植学说、体腔上皮化生学说、转移学说等,其中以种植学说最为广泛认同,认为子宫内膜及间质组织细胞随月经血通过输卵管逆流进入盆腔,种植到卵巢和盆腔腹膜上。

卵巢内异症囊肿可单侧发生,也常可双侧发生,大小从数毫米到十几厘米不等,多数大小在 5～8cm,囊壁厚薄不均。

临床表现上卵巢内膜异位症的主要症状包括慢性盆腔痛、痛经、性交痛、月经量多以及不育等,其中痛经是最常见症状,病变侵及子宫直肠窝、宫骶韧带时,疼痛可放射到直肠、会阴及后腰背部;囊肿破裂则导致急腹症。一部分患者的临床症状不甚明显或没有症状,由超声检查发现病灶。

近年来发现卵巢内膜异位症与不育的关系越来越密切,约有 1/3 不明原因的不育患者腹腔镜检查到内膜异位症病灶,而在内膜异位症病例中则有半数左右合并不育。

2.超声表现

(1)典型巧囊的超声表现为边界清楚的附件区囊性包块,包块内充满密集均匀的点状回声,这一特征性表现在经阴道超声图像上显示率高,图像更清晰。少部分巧囊经腹部及经阴道超声均显示内部为完全性无回声,且壁薄而光滑,与单纯囊肿,如滤泡囊肿难以鉴别。

(2)巧囊的囊壁常较厚,壁上有时可见点状或条状中强回声,部分巧囊肿内可见分隔;巧囊内部也常可见局灶性中等或中强回声(为血凝块的实性回声,CDFI 无血流信号)。

(3)CDFI:巧囊内无血流信号,仅可在囊壁上见部分环状或条状血流信号。

(4)巧囊的大小、回声特性随月经周期可能有变化,诊断时应结合临床与声像图特征综合判断。

3.鉴别诊断

(1)巧囊虽有较典型的超声表现,但单纯囊肿伴囊内出血、畸胎瘤、卵巢上皮性肿瘤、盆腔脓肿等均可能表现为囊肿内充满均匀点状回声;而巧囊内血凝块的实性回声也需与卵巢肿瘤的壁上结节鉴别。

巧囊与其他病变的鉴别要点。①出血性黄体囊肿:出血性囊肿内常见网状、条索状或较粗的点状低回声,不均匀;而巧囊内多为均匀细腻的点状回声。随诊观察囊肿大小与回声的变化是鉴别出血性囊肿与巧囊的关键,出血性黄体囊肿多发生于月经周期的中后期,间隔 2～6 周复查大小与回声变化较大。②畸胎瘤:点状回声水平高于巧囊,并常伴有声影的团块状强回声可资鉴别。③卵巢上皮性肿瘤:卵巢壁上的实性结节,CDFI 可见血流信号。④盆腔脓肿:不同时期的盆腔脓肿都可以有类似于内膜异位症囊肿的超声表现,但是二者临床表现完全不同,盆腔脓肿临床常有发热、下腹疼痛与明显压痛等急性感染的症状。

(2)巧囊有时呈类实性表现,需与卵巢实性肿瘤相鉴别,可以通过经阴道超声 CDFI 观察其内的血流信息，不能确诊时，进行超声造影将对诊断帮助很大，可以明确病灶内有否血供，超声造影上巧囊为内部完全无血供的囊性包块，而卵巢实性肿瘤则为内部有血供的实性肿物。

4.临床价值

超声检查是巧囊首选的检查方法。多数患者可通过超声表现、临床症状、体征以及超声随诊得到明确诊断。

经阴道超声可更好地观察到病变内部回声结构及病灶内血流信息，在巧囊的鉴别诊断中发挥着非常重要的作用，如显示巧囊内部典型的均匀细腻的点状低回声、出血性囊肿内部典型的网状回声等，经阴道超声均明显优于经腹超声。

(四)卵巢冠囊肿

1.病理与临床

卵巢冠囊肿指位于输卵管系膜与卵巢门之间的囊肿，目前认为其组织来源包括间皮、副中肾管及中肾管来源。以生育年龄妇女多见，为良性囊肿，但也偶有腺癌样恶变的报道。病理上，囊肿多为5cm左右，但也可大至15cm以上，单发，壁薄光滑，内为清亮液体。临床常无自觉症状，囊肿较大时可扪及包块。

2.超声表现

位于一侧卵巢旁，为典型单纯性囊肿的表现，呈圆形或椭圆形，单房、壁薄，双侧卵巢可见正常。囊肿偶可以扭转和破裂。

3.鉴别诊断

应与卵巢其他单纯囊肿(如滤泡囊肿)鉴别。典型卵巢冠囊肿表现为附件区圆形或椭圆形单房囊肿，常可见完整卵巢声像图，随诊观察时不会自行消失；经阴道超声检查时用探头推之可见囊肿与卵巢分开。而滤泡囊肿时卵巢图像不完整或显示不清，且随诊观察可见自行消失。

4.临床价值

卵巢冠囊肿多数可通过超声发现，并通过超声随诊得到较明确诊断。

(五)卵巢黄素囊肿

1.病理与临床

卵巢黄素囊肿指卵泡壁上卵泡膜细胞在大量绒毛膜促性腺激素(HCG)刺激下黄素化、分泌大量液体而形成的囊肿。可见于：①滋养细胞疾病，如葡萄胎、恶葡、绒毛膜癌等；②正常妊娠、双胎、糖尿病合并妊娠、妊娠高血压症等产生过多HCG的情况；③促排卵时治疗引起卵巢过度刺激，其卵巢的多囊性改变同黄素囊肿。

卵巢黄素化囊肿常为双侧性，数厘米大小。大多无临床症状，可自行消退。

2.超声表现

卵巢黄素化囊肿具有典型卵巢单纯性囊肿的回声特点，即圆形或椭圆形无回声区，壁薄，光滑，边界清；可表现为单侧或双侧，单房或多房。

3.鉴别诊断

需与其他卵巢单纯性囊肿鉴别，密切结合临床资料一般不难鉴别。

4.临床价值

卵巢黄素化囊肿多数通过超声发现及明确诊断。

(六)多囊卵巢综合征

1.病理与临床

多囊卵巢综合征(PCOS)是以慢性无排卵、闭经或月经稀发、不育、肥胖、多毛及双侧卵巢多囊性改变为特征的临床综合征。是育龄期妇女无排卵最常见的原因。关于 PCOS 的发病机制,至今尚不十分清楚,认为可能与促性腺激素分泌异常、代谢异常、肥胖、卵巢内分泌失调、高雄激素水平以及遗传等有关,主要内分泌特征包括 LH/FSH 比例增大、雄激素过高等。

大体病理上,60%～70%PCOS 患者表现为双侧卵巢对称性增大,少数病例卵巢无增大或仅单侧增大,切面显示卵巢白膜明显增厚,白膜下一排囊性卵泡,数个至数十个不等,直径 0.2～0.6cm。镜下见白膜增厚、卵巢间质和卵泡膜细胞增生。

PCOS 主要为青春期发病,临床表现包括:①月经失调,为长期不排卵所致。表现为月经稀发、量少或继发闭经,偶见功能性出血;②不育,系慢性无排卵所致;③多毛,多毛常见于口唇、下颌颊侧、下腹、耻上、股内侧,并伴有痤疮;④肥胖,约半数患者有不同程度的肥胖;⑤双侧卵巢增大,呈对称性,比正常卵巢大 1～3 倍,⑥激素测定:LH/FSH>3,血清睾酮升高、高胰岛素血症等。

2.超声表现

(1)PCOS 的典型超声特点:①双侧卵巢增大(但约 30%PCOS 患者卵巢体积可正常);②双侧卵巢内见多个小卵泡,沿卵巢周边部呈车轮状排列,卵泡大小 0.2～0.8cm,每侧卵巢最大切面卵泡数目≥10 个卵泡;③卵巢表面见强回声厚膜包绕;④卵巢中央的卵巢基质回声增强。

(2)经阴道超声可更好地观察小卵泡情况,若观察到卵巢基质回声增强也是一个较敏感而特异的诊断指标。

(3)少数 PCOS 患者上述卵巢的超声表现仅为单侧性。

3.鉴别诊断

根据 PCOS 卵巢的特征性超声表现,并密切结合临床资料,一般较易与其他病变鉴别。

4.临床价值

超声检查是 PCOS 首选的影像检查方法,其典型超声表现也是 PCOS 诊断的最佳指标之一,根据卵巢的特征性表现,结合临床表现与生化检查,一般可以对多囊卵巢作出较明确诊断。

经阴道超声不受患者肥胖的影响,在 PCOS 诊断中起着重要的作用,如其显示 PCOS 小卵泡及基质情况即明显优于经腹超声,可提高 PCOS 的诊断准确性。

二、卵巢上皮性肿瘤

卵巢肿瘤是女性生殖系统常见肿瘤,其中恶性肿瘤约占卵巢肿瘤的 10%。卵巢恶性肿瘤是仅次于宫颈癌和子宫内膜癌的女性生殖道第三大癌瘤,恶性程度高、死亡率高,尽早发现、及时手术与治疗是提高卵巢癌生存率的关键。

卵巢肿瘤组织类型繁多而复杂,以上皮性肿瘤最为多见,约占所有原发卵巢肿瘤的 2/3、卵巢良性肿瘤的 50%、原发卵巢恶性肿瘤的 85%～90%。上皮性肿瘤又分为良性、交界性、恶性肿瘤;根据细胞类型,上皮性肿瘤分为浆液性、黏液性肿瘤、子宫内膜样肿瘤、透明细胞瘤等。良性上皮性肿瘤包括囊腺瘤、乳头状囊腺瘤等;恶性包括囊腺癌、乳头状囊腺癌、腺癌等。

卵巢上皮性肿瘤多发生于40～60岁,很少发生于青春期前。

(一)卵巢浆液性肿瘤

卵巢浆液性肿瘤是卵巢上皮性肿瘤中最常见的,占卵巢肿瘤的30%～40%,而恶性浆液性肿瘤约占卵巢癌的50%。卵巢浆液性肿瘤包括:①良性浆液性肿瘤。②交界性浆液性肿瘤。③浆液性乳头状囊腺癌。其中良性约占70%。

1.良性浆液性肿瘤

(1)病理与临床:主要有囊腺瘤及乳头状囊腺瘤两种。大体病理上为囊性肿物,大多单侧发生,直径1～20cm,单房或多房;囊内壁无明显乳头或有简单乳头者为囊腺瘤;有较复杂乳头者为乳头状囊腺瘤。囊的内壁、外壁均光滑,多数囊内含清亮的浆液,少数也可能含黏稠液。

可发生于任何年龄,但以育龄期多见。小者无临床症状,大者可及下腹包块或有压迫症状、腹痛等。

交界性浆液性肿瘤:9%～15%的浆液性肿瘤为交界性。肿瘤外观与良性浆液性囊腺瘤或乳头状囊腺瘤相似,唯乳头结构更多而细密复杂,且体积较大,可伴腹水。镜下表现为交界性肿瘤的细胞核特点。

(2)超声表现:①单纯性浆液性囊腺瘤,肿块呈圆形或椭圆形无回声区,边界清楚,单房多见,囊壁薄而完整、内壁光滑,囊内含清亮透明浆液或略浑浊囊液;直径大小多在5～10cm,较黏液性囊腺瘤小。②浆液性乳头状囊腺瘤,单房或多房囊性肿物,边界清楚,囊内见单个或多个内生性和(或)外生性乳头状突起。囊内液体多为完全性无回声区,当囊内为浑浊囊液时,无回声区内可充满点状回声。CDFI显示乳头上可见少许血流信号。③交界性浆液性乳头状囊腺瘤的表现与上述相似,但乳头可能更多、更大,CDFI可能显示乳头上较丰富血流信号。

(3)鉴别诊断:①单纯性浆液性囊腺瘤与其他单纯性卵巢囊肿表现相似,一次超声检查有时鉴别较困难,可结合临床并通过随诊观察大小变化等加以区别。滤泡囊肿属生理性囊肿,多会自行消失;卵巢冠囊肿位于卵巢旁;黄素囊肿多于高HCG状态有关。②浆液性乳头状囊腺瘤需与巧囊等鉴别,巧囊内或壁上的实性回声CDFI上无血流信号,乳头状囊腺瘤的乳头上可见血流信号,超声造影可帮助明确诊断。

(4)临床价值:超声是良性浆液性肿瘤较为可靠的首选影像检查方法。

2.浆液性乳头状囊腺癌

(1)病理与临床:浆液性乳头状囊腺癌是最常见的卵巢原发恶性肿瘤,好发于40～60岁。肿瘤直径10～15cm,常以形成囊腔和乳头为特征,切面为囊实性,有多数糟脆的乳头和实性结节。囊内容物为浆液性或浑浊血性液。

临床上,早期常无症状而不易发现,后期随着肿瘤增大扪及包块或出现腹水时才被发现,对高危人群的重点普查有助早期发现卵巢肿瘤。

(2)超声表现:①常表现为多房性囊实性混合回声肿块,囊壁及分隔较厚且不规则及厚薄不均;内部回声呈多样性,实性回声不均质、不规则,囊内壁或隔上可见较大乳头状或不规则状实性回声团块向无回声区内突起。②常合并腹水。③CDFI于囊壁、分隔及肿瘤实性部分均可探及丰富的低阻血流信号,RI值常<0.5。

(3)鉴别诊断:见后述卵巢良恶性肿瘤的鉴别。

(4)临床价值:超声检查是诊断卵巢肿瘤的首选检查方法,能发现附件区肿物,判断其为实性、囊性或囊实性肿块,并能对肿物良、恶性作出一定判断,为临床诊治提供较充分的依据。应充分利用超声检查这一便捷手段,结合生化检查,如CA125检测等,对高危人群重点普查,以助早期发现卵巢肿瘤。

(二)卵巢黏液性肿瘤

卵巢黏液性肿瘤亦是卵巢常见的上皮性肿瘤。良性黏液性囊腺瘤约占卵巢良性肿瘤的20%,恶性黏液性肿瘤约占卵巢癌的15%。

1.黏液性囊腺瘤

(1)病理与临床:①良性黏液性囊腺瘤,大体病理上,肿瘤为囊性,呈圆形,体积可巨大;表面光滑,切面常为多房性,囊壁薄而光滑,有时因房过密而呈实性。囊腔内充满胶冻样黏稠的黏液,乳头少,但少数囊内为浆液性液。②交界性黏液性囊腺瘤,较交界性的浆液性肿瘤少见。大体病理与黏液性囊腺瘤或囊腺癌很难区别。一般体积较大,切面多房性,有时囊壁较厚,有囊内乳头。

(2)超声表现:常为单侧性,囊肿较大,直径15～30cm,多数为多房性,且分隔较多,囊壁及分隔光滑而均匀;囊内无回声区中充满较密或稀疏点状回声(由于黏液物质引起)。少数可见乳头状突起。

(3)鉴别诊断:与卵巢囊性畸胎瘤鉴别。①肿瘤大小:卵巢畸胎瘤中等大小,黏液性囊腺瘤则多见较大;②肿瘤内部回声:畸胎瘤内可见团块状强回声区,后方有衰减或声影,囊内可见脂液分层。黏液性囊腺瘤的无回声区内多见充满较密或稀疏点状回声(也可表现为单纯性无回声区),分隔较多,后方回声增强,无声影等,可资鉴别。

(4)临床价值:超声是良性黏液性肿瘤较为可靠的首选影像检查方法。

2.黏液性囊腺癌

(1)病理与临床:大体病理上肿瘤切面多房性,囊腔多而密集,囊内壁可见乳头,囊内见实性区及实性壁内结节。囊液为黏稠黏液或血性液,但有约1/4囊内含浆液性液。

临床症状、表现与浆液性癌相似,一般表现为腹部肿物、腹胀、腹痛或压迫症状。晚期出现恶病质、消瘦等。

(2)超声表现:①超声表现与浆液性囊腺癌相似,不同的是黏液性囊腺癌的无回声区内可充满密集或稀疏点状回声(黏液)。②部分黏液性囊腺瘤包膜穿透或破裂后,发生腹膜种植,形成腹腔内巨大囊肿,又叫腹膜假性黏液瘤。超声表现为腹水,腹水内有特征性点状回声和无数的小分隔,充满盆腹腔,这种情况也可发生在阑尾和结肠的黏液瘤。

(3)鉴别诊断:参见后述卵巢良、恶性肿瘤的鉴别中相关内容。

(4)临床价值:参见浆液性囊腺癌。

(三)卵巢子宫内膜样癌

1.病理与临床

子宫内膜样癌占卵巢癌的16%～31%,约1/3为双侧性;大体上肿物为囊实性或大部分为实性,大多数为直径10～20cm,囊内可有乳头状突起,但很少有表面乳头。如囊内含血性液则应仔细检查是否有子宫内膜异位囊肿。其镜下组织结构与子宫内膜癌极相似。

临床表现包括盆腔包块、腹胀、腹痛、不规则阴道出血、腹水等。

2.超声表现

声像图表现类似卵巢乳头状囊腺癌，以实性为主的囊实性肿块，肿瘤内有许多乳头状突起和实性回声。

3.鉴别诊断

需要指出的是术前超声很难作出卵巢癌组织类型的判断。良恶性鉴别见后述卵巢良、恶性肿瘤鉴别的相关内容。

本病可能为子宫内膜异位囊肿恶变，也可与子宫内膜癌并发，因此，当发现囊实性类似囊腺癌的肿块时，若有内异症囊肿病史或同时发现子宫内膜癌时，应注意子宫内膜样腺癌的可能。

4.临床价值

参考浆液性囊腺癌。

三、卵巢性索—间质肿瘤

卵巢性索—间质肿瘤包括由性腺间质来源的颗粒细胞、泡膜细胞、成纤维细胞、支持细胞或间质细胞发生的肿瘤，性索间质肿瘤的很多类型能分泌类固醇激素，从而导致临床出现相应的内分泌症状，如月经紊乱、绝经后出血等，有助于临床诊断，但最终诊断要根据肿瘤的病理形态。

(一)颗粒细胞瘤

1.病理与临床

卵巢颗粒细胞瘤属低度恶性的卵巢肿瘤，是性索间质肿瘤的主要类型之一；约75%以上的肿瘤分泌雌激素。自然病程较长，有易复发的特点。

大体病理上，肿瘤大小不等，圆形、卵圆形或分叶状，表面光滑；切面实性或囊实性，可有灶性出血或坏死；少数颗粒细胞瘤以囊性为主，内充满淡黄色液体，大体病理上似囊腺瘤。

颗粒细胞瘤可分为成人型及幼年型，成人型约占95%，而幼年型约占5%。幼年型患者可出现性早熟症状。

成人患者好发年龄为40～50岁妇女及绝经后妇女，主要临床症状包括月经紊乱、绝经后阴道不规则出血；其他临床症状包括盆腔包块、腹胀、腹痛等。

颗粒细胞瘤的临床症状与肿瘤分泌雌激素相关，幼女发病(幼女型)可出现性早熟；生育年龄段妇女可出现月经紊乱、月经过多、经期延长或闭经等症状；而绝经后妇女表现为绝经后阴道出血，甚至出现月经周期；高水平雌激素的长期刺激使子宫内膜增生或出现息肉甚至癌变，还会出现子宫肌瘤等。

2.超声表现

(1)颗粒细胞瘤可以为实性、囊实性或囊性，因而声像图表现呈多样性。小者以实性不均质低回声为主，后方无明显声衰减。大者可因出血、坏死、囊性病变而呈囊实性或囊性，可有多个分隔而呈多房囊实型，有时表现为实性包块中见蜂窝状无回声区；囊性为主包块可表现为多房性或大的单房性囊肿。

(2)CDFI：由于颗粒细胞瘤产生雌激素，使瘤体内部血管扩张明显，多数肿瘤实性部分和分隔上可检出较丰富血流信号。

(3)子宫:肿瘤产生的雌激素可导致子宫内膜增生、息肉甚至内膜癌表现。

3.鉴别诊断

(1)实性的卵巢颗粒细胞瘤需与浆膜下子宫肌瘤鉴别:肌瘤内部回声一般无囊腔,且多数情况下可发现蒂或通过CDFI观察发现浆膜下肌瘤与子宫间血流的密切关系;颗粒细胞瘤内部常见小囊腔回声,结合临床资料一般可以鉴别。

(2)多房囊实性的卵巢颗粒细胞瘤与其他卵巢肿瘤,如浆液性囊腺癌、黏液性囊腺瘤/癌等较难鉴别:典型浆液性囊腺癌囊壁及分隔厚而不均,囊内实性回声不规则,常见乳头状结节;黏液性囊腺瘤/癌囊内有含黏液的密集云雾状低回声。而颗粒细胞瘤囊内分隔有时呈蜂窝样或网络状,形态相对规则,囊壁及分隔尚光滑,无乳头状结节突入囊腔。需结合临床资料综合判断,但多数情况下鉴别仍困难。

(3)囊肿型颗粒细胞瘤内含清亮液体回声且壁薄,需与囊腺瘤甚或卵巢单纯性囊肿鉴别:多数情况下鉴别较困难,需密切结合临床资料综合判断。

4.临床价值

超声检查有助于本病的诊断,是必不可少的影像检查方法。

(二)卵泡膜细胞瘤

1.病理与临床

卵泡膜细胞瘤基本为良性肿瘤,也有分泌雌激素的功能。多中等大小且质实,瘤细胞含脂质使肿瘤切面呈黄色,间以灰白色的纤维组织。

卵泡膜细胞瘤好发于绝经前后,约65%发生在绝经后,几乎不发生在月经初潮之前。临床症状与颗粒细胞瘤非常相似,雌激素增高引起的功能性表现尤为明显,包括月经紊乱、绝经后阴道出血等。

需要注意的是,卵泡膜细胞瘤分泌雌激素的功能并不如颗粒细胞瘤明显,部分患者可无雌激素增高引起的症状。

卵泡膜细胞瘤与卵巢纤维瘤常混合存在,故有泡膜纤维瘤之称。

2.超声表现

(1)肿物以实性低回声或中等强回声为主,呈圆形或卵圆形,边界清楚;伴出血、坏死,囊性病变时可见无回声区;偶可见钙化灶。

(2)卵泡膜细胞瘤中纤维组织成分较多时,实性包块后方常伴回声衰减;细胞成分多、纤维成分少时,以均匀低回声为主,后方不伴回声衰减;肿物囊性变时则后方回声呈增强效应。

(3)CDFI:肿瘤内部血流一般不丰富,但有时也可见血流较丰富者。

(4)少部分病例伴胸腔积液、腹水。

3.鉴别诊断

(1)子宫浆膜下肌瘤:向子宫外生长,可仅有细蒂与子宫相连,可以通过经阴道彩色多普勒显示细蒂及肿块血供来源,从而判定肿块来自子宫;如能探及卵巢,且肿物与卵巢分离,则浆膜下肌瘤可能性大。肌瘤的内部漩涡状回声表现也有助鉴别诊断。

(2)卵巢纤维瘤:亦是性索间质肿瘤常见的类型,与卵泡膜细胞瘤存在连续组织学谱系,故两者声像图不易区分。由于纤维细胞含量不同声像图有一些区别,如卵泡膜细胞瘤后方回声衰减程度较轻,而纤维瘤则衰减更明显。

(3)卵巢恶性肿瘤:大量腹水、盆腔包块及CA125升高是卵巢癌的典型临床表现,但卵巢卵泡膜细胞瘤有时也有类似表现,这种情况下无论临床还是超声都难以与卵巢恶性肿瘤鉴别。超声上卵巢恶性肿瘤以囊实性为主、形态不规则、内部血流丰富有助鉴别诊断。

4.临床价值

卵泡膜细胞瘤声像图表现有一定特点,超声检查有助于本病的诊断,是常规的影像检查方法。

(三)卵巢纤维瘤

1.病理与临床

卵巢纤维瘤发生率明显高于泡膜细胞瘤,约占卵巢性索间质肿瘤的76.5%。肿瘤呈圆形、肾形或分叶状;质实而硬,表面光滑,有包膜。切面白色、灰白或粉白色编织状。镜下形态与一般纤维瘤相同。

临床上,卵巢纤维瘤多发于中、老年妇女。主要临床症状包括腹痛、腹部包块以及由于肿瘤压迫引起的泌尿系症状等。特别是卵巢纤维瘤多为中等大小、光滑活动、质实而沉,易扭转而发生急性腹痛。有相当的病例并没有临床症状,于体检及其他手术时发现或因急性扭转来就诊。

少部分卵巢纤维瘤可能合并腹水或胸腹水,称麦格综合征(Meig's综合征,指卵巢肿瘤合并胸腹水),肿瘤切除后胸腹水消失。

2.超声表现

(1)为圆形或椭圆形低回声区(回声水平常较子宫肌瘤更低),边界轮廓清晰,常伴后方衰减。有时难与带蒂的子宫浆膜下肌瘤或阔韧带肌瘤鉴别。

(2)需指出的是卵泡膜细胞瘤与卵巢纤维瘤都起自卵巢基质,即使病理上都可能很难将二者鉴别开来,有大量泡膜细胞的肿瘤确定为卵泡膜细胞瘤,而泡膜组织很少但有大量纤维细胞时定义为泡膜纤维瘤或纤维瘤,泡膜细胞瘤可产生雌激素,而纤维瘤罕见产生雌激素,因此,常无症状。纤维瘤较大时可合并胸腹水,即Meig综合征。

(3)CDFI:卵巢纤维瘤内可见走行规则的条状血流。

3.鉴别诊断

(1)子宫浆膜下肌瘤:大多数情况下,可以发现浆膜下肌瘤与子宫相连的蒂,鉴别较易;不能观察到蒂时,若见双侧正常卵巢,也可以判断浆膜下子宫肌瘤的可能性大,若同侧的卵巢未显示则卵巢纤维瘤可能性大。

(2)卵巢囊肿:少数质地致密的纤维瘤,声像图上回声极低,尤其经腹扫查时可表现为无回声样包块,可能误诊为卵巢囊肿。经阴道超声仔细观察后方增强特征及病灶内有否血流信号可帮助明确诊断。

4.临床价值

卵巢纤维瘤的声像图表现有一定特点,超声检查有助于本病的诊断,是首选而常规的影像检查方法。

四、卵巢生殖细胞肿瘤

卵巢生殖细胞肿瘤发病率低于上皮性肿瘤，占原发性卵巢肿瘤的第二位，其中95%为良性。大多数生殖细胞肿瘤来源于胚胎期性腺的原始生殖细胞，包括畸胎瘤、无性细胞瘤、卵黄囊瘤（内胚窦瘤）、胚胎癌等。

（一）成熟性畸胎瘤

1.病理与临床

成熟性畸胎瘤即良性畸胎瘤，肿瘤以外胚层来源的皮肤附件成分构成的囊性畸胎瘤为多，故又称皮样囊肿，是最常见卵巢肿瘤之一。占卵巢肿瘤的10%～20%，卵巢生殖细胞肿瘤的97%。

大体病理上，肿瘤最小的仅1cm，最大者可达30cm或充满腹腔，双侧性占8%～24%；肿瘤为圆形或卵圆形，包膜完整光滑；切面多为单房，亦可多房性。囊内含黄色皮脂样物和毛发等。囊壁内常有一个或数个乳头或头结节。头结节常为脂肪、骨、软骨，可见到一个或数个完好的牙齿长出，偶可见部分肠、气管等结构。镜下头结节处可见多胚层组织，但外胚层最多。

成熟畸胎瘤可发生在任何年龄，但80%～90%为生育年龄妇女。通常无临床症状，多在盆腔检查或影像检查时发现。肿瘤大者可及腹部包块。并发症有扭转、破裂和继发感染。扭转和破裂均可导致急腹症发生。

2.超声表现

成熟性畸胎瘤的声像图表现多样，从完全无回声到完全强回声均有，特征性表现与其成分密切相关。

（1）皮脂部分表现为密集的细点状中强回声，而毛发多表现为短线状回声或团块状强回声。以皮脂和毛发为主要成分者表现为强回声区间以少部分无回声、或无回声区内团块状强回声、或整个肿物完全呈强回声。瘤内有时可见牙齿或骨骼的灶状强回声，后方伴声影，也是成熟性畸胎瘤的特征性表现。

（2）肿物多呈圆形或椭圆形，表面光滑，形态规则，但常见边界不清，特别是肿物后方伴衰减时，后壁很难显示。

（3）有时可见脂一液平面，为特征性表现之一。

（4）少数成熟性畸胎瘤表现为多房性，内壁或分隔上可见单个或多个低回声或强回声结节样突起，病理上称头节，可为牙齿、骨骼或其他组织的化生，因此结节突起后方可伴声影。

（5）CDFI：肿物内部无血流信号，偶可于壁或分隔上见规则的短条状血流。

（6）有时仍可见患侧的部分卵巢结构（卵巢组织）。

3.鉴别诊断

成熟性畸胎瘤的声像图表现较典型，鉴别较容易。但仍需与下列疾病相鉴别。

（1）卵巢巧克力囊肿：巧囊可能与良性囊性畸胎瘤混淆，需仔细观察。畸胎瘤内密集点状回声的回声水平常高于巧囊，且常见有后方声影的团状强回声。

（2）卵巢出血性囊肿：囊内回声水平较畸胎瘤低。

（3）盆腔脓肿：临床有腹痛、发热等急性感染症状，不难与畸胎瘤鉴别。

特别需要注意的是畸胎瘤可能被误认为肠道内气体回声而漏诊，应仔细观察肠管蠕动，必要时嘱患者排便后复查。

4.临床价值

超声检查是成熟性畸胎瘤最佳影像检查方法，可以使绝大多数成熟性畸胎瘤的诊断得以明确；当肿瘤较小、尚不具备手术指征时，超声检查也是随诊的主要手段。其他影像检查，如CT检查也有助于本病的诊断。

(二)未成熟性畸胎瘤

1.病理与临床

卵巢未成熟畸胎瘤即恶性畸胎瘤，较少见，仅占卵巢畸胎瘤的1%～3%。未成熟中除三胚层来的成熟组织外还有未成熟组织，最常见的成分是神经上皮。

大体病理上，大多数肿瘤为单侧性巨大肿物。肿瘤多数呈囊实性，实性部分质软，肿瘤可自行破裂或在手术中撕裂。可见毛发、骨、软骨、黑色脉络膜及脑组织等，但牙齿少见。

未成熟畸胎瘤多见于年轻患者，平均年龄17～19岁。常见症状为腹部包块、腹痛等；因腹腔种植率高，60%有腹水。血清AFP可升高。

2.超声表现

未成熟畸胎瘤病理上以神经外胚层多见，如脑及神经组织；毛发、皮脂则较少见，牙齿、肠襻、骨骼等器官样结构也很少见，因此，声像图表现可无特异性。

(1)常为囊实性包块，无回声区内可见呈“云雾样”或“破絮状”实性中等回声，有时可见伴声影的团状强回声(钙化)。

(2)部分型未成熟畸胎瘤，与成熟囊性畸胎瘤并存，因此，可合并成熟囊性畸胎瘤的特征性声像图表现，给鉴别带来困难。

(3)CDFI:肿瘤内实性区域可显示血流信号，可见低阻力血流，RI≤0.40。

3.鉴别诊断

(1)成熟性畸胎瘤:未成熟性畸胎肿瘤物更大，且短期内增大明显，内部无毛发、皮脂、牙齿、骨骼等成熟性畸胎瘤常见组织结构的特征性声图像表现，且CDFI上常见血流信号；而成熟性畸胎瘤内无血流信号，有助鉴别。年轻患者，包块迅速增大，超声上表现为囊实性肿物，实性成分呈“云雾样”表现等，应考虑到卵巢未成熟畸胎瘤的可能性。

(2)其他卵巢恶性肿瘤:由于未成熟性畸胎瘤的超声表现特征性不强，鉴别较困难，需密切结合临床资料判断。

4.临床价值

超声检查有助于本病的诊断，是必不可少的影像检查方法。

(三)无性细胞癌

1.病理与临床

卵巢无性细胞瘤来源于尚未分化以前的原始生殖细胞，其病理形态及组织来源与睾丸精原细胞瘤很相似。为少见的肿瘤，但为儿童、青少年和妊娠妇女常见的卵巢恶性肿瘤，好发年龄10～30岁，平均20岁，17%的患者合并妊娠。

大体病理上，肿物呈圆形或卵圆形，切面实性，可有灶性出血坏死，囊性变不常见。肿瘤平均直径15cm。

常见症状包括盆腔包块、腹胀。肿瘤生长迅速,病程较短。

2.超声表现

(1)以低回声为主的实性包块,回声较均匀,有时瘤内可见树枝状稍强回声分隔,将实性肿瘤组织分隔成小叶状低回声区;囊性变可呈混合回声(囊实性)。

(2)肿物边界清楚,边缘规则,后方回声无衰减或呈后方回声增强效应。

(3)肿块大,且增大速度快,腹水常见。

(4)CDFI 显示瘤内散在血流信号,可为高速低阻血流。

3.鉴别诊断

需与其他卵巢肿瘤鉴别,无性细胞瘤患者年轻,肿物大、实性回声、边界清、后方无衰减等特点可资鉴别。

4.临床价值

本病的声像图表现较具特征性,结合临床资料,超声检查可在一定程度上作出较明确判断,是首选的影像检查方法,对临床诊治帮助较大。

五、卵巢转移瘤

1.病理与临床

卵巢转移性肿瘤指从其他脏器转移至卵巢的恶性肿瘤。不少原发于消化道的肿瘤及乳腺癌都可能转移到卵巢,以胃肠道肿瘤转移为多见,典型者为库肯勃瘤转移。

大体形态上来源于生殖器官以外的卵巢转移瘤一般均保持卵巢的原状,卵巢均匀增大,呈肾形或长圆形,表面光滑或结节状,可有完整的包膜,极少与周围组织粘连;切面实性。双侧性是转移性卵巢瘤的另一个突出特点,报道双侧性卵巢转移占到 60%～80%。

卵巢转移瘤一般无自觉症状,原发于胃肠道的转移瘤可有腹痛、腹胀以及原发肿瘤的相应症状。腹水在转移性卵巢癌中相当常见。

2.超声表现

卵巢转移瘤常表现为双侧卵巢增大,但形态仍为肾形或卵圆形,呈双侧性实性包块,表面可结节状改变;无明显包膜回声,但边界清晰。常伴腹水,腹水既可为原发性也可为转移性。CDFI 显示瘤内血流丰富。

3.鉴别诊断

主要需要与原发性卵巢肿瘤鉴别。卵巢转移瘤常有卵巢以外部位的原发肿瘤病史,且多为双侧性;而原发肿瘤无其他部位肿瘤病史,单侧多见,可资鉴别。

六、超声对附件包块的鉴别诊断价值

1.卵巢肿瘤良、恶性鉴别

根据声像图特征结合 CDFI 表现可对一部分卵巢肿瘤的良、恶性进行判断。

(1)良性肿瘤多表现为囊性或以囊性为主的混合性包块,如单房囊肿、无实性成分或乳头或多房囊肿,有分隔,但无实性成分或乳头,一般为良性;有乳头但数目少且规则,也多为良性。

(2)有实性成分的单房或多房囊肿,乳头数目较多、不规则时要考虑到恶性;以实性为主的囊实性或回声不均匀的实性肿瘤则大多为恶性。恶性肿瘤较大时形态不规则、边界欠清、内部回声明显不均,可见厚薄不均的分隔,多合并腹水。

(3)CDFI对卵巢肿瘤良、恶性鉴别的帮助也是肯定的。恶性肿瘤由于其大量新生血管及动、静脉瘘形成，血管管壁缺乏平滑肌，CDFI可见丰富血流信号，动脉血流呈低阻型，多数学者认为，RI≤0.4可作为诊断恶性卵巢肿瘤的RI阈值。

2.卵巢瘤样病变及炎性包块与卵巢肿瘤的鉴别

卵巢瘤样病变，如生理性囊肿合并出血、不典型卵巢内异症囊肿以及盆腔炎包块等的声像图表现与卵巢肿瘤有较多重叠；而临床表现及生化检查上，卵巢内膜异位症囊肿及盆腔炎包块等与卵巢肿瘤特别是恶性肿瘤也不易区分，如均可有CA125升高等，给鉴别诊断带来困难，需要超声医师高度重视。鉴别要点如下。

(1)卵巢生理性囊肿合并出血：主要指黄体囊肿出血。出血性囊肿的囊壁上若有结节或乳头回声，为凝血块附着所致，结节或乳头内无血流信号，且2～6周随诊可见大小及回声的变化；而卵巢囊性肿瘤的实性结节和分隔上可见血流信号，随诊无明显变化，可资鉴别。

(2)卵巢内膜异位症囊肿：典型的巧囊内常含均匀密集的点状低回声(毛玻璃样改变)，其内也常见团块状中等回声，CDFI显示无血流信号。而不典型巧囊可表现为无回声区内见附壁类实性回声，有时与囊腺瘤鉴别较困难，鉴别要点是应用经阴道超声观察病灶内血流情况，巧囊内附壁类实性回声无血流信号。超声造影可帮助确定诊断，因此，必要时可进行超声造影检查。利用探头推动包块，观察病灶内回声移动情况，也有助判断。当然，需结合临床资料综合判断。此外，单纯型黏液性囊腺瘤也需与较大的巧克力囊肿鉴别。

(3)盆腔炎性包块：二维及CDFI特征与卵巢恶性肿瘤有不少相似之处，是超声鉴别诊断的难点。仔细观察是否有正常卵巢回声是鉴别诊断的关键，若在附件区域或病灶包块内如可见正常卵巢结构则首先考虑是炎性病变；当然，盆腔炎症明显累及卵巢(如输卵管一卵巢脓肿)时，单凭超声表现是很难确定的，必需密切结合临床病史、症状及体征进行综合判断。

3.超声诊断卵巢肿瘤注意事项

(1)卵巢肿瘤组织学种类繁多，声像图表现各异，超声检查通常无法作出组织学判断。超声医师虽可根据超声特点对一部分肿瘤的组织学作出推断，超声报告时也可提示组织学诊断的可能性，但不可太绝对。

(2)一部分卵巢肿瘤，如畸胎瘤、浆液性囊性瘤、黏液性囊腺瘤、纤维瘤等有较典型超声特征，根据这些超声特征可作出较明确的良、恶性判断，但超声医师仍需密切结合临床病史、症状、体征及实验室检查进行综合分析判断。

(3)经阴道超声检查能更清晰地显示肿瘤内部回声、边界与周围脏器的关系及肿瘤血供情况，对卵巢肿瘤的诊断与鉴别诊断帮助较大；特别是对小的卵巢肿瘤，可能较早期发现病变。

(4)尽管畸胎瘤有较特征性超声表现，但临床上即使有经验的超声医师也可能漏诊或误诊畸胎瘤。主要原因是畸胎瘤回声与肠管内气体强回声非常相似，如不仔细观察或对此类肿瘤认识不充分，就可能误认为是肠管而漏诊或将肠道气体误诊为畸胎瘤。仔细观察仍是诊断关键。观察不清时，应嘱患者排便后复查。

(5)三维超声成像不仅能显示与二维超声相似的结构断面，还能显示肿瘤整体观及内部结构，如囊壁的特征、分隔厚度、乳头数目、大小、位置等，对肿瘤边界的显示亦优于二维超声，有望在卵巢肿瘤的诊断中发挥越来越大的作用。

(6)超声造影能更准确地提供附件包块的血流信息,对常规超声上表现为类实性的囊性病变,超声造影可以起到关键的诊断作用;对一些疑难的附件包块良、恶性鉴别诊断,造影能提供较常规超声丰富的诊断信息,可以作为附件区包块疑难病例的辅助检查手段之一。

参考文献

[1]李超.实用医学影像诊断精要[M].哈尔滨:黑龙江科学技术出版社,2021.

[2]韩岩水,聂存伟,李成龙,等.实用医学影像技术与诊疗应用[M].合肥:中国科学技术大学出版社,2021.

[3]刘坚作.医学影像诊疗与技术[M].济南:山东大学出版社,2021.

[4]翟红.新编医学影像学[M].济南:山东大学出版社,2021.

[5]胡伟,刘瑞雪,崔传雨.现代医学影像与技术[M].汕头:汕头大学出版社,2021.

[6]姚刚.现代医学影像诊断[M].辽宁科学技术出版社有限责任公司,2021.

[7]余建明,李真林,雷子乔,等.副主编实用医学影像技术第2版[M].北京:人民卫生出版社,2021.

[8]郭广春.现代临床医学影像诊断[M].开封:河南大学出版社,2021.

[9]贾晋卫.临床医学影像诊断与应用[M].哈尔滨:黑龙江科学技术出版社,2021.

[10]徐永平,蓝思荣,石映平,等.实用医学影像诊断学[M].开封:河南大学出版社,2021.

[11]郝跃文,齐顺,仪晓立,等.实用医学影像诊断精要[M].西安:西安交通大学出版社,2021.

[12]郑继慧,王丹,王嵩作.临床常见疾病影像学诊断[M].北京:中国纺织出版社,2021.

[13]谢强.临床医学影像学[M].云南科学技术出版社,2020.

[14]于广会,肖成明.医学影像诊断学[M].北京:中国医药科技出版社,2020.

[15]郑娜.实用临床医学影像诊断[M].青岛:中国海洋大学出版社,2020.